Vladimír Janda

Manuelle Muskelfunktionsdiagnostik

Vierte, überarbeitete
und erweiterte Auflage

Unter Mitarbeit von Dagmar Pavlů,
Alena Herbenová und Jochen Sachse

Redaktionelle Bearbeitung der
deutschen Ausgabe durch Jochen Sachse

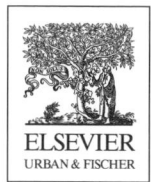

ELSEVIER
URBAN & FISCHER

URBAN & FISCHER München

Zuschriften und Kritik an:
Elsevier GmbH, Urban & Fischer Verlag, Lektorat Fachberufe, Hackerbrücke 6, 80335 München

Autoren:
Prof. MU Dr. Dr. sc. Vladimír Janda†, Prag

Dr. med. Jochen Sachse†, Berlin

Bibliografische Information Der Deutschen Nationalbibliothek
Die Deutsche Nationalbibliothek verzeichnet diese Publikation in der Deutschen Nationalbibliografie; detaillierte bibliografische Daten sind im Internet über http://dnb.d-nb.de abrufbar.

1. 1959 Verlag Volk und Gesundheit, Berlin
Nachauflage 1976 Theodor Steinkopff Verlag, Dresden
2., überarbeitete Auflage 1986 Verlag Volk und Gesundheit, Berlin
3., überarbeitete Auflage 1994 Ullstein Mosby GmbH & Co. KG, Berlin

Alle Rechte vorbehalten
4. Auflage 2000
© Elsevier GmbH, München
Der Urban & Fischer Verlag ist ein Imprint der Elsevier GmbH.

10 11 12 13   5 4 3 2

Das Werk einschließlich aller seiner Teile ist urheberrechtlich geschützt. Jede Verwertung außerhalb der engen Grenzen des Urheberrechtsgesetzes ist ohne Zustimmung des Verlages unzulässig und strafbar. Das gilt insbesondere für Vervielfältigungen, Übersetzungen, Mikroverfilmungen und die Einspeicherung und Verarbeitung in elektronischen Systemen.

Lektorat: Christiane Tietze
Herstellung: Detlef Mädje, Heidelberg
Fotografien: Norbert Vogel, Michael Winkler, Berlin, Jiří Jedlička, Prag
Umschlaggestaltung: SpieszDesign, Neu Ulm
Satz: klartext, Heidelberg
Druck und Bindung: Ten Brink, Meppel/Niederlande

ISBN 978-3-437-46432-4

Vladimír Janda

Manuelle Muskelfunktionsdiagnostik

Inhaltsverzeichnis

1	**Muskelfunktionstest**	1
1.1	Einführung	1
1.2	Gesicht	9
1.2.1	Mimische Muskulatur	10
1.2.2	Kaumuskeln	14
1.3	Körperstamm	15
1.3.1	Nerven des Körperstammes	16
1.3.2	Muskulatur des Stammes	16
1.3.3	Hals	21
1.3.4	Rumpf	31
1.4	Obere Extremität	45
1.4.1	Nerven der oberen Extremität	47
1.4.2	Muskulatur der oberen Extremität	57
1.4.3	Schulterblatt	61
1.4.4	Schultergelenk	72
1.4.5	Ellenbogengelenk	93
1.4.6.	Unterarm	105
1.4.7	Handgelenk	111
1.4.8	Fingergelenke	123
1.4.9	Karpometakarpalgelenk des Daumens (Daumensattelgelenk)	141
1.4.10	Metakarpophalangealgelenk des Daumens (Daumengrundgelenk)	150
1.4.11	Interphalangealgelenk des Daumens (Daumenendgelenk)	155
1.5	Untere Extremität	160
1.5.1	Nerven der unteren Extremität	162
1.5.2	Muskulatur der unteren Extremität	169
1.5.3	Hüftgelenk	172
1.5.4	Kniegelenk	193
1.5.5	Sprunggelenk	201
1.5.6	Metatarsophalangealgelenke (MP) der Zehen (Zehengrundgelenke)	218
1.5.7	Proximale Interphalangealgelenke (PIP) der Zehen (Mittelgelenke), Flexion	230
1.5.8	Distale Interphalangealgelenke (DIP) der Zehen (Endgelenke), Flexion	232
1.5.9	Interphalangealgelenk (IP) der großen Zehe (Endgelenk)	234
2	**Die visuelle Analyse des Stehens**	241
2.1	Inspektion des stehenden Patienten von hinten	241
2.2	Inspektion des stehenden Patienten von vorn	245
2.3	Analyse des Einbeinstandes	249

3	**Untersuchung der am häufigsten verkürzten Muskelgruppen**	**251**
3.1	Einführung	251
3.2	M. triceps surae	254
3.2.1	M. gastrocnemius und M. soleus gemeinsam	254
3.2.2	M. soleus	255
3.3	Beuger des Hüftgelenkes	257
3.4	Ischiokruralmuskulatur	261
3.5	Adduktoren des Oberschenkels	263
3.6	M. piriformis	265
3.7	M. quadratus lumborum	267
3.8	Paravertebrale Rückenmuskulatur	269
3.9	M. pectoralis major	270
3.10	M. trapezius – oberer Anteil	272
3.11	M. levator scapulae	274
3.12	M. sternocleidomastoideus	275
4	**Untersuchungen der wichtigsten Bewegungsstereotype**	**277**
4.1	Einführung	277
4.2	Die Extension der Hüfte	279
4.3	Die Hüftabduktion	281
4.4	Das Aufsetzen aus der Rückenlage	283
4.5	Der Liegestütz	285
4.6	Die Vorbeuge des Kopfes	287
4.7	Die Abduktion des Armes	288
5	**Hypermobilität – Hypomobilität? Untersuchung der konstitutionellen Beweglichkeit**	**291**
5.1	Einführung	291
5.2	Proximale Interphalangealgelenke (PIP) 2. bis 5. Finger, Extension	294
5.3	Metakarpophalangealgelenke (MP) 2. bis 5. Finger, Extension	295
5.4	Dorsales Zusammendrücken der Metakarpalenköpfchen	296
5.5	Ellbogen, Extension	298
5.6	Schultergelenk, Abduktion	299
5.7	Schultergürtel, gebeugte Adduktion	301
5.8	Schultergürtel, Diagonalgriff, aktiv	303

5.9	Knie, Extension	305
5.10	Hüftgelenk, Summe von Außen- und Innenrotation (AR plus IR)	306
5.11	Hüftbeugung bei gestrecktem Bein im Liegen, Stehen, Sitzen	308
5.11.1	Variante in Rückenlage	308
5.11.2	Variante im Stehen (Rumpftiefbeuge)	309
5.11.3	Variante im Langsitz	310
5.12	LWS, Retroflexion aus Bauchlage	312
5.13	LWS, Lateroflexion im Stand	314
5.14	BWS, Rotation im Sitz	316
5.15	HWS, Rotation des Kopfes im Sitz	318
6	**Literaturverzeichnis**	321

Vorwort zur vierten deutschen Ausgabe

Die erste tschechische Ausgabe erschien im Jahre 1951 als dünnes Heft. Seit dieser Zeit ist der Umfang des Büchleins immer mehr gewachsen.

Die vorliegende Ausgabe, die sechs Jahre nach der dritten deutschen Ausgabe erscheint, ist im Vergleich zu der letzten wesentlich ergänzt. So erscheint zum ersten Mal ein Kapitel über die Analye des Stehens und die Beschreibung der wichtigsten Bewegungsstereotype. Das usprünglich einfache Kapitel zur Hypermobilität wurde von Herrn Dr. Sachse grundlegend überarbeitet und ergänzt und stellt heute einen wesentlichen Teil des Buches dar. Auch der Originaltext wurde an vielen Stellen verbessert.

Als Hauptautor bin ich glücklich, so engagierte und kompetente Mitarbeiter zu haben. Herrn Dr. Jochen Sachse, ein alter Freund, Schüler und Lehrer, ist es vor allem gelungen, nicht nur neue Gedanken einzubringen, sondern auch alle meine Ungenauigkeiten und gelegentlich unverbindlichen Erklärungen zu präzisieren. Frau Dr. Dagmar Pavlů und Frau Dr. Alena Herbenová, zwei erfahrene Physiotherapeutinnen und Dozentinnen an der Physiotherapie-Schule der Karls-Universität, haben den Inhalt ebenfalls in großem Maße beeinflusst.

Bedanken möchte ich mich beim Verlag Urban & Fischer für die angenehme und fruchtbare Zusammenarbeit. Am reibungslosen und zügigen Erscheinen dieser Ausgabe hat die Lektorin, Frau Christiane Tietze, einen maßgeblichen Anteil. Ich danke ihr von Herzen für die vielen konstruktiven und geduldigen Verbesserungsvorschläge.

Mein Wunsch ist es, dass die Leser dieses Buch interessant und hilfreich finden mögen, um letztendlich unseren Patienten besser helfen zu können.

Prag, im Februar 2000   Vladimír Janda

1 Muskelfunktionstest

1.1 Einführung

Der Muskelfunktionstest ist eine Untersuchungsmethode, die Auskunft gibt:
- über die Kraft einzelner Muskeln oder Muskelgruppen, die eine funktionelle Einheit bilden
- über das Ausmaß und die Lokalisation von Läsionen peripherer motorischer Nerven und über ihren Regenerationsverlauf.

Sie ermöglicht außerdem
- die Analyse einfacher motorischer Stereotype und bildet
- die Grundlage für die analytisch vorgehende Physiotherapie zur Reedukation einzelner organisch oder funktionell geschwächter Muskeln und ist zugleich ein Hilfsmittel zur Bestimmung der Leistungsfähigkeit des getesteten Körperteils.

Der Muskelfunktionstest geht davon aus, dass stets eine gewisse Muskelkraft erforderlich ist, um einen bestimmten Körperteil im Raum zu bewegen, und dass der Kraftaufwand den Bedingungen entsprechend, unter denen die Bewegung ausgeführt wird, abgestuft werden kann. Grundsätzlich können wir folgende Stufen der Muskelkraft unterscheiden:
- Die Muskulatur ist imstande, einen der Bewegung von außen entgegengesetzten Widerstand zu überwinden.
- Die Muskulatur kann nur noch die Schwerkraft überwinden.
- Die Muskulatur kann Körperteile nur noch unter Ausschluss der Schwerkraft bewegen.
- Es kommt nur eine Muskelanspannung zustande, ein Bewegungseffekt bleibt dagegen aus.

Der Muskelfunktionstest ist eine *analytische Methode.* Sie dient grundsätzlich nur der Kraftbestimmung einzelner Muskelgruppen. In den letzten Jahren haben sich die Ansichten über die Steuerung von Bewegungen wesentlich geändert. Die Ausführung einer Bewegung wird heute weit komplexer beurteilt, als es früher der Fall war. Daher wurde auch dem Muskelfunktionstest vorübergehend weniger Bedeutung beigemessen. Er wurde jedoch wieder aufgegriffen, allerdings auf einer qualitativ anderen Grundlage.
Bei den einzelnen Testen bewerten wir nicht mehr allein die Kraft des Hauptmuskels. Wir benutzen den Test auch nicht nur zur Untersuchung einer einzigen Muskelgruppe, sondern beachten und analysieren gleichzeitig die Durchführung der ganzen Bewegung. Insbesondere unter dem Einfluss der auf reflektorischen Steuerungen aufbauenden Reedukationsmethoden werden wir uns bewusst, dass jede Bewegung auf einem Zusammenspiel mehrerer, oft voneinander entfernter Muskelgruppen beruht und dass es daher

eine falsche Vereinfachung wäre, den Muskelfunktionstest für die Prüfung nur eines einzelnen Muskels oder einer einzelnen Muskelgruppe zu halten.

So sehen wir heute im Muskelfunktionstest eine Methode zur Untersuchung bestimmter, genau definierter, verhältnismäßig einfacher motorischer Stereotype.

Wir beschränken uns nicht auf die Muskelkraftbestimmung, sondern beachten die Art, *wie* die Bewegung ausgeführt wird, und die *zeitlichen Beziehungen* in der Aktivierung der einzelnen Muskelgruppen, die sich hauptsächlich an der betreffenden Bewegung beteiligen. Auch begnügen wir uns nicht allein damit, nur eine im Sinne einer Lähmung geschwächte Muskelkraft festzustellen, wie es bei peripheren Paresen der Fall ist, sondern erkennen auch Muskelabschwächungen, die funktionell eine Art Hemmung sind. Wir sprechen dann von *Pseudoparesen*. Dabei finden sich weder am Nervensystem noch am Muskel organische Schäden. Es handelt sich um eine Kraftminderung aus funktionellen Gründen. Sie bewegt sich meistens im Bereich von Stufe 4 des Muskeltestes und erreicht nur selten Stufe 3. Deshalb werden jene Techniken immer wichtiger, die Abstufungen im Schwankungsbereich der Norm erlauben. Gegenwärtig gibt es bereits besondere Teste, die die Grenze zwischen einer leichten Herabsetzung der Muskelkraft bzw. einer leichten Änderung des Bewegungsstereotyps und der so genannten Norm festlegen, und es ist zu erwarten, dass es in allernächster Zeit zu einer wesentlichen Entwicklung auf diesem Gebiet kommen wird. Diese Prüfungen sind allerdings bisher nicht standardisiert. Sie sind eine Ergänzung der gezielten Diagnostik des Bewegungssystems.

Die Anfänge der Entwicklung des Muskeltestes lassen sich bis in die Zeit vor dem Ersten Weltkrieg verfolgen. Damals hat R. W. LOVETT mittels einer *manuellen Methode* die Muskelkraft von Kindern mit überstandener Poliomyelitis erstmalig untersucht. Seither ist die Untersuchungsmethodik genauer geworden, aber das Prinzip blieb dasselbe. Im Jahre 1946 wurde das gesamte Verfahren von der nationalen Stiftung gegen die Poliomyelitis in den USA überprüft. DANIELS, WILLIAMS und WORTHINGHAM gaben dann im Jahre 1947 ein Buch heraus, in dem sie das Verfahren ausführlich behandelten. Soweit wir in der Literatur den Muskelfunktionstest erwähnt finden, sind seine Grundsätze geblieben. In unserer Beschreibung der Methodik des Muskelfunktionstests gehen wir ebenfalls von ihnen aus. Allerdings wurde eine ganze Reihe der einzelnen Teste von uns bereits modifiziert, abgeändert und ergänzt.

Versuche, die Muskelkraft und somit indirekt die Bewegungsfähigkeit zu *messen*, sind schon lange bekannt. Die Mehrzahl hat sich allerdings wegen eindeutiger Mängel nicht bewährt. Es wurden verschiedene Ergometer und Apparate mit messbarem Widerstand verwendet, aber alle diese Apparate sind für die praktische Anwendung wenig geeignet. Sie sind teuer, und außerdem können damit nicht alle Muskeln untersucht werden. Daher sind sie für eine breite Anwendung nicht brauchbar. In der letzten Zeit gewinnen *graphische Methoden* immer mehr an Bedeutung. Dabei steht für die Untersuchung des Bewegungssystems zweifellos die Elektromyographie im Vordergrund. Die Polyelektromyographie wurde für die Diagnostik von Bewegungsstörungen genauso unentbehrlich wie die Elektromyographie mit Nadelelektroden für die Differenzialdiagnostik neuromuskulärer Läsionen. Die apparative Untersuchung der Muskelkraft ist oft, sowohl zeitlich als auch technisch, sehr aufwändig und gestattet nicht die Untersuchung aller Muskelgruppen. Daher wird sie in der Praxis der Bewegungsanalyse nicht so oft verwendet, und wir begnügen uns im Allgemeinen mit der klinischen Untersuchung.

Der manuell vorgenommene Muskeltest hat zweifellos seine Vor- und Nachteile. Obwohl er mit dem Fehler subjektiver Einschätzung behaftet ist, kann man trotzdem wertvolle Schlüsse aus ihm ziehen. Sein Nachteil besteht darin, dass er lediglich den augenblicklichen Zustand des Muskels erfasst und z. B. über dessen Ermüdbarkeit nur wenig aussagt. Grundlegende Kenntnisse aus der Anatomie, Physiologie und Kinesiologie vorausgesetzt, ist es nicht schwierig, die Methodik des Testes zu beherrschen.

Um so weit wie möglich der Gefahr subjektiver Bewertungsabweichungen zu entgehen, ist es notwendig, die genau vorgeschriebenen Details der Untersuchung einzuhalten.

Man darf bei den einzelnen Untersuchern keine individuelle Modifikation des Prüfungsverfahrens dulden, da dann die Ergebnisse verändert würden und nicht mehr vergleichbar wären.
Die Stufenreihe zur Bestimmung der Muskelkraft wurde auch schon mehrmals abgewandelt. Trotzdem blieben die Grundsätze dieselben. Verschiedene Autoren benutzen auch heute noch voneinander abweichende Bewertungen, aber am häufigsten wird die *vereinfachte Klassifikation* aus dem Jahre 1946 verwendet. Diese Bewertung der Muskelkraft nimmt eine Einordnung in *6 Gruppen* vor, wobei gleichzeitig gewisse prozentuale Angaben gemacht werden. Diese prozentuale Bewertung ist allerdings diskutabel und gewissermaßen nur orientierend. Wir sind uns bewusst, dass die Technik der einzelnen Teste Sache eines Übereinkommens ist, also konventionell, und dass eine zahlenmäßig genaue Bewertung in diesem Sinne unmöglich ist.
Wir unterscheiden folgende **Grundstufen**:

Stufe 5:
N (normal) entspricht normal kräftigen Muskeln bzw. Muskeln mit sehr guter Funktion, die bei vollkommener Bewegungsfreiheit imstande sind, einen beträchtlichen äußeren Widerstand zu überwinden. Stufe 5 entspricht praktisch 100 % der Norm. Allerdings bedeutet das nicht, dass die Muskeln in allen Funktionen (z. B. Ermüdbarkeit) normal sind.

Stufe 4:
G (good [gut]) entspricht etwa 75 % der normalen Muskelkraft. Das bedeutet, dass der getestete Muskel die Bewegung in vollem möglichem Ausmaß schafft und imstande ist, einen mittelgroßen äußeren Widerstand zu überwinden.

Stufe 3:
F (fair [schwach]) entspricht ungefähr 50 % der normalen Muskelkraft. Diese Bewertung hat ein Muskel dann, wenn er imstande ist, eine Bewegung in vollem möglichem Ausmaß mit Überwindung der Schwerkraft, also gegen das Eigengewicht des getesteten Körperteils, auszuführen. Dabei leistet der Untersuchende keinen zusätzlichen Widerstand.

Stufe 2:
P (poor [sehr schwach]) entspricht annähernd 25 % der normalen Muskelkraft. Der Muskel kann zwar eine Bewegung im vollen möglichen Ausmaß ausführen, vermag es aber nicht, einen so geringen Widerstand zu überwinden, wie ihn das Eigengewicht des getesteten Körperteils darstellt. Daher muss der Patient so gelagert werden, dass bei der Bewegung die Gravitation weitgehend ausgeschaltet wird.

Stufe 1:
T (trace [Spur einer Anspannung]) drückt aus, dass nur noch etwa 10 % der Muskelkraft erhalten sind. Bei der Untersuchung spannt sich zwar der Muskel noch an, aber seine Kraft reicht nicht mehr aus, den zu testenden Körperteil zu bewegen.

Stufe 0:
Null (zero) drückt aus, dass beim Bewegungsversuch nicht die geringste Muskelkontraktion erkennbar wird.

Die ermittelten Stufen werden grundsätzlich nur mit arabischen Ziffern dokumentiert und nicht mit Abkürzungen oder Buchstaben. Auch die oben angegebenen Prozentsätze werden nicht benutzt, da wir wissen, dass sie den genau bestimmten Werten der Muskelkraft nicht entsprechen.

Wenn sich bei der Untersuchung ein Wert ergibt, der zwischen zwei Stufen liegt, so wird zur betreffenden Stufe des Testes das Zeichen + (plus) oder – (minus) hinzugefügt. Damit werden etwa 5 bis 10 % der Muskelkraft erfasst, die je nachdem hinzugezählt oder abgezogen werden müssen.

Die Funktionstestung der *Gesichtsmuskulatur* wird immer noch vernachlässigt. Deshalb haben wir versucht, auch für die mimische Muskulatur des Gesichtes eine Stufenreihe einzuführen. Die Bewertung richtet sich jedoch nicht nach der Muskelkraft, sondern hier handelt es sich nur um den Vergleich der Bewegungen der kranken mit denen der gesunden Seite. Um eine bessere Muskelentspannung zu erreichen, prüfen wir besonders die Stufen *0* und *2* in Rückenlage.

Auch hier werden **6 Stufen** unterschieden:

> **Stufe 5:**
> Normale Muskelkontraktion, keine Asymmetrie gegenüber der gesunden Seite.
> **Stufe 4:**
> Fast normale Kontraktion, die Asymmetrie gegenüber der gesunden Seite ist nur gering.
> **Stufe 3:**
> Die Kontraktion der betroffenen Muskelgruppe beträgt ungefähr die Hälfte des Bewegungsausmaßes auf der gesunden Seite.
> **Stufe 2:**
> Auf der kranken Seite hat der Muskel nur etwa ein Viertel des normalen Bewegungsausmaßes.
> **Stufe 1:**
> Beim Bewegungsversuch lässt der Muskel nur noch eine deutliche Kontraktionsanspannung erkennen.
> **Stufe 0:**
> Beim Bewegungsversuch wird keine Muskelspannung mehr festgestellt.

Um den Muskelfunktionstest richtig durchführen zu können, müssen wir uns das Grundlagenwissen über die einzelnen Muskeln und ihr Verhalten in einer bestimmten Bewegung vor Augen führen. Unter besonderen Umständen kann eine genaue Beurteilung unmöglich oder bedeutend erschwert sein. Solche Umstände sind vor allem Einschränkungen des Bewegungsmaßes, ferner Substitution (s. S. 7), Inkoordination (s. S. 7) und Schmerz.

Weiterhin müssen wir bedenken, dass bei zentralen (spastischen) Lähmungen der Muskelfunktionstest ebenso ungeeignet ist wie bei primären Muskelerkrankungen (Myopathien). Seine Ausführung ist bedeutend erschwert, manchmal sogar unmöglich, wenn die Bewegung in stärkerem Maße eingeschränkt ist, sei es durch Schmerz, durch im Knochen oder Gelenk liegende Ursachen oder durch Retraktion des Bindegewebes oder Kontrakturen der Muskeln.

Es ist ein Nachteil der Methode, dass durch die erforderliche, möglichst weitgehende Standardisierung und Vereinfachung, nicht immer die wirksamste Bewegungsrichtung berücksichtigt werden kann.

In Bezug auf die einzelnen Bewegungen werden folgende Muskeln oder Muskelgruppen unterschieden (Abb. 1.1):

- **Hauptmuskeln** (Agonisten). So werden die Muskeln genannt, die während eines bestimmten Bewegungsablaufs fast oder ganz allein für die Bewegungen verantwortlich sind.

1.1 Einführung

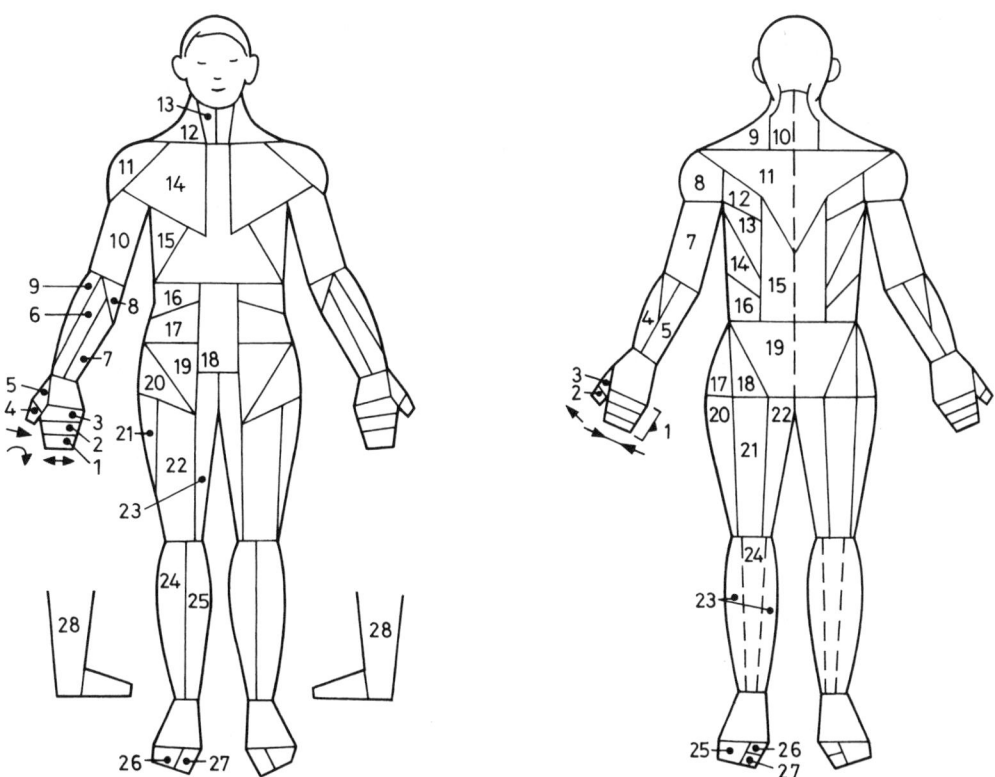

Abb. 1.1: Schematische Übersicht über die Hauptmuskelgruppen, Ventralseite (links) und Dorsalseite (rechts)
Links: ↔ Mm. interossei palmares, → M. adductor pollicis, ⌒ M. opponens pollicis, 1 M. flexor digitorum profundus, 2 M. flexor digitorum superficialis, 3 Mm. lumbricales, 4 M. flexor pollicis longus, 5 M. flexor pollicis brevis, 6 M. flexor carpi radialis, 7 M. flexor carpi ulnaris, 8 M. pronator teres, 9 M. brachioradialis, 10 M. biceps brachii, 11 M. deltoideus, 12 M. trapezius, 13 M. sternocleidomastoideus, 14 M. pectoralis, 15 M. serratus anterior, 16 Mm. obliqui externi abdominis, 17 M. transversus abdominis, 18 M. rectus abdominis, 19 M. iliopsoas, 20 M. sartorius, 21 M. tensor fasciae latae, 22 M. quadriceps femoris, 23 M. adductores, 24 M. tibialis posterior, 25 M. tibialis anterior, 26 M. extensor digitorum, 27 M. extensor hallucis, 28 Mm. peronei.
Rechts: →← Mm. interossei dorsales, ⌐ Mm. adductores pollicis, 1 M. extensor digitorum, 2 M. extensor pollicis longus, 3. M. extensor pollicis brevis, 4 Mm. extensores carpi radiales, 5. M. extensor carpi ulnaris, 6 M. supinator, 7 M. triceps brachii, 8 M. deltoideus, 9 M. trapezius (oberer Anteil), 10 M. erector spinae, 11 M. trapezius (mittlerer und unterer Anteil), 12 M. infraspinatus, 13 M. teres major, 14 M. latissimus dorsi, 15 M. erector spinae, 16 M. quadratus lumborum, 17 M. gluteus medius, 18 Außenrotatoren der Hüfte, 19 M. gluteus maximus, 20 M. tensor fasciae latae, 21 M. biceps femoris, 22 Mm. semitendineus, semimembranosus, 23 M. gastrocnemius, 24 M. soleus, 25 Mm. lumbricales, 26 M flexor hallucis brevis, 27 M. flexor hallucis longus

- **Hilfsmuskeln** (Synergisten). So werden die Muskeln genannt, die die Bewegung zwar nicht ausführen, aber den Hauptmuskel während eines bestimmten Bewegungsablaufs unterstützen und teilweise ersetzen können.
- **Antagonisten.** Das sind Muskeln, die eine entgegengesetzte Bewegung auszuführen haben. Es sind also Muskeln, die während der bestimmten Bewegung gedehnt werden. Unter normalen Verhältnissen ist ihre Dehnung so weit möglich, dass sie das

Ausmaß der geforderten Bewegung nicht einschränken. Im pathologischen Fall ist allerdings ihre *Verkürzung* von großer Bedeutung.
- **Stabilisationsmuskeln** (Fixationsmuskeln). Dies sind jene Muskeln, die zwar an der betreffenden Bewegung nicht beteiligt sind, die aber den zu testenden Teil des Körpers in einer Lage fixieren, in der die Bewegung gut ausgeführt werden kann.

Unter Fixation verstehen wir demnach die Kraft, die zur Stabilisierung eines Knochens oder eines ganzen Körperteils erforderlich ist, damit eine bestimmte Bewegung ausgeführt werden kann. Eine schlechte Fixation ist oft Ursache für eine manchmal beträchtliche Bewegungsstörung. Daher ist bei der Untersuchung auf eine so weit wie möglich *standardisierte äußere Fixation* zu achten. Wo es nur möglich ist, wird eigenhändig fixiert, um die Fixationsmuskeln auszuschalten. Deshalb ist so großer Wert auf die richtige Ausgangsstellung zu legen.

Beachten wir als Regel: Bei Bewegungen, die durch mehrgelenkige Muskeln ausgeführt werden, muss unbedingt fixiert werden. Ferner muss bei Kindern und bei Kranken, die schlecht mitarbeiten, inkoordiniert sind oder schwache Muskeln haben, zuverlässig fixiert werden. *Je besser und großflächiger eine Extremität abgestützt wird, d. h. je mehr Unterstützungspunkte sie hat, umso weniger Stabilisationsmuskeln müssen betätigt werden und umso zuverlässiger und genauer wird das Ergebnis des Muskelfunktionstestes sein.* Bei ungenügender Fixation kann der Hauptmuskel nicht voll zur Wirkung kommen, er kann seine Kraft nicht einsetzen. Er scheint in diesem Fall schwächer zu sein, als er tatsächlich ist. Wenn sich die Funktion der Stabilisationsmuskeln dann gebessert hat, erfüllen sie ihre Aufgabe wirkungsvoller. Bei Kontrolle des Testes kann man feststellen, dass die Bewegung präziser wurde. Daraus resultiert eine höhere Einstufung des Hauptmuskels. In Wirklichkeit muss er nicht besser sein, aber die günstigeren Umstände steigern seinen Krafteinsatz.

- **Neutralisationsmuskeln.** Das ist die Muskelgruppe, die die zweite Richtungskomponente des Hauptmuskels aufhebt. Jeder Muskel führt grundsätzlich Bewegungen in mindestens zwei Richtungen aus, so wie es seiner anatomischen Lage entspricht. Führt ein Muskel beispielsweise eine Flexion und Supination aus, so muss für eine reine Flexion notwendigerweise noch eine weitere Muskelgruppe aktiviert werden, in diesem Fall sind die Pronatoren, die der Supinationskomponente des Hauptmuskels entgegenwirken, sie also neutralisiert.

Ein Muskel kann gleichzeitig sowohl Hilfs- als auch Neutralisationsmuskel sein. Nehmen wir zum Beispiel die Flexion im Ellenbogengelenk. Der Hauptflexor ist hier der M. biceps brachii, der allerdings noch eine Supinationskomponente hat. Demgegenüber ist der M. pronator teres, der die Pronation des Unterarms vornehmen kann, gleichzeitig auch ein schwacher Flexor im Ellenbogengelenk. Wird lediglich eine reine Flexion im Ellenbogengelenk verlangt, so addieren sich die Flexionskomponenten beider Muskeln, während sich die gegensätzlichen Rotationskomponenten aufheben, neutralisieren.

Die Neutralisationsmuskeln sind bei täglichen Tätigkeiten von großer Bedeutung. Im Muskelfunktionstest sind sie uns jedoch hinderlich. Deshalb versuchen wir, sie durch geeignete Lagerung der Gliedmaßen, durch einen genau eingesetzten Widerstand und eine sorgfältige Fixation möglichst auszuschalten.

Bewegungsausmaß: Einer der wichtigsten Grundsätze ist, dass vor dem Muskelfunktionstest die Bewegung *im vollen möglichen passiven Ausmaß* ausgeführt wird. Aus verschiedenen Gründen kann eine Bewegung in ihrem Ausmaß eingeschränkt bzw. unvollständig sein.

Die wichtigsten Ursachen dafür sind:
- *Kontraktur, Dehnbarkeit oder Hartspann* des Antagonisten. Dessen Widerstand vermag der Muskel nicht zu überwinden.
- Anatomische Veränderungen der weichen und harten *Gelenk*anteile. Sie gestatten nicht, die Bewegung in vollem Ausmaß auszuführen.
- *Schmerz* bei der Bewegung.

Das sind die grundsätzlichen Ursachen, die das volle Bewegungsausmaß beschränken können. Daher ist es bei der Untersuchung immer nötig, die Ursachen der Bewegungseinschränkung sorgfältig zu analysieren.

Daraus ergibt sich die Forderung, vor dem Muskelfunktionstest zunächst die passive Beweglichkeit der einzelnen Gelenke zu prüfen. Wenn aber der Patient über Schmerzen bei der Bewegung klagt, so werden wir von ihm nie verlangen, die Bewegung gewaltsam zu beenden, und werden sie auch passiv nicht bis zur äußersten Grenze erzwingen.

Abschließend dürfen wir nie vergessen, die **Befunde** in der vorgedruckten Tabelle mit den nachstehenden Abkürzungen einzutragen:

BB	=	beschränkte Bewegung mit kurzer Angabe der Ursache
K	=	Kontraktur
KK	=	starke Kontraktur
S	=	Hartspann (Spasmus)
SS	=	starker Hartspann mit Angabe des betreffenden Muskels oder Gewebes

Substitution: Die Begriffe Substitution und Inkoordination haben sich in der letzten Zeit ebenfalls gewandelt, besonders unter dem Einfluss der Komplexbewegungen in der Reedukationsbehandlung. Streng genommen gibt es im Körper keinen einzigen Muskel, der isoliert tätig wäre, und ebenso keine Bewegung, an der sich nicht gleichzeitig mehrere Muskeln beteiligen. Unter Substitution (Ersatzfunktion) verstehen wir die Art der Durchführung einer Bewegung, bei der der Kranke die Funktion des geschwächten Agonisten durch Hilfsmuskeln (Synergisten) zu ersetzen sucht. Zu Beginn der Erkrankung versuchen wir, dieses Bestreben meistens zu verhindern, da die Gefahr besteht, dass sich der Kranke ungünstige motorische Stereotype einschleift, die später nur schwierig wieder umzubauen sind.

Inkoordination: Während die Substitution offenbar zweckmäßig sein kann, wenn sie eine ausgefallene Funktion ersetzt, ist dies bei der Inkoordination nicht der Fall. Die Entstehung der Inkoordination erklären wir uns auch nicht mehr so mechanisch wie früher. Daher benutzen wir die ursprüngliche Einteilung der Inkoordination nur noch aus didaktischen Gründen. Sie lautet:
- inkoordinierte Tätigkeit innerhalb des Einzelmuskels;
- Inkoordination innerhalb einer synergistischen Muskelgruppe;
- Inkoordination unter antagonistischen Muskelgruppen und schließlich
- zwischen Gruppen, die in keinem funktionellen Verhältnis zueinander stehen.

Heute sehen wir in der Inkoordination im Wesentlichen eine Störung in der motorischen Steuerung, d. h. in der Stärke und/oder im zeitlichen Ablauf der Aktivierung aller beteiligten Muskelgruppen. Sie tritt bei einem bestimmten motorischen Stereotyp, d. h. bei der Ausführung einer bestimmten Bewegung, *immer wieder in gleicher Weise* auf und beeinflusst den Ablauf der Bewegung ungünstig. Das führt beispielsweise zu fehlerhafter Belastung von Gelenkstrukturen und zu herabgesetzter Leistungsfähigkeit und vorzeitiger Ermüdung.

Technische Regeln für die Durchführung des Muskeltests

Um den Muskelfunktionstest so genau wie möglich durchzuführen, müssen wir folgende **Grundsätze** beachten:

- Die Bewegung ist – von wenigen Ausnahmen abgesehen – in ihrem ganzen Ausmaß zu untersuchen, keinesfalls allein der Beginn und das Ende der Bewegung.
- Die Testbewegung muss in ihrem ganzen Verlauf gleichmäßig langsam ausgeführt werden, jeglicher Schwung ist zu vermeiden.
- Es ist so fest wie möglich zu fixieren.
- Bei der Fixation dürfen weder die Sehne noch der Bauch des Hauptmuskels gedrückt werden.
- Widerstand ist während der ganzen Bewegung und immer genau entgegengesetzt zur Bewegungsrichtung zu geben.
- Der Widerstand muss mit stets gleicher und im Verlauf der Bewegung gleich bleibender Kraft ausgeübt werden.
- Der Widerstand soll nicht über 2 Gelenke einwirken, soweit es möglich ist.
- Der zu Untersuchende muss die Bewegung zunächst so ausführen, wie er es gewöhnt ist. Erst nach Feststellung seiner Ausführungsweise wird ihm die richtige Bewegung genau erklärt und gegebenenfalls mit ihm eingeübt.

Für die Untersuchung benötigen wir einen warmen und ruhigen Raum, in dem jegliche Ablenkung ausgeschlossen ist. Die Untersuchungsbank soll eine feste Auflagefläche haben und muss genügend lang und breit sein. Sie darf keine Unebenheiten aufweisen und keinen abgerundeten Rand haben. Der Untersuchende muss dem Patienten freundlich entgegenkommen, besonders wenn er den Patienten zum ersten Mal sieht und nur wenig von ihm weiß. Die Untersuchung soll *nicht in Eile* geschehen, sondern in aller Ruhe; denn nur so kann sie sorgfältig und genau sein. Der Untersuchende erklärt dem Patienten beruhigend den Zweck der Untersuchung und deren Schmerzlosigkeit. Während der Untersuchung spricht er mit dem Patienten, erklärt ihm die einzelnen Bewegungen, beschränkt sich aber auf rein sachbezogene Themen.

Ein Einwirken über das zweite Signalsystem ist hier ausgesprochen wertvoll. Durch das Wort kann man eine bessere Mitarbeit des Patienten erreichen.

Der Physiotherapeut erzielt so brauchbare, genauere und zuverlässigere Ergebnisse, seine Arbeit geht dadurch rascher vonstatten und wird erfreulicher. In regelmäßigen Abständen wiederholt, nimmt der Wert des Muskelfunktionstestes zu. Dabei ist es zweckmäßig, dass er *jedes Mal von demselben Untersucher* vorgenommen wird. Wiederholte Untersuchungen lassen Besserungen oder Verschlechterungen des Zustandes ebenso erkennen wie richtiges oder fehlerhaftes therapeutisches Vorgehen.

Wir müssen die Untersuchungstechnik des Muskelfunktionstestes peinlich genau einhalten, denn Abweichungen führen zu unterschiedlichen Bewertungen, und es wird dann unmöglich, die Ergebnisse verschiedener Untersucher miteinander zu vergleichen.

Die Ergebnisse mitsamt allen Anmerkungen werden in den für den Muskelfunktionstest bestimmten Vordruck eingetragen. Man darf nie unterlassen, auch die Abweichungen festzuhalten, die das Ergebnis verzerren könnten. Wenn aus irgendeinem Grund der Muskelfunktionstest nicht lege artis durchgeführt wurde, so ist im Vordruck zu vermerken, dass dies nur eine orientierende Untersuchung war. In diesem Fall ist es besser, das Schema (s. Abb. 1.1) zu benutzen und darin die Werte der einzelnen Muskeln übersichtlich einzutragen.

1.2 Gesicht

Die Muskulatur des Gesichtes teilen wir in 3 Gruppen ein (Abb. 1.2):
1. **Kaumuskeln,** innerviert vom N. trigeminus (N. V), nämlich M. masseter, M. temporalis, Mm. pterygoidei. Sie bewegen den Unterkiefer nach vorn, rückwärts sowie seitwärts und adduzieren die Kiefer, d. h. sie schließen den Mund.
2. **Mimische Muskeln,** innerviert vom N. facialis (N. VII), typische Hautmuskeln ohne Faszie. Wenigstens eines ihrer beiden Enden setzt immer in der Haut oder Schleimhaut an.
3. **Augenmuskeln,** die Zungenmuskulatur und die Muskulatur des Mundbodens werden hier nicht besprochen.

Die Bewegung des Unterkiefers erfolgt im Kiefergelenk. Der Bewegungsmechanismus im Mandibulagelenk ist sehr kompliziert; hier finden Bewegungen zwischen dem Mandibulaköpfchen und dem Diskus statt, aber auch der Diskus selbst verschiebt sich. So ist bei gleichsinniger Bewegung in beiden Gelenken eine Protraktion der Mandibula (Verschiebung des Unterkiefers nach vorn), aber auch eine Retraktion (Verschiebung nach hinten) möglich. Gerade bei diesen Translationsbewegungen verschiebt sich der Diskus. Bei der Kombination mit einer Rotationsbewegung des Köpfchens im Gelenk kommt es zur Depression der Mandibula (Abduktion, Öffnen des Mundes) oder zur Elevation (Adduktion, Schließen des Mundes). Bei der Seitenbewegung müssen auf der einen Seite Protraktion und gleichzeitig auf der anderen Retraktion ausgeführt werden. Dabei bewegt sich das Kinn zur retrahierten Seite.

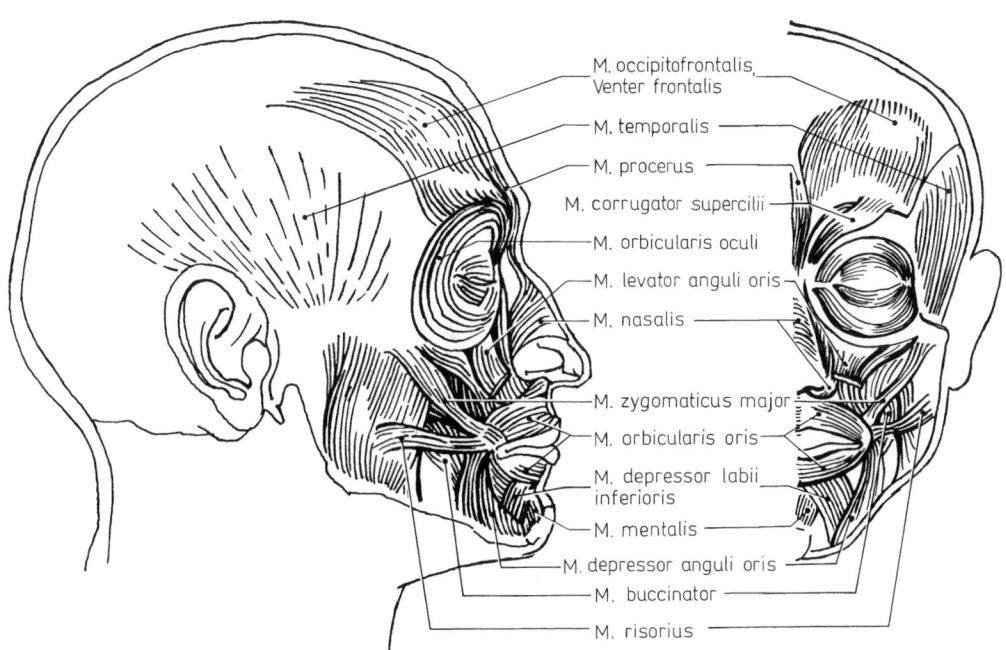

Abb. 1.2: Gesichtsmuskulatur, Übersicht

1.2.1 Mimische Muskulatur

Bewertungsstufen s. S. 4.

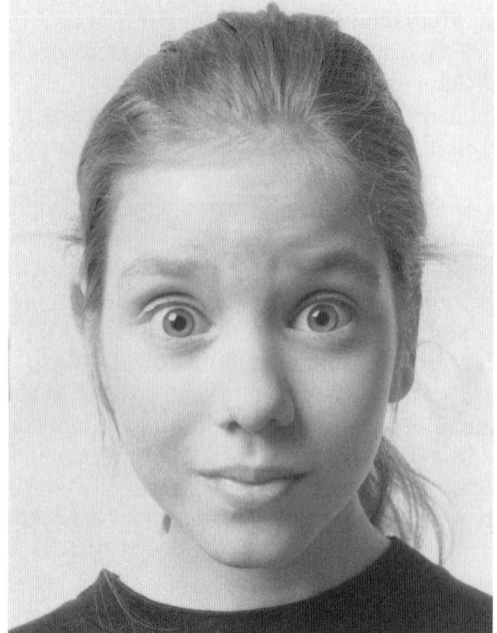

Abb. 1.3: *Venter frontalis m. occipitofrontalis (M. frontalis)*
Ursprung: vorderer Rand der Galea aponeurotica.
Ansatz: Stirnhaut in der Umgebung der Augenbrauen und der Glabella.
Funktion: zieht die Augenbrauen hoch, legt die Stirn in Falten, hilft die Lidspalte erweitern.

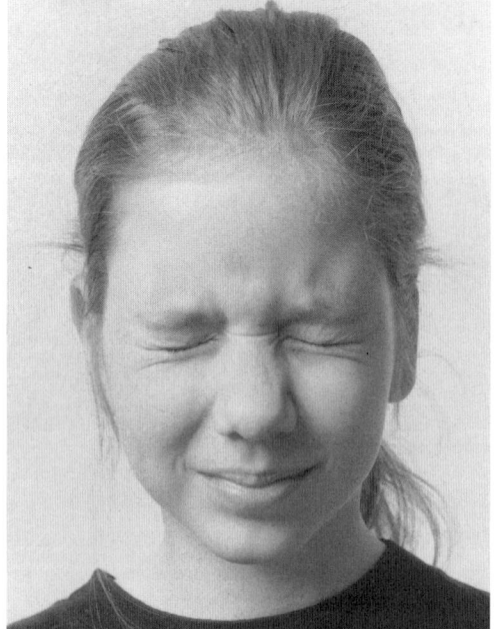

Abb. 1.4: *M. orbicularis oculi*
Ursprung: Lig. palpebrae nasale, Proc. frontalis maxillae, Cr. lacrimalis anterior.
Ansatz: Das zentrale Bündel liegt in den Augenlidern und setzt am äußeren Lig. palpebrae an, das äußere Bündel umringt das Auge vor dem Eingang in die Augenhöhle.
Funktion: Ringmuskel, schließt die Lidspalte.

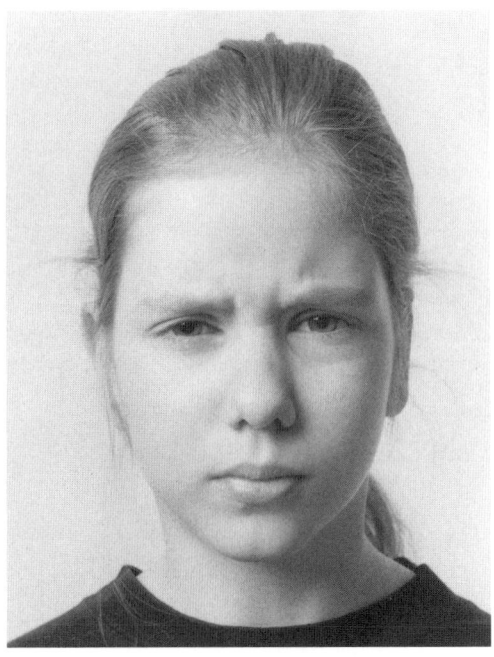

Abb. 1.5: *M. corrugator supercilii (glabellae)*
Ursprung: am Stirnbein oberhalb der Sutura nasofrontalis.
Ansatz: in der Haut im mittleren Drittel der Augenbraue.
Funktion: zieht die Augenbrauen zur Mittellinie und erzeugt oberhalb der Nasenwurzel senkrechte Falten.

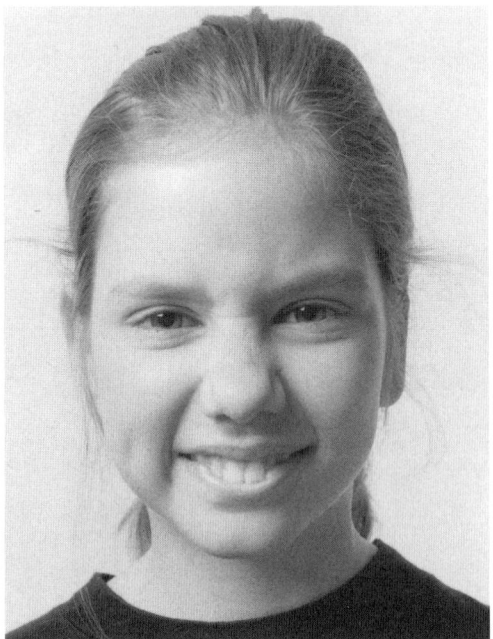

Abb. 1.6: *M. procerus (depressor glabellae)*
Ursprung: am Nasenrücken.
Ansatz: strahlt fächerförmig in die Stirnhaut ein.
Funktion: zieht die Stirnhaut zur Nasenwurzel hin und bildet eine Querfalte zwischen den Augenbrauen.

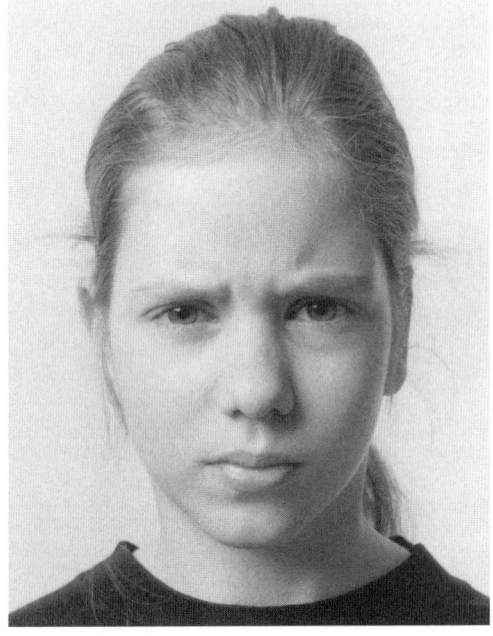

Abb. 1.7: *M. nasalis*
Ursprung: oberhalb der Juga alveolaris der oberen Schneidezähne.
Ansatz: knorpeliger Nasenrücken und Nasenflügel.
Funktion: schließt die Nasenlöcher.

Abb. 1.8: *M. orbicularis oris*
befindet sich ringförmig innerhalb der Lippen.
Funktion: schließt die Mundspalte, spitzt die
Lippen und drückt sie an die Zähne.

Abb. 1.9: *M. zygomaticus major*
Ursprung: Proc. temporalis ossis zygomatici.
Ansatz: in der Haut des Mundwinkels.
Funktion: zieht den Mundwinkel aufwärts.
M. risorius
Ursprung: Fascia masseterica.
Ansatz: in der Haut des Mundwinkels.
Funktion: zieht den Mundwinkel zur Seite, verursacht Grübchen in den Wangen.

Abb. 1.10: *M. levator anguli oris (caninus)*
Ursprung: Fossa canina.
Ansatz: in der Haut des Mundwinkels.
Funktion: zieht den Mundwinkel aufwärts (Zähnezeigen).
Dieser Muskel wird einseitig nacheinander im Seitenvergleich geprüft.

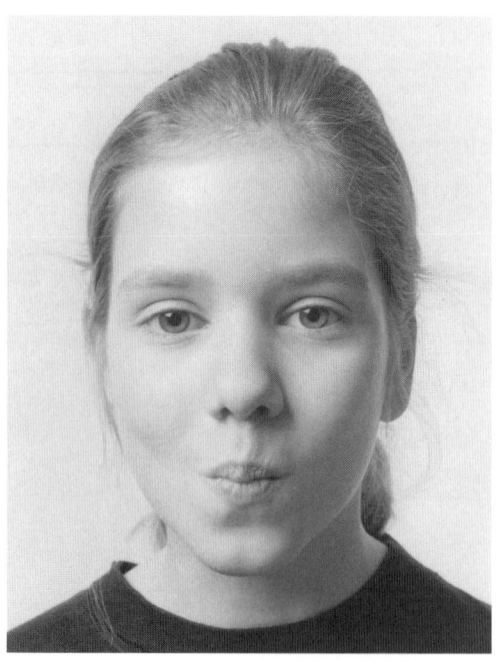

Abb. 1.8

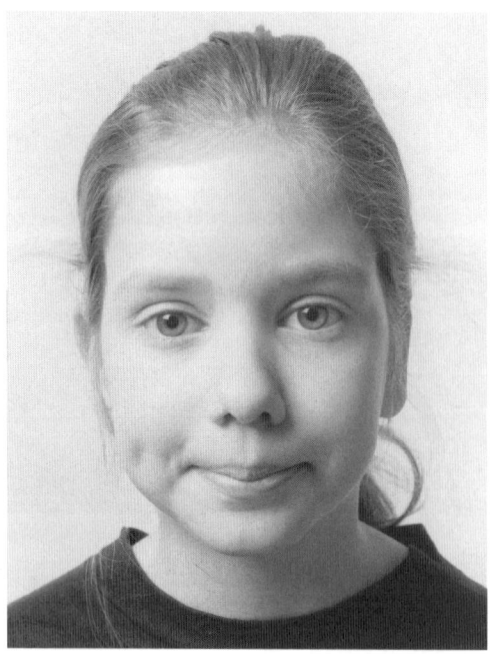

Abb. 1.9

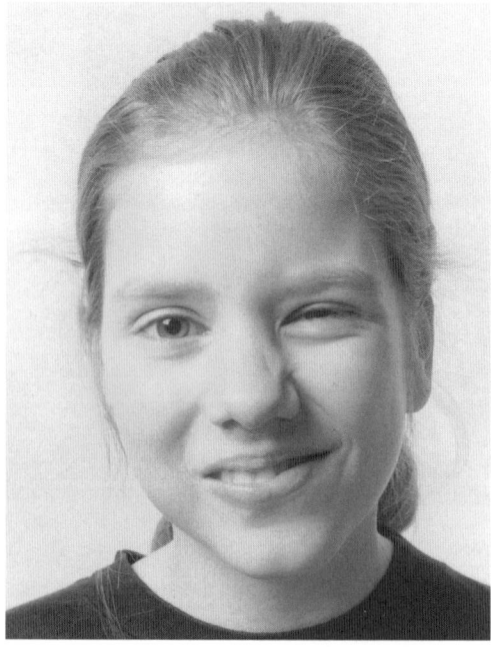

Abb. 1.10

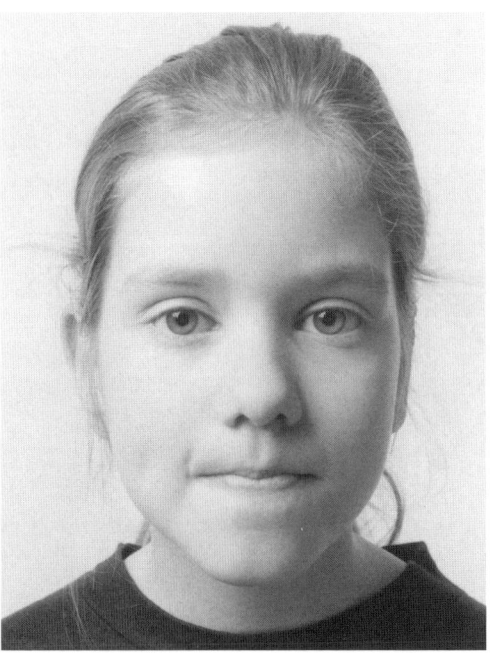

Abb. 1.11: *M. depressor labii inferioris (quadratus labii mandibularis)*
Ursprung: unterer Rand des Unterkiefers.
Ansatz: in der Haut der Unterlippe und des Kinns.
Funktion: zieht die Unterlippe ab- und seitwärts.

M. depressor anguli oris (triangularis)
Ursprung: unterer Rand des Unterkiefers.
Ansatz: in der Haut des Mundwinkels.
Funktion: zieht den Mundwinkel abwärts.

Abb. 1.12: *M. mentalis*
Ursprung: Juga alveolaria der unteren Schneidezähne.
Ansatz: in der Haut des Kinns.
Funktion: zieht die Haut des Kinns zusammen.

Abb. 1.13: *M. buccinator*
Ursprung: Proc. alveolaris maxillae, Raphe buccipharyngica, Pars alveolaris mandibulae.
Ansatz: in Lippenhaut in Höhe des Mundwinkels.
Funktion: bildet die Wand der Wange, drückt beim Kauen Nahrung zwischen die Backenzähne, hilft Mundspalte erweitern (beim Lachen, Weinen).
Platysma
Ursprung: Unterhautgewebe, in Höhe der 2. und 3. Rippe.
Ansatz: in der Haut am Rande des Unterkiefers, einige Muskelbündel gehen in den M. depressor labii inferioris über.
Funktion: hilft Mundwinkel zusammenziehen, das Lumen der V. jugularis erweitern, spannt Haut an Kinn und Hals. M. buccinator und Platysma einseitig nacheinander im Seitenvergleich prüfen.

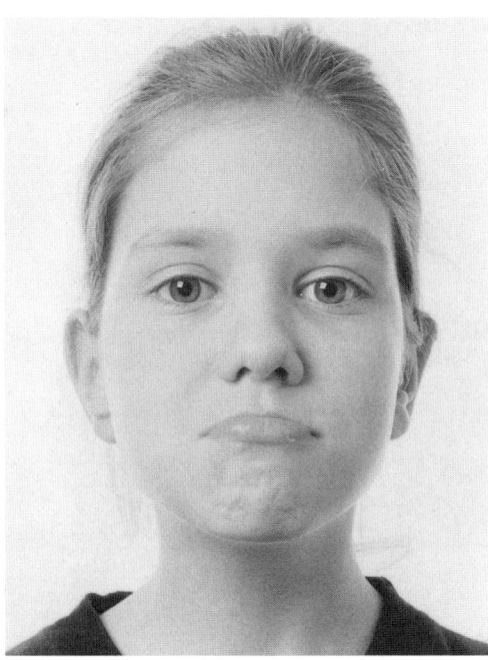

Abb. 1.12

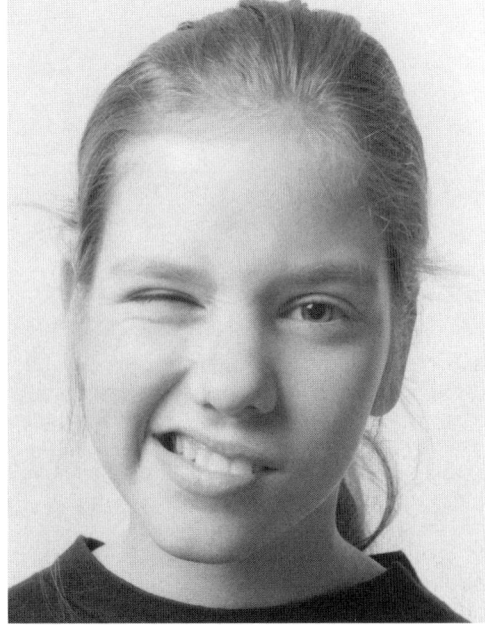

Abb. 1.13

1.2.2 Kaumuskeln

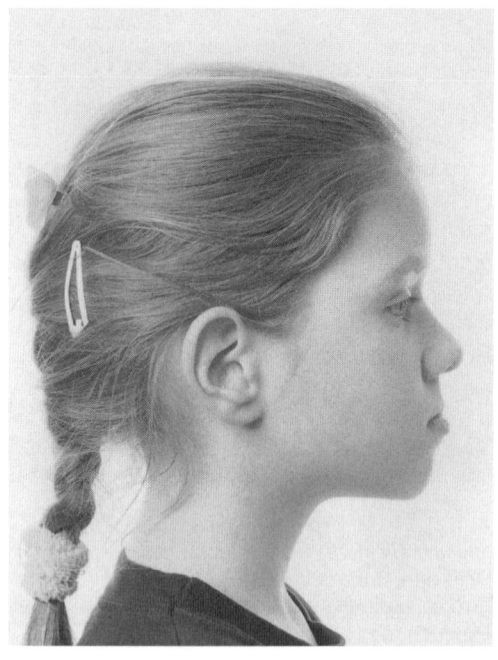

Abb. 1.14: *M. masseter*
Ursprung: Arcus zygomaticus.
Ansatz: Tub. masseterica an der lateralen Seite des Unterkiefers.
Funktion: Anziehen des Unterkiefers bis zum Zähnezusammenbeißen.
M. temporalis
Ursprung: Fossa temporalis.
Ansatz: Proc. coronoideus (muscularis) mandibulae.
Funktion: Anziehen und Rückwärtsziehen des Unterkiefers.

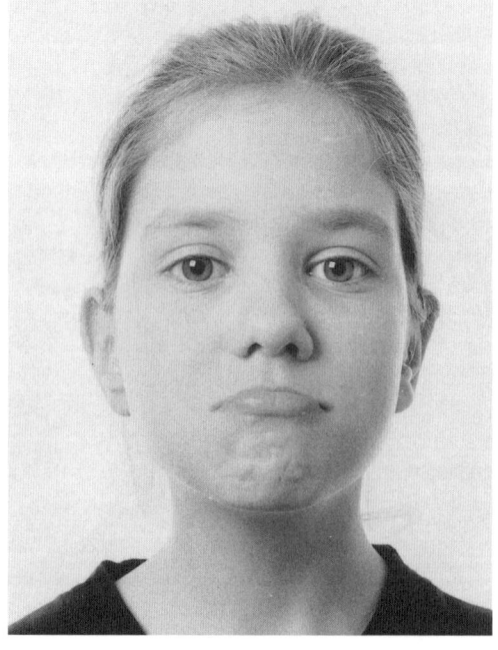

Abb. 1.15: *M. pterygoideus lateralis (externus)*
Ursprung: doppelt, an der Lamina lateralis proc. pterygoidei und an der Facies infratemporalis des großen Keilbeinflügels (Os shenoidale).
Ansatz: Fovea pterygoidea des Unterkieferhalses.
Funktion: zieht Kieferköpfchen nach vorn und hilft dadurch beim Öffnen des Mundes.
M. pterygoideus medialis (internus)
Ursprung: einerseits in der Fossa pterygoidea, andererseits am Tuber maxillae.
Ansatz: Tub. pterygoidea.
Funktion: Anziehen des Unterkiefers.

1.3 Körperstamm

Übersicht

Das Knochengerüst des Körperstammes ist die Achse des Rumpfes und damit des ganzen Körpers. Dazu gehören die Wirbelsäule mit den angeschlossenen Rippen, dem Brustbein, Schädel und Becken. Die Wirbelsäule besteht aus 34 Wirbeln, und zwar aus 7 Halswirbeln (C, Vertebrae cervicales), 12 Brustwirbeln (Th, Vertebrae thoracicae), 5 Lendenwirbeln (L, Vertebrae lumbales), 5 Kreuzbeinspangen (S, Os sacrum) und 5 rudimentären Steißbeinwirbeln (Co, Ossa coccygis). Die Wirbel sind untereinander verbunden, und zwar bestehen Verbindungen zwischen je 2 benachbarten Wirbeln – nach JUNGHANNS als Bewegungssegment bezeichnet – und durch die langen, allen Wirbeln gemeinsamen Bänder. Zwischen den Wirbelkörpern liegen insgesamt 24 Bandscheiben (Disci intervertebrales). Es sind Faserknorpel, die ungefähr ein Viertel der Gesamtlänge der Wirbelsäule ausmachen. Sie stellen Puffer dar und haben bei jeder Bewegung ihre besondere Bedeutung. Außerdem sind die Wirbel durch Bänder und Gelenke verbunden. Alle echten Wirbel haben gemeinsame lange Bandzüge, die ventral und dorsal über die Wirbelkörper und über die Dornfortsätze ziehen. Mithilfe dieser Verbindungen entsteht eine Säule, die charakteristische Biegungen hat. Biegungen in der Sagittalebene werden als Lordose und Kyphose bezeichnet. Normale physiologische Verbiegungen der Wirbelsäule sind die Lordose der oberen Halswirbelsäule und Kyphose der unteren HWS, die Brustkyphose und die Lendenlordose. Kreuz- und Steißbein sind kyphotisch gekrümmt. Die seitlichen Verbiegungen werden als Skoliosen bezeichnet, und zwar als Sinistroskoliose bei einer Konvexität nach links und als Dextroskoliose bei Konvexität nach rechts.

Die Bewegungen der Wirbelsäule spielen sich zwischen den einzelnen Wirbeln (im Bewegungssegment) ab. Es sind kleine Bewegungen, aber insgesamt ergibt sich ein großes Bewegungsausmaß. Am beweglichsten ist die Halswirbelsäule, insbesondere im atlantookzipitalen und atlantoaxialen (atlantoepistrophealen) Gelenk. Am wenigsten beweglich ist die Brustwirbelsäule, was im engen Zusammenhang mit dem Anschluss der Rippen steht. Die Grundbewegungen der Wirbelsäule sind Anteflexion (Beugung nach vorn), Retroflexion (Beugung nach hinten), Lateroflexion (Neigung zur Seite), Rotation (Torsion, Drehung) und federnde Bewegungen in der Achsenrichtung, die mit den physiologischen Verbiegungen der Wirbelsäule zusammenhängen. Anteflexion, Retroflexion und Lateroflexion sind am ausgiebigsten im Hals- und Lendenabschnitt der Wirbelsäule.

Der Brustkorb wird von 12 Rippenpaaren (costae) gebildet; sie stehen hinten mit der Wirbelsäule und vorn mit dem Brustbein in Verbindung. Es gibt echte (1.–7. Paar) Rippen und unechte (8.–12. Rippenpaar). Jede Rippe besteht aus 2 Teilen, einem knöchernen (dorsal und lateral gelegenen) und einem knorpeligen (ventralen) Anteil. Die Knorpel der 1.–7. Rippe setzen direkt am Sternum an, die Übrigen vereinigen sich untereinander und haben einen gemeinsamen Ansatz am Sternum. Die letzten 2 Rippenpaare sind frei. Die einzelnen Rippen sind verschieden lang, die 1. Rippe ist kurz, bis zur 7. Rippe nimmt ihre Länge fortlaufend zu, die Übrigen werden dann wieder zunehmend kürzer.

Das Brustbein (Sternum) ist ein flacher Knochen, an dem Schlüsselbein und Rippen ansetzen.

Hinten ist jede Rippe durch 2 Gelenke mit dem zugehörigen Wirbel in Verbindung. Eine Bewegung ist hier in beiden Gelenken nur gleichzeitig möglich. Da aber alle Rippen untereinander und außerdem noch mit dem Brustbein verbunden sind, kann sich keine von ihnen selbstständig bewegen. Beim Heben der Rippen vergrößert sich das Volumen des Brustkorbs, es kommt zur Einatmung, und umgekehrt.

1.3.1 Nerven des Körperstammes

Die Halsgegend wird vom Plexus cervicalis versorgt. Er erhält seine Nervenfasern aus der 1.–4. Zervikalwurzel und gibt sensible und motorische Nerven ab. Der wichtigste Nerv ist der motorische N. phrenicus, er innerviert das Zwerchfell. Die übrigen motorischen Nerven versorgen die prävertebralen Muskeln, die Skalenusgruppe, die intervertebralen Muskeln und teilweise auch den M. sternocleidomastoideus und M. trapezius. Die beiden letztgenannten Muskeln nehmen außerdem noch Nervenfasern aus dem N. accessorius (XI. Hirnnerv) auf.

Die Nn. thoracales bilden keine Nervengeflechte, sondern zeigen die typische segmentäre Anordnung. Es sind gemischte Nerven, sie versorgen sowohl die Haut als auch die Muskulatur. Die vorderen Äste der thorakalen Nerven, Nn. intercostales genannt, verlaufen in den Zwischenrippenräumen und versorgen die Mm. intercostales, den M. transversus thoracis, den M. serratus posterior inferior, den M. serratus superior und die Bauchmuskeln. Die Bauchmuskulatur erhält außerdem noch Nervenfasern aus dem Plexus lumbalis. Die hinteren Fasern der Thorakal- und Lumbalnerven innervieren außer der Haut noch einen Teil der Rückenmuskulatur. Die Nervenversorgung des Körperstammes ist somit relativ einfach angeordnet.

1.3.2 Muskulatur des Stammes

Je nach ihrer Lagebeziehung zur Wirbelsäule kann man sie in die dorsale (Nacken-, Rückenmuskulatur) und die ventrale (Bauch-, Brust-, Hals-, Beckenboden- und Steißbeinmuskulatur) unterteilen. Schließlich gehören hierher auch die Muskeln des Kopfes. Sie werden jedoch an anderer Stelle behandelt.

Rückenmuskulatur

Die Rückenmuskulatur ist in 3 Schichten angeordnet, und zwar in die

1. oberflächlichste Schicht, die spinohumerale Muskulatur
Es sind flache Muskeln, die genetisch zur oberen Extremität gehören.

2. mittlere Schicht, die Mm. spinocostales
Sie haben ihre Bezeichnung von ihren Beziehungen zu den Rippen.
Hierher gehören:
- *M. serratus posterior superior (dorsalis cranialis).* Er beginnt an den Dornfortsätzen C_{VI} bis Th_{II} und setzt mit seinen 4 Zacken an der 2. bis 5. Rippe an. Funktion: Er hebt die Rippe und unterstützt die Einatmung.

- *M. serratus posterior inferior (dorsalis caudalis)*. Er beginnt an den Dornfortsätzen Th_{XI} bis L_{III} und setzt an den letzten 4 Rippen an. Funktion: Er senkt die Rippen und unterstützt die Ausatmung.

Beide Muskeln werden von Rr. ventrales innerviert; der erste aus Th_1–Th_4, der zweite aus Th_9–Th_{12}.

3. Gruppe der eigentlichen Rückenmuskeln
Dazu gehören:
- **die Gruppe der kurzen Rückenmuskeln,** die direkt an der Wirbelsäule liegen und benachbarte Wirbel miteinander verbinden. Ihre genaue kinesiologische Funktion ist noch nicht geklärt.
    - *Mm. interspinales* verbinden die Dornfortsätze benachbarter Halswirbel. Funktion: Sie kippen die Wirbel.
    - *Mm. intertransversarii*. Funktion: Sie kippen die Wirbel.
    - *Mm. nuchae profundi* wirken auf die Verbindungen zwischen Kopf und Wirbelsäule. Zu ihnen zählt man 4 kurze Muskeln:

    M. rectus capitis posterior (dorsalis) minor. Bei einseitiger Kontraktion kommt es zur Neigung des Kopfes zur Seite des kontrahierten Muskels, bei beidseitiger Betätigung zur Rückbeuge des Kopfes.
    M. rectus capitis posterior (dorsalis) major. Er ist der Synergist des vorher genannten Muskels, außerdem unterstützt er die Drehung des Kopfes zu seiner Seite.
    M. obliquus capitis superior ist der Synergist der beiden vorgenannten.
    M. obliquus capitis inferior (atlantis). Er dreht den Atlas und somit den Kopf nach seiner Seite.
    - *Mm. rotatores* sind 11 kleine Muskeln im Bereich der Brustwirbelsäule, ihre Funktion entspricht dem Namen.
    - *M. coccygeus* verbindet das Steißbein mit der Kreuzbeinspitze. Er ist kinesiologisch belanglos.
- **die Gruppe der langen Rückenmuskeln,** die entfernte Wirbel miteinander verbinden. Es handelt sich um eine nicht genau differenzierte, umfangreiche Muskelmasse, die eine größere Anzahl von in Schichten liegenden Muskeln umfasst. Fast alle haben die gleiche Funktion. Bei einseitiger Betätigung neigen und drehen sie die Wirbelsäule, bei beidseitiger Betätigung beugen sie diese nach hinten. Wegen dieser Funktion werden sie auch als Rumpfstrecker (Mm. erectores spinae) bezeichnet.
Zu ihnen gehören folgende Muskeln:
    - M. iliocostalis lumbalis, M. iliocostalis thoracis und M. iliocostalis cervicis;
    - M. longissimus thoracis, M. longissimus cervicis und M. longissimus capitis;
    - M. spinalis thoracis, M. spinalis cervicis und M. spinalis capitis;
    - M. transversospinalis ist die neue Sammelbezeichnung für die nach der Zahl der überbrückten Segmente unterschiedenen M. semispinalis, M. multifidus und Mm. rotatores.

Muskulatur auf der ventralen Seite des Körperstammes

Die Muskeln des Steißbeines und des Beckenbodens kann man nicht testen, daher werden wir sie nicht näher beschreiben. Die Muskeln des Kopfes wurden in Abschnitt 1.2

behandelt. Es bleibt nun noch die Besprechung der Muskeln des Halses, des Brustkorbes und des Bauches übrig.

Muskulatur des Halses

Die Halsmuskeln liegen zwischen Schädel, Wirbelsäule und Brustkorb. Zu ihnen zählt auch der Hautmuskel M. platysma, der seiner Funktion nach zur mimischen Muskulatur gehört, ferner der M. sternocleidomastoideus, über dessen Funktion beim entsprechenden Muskeltest gesprochen wird, und die Muskeln ober- und unterhalb des Zungenbeines. Besonders wichtig ist die Gruppe der Mm. scaleni. Sie heben die Rippen und unterstützen die forcierte Einatmung bei fixiertem Kopf. Bei fixierten Rippen beugen sie die Halswirbelsäule bei doppelseitiger Tätigkeit nach vorn, bei einseitiger Tätigkeit zur Seite und drehen sie in entgegengesetzter Richtung. Direkt an der Vorderseite der Wirbelsäule liegen die beiden Mm. longus capitis und longus colli. Diese Muskeln beugen bei doppelseitiger Kontraktion den Kopf nach vorn und neigen ihn bei einseitiger Tätigkeit zu ihrer Seite. Die schrägen Muskelbündel des M. longus colli beteiligen sich auch an der Rotation der Wirbelsäule. Seitlich der Halswirbelsäule befinden sich die kurzen Mm. intertransversarii anteriores cervicis und der M. rectus capitis lateralis. Sie ermöglichen das Neigen der Wirbel und des Kopfes zu ihrer Seite hin.

Muskulatur des Brustkorbes

Die Muskeln des Brustkorbes bilden 3 Gruppen:
- die eigentlichen Thoraxwandmuskeln,
- die so genannten Gliedmaßenmuskeln des Brustkorbes (Auf sie werden wir bei der Besprechung der Muskulatur der oberen Gliedmaßen näher eingehen.) und
- das Zwerchfell mit seiner besonderen Funktion.

Die eigentlichen *Thoraxwandmuskeln* sind eng mit dem knöchernen Brustkorb verbunden. Sie liegen zwischen den Rippen, füllen elastisch die Zwischenrippenräume aus und beteiligen sich wesentlich an der Atmung. Das sind:
- *Mm. intercostales externi*. Sie verlaufen zwischen den Rippen von hinten oben nach unten und vorn. Sie heben die Rippen, daher sind sie Inspirationsmuskeln. Mit ihnen entwicklungsgeschichtlich und funktionell identisch sind die Mm. levatores costarum breves und die Mm. levatores costarum longi.
- *Mm. intercostales interni* und mit ihnen entwicklungsgeschichtlich identisch die Mm. subcostales; sie verlaufen von vorn oben nach hinten unten. Sie senken die Rippen und sind somit typische Exspirationsmuskeln.

M. transversus thoracis: Er ist ein Hilfsmuskel für die Exspiration, jedoch funktionell von geringer Bedeutung.
Das *Zwerchfell* (Diaphragma) ist ein besonders gearteter flacher Muskel. Es spannt sich quer in der unteren Thoraxapertur aus und bildet dort ein Gewölbe, dessen Konvexität zur Brusthöhle gerichtet ist. Die Muskelfasern, die nach ihren Ursprungsstellen in eine Pars lumbalis, costalis und sternalis unterteilt werden, vereinigen sich in einem sehnigen Zentrum, dem so genannten Centrum tendineum. Das Zwerchfell ist der wichtigste Atemmuskel. Seine Kontraktion vergrößert den intrathorakalen Raum, senkt den Druck im Thorax, entfaltet die Lungen, unterstützt die Blutfüllung des Herzens und erleichtert

den Rückfluss des venösen Blutes. Gemeinsam mit den Bauchmuskeln ist es für den Druck in der Bauchhöhle verantwortlich.

Zusammenfassend können wir sagen, dass an der Atmung nachstehende Muskeln beteiligt sind:
- **Die wichtigsten Inspirationsmuskeln:** Mm. intercostales externi, das Zwerchfell (Diaphragma), die Mm. levatores costarum breves und die Mm. levatores costarum longi.
- **Hilfsmuskeln für die Inspiration:** Mm. scaleni, M. sternocleidomastoideus, Mm. rhomboidei, M. serratus anterior (lateralis), M. serratus posterior superior, M. trapezius, M. pectoralis major, M. pectoralis minor, M. latissimus dorsi, M. subclavius.
- **Hauptmuskeln der Exspiration:** Mm. intercostales interni, Mm. subcostales, M. transversus thoracis.
- **Hilfsmuskeln für die Exspiration:** Muskeln der vorderen Bauchdecke, M. iliocostalis und M. longissimus thoracis, M. serratus posterior inferior und M. quadratus lumborum.

Im Allgemeinen können die Muskeln des Brustkorbes nicht so getestet werden wie die übrige Skelettmuskulatur. Nur durch eingehende Beobachtung des Atemtypus kann der Anteil der einzelnen Muskelgruppen an der Atemleistung bestimmt werden.

Bauchmuskulatur

Die Bauchwand wird von einer Gruppe von fünf flachen Muskeln gebildet, die funktionell und anatomisch zusammenhängen. Sie wird durch zahlreiche Faszien und Aponeurosen verstärkt.

Ursprung und Ansatz der Bauchmuskeln sind gewöhnlich mehrteilig. Manche Teile setzen nicht einmal an Knochen, sondern an Bändern und Aponeurosen anderer Muskeln an. Die Bauchmuskeln arbeiten immer als Ganzes. Sie beteiligen sich an allen Rumpfbewegungen, jedoch nicht immer im gleichen Verhältnis. Sie wirken alle als Exspirationsmuskeln und halten im Ruhetonus die Organe der Bauchhöhle in richtiger Lage und unter einem beständigen Druck. Außerdem unterstützen sie die regelrechte Darmfunktion und sind die helfende Austreibungskraft bei der Entleerung des Enddarmes, der Harnblase und der Gebärmutter (Bauchpresse). Sie beteiligen sich hauptsächlich an der Flexion, Rotation und Seitwärtsneigung des Rumpfes und werden bei allen Bewegungen maximal aktiviert, bei denen sich das Sternum der Symphyse nähert, also bei der Kyphosierung der unteren thorakalen und der lumbalen Wirbelsäulenabschnitte.

In der letzten Zeit ist die Einzelfunktion der Bauchmuskeln besonders in Bezug auf die Rotation in Frage gestellt worden.

Wie bereits erwähnt, sind Ursprung und Ansatz dieser Muskeln oft mehrteilig. Daraus ergibt sich ein unterschiedlicher Verlauf ihrer Muskelfasern. Einige Bauchmuskeln setzen sich sogar aus mehreren funktionellen Gruppen zusammen.

M. rectus abdominis, gerader Bauchmuskel. Er hat seinen Ursprung an den Knorpeln der 5.–7. Rippe und am Processus xiphoideus des Brustbeines. Seine Fasern verlaufen in gerader Richtung abwärts und enden am Schambein. Sie führen Anteflexion der Lenden- und der unteren Brustwirbelsäule aus, was nicht mit einer Rumpfbeuge zu verwechseln ist.

M. obliquus externus abdominis, äußerer schräger Bauchmuskel. Er ist von den seitlichen Bauchmuskeln der kräftigste, entspringt mit 8 Zacken an der Außenfläche der 8 letzten Rippen und zieht zum Darmbeinkamm, Leistenband und zur Rektusscheide. Seine Fasern verlaufen absteigend schräg nach vorn, also ventrokaudal. Die am weitesten kaudal liegenden Fasern verlaufen am steilsten.
Der kraniale Teil, der von der 5.–7. Rippe beginnt, bewirkt vor allem eine Kompression des Brustkorbes und soll die Anteflexion am Beginn unterstützen.
Der mittlere Teil, der von der 7.–9. Rippe kommt, ist in beträchtlichem Maße vom mittleren Teil des inneren schrägen Bauchmuskels abhängig. Einseitig aktiviert, ist er Hauptrotator zur Gegenseite, und bei beiderseitiger Betätigung unterstützt er die Anteflexion.
Der kaudale Teil des Muskels enthält Fasern, die von den letzten drei Rippen zum Darmbein ziehen. Er ist der einzige Teil, der sowohl Ursprung als auch Ansatz am Knochen hat. Da seine Fasern ziemlich steil verlaufen, kann er neben der Rotation auch Seitbeugungen des Rumpfes ausführen. Bei beidseitiger Aktivierung hilft er bei der allmählich zunehmenden Flexion des Rumpfes.
Zusammenfassung: Der M. obliquus externus abdominis dreht den Thorax bei einseitiger Aktion und fixiertem Becken auf die Gegenseite, bei beidseitiger Tätigkeit zieht er die Rippen abwärts und unterstützt die Flexion des Rumpfes, außerdem ist er an der Seitneigung des Rumpfes beteiligt.

M. obliquus internus abdominis, innerer schräger Bauchmuskel. Er beginnt an der Lumbalfaszie, am Darmbeinkamm und am Leistenband. Von dort laufen seine Muskelfasern fächerförmig auseinander.
Der kraniale Teil setzt an den letzten 3 Rippen an. Seine Fasern verlaufen schräg nach oben und vorn. Er wirkt ähnlich wie der kaudale Teil des äußeren schrägen Bauchmuskels, also bei einseitiger Tätigkeit als kräftiger Rotator, allerdings zur gleichen Seite. Bei beidseitiger Aktivierung beteiligt er sich an der Rückbeugung des Rumpfes.
Der mittlere Teil endet in der Aponeurose und Scheide des geraden Bauchmuskels. Seine Fasern sind nach oben und vorn gerichtet, verlaufen jedoch flacher als die des kranialen Anteils. Die Funktion dieses Teiles entspricht der des mittleren Teiles des äußeren schrägen Bauchmuskels. Er unterstützt also die Rotation und Flexion des Rumpfes.
Der kaudale Teil enthält Bündel, die quer nach vorn und eher schräg nach vorn abwärts verlaufen. Sie setzen am Os pubis und an der Linea alba an. Wegen dieses Faserverlaufes sind sie weder an der Rotation noch an der Flexion des Rumpfes beteiligt und unterstützen nur den M. transversus abdominis bei der Kompression der Bauchwand.
Zusammenfassung: Der innere schräge Bauchmuskel beteiligt sich bei einseitiger Tätigkeit an der Rotation des Rumpfes zur gleichen Seite und an der Seitneigung. Bei doppelseitiger Tätigkeit unterstützt er in geringem Maße die Vorbeugung des Rumpfes.

M. transversus abdominis, querer Bauchmuskel. Er beginnt an den Knorpeln der 7. bis 12. Rippe, an der Lumbalfaszie, am Darmbeinkamm und am äußeren Drittel des Lig. inguinale. Er setzt an der Aponeurose des inneren schrägen Bauchmuskels an. Seine Muskelfasern verlaufen quer. Dieser Muskel bildet also einen Gürtel, der auf das Bauchinnere drückt. Er kann sich wahrscheinlich an den Bewegungen des Rumpfes nicht direkt beteiligen, schafft aber günstigere Bedingungen für die Funktion der übrigen Muskeln. Bei seiner Erschlaffung entsteht eine unechte Bauchwandhernie.

M. quadratus lumborum, viereckiger Lendenmuskel. Er entspringt an der letzten Rippe, setzt an den Procc. costarii aller Lendenwirbel und am hinteren Teil des Darmbeinkammes an. Beim fixierten Becken neigt er die Wirbelsäule zur gleichen Seite. Bei fixiertem Thorax zieht er die Beckenseite kranialwärts, und bei beidseitiger Aktivierung ist er an der Fixation der Wirbelsäule beteiligt.

1.3.3 Hals

Flexion des Halses

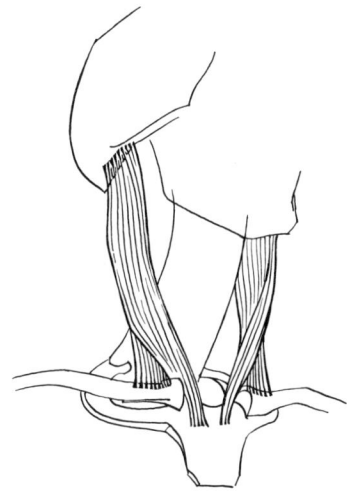

Abb. 1.16: M. sternocleidomastoideus

	C_1	C_2	C_3	C_4	C_5	C_6	C_7	C_8	
					C_5	C_6	C_7		M. scalenus anterior (ventr.)
		C_2	C_3	C_4	C_5	C_6	C_7	C_8	M. scalenus medius
						C_6	C_7	C_8	M. scalenus posterior (dors.)
		C_2	C_3	C_4	C_5	C_6	C_7		M. longus colli
	C_1	C_2	C_3						M. longus capitis
N. accessorius	C_1	C_2	C_3						M. sternocleidomastoideus

Übersicht

Grundbewegungen:
- Flexion des Halses durch bogenförmige Bewegung des Kopfes gegen das Brustbein (Vorbeugung)
- Flexion des Halses durch Vorschieben des Kopfes (Vorwärtsverschiebung)
- Flexion des Halses mit gleichzeitiger Rotation des Kopfes

Die Stufen *5, 4, 3, 1* und *0* testen wir in Rückenlage, Stufe *2* in Seitenlage. Gewöhnlich werden die Muskeln der rechten und linken Halsseite gleichzeitig untersucht. Man kann

Tab. 1.1

Hauptmuskeln	Ursprung	Ansatz	Innervation
M. scalenus anterior (ventralis)	Tubercula anteriora der 3. – 6. Halswirbelquerfortsätze	1. Rippe	Plexus cervicalis: C_5–C_7
M. scalenus medius	zwischen vorderen und hinteren Höckern der Querfortsätze des 2. – 7. Halswirbels	1. Rippe, manchmal auch 2. Rippe	Plexus cervicalis: (C_2), C_3–C_8
M. scalenus posterior	Tubercula posteriora der Querfortsätze des 5. – 7. Halswirbels	2. Rippe	Plexus cervicalis: C_6–C_8
M. longus colli	*P. recta:* 2.–4. Halswirbelkörper *P. obliqua sup.:* Tuberculum anterius des Atlas *P. obliqua inf.:* Tubercula ant. der Querfortsätze des 5.–6. Halswirbels	5.–7. Hals- und 1.–3. Brustwirbelkörper ventrale Höcker der Querfortsätze des 3.–5. Halswirbels 1.–3. Brustwirbelkörper	Plexus cervicalis: C_2–C_6, (C_7)
M. longus capitis	Basis des Os occipitale	vordere Höcker der Querfortsätze des 3.–6. Halswirbels	Plexus cervicalis: C_1–C_3
M. sternocleidomastoideus	*P. sternalis:* Rand des Manubrium sterni *P. clavicularis:* sternales Ende des Schlüsselbeines	Proc. mastoideus, äußerer Rand der Linea nuchalis terminalis	N. accessorius, Plexus cervicalis: (C_1), C_2, C_3
Hilfsmuskeln: M. rectus capitis anterior, Zungenbeinmuskulatur	*Neutralisationsmuskeln:* Die Muskeln beider Seiten heben gegenseitig die Bewegungen zur Seite auf.		*Stabilisationsmuskeln:* Mm. pectoralis major (Pars clavicularis), subclavius, die unteren Hals- und oberen Rumpfextensoren, M. rectus abdominis

jedoch die Stufen 5, 4 und 3 einseitig prüfen, was besonders bei asymmetrischen Läsionen wichtig ist. Leider kann die Tätigkeit der kontralateralen Muskeln nicht vollständig ausgeschlossen werden. Eine Fixation des Brustkorbes ist besonders bei schwacher Bauchmuskulatur und bei Kindern notwendig.

Bei der Flexion des Halses mit gleichzeitiger Rotation des Kopfes zur rechten Schulter hin ist hauptsächlich der linke M. sternocleidomastoideus tätig und umgekehrt.

Während der Flexion wird die Bewegung des Kinns verfolgt, weil dessen Seitabweichung immer auf eine asymmetrische Schädigung hinweist. Die Kinnspitze weist dann zur Seite der schwächeren Flexoren.

Die Flexion des Kopfes kann auf zweierlei Art geschehen:
- Durch eine Vorwärtsverschiebung. Die maximale Flexion spielt sich im unteren Hals- und oberen Brustabschnitt ab. Dabei bewegt sich das Kinn linear nach vorn. Der oberste Abschnitt der Halswirbelsäule wird sogar retroflektiert. Diese Bewegung wird hauptsächlich von den Mm. sternocleidomastoidei ausgeführt.
- Durch eine gleichmäßige bogenförmige Flexion der ganzen Halswirbelsäule. Dabei beschreibt das Kinn einen Bogen und gelangt in die Fossa jugularis. An dieser Bewegung sind alle Halsmuskeln beteiligt, die Mm. sternocleidomastoidei jedoch relativ wenig.

Das Bewegungsausmaß wird begrenzt durch die Berührung von Kinn und Brustkorb, die Dehnbarkeit der dorsalen Halsmuskeln und die Anspannung der Wirbelsäulenbänder.

Teststufen für die Vorbeugung

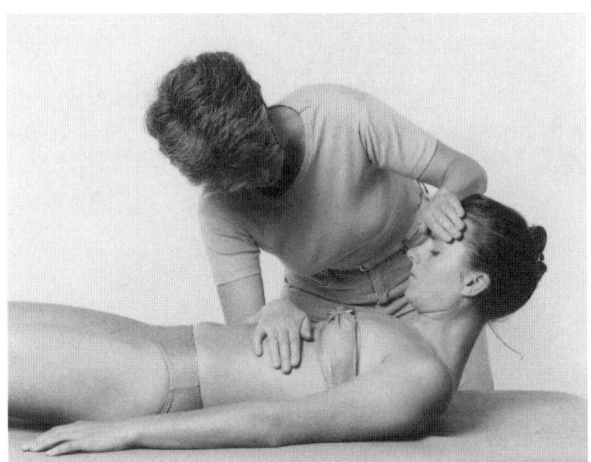

Abb. 1.17a: *5, 4* Ausgangsstellung: Rückenlage, untere Extremitäten leicht gebeugt.
Fixation: durch leichten Druck mit der Hand auf untere Hälfte des Brustkorbes.
Bewegung: Flexion der Halswirbelsäule nach vorn, d. h. einer bogenförmigen Bewegung des Kinns zur Fossa jugularis.
Widerstand: Hand auf Stirnmitte, bogenförmig gegen Richtung der Bewegung.

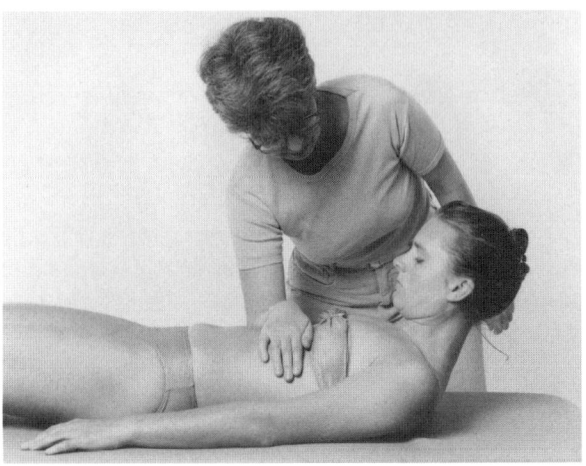

Abb. 1.17b: *3* Ausgangsstellung: Rückenlage, die unteren Extremitäten leicht gebeugt.
Fixation: auf die untere Hälfte des Brustkorbes.
Bewegung: vollständige Flexion durch Heranführen des Kinns bis an das Sternum.

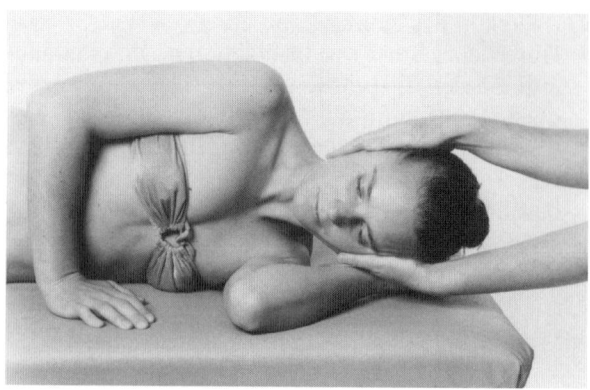

Abb. 1.17c: *2* Ausgangsstellung: Seitenlage, unten liegender Arm entspannt in 90°-Beugung im Schultergelenk. Hand unter dem Kopf, oberer Arm vor dem Rumpf.
Fixation: Kopf von beiden Seiten in Schläfengegend gestützt, Kopf und Wirbelsäule in einer Ebene. Kopf darf nicht gedreht werden.
Bewegung: bogenförmige Beugung des Kopfes nach vorn.

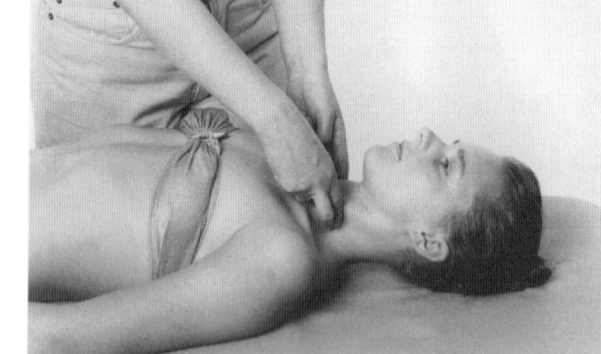

Abb. 1.17d: *1, 0* Ausgangsstellung: Rückenlage, untere Extremitäten leicht gebeugt.
Bewegung: Beim Bewegungsversuch werden die Mm. scaleni in der Tiefe der supraklavikularen Fossa lateral vom M. sternocleidomastoideus palpiert.

Teststufen für die Vorwärtsverschiebung

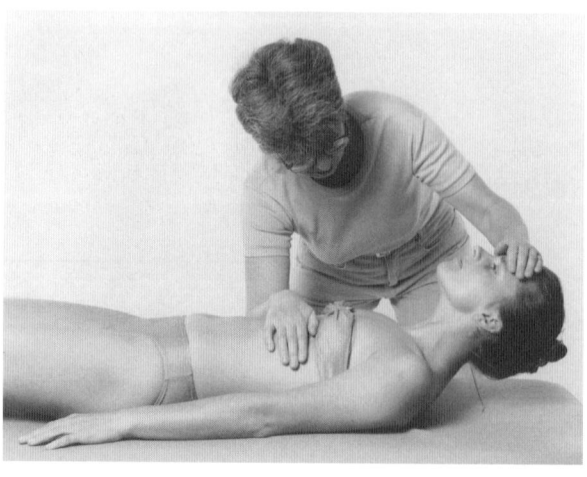

Abb. 1.18a: *5, 4* Ausgangsstellung: Rückenlage, untere Extremitäten leicht gebeugt.
Fixation der unteren Anteile des Brustkorbes.
Bewegung: Flexion der Halswirbelsäule in vollem Ausmaß der Bewegung durch Vorschieben des Kinns.
Widerstand: Handfläche auf Stirn, Druck in der Mittellinie gegen Richtung der Bewegung.

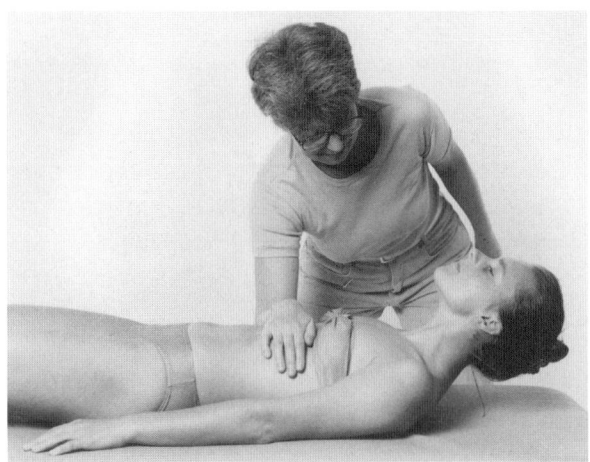

Abb. 1.18b: *3* Ausgangsstellung: Rückenlage, untere Extremitäten leicht gebeugt.
Fixation: untere Hälfte des Brustkorbes.
Bewegung: Vorschieben des Kinns im ganzen Ausmaß der Bewegung.

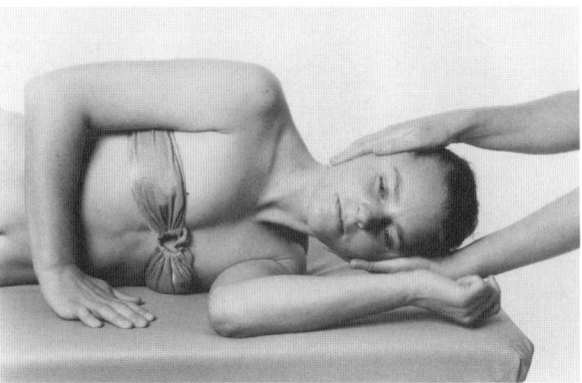

Abb. 1.18c: *2* Ausgangsstellung: Seitenlage, unten liegender Arm entspannt unter dem Kopf. Mit oberem Arm stützt sich der zu Untersuchende auf der Bank vor dem Rumpf ab, um Lage zu stabilisieren.
Fixation: Kopf wird mit einer Hand von unten unterstützt, andere Hand wird auf das Schläfenbein gelegt. Es ist darauf zu achten, dass Patient den Kopf nicht dreht und die ganze Wirbelsäule in einer Ebene bleibt.
Bewegung: Vorschieben des Kinns in vollem Ausmaß.

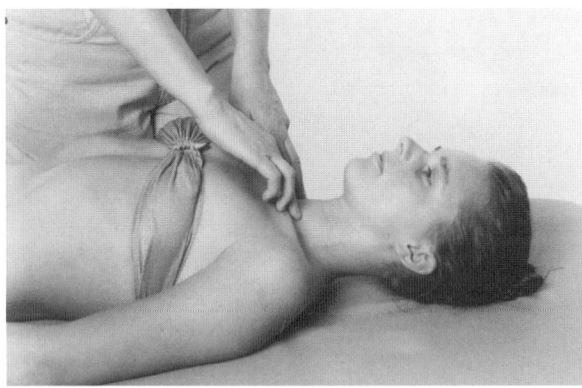

Abb. 1.18d: *1, 0* Ausgangsstellung: Rückenlage, untere Extremitäten leicht gebeugt.
Bewegung: Beim Bewegungsversuch tastet der Untersuchende leicht die Muskelanspannung an den Ursprungsstellen des M. sternocleidomastoideus und längs der Muskelfasern.

Teststufen für die einseitige Testung

Abb. 1.19a: *5, 4* Ausgangsstellung: Rückenlage, untere Extremitäten leicht gebeugt.
Fixation: mit Handfläche über unterer Thoraxhälfte.
Bewegung: gleichzeitige Rotation und Flexion der Halswirbelsäule, Stirn ist zu der nicht zu testenden Seite gewendet. Patient hebt den Kopf und dreht ihn gleichzeitig zur Gegenseite.
Widerstand: mit Handfläche auf das Tuber frontale der zu testenden Seite.

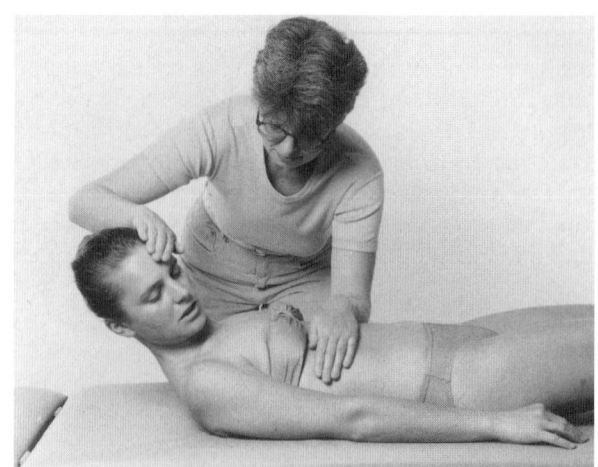

Abb. 1.19b: *3* Ausgangsstellung, Fixation und Bewegung: wie bei den Stufen *5* und *4*.
Die Stufen *2, 1* und *0* werden einseitig nicht untersucht.

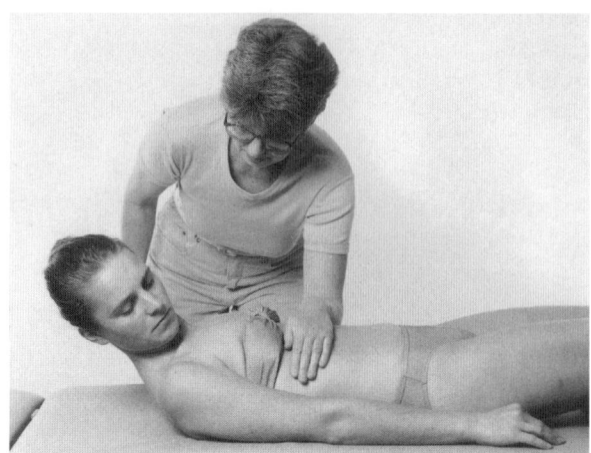

 Fehler und Hinweise

- Bei einseitiger Testung werden die Flexion und Rotation nicht gleichzeitig als eine kombinierte Bewegung durchgeführt.
- Bei der Bewegung in Stufe *2* muss die Horizontalebene eingehalten werden.
- Bei der Untersuchung der Stufen *0* und *1* ist darauf zu achten, dass die Pulsation der A. carotis keine Muskelzuckung vortäuscht.
- Häufig werden die Bewegungen ungenügend differenziert (Vorbeugen und Vorschieben).
- Die Fixation des Rumpfes darf nicht unterlassen werden, namentlich bei Patienten mit schwacher Bauchmuskulatur und bei Kindern. Die Notwendigkeit der Fixation zeigt sich besonders, wenn der Patient dazu neigt, gleichzeitig den unteren Teil des Brustkorbes von der Unterlage abzuheben, d. h. zu lordosieren.
- Der Patient darf sich bei der Untersuchung der Stufen *5, 4* und *3* nicht auf die Arme stützen und nicht die Schultern heben. Die Arme bleiben entspannt auf der Bank liegen.
- Beim Widerstandgeben ist darauf zu achten, dass der Kopf nicht in eine Rückbeuge im zerviko-kranialen Übergang während der bogenförmigen Flexion gedrückt wird.

Kontraktur

Kontraktur des M. sternocleidomastoideus.
Sie kommt ziemlich häufig vor, entweder als angeborener oder als erworbener Tortikollis, bei peripheren und spastischen Lähmungen oder als reflektorischer Tortikollis nach Verletzungen oder Blockierungen der Halswirbelsäule. Die Kontraktur äußert sich in einer Drehung des Kopfes zur kontralateralen Seite und seiner Neigung zur gleichseitigen Schulter. Die Kontraktur oder strukturelle Verkürzung der tief liegenden Flexoren kommt kaum vor. Allerdings ist die Verspannung (Hartspann, „Spasmus") der Scaleni sehr häufig. Sie darf aber nicht mit einer Kontraktur bzw. strukturellen Verkürzung verwechselt werden.

Bemerkung

Für die Beurteilung nur leicht abgeschwächter Halsbeuger, wie beispielsweise bei Fehlhaltungen, sind die eben beschriebenen dynamischen Teste nicht empfindlich genug. Als normal kräftig betrachten wir die Muskulatur, wenn der auf dem Rücken liegende Patient wenigstens 20 s lang mühelos und ohne Zittern den Kopf angehoben (flektiert) halten kann. Dieser Test eignet sich ganz besonders gut für Kinder. Er erfordert dann aber exakte Thoraxfixation.

Retroflexion des Halses (Extension)

M. longissimus capitis

M. longissimus cervicis

M. iliocostalis cervicis

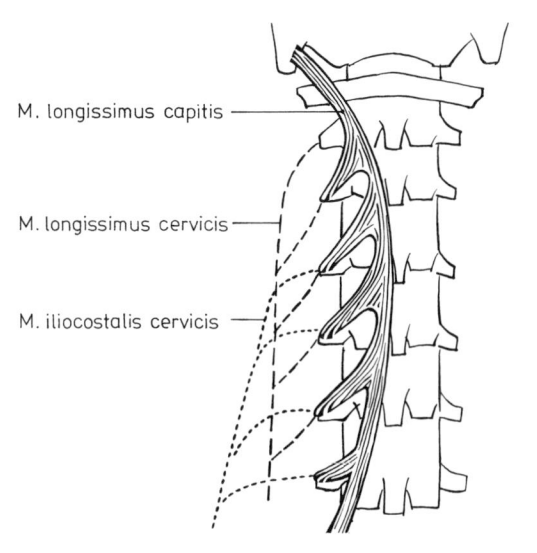

Abb. 1.20

	C_2	C_3	C_4								M. trapezius
							C_8	Th_1	Th_2		M. iliocostalis cervicis
C_1	C_2	C_3	C_4								M. longissimus capitis
C_1	C_2	C_3	C_4	C_5	C_6	C_7	C_8	Th_1			M. longissimus cervicis
	C_2	C_3	C_4	C_5	C_6	C_7	C_8	Th_1	Th_2	Th_3 Th_4	M. spinalis cervicis
											M. spinalis capitis

Tab. 1.2

Hauptmuskeln	Ursprung	Ansatz	Innervation
M. trapezius (nur oberer Teil)	bindegewebig vom inneren Teil der Linea nuchae sup., Protuberantia occip. Lig. nuchae	Extremitas acromialis claviculae, Acromion, Spina scapulae	N. accessorius, Plexus cervicalis: C_2–C_4
M. erector spinae			
• M. iliocostalis cervicis	Angulus der 3., 4., 5. und 6. Rippe	Querfortsätze des 4.–6. (und 7.) Halswirbels	Rr. dorsales: C_8, Th_1, Th_2
• M. longissimus capitis	Querfortsätze der oberen Brust- und der unteren Halswirbel	dorsale Seite des Proc. mastoideus	C_1–C_3, (C_4)
• M. longissimus cervicis	Querfortsätze der oberen Brustwirbel	hintere Höcker der Querfortsätze des 2.–5. (–7.) Halswirbels	C_1–Th_1
• M. spinalis cervicis	Dornfortsätze der letzten 2 Hals- und der ersten 2 Brustwirbel	Dornfortsätze des 2.–4. Halswirbels	Rr. dorsales: C_2–Th_1
• M. spinalis capitis	Dornfortsätze der oberen Brust- und der unteren Halswirbel	Os occipitale	
Hilfsmuskeln: Mm. splenius capitis, splenius cervicis, semispinalis cervicis, semispinalis capitis, multifidus, rectus capitis post. major, rectus capitis post. minor, obliquus capitis sup., interspinales	*Neutralisationsmuskeln:* Die Muskeln beider Seiten neutralisieren gegenseitig die seitlichen Bewegungen.	*Stabilisationsmuskeln:* Extensoren der Brust- und Lendenwirbelsäule, Mm. rhomboidei, M. trapezius (unterer Teil)	

Übersicht

Grundbewegung: Retroflexion der Halswirbelsäule in einem Ausmaß bis zu 130°.
Die Stufen *5*, *4* und *3* werden in Bauchlage getestet, dabei muss der Kopf außerhalb der Unterlage bleiben. Stufe *2* wird in Seitenlage, die Stufen *1* und *0* werden dagegen in Bauchlage mit abgestütztem Kopf geprüft. Gewöhnlich werden beide Seiten gleichzeitig untersucht, obwohl die Stufen *5*, *4* und *3* auch einseitig geprüft werden können. Die Bewegung beginnt immer aus der maximalen Flexion der Halswirbelsäule. Die Wirbelsäule wird bei der Bewegung in einem fast gleichmäßigen Bogen retroflektiert.
Eine Fixation des Brustkorbs ist praktisch immer notwendig, ganz besonders bei Kindern und Kranken mit geschwächter Muskulatur des Schultergürtels und des Rückens.
Bei der Bewegung beobachten wir immer das Relief des oberen Teils des M. trapezius und beurteilen seine Symmetrie. Ferner beachten wir etwaige Mitbewegungen der Schultern und die Extension der Brustwirbelsäule; diese beiden Mitbewegungen sind beim Test auszuschalten, vor allem müssen die Zwischenschultermuskeln während der Bewegung vollkommen entspannt sein.
Das Bewegungsausmaß ist durch das Aneinanderdrücken der dorsalen Hals- und der Rückenmuskeln und durch die Berührung der Halswirbeldorne begrenzt.

Teststufen doppelseitig

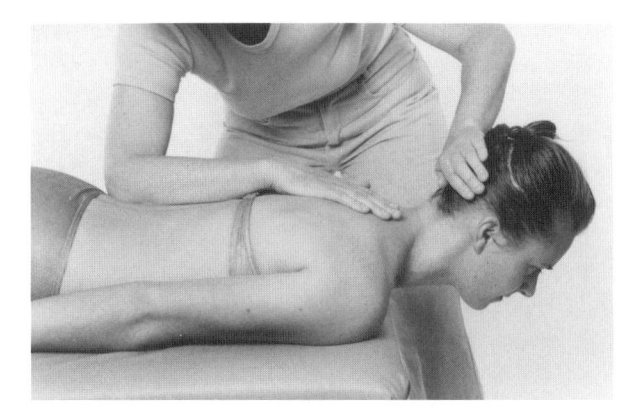

Abb. 1.21a: *5, 4* Ausgangsstellung: Bauchlage, Arme neben Körper, Kopf hängt über den Bankrand hinaus, Halswirbelsäule maximal flektiert.
Fixation: durch Druck der Handfläche zwischen Schultern und auf Schulterblätter selbst und mit dem Unterarm über dem Brustkorb.
Bewegung: gleichmäßige Retroflexion in vollem Ausmaß der Bewegung.
Widerstand: mit ganzer Handfläche gegen den Hinterkopf. Druck wird im Bogen in Medianebene geführt.

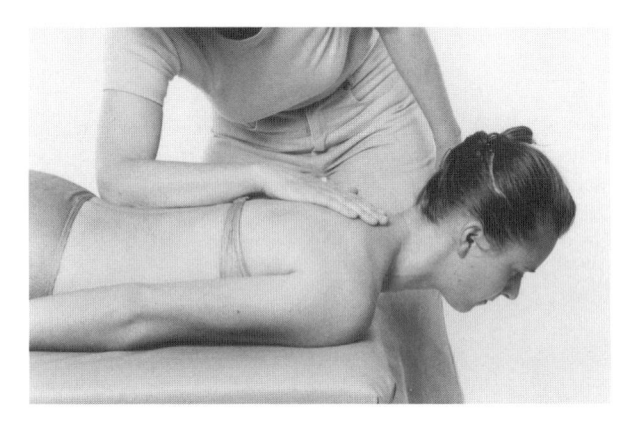

Abb. 1.21b: *3* Ausgangsstellung: Bauchlage, Arme neben dem Körper, Kopf hängt über den Bankrand hinaus, Halswirbelsäule ist maximal flektiert.
Fixation: zwischen den Schultern und in der Mitte des ganzen Brustkorbes.
Bewegung: Retroflexion in vollem Ausmaß.

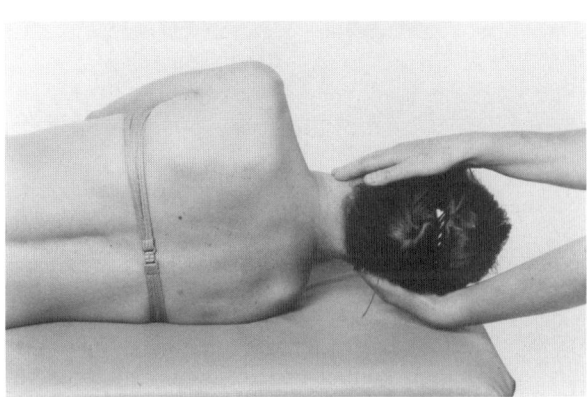

Abb. 1.21c: *2* Ausgangsstellung: Seitenlage, oberer Arm hält sich am Bankrand fest, unterer Arm entspannt vorgeschoben in 90°-Beugung im Schultergelenk und die Hand unter dem Kopf. Halswirbelsäule maximal flektiert.
Fixation: Untersucher stützt Kopf des Patienten von unten, damit Wirbelsäule nicht seitlich ausweicht.
Bewegung: Bei ständig unterstütztem Kopf wird maximale Retroflexion der Halswirbelsäule ausgeführt.

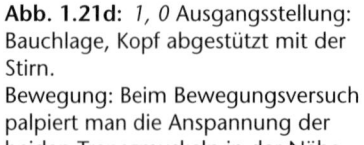

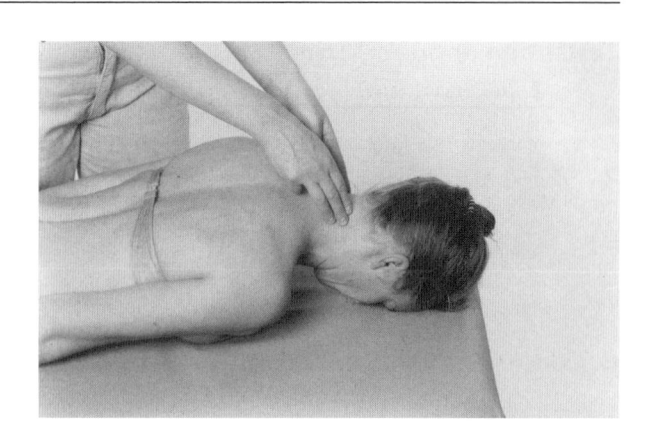

Abb. 1.21d: *1, 0* Ausgangsstellung: Bauchlage, Kopf abgestützt mit der Stirn.
Bewegung: Beim Bewegungsversuch palpiert man die Anspannung der beiden Trapezmuskeln in der Nähe ihrer Ansätze und längs der oberen Muskelfasern.

Teststufen für einseitige Testung

Die Stufen 5, 4 und 3 können auch einseitig getestet werden.

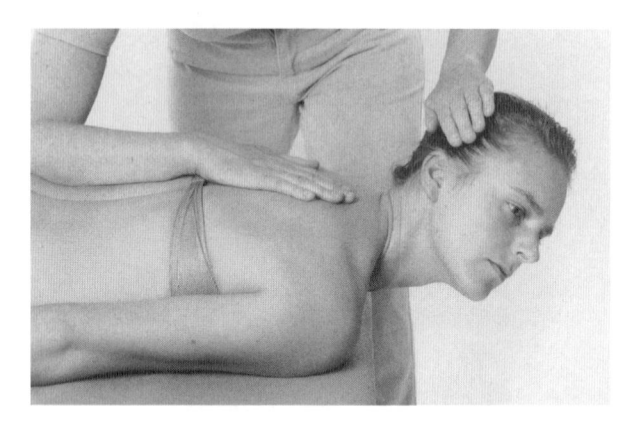

Abb. 1.22a: *5, 4* Ausgangsstellung: Bauchlage, Arme neben Körper, Kopf überragt Unterlage, Halswirbelsäule maximal flektiert.
Fixation: mit dem Unterarm über dem Brustkorb zwischen den Schulterblättern und über den Schulterblättern selbst.
Bewegung: Retroflexion des Halses mit Rotation zur getesteten Seite.
Widerstand: mit Handfläche gegen Scheitelbeinhöcker der Rotationsseite.

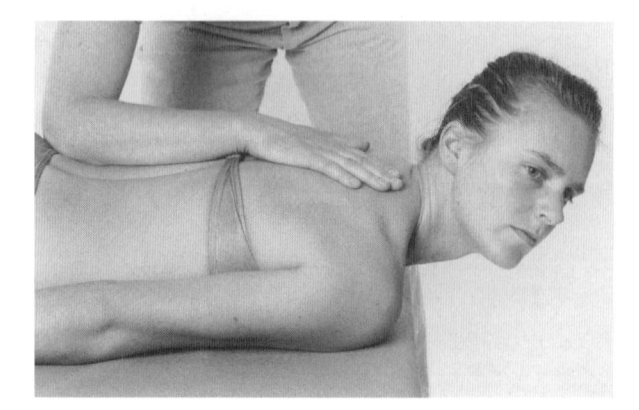

Abb. 1.22b: *3* Ausgangsstellung, Fixation und Bewegung: wie bei den Stufen 5 und 4.
Widerstand: unterbleibt.

Fehler und Hinweise

- Es kommen häufig pathologische Mitbewegungen vor. So kann eine Bewegung vorgetäuscht werden, wenn der Patient die Muskeln des Rumpfes, der Schulterblätter und der Schultern spannt und dadurch den Rumpf anhebt. Deswegen müssen die Arme entspannt liegen, und der Patient darf sich nicht aufstützen.
- Bei schlecht ausgearbeiteten Stereotypen kommt es gewöhnlich zum Hochziehen der Schultern. Diese Substitution entwertet den Test ganz beträchtlich, namentlich bei den Stufen 0, 1, 2 und 3. Manchmal wird dadurch sogar eine genaue Bewertung unmöglich.
- Bei einseitiger Testung werden Retroflexion und Rotation nicht gleichzeitig als eine kontinuierliche Bewegung durchgeführt.

Kontraktur

Bei der Kontraktur der Nackenstrecker ist die Flexion des Halses eingeschränkt und nicht im vollen Ausmaß möglich. Die Kontraktur kommt nur selten isoliert vor, meist ist sie mit einer Kontraktur der Rückenstrecker oder mit einem Schiefhals bei einer Reihe von Erkrankungen vergesellschaftet, z. B. beim Zustand nach Poliomyelitis, bei spastischen Lähmungen und bei einigen Myopathien, oder sie ist reflektorisch bei Störungen der Dynamik der Halswirbelsäule bedingt. Eine reine Verkürzung ist jedoch häufig.

1.3.4 Rumpf

Flexion des Rumpfes

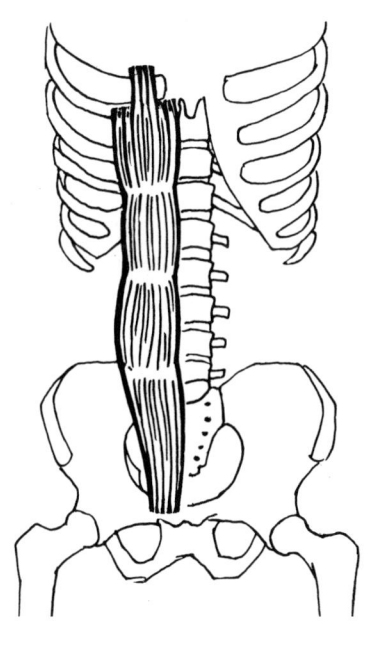

| Th_5 | Th_6 | Th_7-Th_{10} | Th_{11} | Th_{12} | M. rectus abdominis |

Abb. 1.23: M. rectus abdominis

Tab. 1.3

Hauptmuskeln	Ursprung	Ansatz	Innervation
M. rectus abdominis (symmetrische Aktivierung)	5.–7. Rippenknorpel; proc. xiphoideus	zwischen dem Rand des Schambeins und Tuberculum pubicum	Nn. intercostales V–XII
Hilfsmuskeln: Mm. obliquus internus, Mm. obliquus externus, Mm. psoas major, Mm. pyramidalis bei beidseitiger Tätigkeit	*Neutralisationsmuskeln:* Die Muskeln beider Seiten heben gegenseitig die Tendenz zur Rotation oder lateralen Duktion auf.	*Stabilisationsmuskeln:* Flexoren der Hüften	

Übersicht

Grundbewegung: Bogenförmige Flexion des Rumpfes aus der Rückenlage zum Sitz bis zu dem Augenblick, in dem sich der obere Rand des Beckens von der Unterlage abzuheben beginnt.
Die Bewegung wird also nicht im vollen Ausmaß durchgeführt.
Alle Stufen werden in Rückenlage getestet. Hauptsächlich bei den Stufen *5, 4, 3* ist es erforderlich, die Knie leicht zu unterlagern, um die Lendenlordose auszugleichen. Diese Lage (leichte Beugung in den Hüft- und Kniegelenken) wird auch gewählt, um die Aktivierung des M. iliopsoas auszuschalten. Dieser Muskel kann, falls er genügend kräftig ist, mit einem Ersatzmechanismus allein das Aufsetzen ermöglichen. Die Bewegung besteht dann hauptsächlich aus einer Flexion in den Hüftgelenken und im Vorkippen des Beckens. Darum ist zu beachten, dass sich der Rumpf von der Unterlage abrollt, das heißt, es sollen sich allmählich und nacheinander zuerst der Hals-, dann der Brust- und schließlich der Lendenabschnitt der Wirbelsäule abheben. Die Bewegung wird in dem Augenblick beendet, in dem sich der obere Rand des Beckens von der Unterlage abzuheben beginnt.
Die bogenförmige Flexion des Rumpfes ist sehr anstrengend. Darum wird bei den Stufen *5* und *4* kein Widerstand gegeben. Durch Änderung der Armlage ändern wir die Verteilung der Hebelkräfte. Die Stufe *2* wird in Seitenlage nicht getestet, da es wegen der starken Reibung des Rumpfes auf der Unterlage praktisch unmöglich ist. Dadurch würde das Ergebnis verfälscht.
Bei der Auswertung der Stufen *5, 4, 3* orientieren wir uns am Anheben der Verbindungslinie zwischen den unteren Schulterblattwinkeln, die vorher im Stehen markiert wurden. Die Bewegung des Nabels ist stets zu beachten, da er während der Bewegung in Richtung des kräftigsten Quadranten gezogen wird.

Teststufen

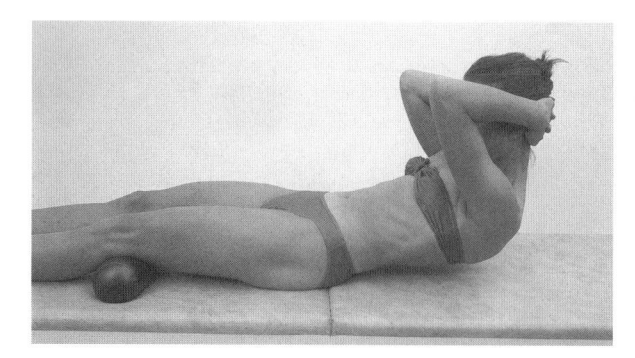

Abb. 1.24a: *5* Ausgangsstellung: Rückenlage, Knie leicht unterlagert und gebeugt, Lendenlordose ausgeglichen, Füße entspannt, Arme hinter dem Nacken, Ellenbogen nach vorn gerichtet.
Fixation: nicht erforderlich.
Bewegung: gleichmäßige bogenförmige Rumpfbeugung ohne Vorkippen des Beckens, sodass die senkrechte Entfernung zwischen Unterlage und Markierung mindestens 5 cm beträgt.
Widerstand: unterbleibt.

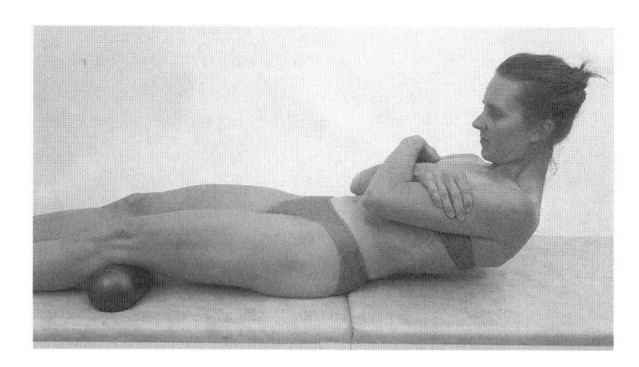

Abb. 1.24b: *4* Ausgangsstellung: Rückenlage, Knie leicht unterlagert und gebeugt, Lendenlordose ausgeglichen, Füße entspannt. Arme gekreuzt vor der Brust, Hände liegen am unteren Drittel der Oberarme.
Fixation: nicht erforderlich.
Bewegung: gleichmäßige bogenförmige Rumpfbeugung ohne Vorkippen des Beckens, sodass die senkrechte Distanz zwischen Unterlage und Markierung mindestens 5 cm beträgt.
Widerstand: unterbleibt.

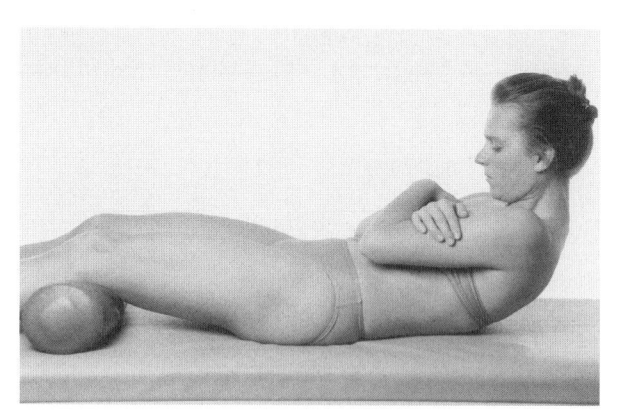

Abb. 1.24c: *3* Ausgangsstellung: Rückenlage, Knie leicht unterlagert und gebeugt, Lendenlordose ausgeglichen, Füße entspannt, Arme gekreuzt vor der Brust, Hände liegen am unteren Drittel der Oberarme.
Fixation: nicht erforderlich.
Bewegung: gleichmäßige bogenförmige Rumpfbeugung ohne Vorkippen des Beckens, sodass sich die Markierung von der Unterlage gerade entfernt.
Widerstand: unterbleibt.

34   1 Muskelfunktionstest

Abb. 1.24d: *2* Ausgangsstellung: Rückenlage, Knie leicht unterlagert und gebeugt, Lendenlordose ausgeglichen, Füße entspannt, Arme gekreuzt auf der Brust, Hände liegen am unteren Drittel der Oberarme.
Fixation: nicht erforderlich.
Bewegung: gleichmäßige Flexion der Halswirbelsäule im vollen Ausmaß der Bewegung und Anheben des oberen Schulterblattrandes von der Unterlage. Gleichzeitig wird die untere Hälfte des Brustkorbes abwärts gezogen und Lendenwirbelsäule gegen Unterlage gedrückt.
Widerstand: unterbleibt.

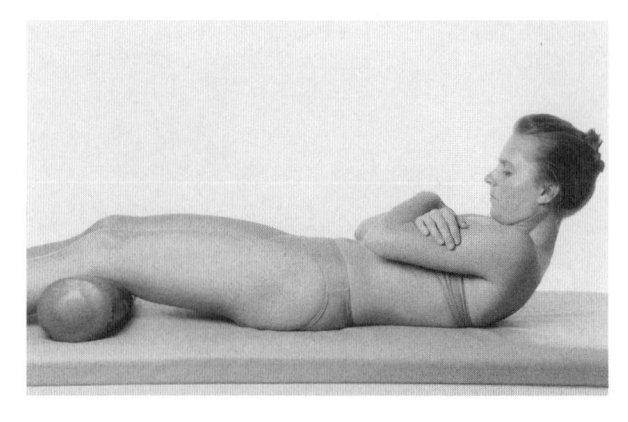

Abb. 1.24e: *1, 0* Ausgangsstellung: Rückenlage, Knie leicht unterlagert und gebeugt, Arme längs des Körpers. Muskelspannung wird mit Handfläche und Fingern beim Husten, bei maximaler Ausatmung, beim Zischen usw. an Bauchwand palpiert. Gleichzeitig wird Nabel beobachtet. Beim Ausatmen ist er zur Seite der stärkeren Muskelfasern gezogen.

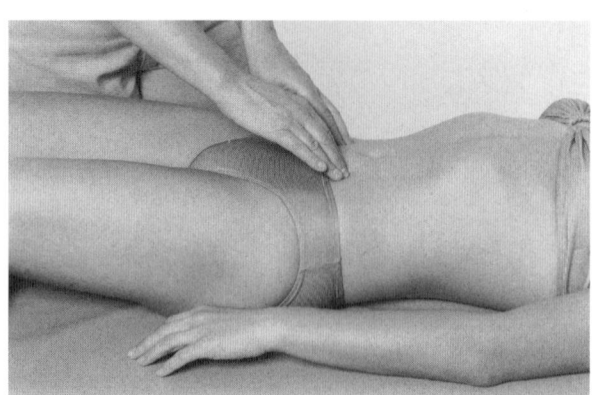

Fehler und Hinweise

- Die Bewegung wird nicht fließend und nicht gleichmäßig langsam durchgeführt, sondern mit einem Schwung begonnen, bei dem sich der Rumpf hebt.
- Es werden zu Beginn verschiedene Drehungen der Schultern zugelassen, und es wird nicht auf die genaue Symmetrie der Bewegung geachtet.
- Der Grundsatz, dass die Bewegung langsam erfolgen muss und der Rumpf sich von der Unterlage „abrollen" soll, wird nicht beachtet. Ein starres Anheben „en bloc", wie ein Brett, mit lordosierter Lendenwirbelsäule wird zugelassen.
- Die nötige Unterstützung unter den Knien wird nicht beachtet.
- Bei Stufe 5 darf eine anfängliche heftige Vorwärtsbewegung der Ellenbogen nicht zugelassen werden. Die Ellenbogen bleiben stets in derselben Lage.
- Es wird das Anheben der Beine erlaubt und dadurch auch der Iliopsoas aktiviert.
- Es wird ein größeres Bewegungsausmaß gefordert und ein Vorkippen des Beckens erlaubt.

Eine **Kontraktur** kommt nicht vor.

Rotation mit Flexion des Rumpfes

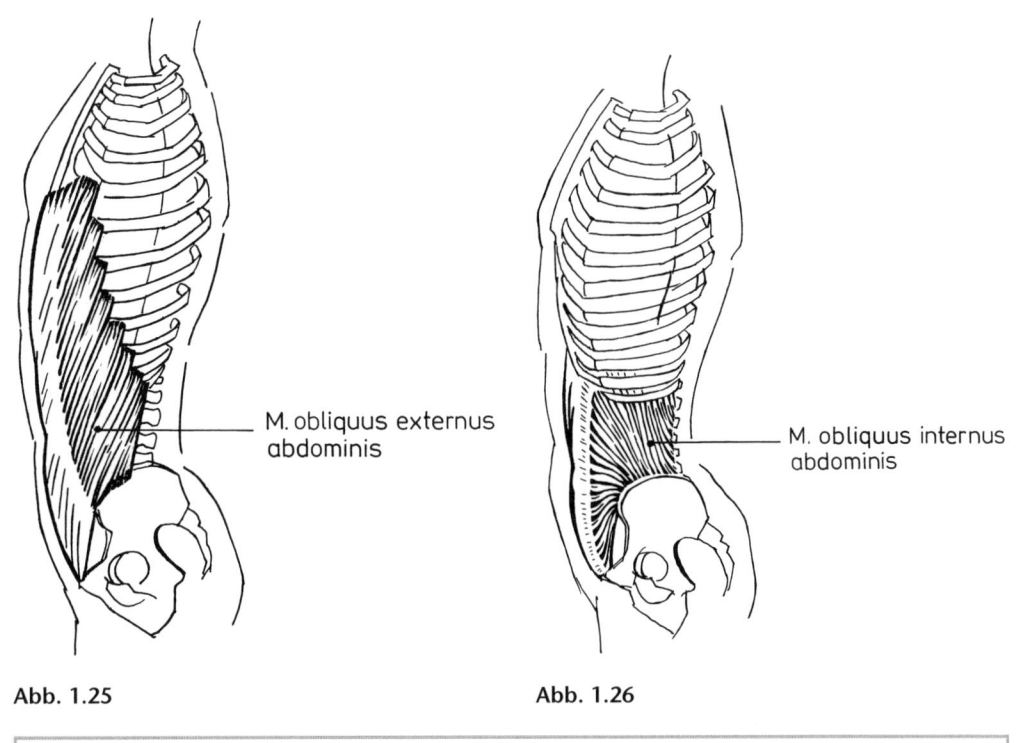

Abb. 1.25 — M. obliquus externus abdominis

Abb. 1.26 — M. obliquus internus abdominis

		Th_7	Th_8	Th_9	Th_{10}	Th_{11}	Th_{12}	L_1	M. obliquus internus abdominis
Th_5	Th_6	Th_7	Th_8	Th_9	Th_{10}	Th_{11}	Th_{12}		M. obliquus externus abdominis

Übersicht

Grundbewegung: bei den Stufen 5 und 4 gleichzeitige Rotation und Flexion des Rumpfes. Das Bewegungsausmaß der Brustwirbelsäule beträgt 40° und das der Halswirbelsäule 65°, davon entfallen 45° auf die Verbindung zwischen Atlas und Axis.
Alle Stufen werden in Rückenlage getestet. Es handelt sich um eine kombinierte Bewegung, d. h. gleichzeitige Rotation und Flexion des Rumpfes. Daher muss streng darauf geachtet werden, dass Flexion und Rotation wirklich gleichzeitig vor sich gehen, der Rumpf muss sich dabei allmählich ohne Extension im Lendenabschnitt der Wirbelsäule von der Unterlage „abrollen". Die Bewegung muss in ihrem ganzen Verlauf mit gleicher Geschwindigkeit erfolgen und darf nicht mit einem Anfangsschwung beginnen. Die Arme bleiben während der ganzen Bewegung unverändert im Nacken auseinander gespreizt. Bei jedem Test ist die Haltung der Arme anders. Bei Stufe 5 sind die Hände in den Nacken gelegt. Bei den Stufen 4, 3 und 2 sind sie vor der Brust gekreuzt, bei den Stufen 1 und 0 liegen sie neben dem Körper.
Bei allen Stufen muss man auf die Lage der Beine achten. Sie sind in Hüftgelenken in einer 25°-Abduktion und unter den Knien leicht unterstützt, um die Lendenlordose

Tab. 1.4

Hauptmuskeln	Ursprung	Ansatz	Innervation
M. obliquus abdominis internus	vom Rand des tiefen Blattes der Fascia lumbalis; von der Linea interna cristae iliacae; laterale Hälfte des Leistenbandes	ventrales Ende der letzten 3 Rippen; an der Aponeurose, die sich am Rand des M. rectus abdominis in 2 Blätter spaltet	Nn. intercostales VII–XII, Nn. iliohypogastricus, ilioinguinalis, genitofemoralis: (Th_{12}, L_1)
M. obliquus abdominis externus	8 Zacken auf den äußeren Flächen der 8 letzten Rippen	Labium externum cristae iliacae, Lig. inguinale, vorderes Blatt der Scheide des M. rectus abdominis	Nn. intercostales V–XI (XII)
Hilfsmuskeln: M. rectus abdominis bei gleichzeitigem Aufsetzen, der rotationsseitige M. iliocostalis, die rotationsgegenseitigen Mm. semispinalis, multifidus, rotatores, latissimus dorsi	*Neutralisationsmuskeln:* Die ventralen und dorsalen Muskeln heben gegenseitig die Tendenz zur Flexion und Extension auf. Die Muskeln der entgegengesetzten Seiten heben ihre Tendenz zur Lateroflexion gegenseitig auf.	*Stabilisationsmuskeln:* Mm. obliqui, erector spinae, intercostales interni	

auszugleichen. Diese Lage der Beine ist darum gewählt, um möglichst die Mitwirkung der Hüftbeuger auszuschließen. Das steife Aufsetzen zeigt auf das Überwiegen der Hüftbeuger.

Der Test wird als kombinierte Bewegung aus Beugung und Rotation ausgeführt. Darum gelten hier dieselben Bemerkungen wie für das reine Aufsetzen (s. 1.3.4).

Während der ganzen Bewegung beobachten wir das Verhalten des Nabels. Bei asymmetrischer Abschwächung verschiebt er sich in Richtung der stärkeren Muskelgruppe.

Bei einer Drehung, beispielsweise nach rechts, aktivieren sich fast alle Rumpfmuskeln, aber relativ stärker der rechte M. obliquus internus abdominis, der linke M. obliquus externus abdominis, der rechte M. semispinalis, der linke M. multifidus, die linksseitigen Rotatoren, der linke M. latissimus dorsi und der rechte M. iliocostalis.

Die Rotation spielt sich hauptsächlich in der Hals- (65°) und der Brustwirbelsäule (40°) ab. In der Lendenwirbelsäule ist wegen der sagittal stehenden Gelenkflächen eine Rotation fast unmöglich.

Vor der Durchführung des eigentlichen Testes markieren wir im Stehen die Verbindungslinie zwischen den unteren Schulterblattwinkeln.

Das Bewegungsausmaß wird durch die Stellung der Gelenkflächen an den Wirbeln und den Zug der Wirbelsäulenbänder begrenzt, vielleicht auch durch die Spannung der schrägen Bauchmuskeln der entgegengesetzten Seite.

Teststufen

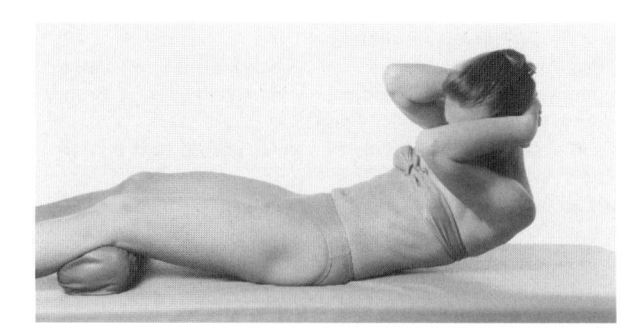

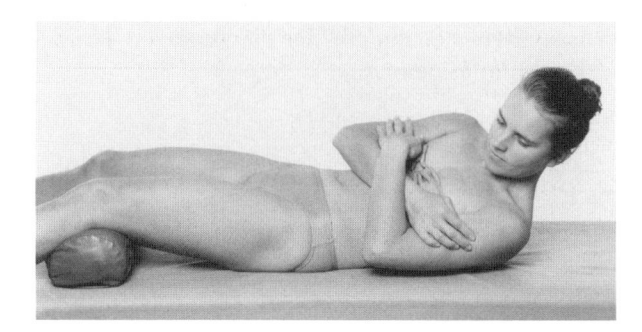

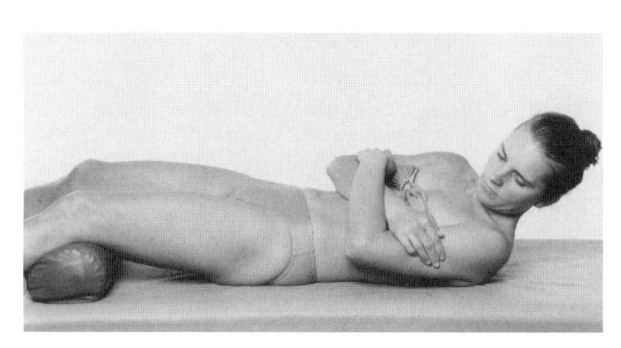

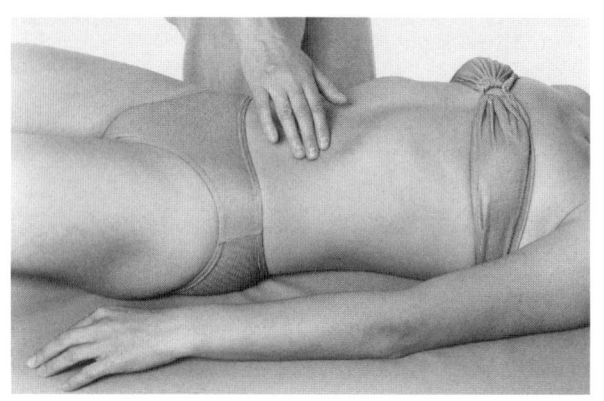

Abb. 1.27a: *5* Ausgangsstellung: Rückenlage, Knie leicht unterlagert und gebeugt, Lendenlordose ausgeglichen. Hüftgelenke in einer 25°-Abduktion. Arme in den Nacken gelegt, Ellenbogen weisen nach vorn.
Fixation: nicht erforderlich.
Bewegung: gleichmäßige Beugung des Rumpfes mit Rotation, ohne Mitbewegung des Beckens, sodass die senkrechte Distanz zwischen Unterlage und Markierung mind. 5 cm erreicht.
Widerstand: unterbleibt.

Abb. 1.27b: *4* Ausgangsstellung: Rückenlage, Knie leicht unterlagert und gebeugt, Lendenlordose ausgeglichen. Hüftgelenke in einer 25°-Abduktion. Arme gekreuzt vor der Brust.
Fixation: nicht erforderlich.
Bewegung: gleichzeitige gleichmäßige Beugung des Rumpfes mit Rotation, ohne Mitbewegung des Beckens, sodass die senkrechte Entfernung zwischen Unterlage und Markierung mind. 5 cm erreicht.
Widerstand: unterbleibt.

Abb. 1.27c: *3* Ausgangsstellung: Rückenlage, Knie leicht unterlagert und gebeugt, Lendenlordose ausgeglichen. Hüftgelenke in 25°-Abduktion. Arme gekreuzt auf der Brust.
Fixation: nicht erforderlich.
Bewegung: gleichmäßige Beugung des Rumpfes mit Rotation, ohne Mitbewegung des Beckens, in solchem Maße, dass sich Markierung von der Unterlage gerade abhebt.
Widerstand: unterbleibt.

Abb. 1.27d: *2* Diese Kraftstufe ist nicht prüfbar.
1, 0 Ausgangsstellung: Rückenlage, Knie leicht unterlagert und gebeugt, Lendenlordose ausgeglichen. Hüftgelenke in einer 25°-Abduktion, um eine bessere Stabilisation zu erreichen. Füße entspannt. Arme längs neben dem Körper. Der Untersuchende unterstützt Kopf des Kranken in leichter Beugung und Rotation.
Bei Bewegungsversuch palpieren wir im Verlauf der Fasern der schrägen Bauchmuskeln.

Fehler und Hinweise

- Die Beine bleiben entspannt, der Patient darf die Fußsohlen nicht abstützen.
- Die Bewegung erfolgt nicht fließend; der Patient versucht eine rasche Bewegung mit einem anfänglichen Schwung. Er erhebt sich nicht allmählich; der Rumpf wird steif „wie ein Brett" gehoben oft sogar mit lordosierter Lendenwirbelsäule.
- Bei Schwäche der schrägen Bauchmuskeln versucht der Patient, sich aufzusetzen, und erst am Ende der Bewegung wird der Rumpf mittels Armschwung rotiert.
- Wenn der M. quadratus lumborum stark überwiegt, versucht der Patient, gleichzeitig eine Seitbeugung zu machen.

Kontraktur

Sie ist selten, jedoch kommt die Verkürzung besonders der lateralen Fasern des M. obliquus externus abdominis häufig vor, besonders bei denen, die die schrägen Bauchmuskeln für alle Bewegungsstereotype des Rumpfes benutzen.

Retroflexion (Extension) des Rumpfes

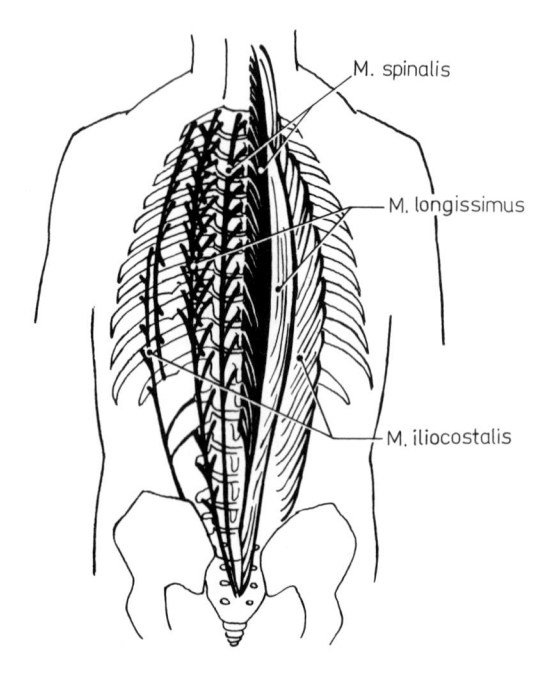

Abb. 1.28

	C_3	C_4	C_5–C_8	Th_1	Th_2–Th_{10}	Th_{11}	Th_{12}	L_1	L_2	L_3	L_4	M. longissimus
				Th_1	Th_2–Th_{10}	Th_{11}	Th_{12}	L_1				M. iliocostalis
C_2	C_3	C_4	C_5–C_8	Th_1	Th_2–Th_{10}	Th_{11}	Th_{12}	L_1	L_2			M. spinalis
							Th_{12}	L_1	L_2	L_3		M. quadratus lumborum

Übersicht

Grundbewegung: Rückbeuge (Streckung) des Rumpfes im Ausmaß von 40–50°.
Alle Teste werden in Bauchlage ausgeführt. Bei den Stufen 5, 4 und 3 befindet sich der Brustkorb oberhalb des Bankrandes, bei den Stufen 2, 1 und 0 liegen Körper und Kopf auf der Unterlage. Die Bewegung ist in 2 Phasen zu bewerten. Bei der Bewegung aus der Flexion in die Horizontallage wird die Muskulatur der thorakalen Segmente bewertet und aus der Horizontalebene in die maximale Retroflexion dann vorwiegend die Muskulatur der Lumbalsegmente. Während der gesamten Bewegung muss die HWS in der geraden Verlängerung der BWS liegen. Die Retroflexion der Wirbelsäule ist besonders im Hals- und Lendenbereich ausgiebig, dagegen ist die Bewegung im Brustabschnitt nur gering.
Bei der Stufe 2 prüfen wir nur einen Teil der Bewegung. Eine Testung in Seitenlage ist nicht geeignet, da die Reibung des Rumpfes auf der Unterlage die Bewegung hemmt.
Die Fixation muss sehr fest und sicher sein.
Bei der Untersuchung der Stufen 1 und 0 muss man sehr sorgfältig längs der ganzen Wirbelsäule palpieren, um keine Spuren einer Muskelanspannung zu übersehen.
Das Ausmaß der Bewegung ist vor allem durch die Berührung der Dornfortsätze und durch Facettenschluss der Gelenke begrenzt, ferner durch das Zusammendrücken der Zwischenwirbelscheiben und den Zug der vorderen Wirbelsäulenbänder.
Da die Patienten oft an Schwindel leiden, sollte vor die Untersuchungsbank ein Stuhl gestellt werden, auf den sich der Patient stützen kann, um sich sicherer zu fühlen.

Tab. 1.5

Hauptmuskeln	Ursprung	Ansatz	Innervation
M. erector spinae			
M. longissimus	Ligg. sacroiliaca dorsales, hinterer Teil der Crista iliaca, Dornfortsätze der Lenden- und Brustwirbel; Querfortsätze der Brust- und unteren Halswirbel	Querfortsätze der Lenden- und Brustwirbel, Rippen, hintere Höcker der Querfortsätze der Halswirbel von C_5–C_2, dorsale Seite des Proc. mastoideus	Rr. dorsales: L_4–C_3
M. iliocostalis	Crista iliaca; kraniale Bänder der 12.–3. Rippe	fortlaufend an den Rippen, an den Querfortsätzen der Halswirbel kranial bis zu C_2	Rr. dorsales: L_1–Th_1
M. spinalis	Dornfortsätze von der Lendengegend bis zum Hals	überspringt stets einige Dornfortsätze und setzt fortlaufend bis zur Halswirbelsäule an	Rr. dorsales: L_2–C_2
M. quadratus lumborum	*Ventrale Schicht:* letzte Rippe *Dorsale Schicht:* Querfortsätze der oberen Lendenwirbel; letzte Rippe	Querfortsätze der 3–4 unteren Lendenwirbel, Crista iliaca, Lig. iliolumbale	N. subcostalis: Th_{12} Plexus lumbalis: L_1, L_2, (L_3)
Hilfsmuskeln: Mm. semispinalis, interspinalis, rotatores, multifidus	*Neutralisationsmuskeln:* Die Muskeln beider Seiten neutralisieren gegenseitig die Tendenz zur Seitenbewegung.	*Stabilisationsmuskeln:* Extensoren der Hüfte, besonders in Bauchlage	

Teststufen

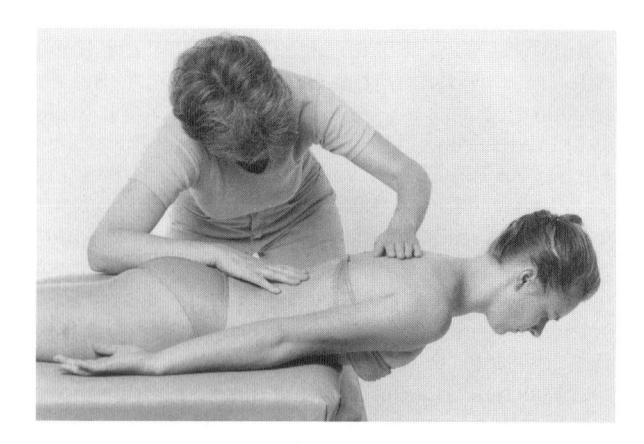

Abb. 1.29a, b: *5, 4* Ausgangsstellung: Bauchlage, Brustkorb oberhalb des Bankrandes, Rumpf ca. 30° vorgebeugt, Arme längs des Körpers.
Fixation: Gesäß, Becken und Lendenwirbelsäule.
Bewegung: Retroflexion (Extension) aus der Rumpfvorbeuge bis zur Horizontale für den Brustabschnitt, dann stetig fortlaufend bis zur maximalen Retroflexion des Lendenabschnittes.
Widerstand: während der ersten Phase mit Handfläche zwischen Schulterblättern (Abb. 1.29a), während der zweiten Phase gegen untere Rippen (Abb. 1.29b, die Endstellung ist noch nicht erreicht).

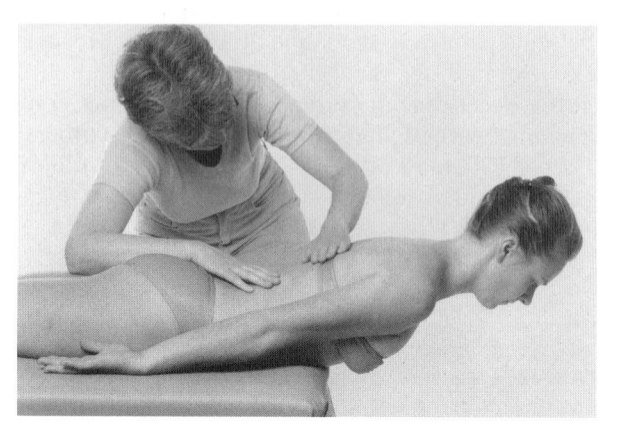

Abb. 1.29c: *3* Ausgangsstellung: Bauchlage, Brustkorb oberhalb des Bankrandes, Rumpf ungefähr 30° vorgebeugt, Arme längs des Körpers.
Fixation: Gesäß und Becken fest mit beiden Händen.
Bewegung: fließende Rückbeuge in vollem Bewegungsausmaß (im Bild noch nicht erreicht)

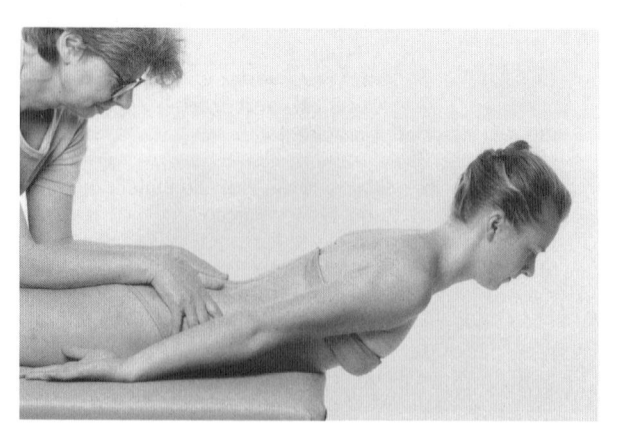

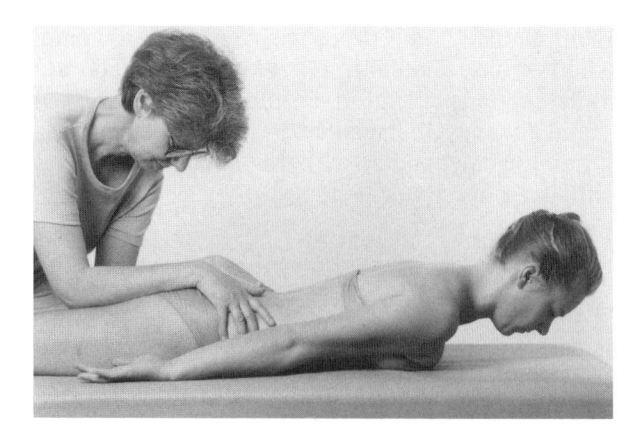

Abb. 1.29d: *2* Ausgangsstellung: Bauchlage, Arme längs des Körpers, Stirn auf der Untersuchungsbank.
Fixation: Gesäß und Becken mit beiden Händen.
Bewegung: Aufrichten des Rumpfes, sodass sich Kopf und entspannte Schultern abheben.

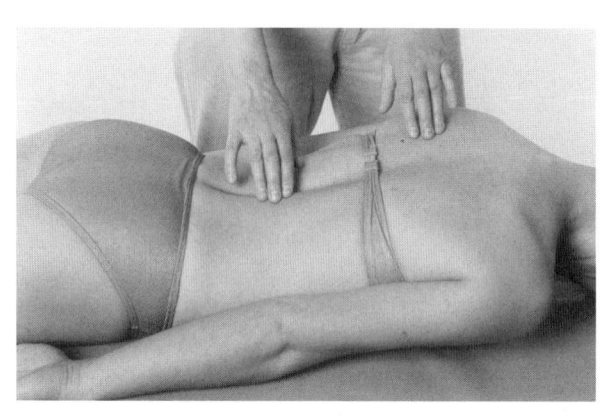

Abb. 1.29e: *1, 0* Ausgangsstellung: Bauchlage, Stirn auf die Untersuchungsbank gestützt.
Patient versucht eine Bewegung, um wenigstens den Kopf zu heben, Muskelanspannung der Rumpfstrecker wird zart mit den Fingern entlang der ganzen Wirbelsäule palpiert.

Fehler und Hinweise

- Häufig wird der anfänglichen Vorbeugehaltung der Wirbelsäule nicht genügend Bedeutung beigemessen, dadurch verkleinert sich das Bewegungsausmaß, und der Test für den Brustabschnitt unterbleibt.
- Wenn gleichzeitig Adduktion der Schulterblätter und Heben der Schulter gestattet werden, stört das bei den Stufen *1* und *0* die Palpation und kann eine Spur vortäuschen.
- Es wird die Forderung nicht eingehalten, dass die Halswirbelsäule gerade und in der Verlängerung der Brustwirbelsäule bleiben muss. Der Patient darf sich nicht mit einer Retroflexion des Halses mit gleichzeitiger Trapeziusspannung aushelfen.
- Man darf auf keinen Fall anstatt einer Rumpfbewegung eine Hyperextension beider Beine in den Hüftgelenken mit Abheben des Beckens von der Unterlage zulassen.
- Inkoordinationen sind sehr häufig. Daher muss man auch mit den Augen sorgfältig verfolgen, ob der Patient die Muskeln wirklich nacheinander aktiviert und ob die Kontraktionswelle symmetrisch und ohne Unterbrechung verläuft.

Kontraktur

Eine Kontraktur ist sehr häufig. Sie äußert sich in einer veränderten Statik der Wirbelsäule; bei symmetrischer, beiderseitiger Verkürzung kommt eine Lordose zustande, bei asymmetrischer, beiderseitiger Verkürzung kommt eine Lordose zustande, bei asymmetrischer einseitiger Verkürzung eine Skoliose und Drehung. Die Skoliose ist nach der Seite der Kontraktur konkav. Die Verkürzung muss nicht immer die Muskeln in ihrem ganzen Verlauf betreffen, sondern sie kann auf einige Segmente beschränkt bleiben. Das äußert sich dann in einer Abflachung des entsprechenden Wirbelsäulenabschnittes mit einer bei der Flexion ungenügenden Entfaltung dieser Segmente.

Rumpfseitneige durch Elevation (Hochziehen) einer Beckenseite

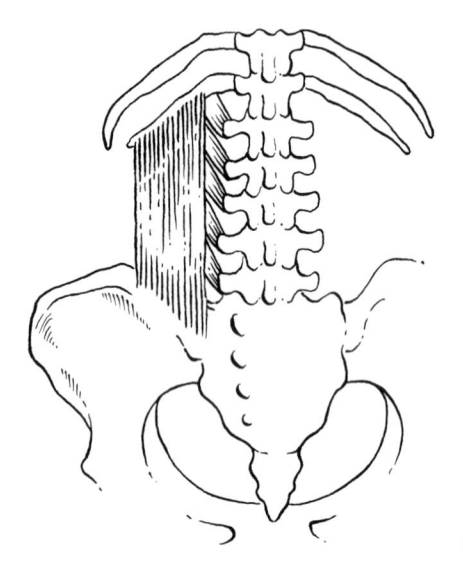

Abb. 1.30: M. quadratus lumborum (von dorsal)

Th$_{12}$ L$_1$ L$_2$ L$_3$ M. quadratus lumborum

Übersicht

Grundbewegung: Hochziehen einer Beckenseite. Das Bein auf der Seite der Elevation verschiebt sich so weit kranialwärts, bis der Darmbeinkamm fast den Brustkorb berührt. Die Bewegung erfolgt in der Richtung der Muskelfasern, daher muss das zu testende Bein leicht, etwa um 20–30°, abduziert sein.
Die Prüfung der Stufen 1 und 0 ist recht schwierig, da der M. quadratus lumborum sehr tief liegt und von oberflächlichen Muskeln überdeckt wird. Deshalb muss bei der Palpation die oberflächlich liegende Muskelschicht möglichst entspannt sein.
Das Bewegungsausmaß ist durch die Berührung der Rippen mit dem Darmbeinkamm begrenzt, ferner durch den Zug der Wirbelsäulenbänder der gegenüberliegenden Seite und die Dehnbarkeit des gegenseitigen M. quadratus lumborum.

Tab. 1.6

Hauptmuskeln	Ursprung	Ansatz	Innervation
M. quadratus lumborum	*Ventrale Schicht:* letzte Rippe *Dorsale Schicht:* 3–4 obere Lendenwirbel; letzte Rippe	Querfortsätze der 3–4 letzten unteren Lendenwirbel, Crista iliaca, Lig. iliolumbale	N. subcostalis: Th_{12}, Plexus lumbalis: L_1–L_3
Hilfsmuskeln: Mm. latissimus dorsi, iliocostalis lumborum, obliquus externus abdominis, obliquus internus abdominis	*Neutralisationsmuskeln:* im Stehen Rücken- und Bauchmuskeln, im Liegen hauptsächlich Rückenmuskeln	*Stabilisationsmuskeln:* Bauch-, Rücken- und Interkostalmuskeln	

Teststufen

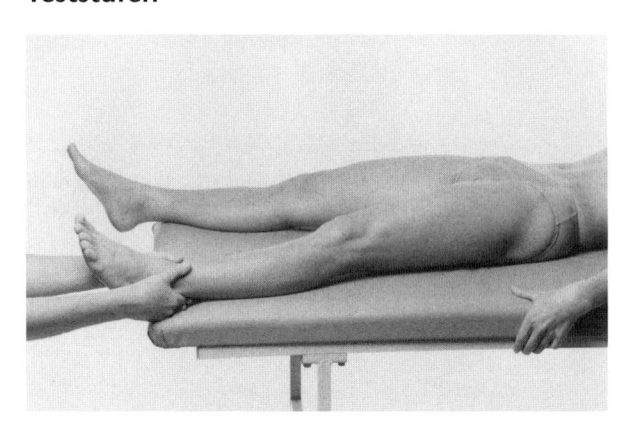

Abb. 1.31a: *5, 4, 3* Ausgangsstellung: Rückenlage, Beine gestreckt und jede in 20–30°-Abduktion.
Fixation: Patient hält sich am Bankrand fest, oder Thorax wird, wenn nötig, durch Hilfsperson stabilisiert.
Bewegung: Heraufziehen einer Beckenhälfte an den Brustkorb.
Widerstand: zu testendes Bein wird oberhalb des Sprunggelenkes fest gehalten und gegen Bewegungsrichtung distalwärts gezogen. Einzelne Stufen werden durch Stärke des Widerstandes unterschieden.

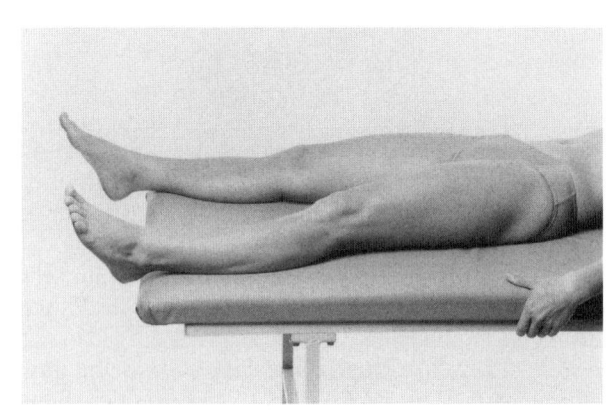

Abb. 1.31b: *2* Ausgangsstellung: Rückenlage, Beine gestreckt und leicht abduziert (20–30°).
Fixation: Patient hält sich selbst an der Bank fest oder Hilfsperson fixiert seinen Brustkorb.
Bewegung: Anziehen einer Beckenhälfte kranialwärts zum Brustkorb so weit wie möglich.

Abb. 1.31c: *1, 0* Ausgangsstellung: Rückenlage, Beine gestreckt und leicht abduziert.
Fixation: leichte Unterstützung des zu testenden Beines unterhalb des Knies. Beim Bewegungsversuch versuchen wir, die Muskelanspannung des M. quadratus lumborum in seinem Verlauf in der Tiefe neben dem äußeren Rand des M. erector spinae zu tasten.

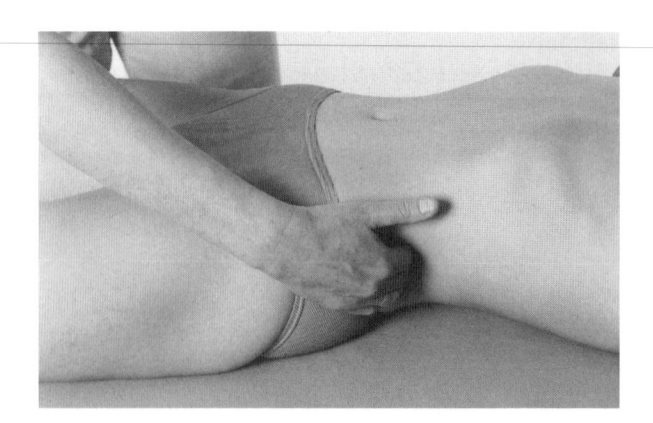

Fehler und Hinweise

- Die Abduktion der Beine darf nicht unterlassen werden.
- Manchmal wird zu wenig auf die Stabilisierung des Brustkorbes geachtet und so fälschlich gleichzeitig mit der Bewegung eine unerwünschte Rumpfseitneigung ermöglicht.

Kontraktur

Es kommt zu einer Elevation der Beckenseite und Skoliose mit Rotation. Die Skoliose ist nach der Seite der Kontraktur konkav. Die Seitneigung zur Gegenseite ist behindert, vor allem die Entfaltung des Lumbalbereiches.

1.4 Obere Extremität

Übersicht

Die obere Extremität, namentlich die Hand, ist ein sehr differenziertes und in seiner Anordnung – hinsichtlich seiner Gegenüberstellung von Daumen und Kleinfinger – spezialisiertes, phylogenetisch sehr junges Organ. Die Hand ist vor allem ein Greiforgan und als solches zu vielen, sehr feinen Bewegungen befähigt. Die Einrichtungen, die das ermöglichen, stellen einen Komplex komplizierter funktioneller Einheiten dar, die alle in gewisser Abhängigkeit voneinander arbeiten. Wenn eine von ihnen ausfällt, ist das Zusammenspiel der ganzen Extremität gestört.

Die große Beweglichkeit bei gleichzeitiger funktionsentsprechender Stabilität ist nur möglich durch die Art der Verbindung der oberen Extremität mit dem Rumpf. Sie besteht aus einem sehr komplizierten Apparat, dem Schultergürtel. Dazu gehören das Schulterblatt, das Schlüsselbein und der Oberarmknochen. Diese Knochen und der Thorax haben untereinander einen Komplex von Verbindungen. Diese arbeiten stets in gegenseitiger Abhängigkeit zusammen. Dazu gehören das Sternoklavikulargelenk, die skapulothorakalen und skapuloklavikularen Verbindungen sowie das Humeroskapulargelenk und eine große Anzahl von Schleimbeuteln, Bändern und Muskelgruppen.

Das **Sternoklavikulargelenk** ist mechanisch als Kugelgelenk aufzufassen, obwohl seine Rotationsbwegung um die Längsachse nur unbedeutend ist und die Bewegungen in allen Richtungen auch nur ein geringes Ausmaß haben. Isolierte Schlüsselbeinbewegungen kommen kaum vor, sie sind aber sehr wichtig als Bestandteil der Bewegungen des Schultergelenkes und Schulterblattes. Die Hauptbewegungen im Sternoklavikulargelenk sind Neigungen des Schlüsselbeines nach vorn (etwa 30°), nach rückwärts (etwa 30°), kranialwärts (etwa 50°) und distalwärts (etwa 5°).

Die **skapuloklavikulare Verbindung** besteht aus dem Akromioklavikulargelenk und der korakoklavikularen Verbindung. Das Akromioklavikulargelenk hat einen ähnlichen Bau wie das bereits genannte Sternoklavikulargelenk. Es ermöglicht auch 3 Grundbewegungen, die wichtigste davon ist die Rotation. Die korakoklavikulare Verbindung ist eine Syndesmose.

Die **skapulothorakale Verbindung:** Das Schulterblatt besitzt zu seiner Befestigung am Brustkorb keinen selbstständigen Bandapparat, es wird lediglich durch Muskeln an der Brustwand fixiert. Selbstständige Bewegungen des Schulterblattes gibt es nicht, immer bewegt sich das Schlüsselbein mit und umgekehrt. Das Schulterblatt liegt dem Brustkorb nicht in der Frontalebene an, sondern bildet mit ihr einen Winkel von etwa 30°. Es kann sich etwa 50° um eine senkrechte Achse drehen, wobei sich der Medialrand vom Thorax abhebt und sich auch der Winkel zwischen Schlüsselbein und Schulterblatt ändert. Von der Größe dieser Drehung hängt die Stellung der Schultergelenkpfanne ab. Mit der Vergrößerung dieses Winkels dreht sich die Pfanne mehr nach vorn und umgekehrt. Das Schulterblatt kann also Bewegungen nach seitlich vorn *(Abduktion)* und nach hinten medial *(Adduktion)* ausführen, es kann gehoben werden im Sinne einer *Elevation* und gesenkt im Sinne einer *Depression.* Dazu kommt die Rotation um die sagittale Achse.

Das **Humeroskapulargelenk** ist eigentlich ein doppeltes Gelenk: einerseits das eigentliche Schultergelenk, andererseits die akromiohumerale Verbindung. Es wirkt aber stets als funktionelle Einheit.

Das **Schultergelenk** ist ein Kugelgelenk mit einer kleinen flachen Pfanne. Dadurch sind viele Bewegungsrichtungen und ein großes Bewegungsausmaß möglich. Die Bewegungspaare im Schultergelenk sind Abduktion (Seitwärtsheben) und Adduktion (Heranziehen des Armes), Anteversion (Flexion, Vorheben des Armes) und Retroversion (Extension, Rückwärtsheben des Armes) sowie Außen- und Innenrotation. Durch Kombination dieser Grundbewegungen ergibt sich eine ganze Reihe der verschiedenartigsten Bewegungsrichtungen. Die Elevation des Armes ist aber nicht zusammengesetzt aus einer anfangs reinen Schultergelenkbewegung bis zu 90° und oberhalb davon einer Bewegung in der skapulothorakalen Verbindung, sondern sie ist das Resultat eines gleichzeitigen Zusammenspieles aller Komponenten des Schultergürtels.

Für die Bewegungen im Schultergürtel sind nicht allein die eben genannten Mechanismen bedeutungsvoll, sondern auch noch eine Reihe anderer Faktoren, z. B. die Körperhaltung, der Bau des Brustkorbes, der Tonus der Haut sowie des Unterhautgewebes usw.

Das **Ellenbogengelenk** ist ein zusammengesetztes Gelenk. An ihm sind 3 Knochen beteiligt: Humerus, Ulna und Radius. Wegen der größeren Zahl der Gelenkflächen, die durch diese Verbindung entstehen, wird das Ellenbogengelenk in 3 Teile geteilt: das humeroradiale, das humeroulnare und das radioulnare Teilgelenk.

Die wichtigsten Bewegungspaare im Ellenbogengelenk sind Flexion (Beugung) und Extension (Streckung) im Gesamtausmaß von 140° sowie Pronation (Innenrotation) und Supination (Außenrotation) im Ausmaß von 160°. Durch Zusammensetzung dieser Grundbewegungen entstehen wieder kombinierte Bewegungen. Da die Ulna nicht rotiert werden kann, kommen Pronation und Supination ausschließlich durch Drehung des Radius zustande.

Der Bau der *Hand* ist sehr kompliziert. Insgesamt sind daran 29 Knochen beteiligt, und zwar Ulna, Radius, 8 Handwurzelknochen, 5 Metakarpalia (Mittelhandknochen) und 14 Fingerglieder. Daraus ergibt sich die Möglichkeit der verschiedenartigsten Bewegungen.

Das **Handgelenk** besteht aus 3 Hauptteilen: dem (proximalen) Radiokarpalgelenk, dem (distalen) Mediokarpalgelenk und dem Karpometakarpalgelenk. Alle bilden eine funktionelle Einheit und sind nie isoliert tätig. Die Grundbewegungen sind Flexion (Beugung) 70°, Extension (Streckung) 60–70°, ulnare Duktion (Deviation, Adduktion) 35° und radiale Duktion (Deviation, Abduktion) 30–35°. Aus der Kombination dieser Bewegungen ergibt sich die Zirkumduktion.

Die **Metakarpophalangealgelenke** verbinden die Metakarpalen mit den proximalen Fingergliedern (Fingergrundgelenke). Die grundlegenden Bewegungspaare in den Grundgelenken der dreigliedrigen Finger sind Flexion und Extension im Ausmaß von 70–90° sowie Adduktion (Finger zusammenschließen) und Abduktion (Fingerspreizen) im Ausmaß von 20–25°.

Die **Interphalangealgelenke** werden in proximale und distale unterteilt. Der Daumen hat nur ein Interphalangealgelenk. Es sind Scharniergelenke, die nur Extension und

Flexion ermöglichen. In den proximalen Gelenken beträgt das volle Bewegungsausmaß 110–130°, in den distalen dagegen etwas weniger (etwa 70–100°).

Das **Karpometakarpalgelenk des Daumens** ist ein typisches Sattelgelenk. Die grundlegenden Bewegungspaare sind Abduktion und Adduktion sowie Opposition (Gegenüberstellung des Daumens zu den anderen Fingern) und von dort aus zurück in die Ausgangsstellung. Sie sind für die Greiffähigkeit der Hand von entscheidender Bedeutung.

1.4.1 Nerven der oberen Extremität

Die obere Extremität hat ihre Innervation aus den Wurzeln C_5–C_3 mit kleinen Verbindungen zu Th_1 und C_4. Diese Wurzeln bilden 3 Bündel: den Fasciculus lateralis (radialis), den Fasciculus posterior (dorsalis) und den Fasciculus medialis (ulnaris). Sie verlaufen gemeinsam in einem Gefecht. Das Schlüsselbein teilt den Plexus in 2 Abschnitte, die
- Pars supraclavicularis und
- Pars infraclavicularis.

Pars supraclavicularis plexus brachialis

Die Pars supraclavicularis plexus brachialis gibt folgende Nerven ab: Rr. musculares, N. thoracicus longus, Nn. pectorales, N. dorsalis scapulae, N. suprascapularis, N. thoracodorsalis, N. subclavius und N. subscapularis.

Die **Rr. musculares** versorgen die Mm. scaleni und den M. longus colli. Der N. subclavius (C_5, C_1), ein sehr zarter Nerv, innerviert den M. subclavius.

Der **N. thoracicus longus** (C_5–C_2) versorgt den M. serratus anterior. Sein Funktionsausfall ist auf den ersten Blick an der Stellung des Schulterblattes erkennbar, das dann mit seinem Medialrand vom Brustkorb absteht. Man spricht von der „Scapula alata".

Die **Nn. pectorales** (C_5–Th_1) versorgen den M. pectoralis major und den M. pectoralis minor.

Der **N. dorsalis scapulae** (C_5) innerviert beide Mm. rhomboidei und teilweise auch den M. levator scapulae. Dieser Muskel wird jedoch noch von den Ästen aus dem Plexus cervicalis innerviert. Seine Bewegungsstörung ist aus dem Muskelfunktionstest erkennbar.

Der **N. suprascapularis** (C_4–C_1) versorgt den M. supraspinatus, den M. infraspinatus und oft den M. teres minor. Seine isolierte Schädigung ist sehr selten, die daraus resultierende Bewegungsstörung nur gering. Der M. supraspinatus abduziert den Oberarm und unterstützt die Abduktionswirkung des M. deltoideus als Fixationsmuskel. An der Außenrotation beteiligt sich außer dem M. infraspinatus noch der M. teres minor (Abb. 1.32).

Der **N. thoracodorsalis** (C_7, C_8, manchmal auch C_6) versorgt den M. latissimus dorsi und manchmal den M. teres major. Ihre leichte Schwächung erkennen wir am besten, wenn der Patient in Bauchlage gleichzeitig beide Arme innenrotiert gegen unseren Widerstand nach rückwärts hebt (Abb. 1.33).

Der **N. subscapularis** (C_5, C_1) versorgt den M. subscapularis und den M. teres major. Seine Läsion äußert sich klinisch nur in einer Schwächung der Innenrotation (Abb. 1.34).

Pars infraclavicularis plexus brachialis

Die Pars infraclavicularis plexus brachialis bildet Bündel, aus denen die Nerven für den Arm und die Hand hervorgehen. Es sind gemischte Nerven: N. musculocutaneus, N. axillaris, N. medianus, N. ulnaris, N. radialis und die sensiblen Nn. cutaneus antebrachii medialis und cutaneus brachii medialis.

Der **N. musculocutaneus** (C_4–C_1) innerviert mit seinen motorischen Ästen die Mm. biceps brachii, coracobrachialis und brachialis (Abb. 1.35a). Der Funktionsausfall des M. brachialis und M. biceps ist normalerweise leicht zu erkennen. Eine Schädigung des M. coracobrachialis, der normalerweise bei der Adduktion und Flexion im Schultergelenk mitwirkt, ist nur schwer feststellbar. Der Nerv geht, nachdem er seine motorischen Äste abgegeben hat, als N. cutaneus antebrachii lateralis (radialis) ins Unterhautgewebe des Unterarmes und versorgt dessen radiale Fläche (Abb. 1.35b).

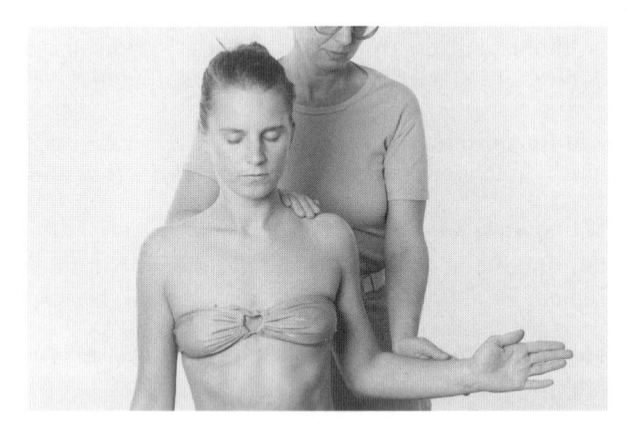

Abb. 1.32

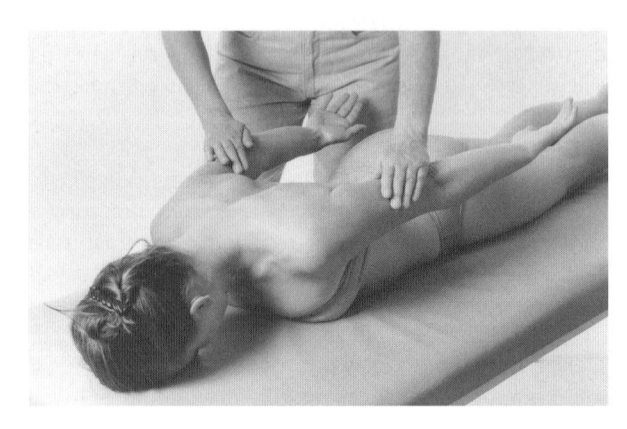

Abb. 1.33

1.4 Obere Extremität   49

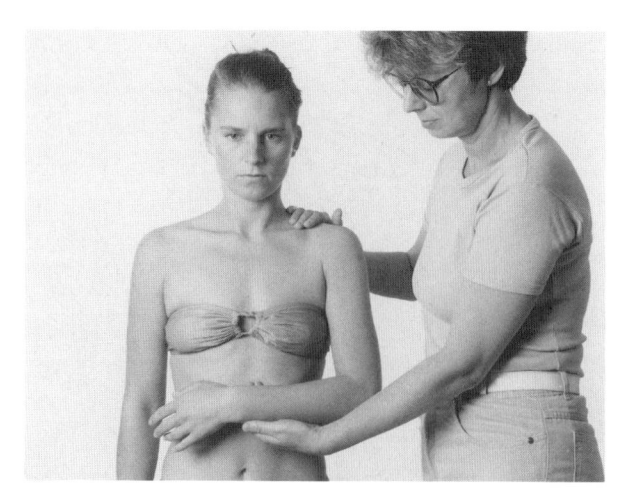

Abb. 1.34

M. coracobrachialis
M. biceps brachii
M. brachialis

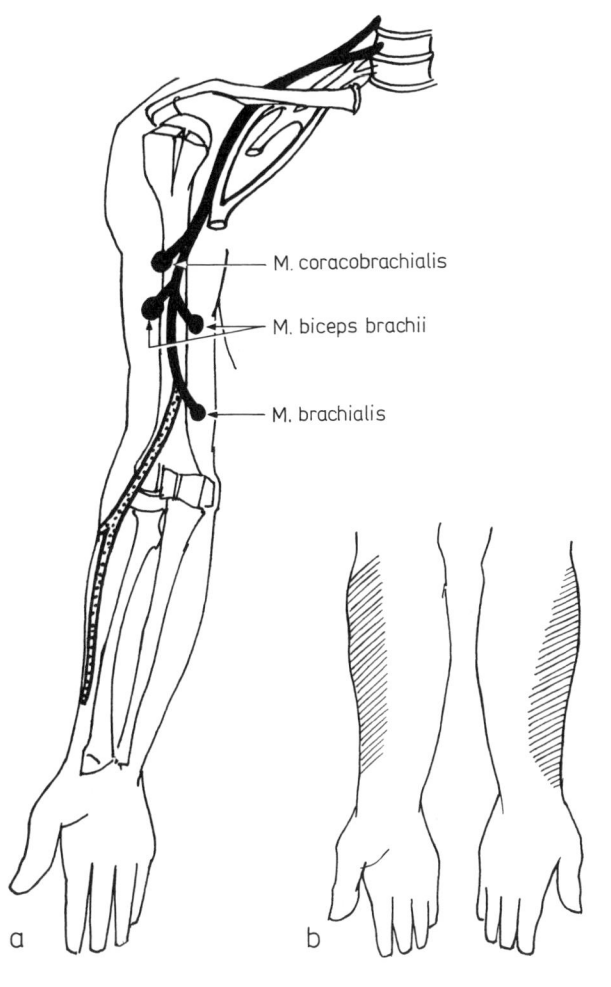

a   b

Abb. 1.35: *N. musculocutaneus*
a) Schematische Darstellung
b) N. cutaneus antebrachii lateralis
(N. musculocutaneus)

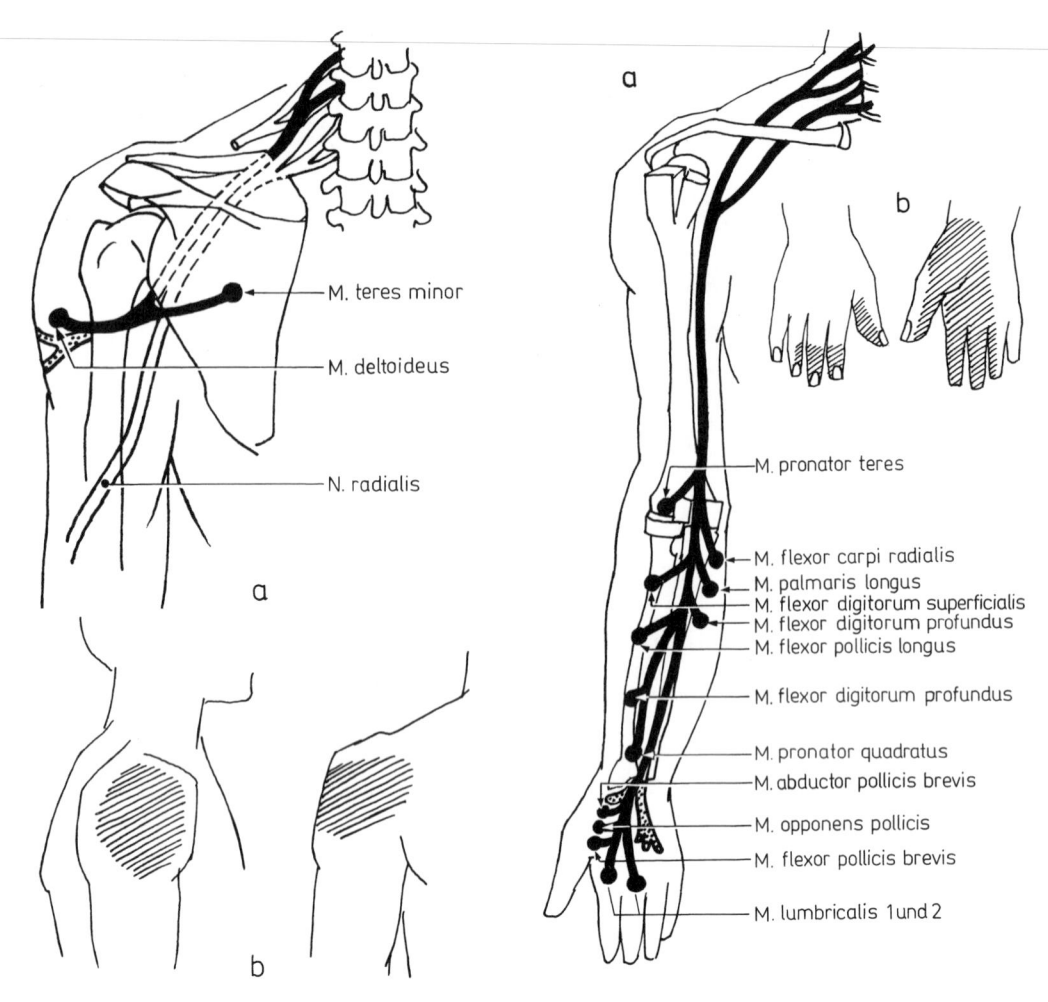

Abb. 1.36: *N. axillaris*
a) Schematische Darstellung
b) Hautinnervation des N. axillaris (N. cutaneus brachii lateralis)

Abb. 1.37: *N. medianus*
a) Schematische Darstellung
b) Hautinnervation des N. medianus in der Hand

Der **N. axillaris** (C_5, C_1), ein kurzer und kräftiger Nerv, versorgt motorisch 2 Muskeln, nämlich den M. deltoideus und den M. teres minor (Abb. 1.36). Seine Läsion ist hauptsächlich am Ausfall des M. deltoideus zu erkennen, ein Ausfall des M. teres minor ist nicht von Bedeutung.

Der sensible Ast wird als **N. cutaneus brachii lateralis (radialis)** bezeichnet. Er innerviert die laterale Seite der Schulter und des Armes.

Der **N. medianus** (C_1–Th_1, manchmal auch C_5) ist ein sehr langer Nerv, seine Äste reichen bis zum Unterarm und zur Hand (Abb. 1.37).

Der N. medianus innerviert alle Muskeln der Palmarseite des Unterarmes mit Ausnahme des M. flexor carpi ulnaris und des ulnaren Anteiles des M. flexor digitorum profundus, ferner alle Muskeln des Thenars mit Ausnahme des M. adductor pollicis und des inne-

Tab. 1.7: *N. medianus* (Wurzelinnervation C_6–Th_1) mit Höhe der Abzweigung der Äste für die einzelnen Muskeln

Muskel	Abzweig
M. pronator teres	dicht proximal oberhalb des Ellenbogengelenkes
M. flexor carpi radialis	dicht proximal oberhalb des Ellenbogengelenkes
M. palmaris longus	dicht distal unterhalb des Ellenbogengelenkes
M. flexor digitorum superficialis	dicht distal unterhalb des Ellenbogengelenkes
M. flexor pollicis longus	im proximalen Drittel des Unterarmes
M. flexor digitorum profundus (der radiale Kopf)	in Mitte des Unterarmes
M. pronator quadratus	im distalen Drittel des Unterarmes
M. abductor pollicis brevis	in Hohlhand
M. opponens pollicis	in Hohlhand
M. flexor pollicis brevis	in Hohlhand
Mm. lumbricales 1. und 2.	in Hohlhand

ren, tief liegenden Kopfes des kurzen Daumenbeugers. Schließlich innerviert er auch die ersten Mm. lumbricales.

Der N. medianus innerviert im Einzelnen folgende Muskeln: M. pronator teres, M. flexor carpi radialis, M. palmaris longus, M. flexor digitorum superficialis, M. flexor digitorum profundus (caput laterale), M. flexor pollicis longus, M. pronator quadratus, M. abductor pollicis brevis, M. opponens pollicis, M. flexor pollicis brevis (caput superficiale) und schließlich den 1. und 2. M. lumbricalis (Tab. 1.7).

Die **Bewegungsstörungen** bei Schädigung des N. medianus sind daher eindeutig. Doch eine ganze Reihe von Bewegungsausfällen werden durch die vom N. radialis und N. ulnaris innervierte Muskulatur erheblich kompensiert, sodass der funktionelle Ausfall auf den ersten Blick geringer erscheint, als man es aufgrund des ausgedehnten Innervationsgebietes erwarten würde.

Eine Läsion des N. medianus kann bei klinischer Untersuchung durch eine ganze Reihe von Prüfungen und Symptomen erkannt werden. Es sind hauptsächlich:
- Handstellung. Durch den unversehrten langen Extensor und den Adduktor wird der Daumen an die übrigen Finger herangezogen. Man spricht dann von einer Affenhand.
- Prüfung der isolierten Flexion des Endgliedes des Zeigefingers. Das Mittelglied wird in Extension fixiert. Bei Läsion des N. medianus ist eine Flexion des Endgliedes wegen Lähmung des M. flexor digitorum profundus nicht möglich.
- Daumenmühlentest. Die Finger beider Hände werden ineinander geschoben und die Daumen einer um den anderen gedreht. Auf der Seite der Parese unterbleibt die Bewegung des Daumens.
- Zirkeltest. Die Daumenspitze wird entlang der Metakarpalköpfchen bewegt. Auf der Seite der Läsion ist die Bewegung nicht in vollem Ausmaß (bis zum Metakarpale V) möglich, sondern bloß in der ersten Hälfte, soweit sie der M. adductor pollicis ermöglicht. Die zweite Phase – Opposition – kann der Daumen nicht ausführen.

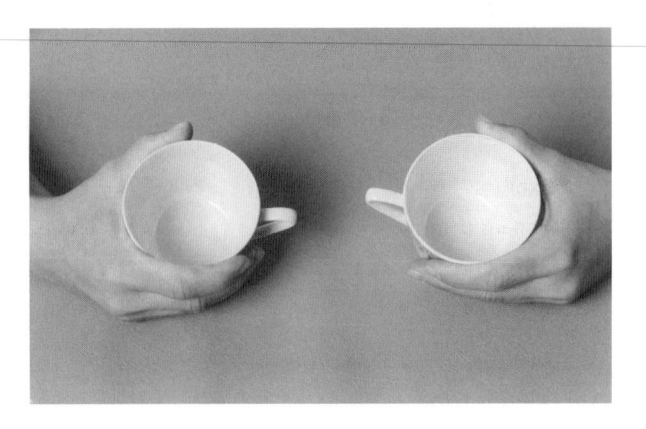

Abb. 1.38

- Symptom der gefalteten Hände. Der Patient soll die Hände mit flektierten Fingern wie bei einem Gebet falten. Auf der Seite der Läsion ist dabei die Flexion der ersten 3 Finger nicht möglich, sie bleiben gestreckt.
- Opposition und Abduktion des Daumens sind nicht möglich.
- Flaschenzeichen (Abb. 1.38). Beim Umfassen einer Flasche (oder eines Bechers) ist auf der Seite der Parese der auf die Flasche ausgeübte Druck schwächer, und die Hautfalte zwischen Daumen und Zeigefinger liegt infolge Schwächung der Abduktion und Opposition des Daumens der Flasche nicht fest an.
- Faustprobe. Auf der Seite der Lähmung kann der Patient die Faust nicht ballen, da die Flexion der ersten 3 Finger behindert ist.
- Bei einer Läsion des N. medianus oberhalb des Abzweigens der für die Pronatoren bestimmten Äste ist außerdem noch die Pronation unmöglich.

Sensibilitätsstörungen: Die Sensibilität ist im Gebiet des Thenars und der Daumenbeugeseite, im mittleren Teil der Handfläche, am 2., 3. und teilweise 4. Finger und schließlich auf der Dorsalseite in der distalen Hälfte des 2. und 3. Fingers betroffen. Im Allgemeinen sind die Sensibilitätsstörungen weniger ausgedehnt. Man beobachtet jedoch häufiger erhebliche vegetative Störungen und Kausalgien.

Der **N. ulnaris** (Tab. 1.8, Abb. 1.39–1.41) ist ein langer und kräftiger Nerv; seine Fasern bezieht er aus den Wurzeln C_8–Th_1. Die ersten Äste gibt er am Unterarm ab, seine Hauptverzweigung erfolgte aber erst in der Hohlhand. Seine sensiblen Hautäste versorgen das Gebiet der dorsalen und palmaren Seite des ulnaren Handrandes, den 5. Finger und die ulnare Hälfte des 4. Fingers, inkonstant den ganzen 4. und die ulnare Seite des 3. Fingers. Motorisch versorgt der N. ulnaris hauptsächlich die kleinen Handmuskeln mit Ausnahme der Mm. opponens, flexor pollicis brevis (superficiale), abductor pollicis sowie des 1. und 2. M. lumbricalis. Er innerviert also folgende Muskeln: am Unterarm den M. flexor carpi ulnaris und den inneren (medialen) Kopf des M. flexor digitorum profundus; an der Hand den M. adductor pollicis, die Mm. interossei (palmares und dorsales), den 3. und 4. M. lumbricalis, vom M. flexor pollicis brevis den inneren, tief liegenden Kopf, ferner den M. palmaris brevis, M. abductor digiti minimi, M. opponens digiti minimi und M. flexor digiti minimi brevis.

Tab. 1.8: *N. ulnaris* (Wurzelinnervation C_8–Th_1) mit Höhe der Abzweigung der Äste für die einzelnen Muskeln

Muskel	Abzweig
M. flexor carpi ulnaris	im proximalen Drittel des Unterarmes
M. flexor digitorum profundus 4. und 5.	im proximalen Drittel des Unterarmes
M. palmaris brevis	in Hohlhand
M. abductor digiti minimi	in Hohlhand
M. opponens digiti minimi	in Hohlhand
M. flexor digiti minimi brevis	in Hohlhand
Mm. lumbricales 3. und 4.	in Hohlhand
Mm. interossei palmares	in Hohlhand
Mm. interossei dorsales	in Hohlhand
M. adductor pollicis	in Hohlhand
M. flexor pollicis brevis (caput profundum)	in Hohlhand

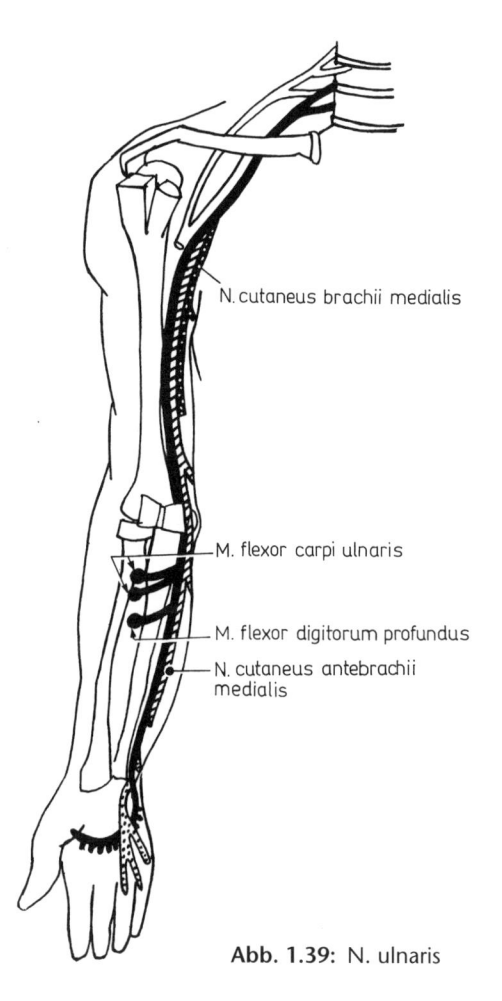

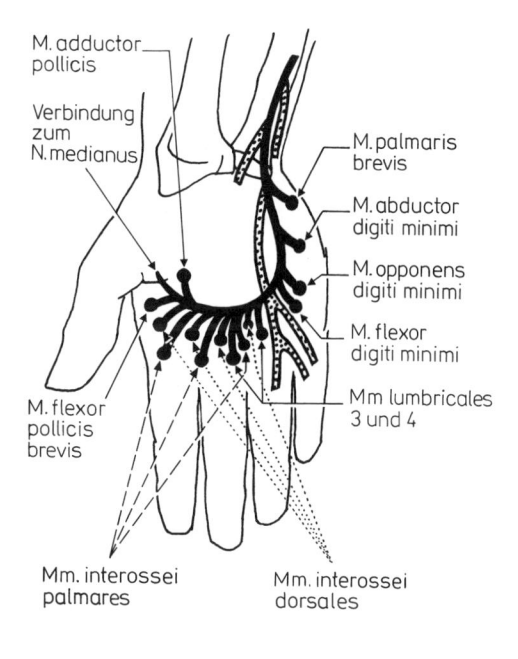

Abb. 1.39: N. ulnaris

Abb. 1.40: N. ulnaris in der Hand

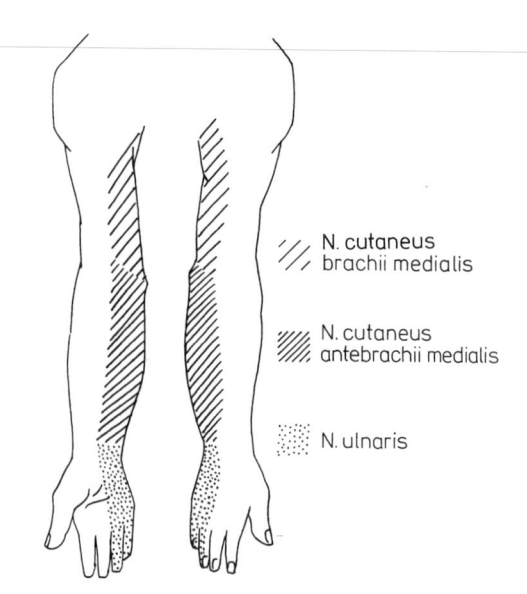

Abb. 1.41: Hautverteilung des N. ulnaris und seiner Äste

N. cutaneus brachii medialis

N. cutaneus antebrachii medialis

N. ulnaris

Bewegungsstörungen sowie klinische Symptome und Tests einer Läsion des N. ulnaris:
- Stellung der Hand. Der Daumen ist im Interphalangealgelenk flektiert, der 4. und 5. Finger sind in den Metakarpophalangealgelenken überstreckt, in den übrigen Gelenken flektiert. Der 2. und 3. Finger sind wegen des gut erhaltenen 2. und 3. M. lumbricalis weniger betroffen. Der Kleinfinger ist infolge des Überwiegens des M. extensor digitorum dauernd leicht abgespreizt. Man spricht von einer unvollständigen Krallenhand.
- Prüfung der isolierten Adduktion und Abduktion des Kleinfingers. Auf der betroffenen Seite kann der Kranke den Kleinfinger weder anziehen noch spreizen (Abb. 1.42).
- Fromenttest (für den Adduktor des Daumens). Der Patient fasst ein Blatt Papier beiderseits zwischen gestreckten Daumen und Zeigefinger und versucht, es durch Zug zu zerreißen. Auf der Seite der Läsion flektiert er das distale Daumenglied und kann deshalb das Papier nicht festhalten, sodass es von der gesunden Hand weggezogen wird (Abb. 1.43).

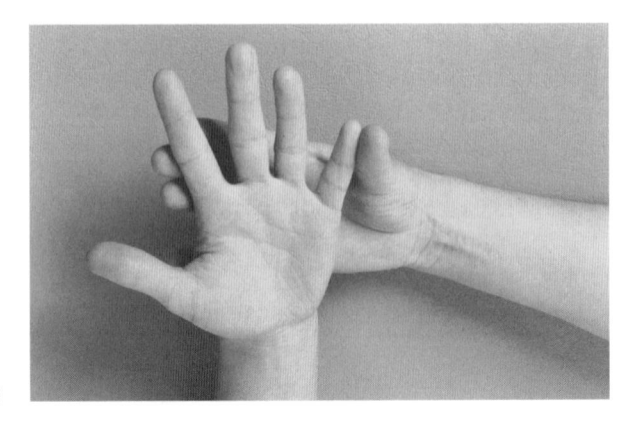

Abb. 1.42

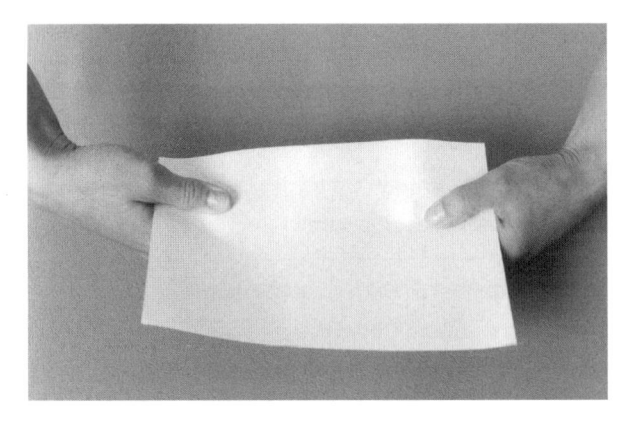

Abb. 1.43

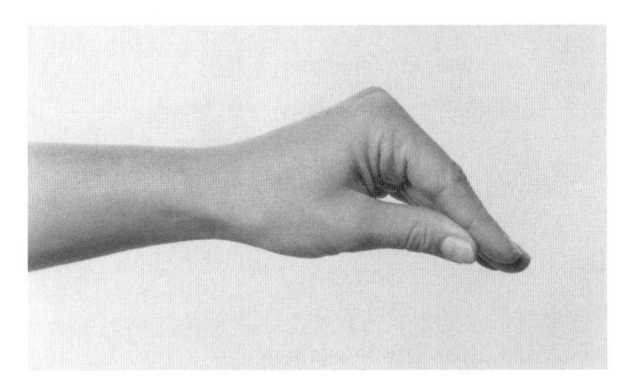

Abb. 1.44

- Steuerruderzeichen. Beim Versuch einer isolierten Beugung in den Grundgelenken wird die Streckung des 2. und 3. Fingers beibehalten, der 4. und 5. Finger werden angebeugt (Lähmung des 3. und 4. M. lumbricalis; Abb. 1.44).
- Prüfung der Beweglichkeit des Mittelfingers. Auf der Seite der Läsion kann die Lateralduktion des Mittelfingers nicht ausgeführt werden.

Die **Sensibilität** ist an der ulnaren Hälfte des Handrückens, ebenso am Antithenar, am Kleinfinger und an der ulnaren Seite des 4. Fingers gestört.

N. radialis (Tab. 1.9, Abb. 1.45): Wurzelversorgung aus C_5–C_3. Er gibt in seinem Verlauf am Oberarm 2 sensible Äste ab: den N. cutaneus brachii posterior und weiter distal den N. cutaneus antebrachii posterior. Nach Abspaltung der motorischen Äste zieht er in die Haut des Handrückens. Der N. radialis versorgt also die Haut des Armes in einem großen Bereich sensibel, und zwar über den N. cutaneus brachii posterior (dorsalis) die Dorsalfläche des Oberarmes und über den N. cutaneus antebrachii posterior (dorsalis) die Dorsalfläche des Unterarmes. Die Endverzweigungen der Nerven versorgen die äußere (radiale) Hälfte des Handrückens.

Der N. radialis versorgt motorisch die gesamte Muskulatur der Dorsalseite des Oberarmes und der dorsalen und radialen Seite des Unterarmes (s. Tab. 1.9). Er innerviert also: M. triceps brachii, M. anconeus, M. brachioradialis, M. extensor carpi radialis longus, M. extensor carpi radialis brevis, M. supinator, M. extensor digitorum, M. extensor digiti minimi, M. extensor pollicis longus, M. extensor pollicis brevis und M. extensor indicis.

Tab. 1.9: *N. radialis* (Wurzelinnervation C_5–C_8) mit Höhe der Abzweigung der Äste für die einzelnen Muskeln

Muskel	Abzweig
M. triceps brachii	im proximalen Drittel des Oberarmes
M. anconeus	im proximalen Drittel des Oberarmes
M. brachialis (inkonstante Innervation des kleinen Anteiles)	in Mitte des Oberarmes
M. brachioradialis	im distalen Drittel des Oberarmes
Mm. extensor carpi radialis longus und brevis	im distalen Drittel des Oberarmes
M. supinator	im proximalen Drittel des Unterarmes
M. extensor digitorum	im proximalen Drittel des Unterarmes
M. extensor digiti minimi	in Mitte des Unterarmes
M. extensor carpi ulnaris	in Mitte des Unterarmes
M. abductor pollicis longus	im distalen Drittel des Unterarmes
M. extensor pollicis longus	im distalen Drittel des Unterarmes
M. extensor pollicis brevis	im distalen Drittel des Unterarmes
M. extensor indicis proprius	im distalen Drittel des Unterarmes dicht oberhalb der Hand

Bewegungsstörungen sowie Symptome einer Läsion des N. radialis:
- Stellung der Hand: Der Unterarm ist proniert, dauernde Flexion im Radiokarpalgelenk und den proximalen Fingergelenken. Der Daumen hängt schlaff herunter. Man spricht von einer Fallhand.
- Versuch des Fingerfaltens: Der Patient vermag die Finger nicht gestreckt zu falten, da die Hand ständig nach palmar umkippt.
- Test für die Extensoren: Eine Streckung der Hand und der Fingergrundgelenke ist unmöglich. Der Versuch, die Finger zu strecken, gelingt nur in den Interphalangealgelenken durch die unversehrten Mm. lumbricales.
- Bei einer Läsion oberhalb der Mitte des Humerus ist auch der M. brachioradialis, d. h. die Flexion und vor allem die Supination (Auswärtswendung) im Ellenbogen, betroffen und bei einer Läsion des Nerven in der Achselhöhle oder noch höher außerdem der M. triceps brachii und M. anconeus, also die Streckung im Ellenbogen.

Die **Sensibilitätsstörungen** sind, wie bereits erwähnt, abhängig vom Ort der Läsion.
Der **N. cutaneus antebrachii medialis (ulnaris)** ist ein langer, dünner Nerv. Von ihm wird die Haut der palmaren und ulnaren Fläche des Unterarmes sensibel versorgt.
Der **N. cutaneus brachii medialis (ulnaris)** ist ein ganz zarter Nerv, der die Haut der ulnaren Seite des Oberarmes innerviert.

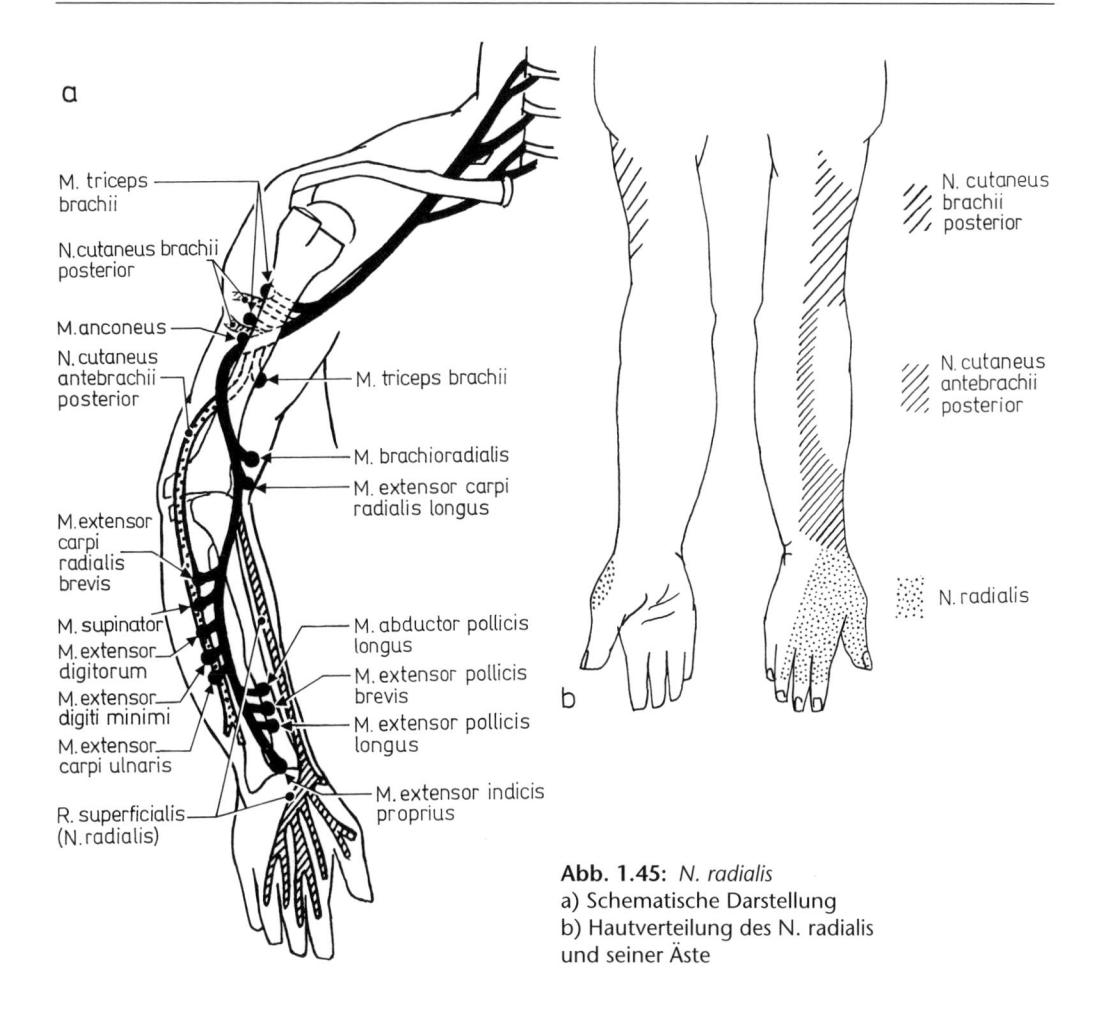

Abb. 1.45: N. radialis
a) Schematische Darstellung
b) Hautverteilung des N. radialis und seiner Äste

1.4.2 Muskulatur der oberen Extremität

Die wesentlichsten Muskeln, die die Verbindung zwischen Rumpf und oberer Extremität herstellen, sind in der Mehrzahl flache Muskeln. Sie entspringen an der ventralen und dorsalen Thoraxwand und enden in der Umgebung des Humeroskapulargelenkes. Von besonderer Bedeutung sind dabei die dorsalen, von der Wirbelsäule entspringenden Muskeln, die deshalb auch als *spinohumerale Muskeln* bezeichnet werden. Sie bilden die oberflächliche Schicht der Rückenmuskulatur.

Muskeln des Schultergürtels

Grob anatomisch lassen sich die Muskeln des Schultergürtels einteilen in solche, die
- zu ihrem Ansatz am Schultergürtel herabziehen (abwärts verlaufen) und an denen der Schultergürtel im gewissen Maße aufgehängt ist (obere Fasern des M. trapezius, M. levator scapulae, Mm. rhomboidei, obere Fasern des M. serratus anterior)

- horizontal verlaufen (mittlere Fasern des M. trapezius, M. serratus anterior, teilweise M. pectoralis major) und
- zur Schulter aufsteigen (unterer Teil des M. serratus anterior, unterer Teil des M. trapezius, M. latissimus dorsi, M. pectoralis minor, untere Fasern des M. pectoralis major).

Diese letzte Gruppe ist die stärkste, denn auf den niedrigeren Stufen der phylogenetischen Entwicklung war sie für das Gehen von besonderer Bedeutung.

Auch nach ihrer Funktion lassen sich die Muskeln des Schultergürtels wieder in 3 Gruppen einteilen, und zwar:
- in die Muskelgruppe, die den Schultergürtel mit dem Rumpf verbindet. Dazu gehören der M. trapezius, die Mm. rhomboidei, M. levator scapulae, M. serratus anterior, M. pectoralis minor und M. subclavius.
- in die Gruppe, die den Schultergürtel mit dem Oberarm verbindet. Dazu gehören der M. supraspinatus, M. infraspinatus, M. teres major, M. teres minor, M. subscapularis, M. deltoideus, M. coracobrachialis. Sie entspringen alle am Schulterblatt. Ferner gehören hierher der M. pectoralis major, der teilweise am Schlüsselbein beginnt, und der M. latissimus dorsi, der mit einem Bündel am Schulterblatt entspringt.
- in die Gruppe, die das Schulterblatt mit dem Unterarm verbindet. Es sind der M. biceps brachii und M. triceps brachii.

Muskeln des Unterarmes

Die Muskeln des Unterarmes sind überwiegend mehrgelenkige Muskeln. Die meisten von ihnen entspringen an den beiden Epikondylen des Humerus. Von der medialen Seite kommen hauptsächlich die *Flexoren*, von der lateralen die *Extensoren*. Sie setzen entweder direkt am Radius oder an der Handwurzel, an der Mittelhand oder an den Fingergliedern an. Ihr Muskelbauch liegt meistens in der Nähe ihres Ursprunges, distal verschmälern sie sich immer mehr, sodass nur noch ihre Sehnen auf das Handgelenk und die Finger übergehen. Der Daumen nimmt wiederum eine Sonderstellung ein. Das wird an späterer Stelle zusammenfassend besprochen.

Die Unterarmmuskeln wirken also auf das Ellenbogengelenk, das Handgelenk und die Finger. Die Stellung des Ellenbogens ist daher für die Bewertung der Funktion der Unterarmmuskulatur sowohl hinsichtlich der Kraft als auch des Bewegungsausmaßes von grundlegender Bedeutung. Alle Einzelheiten sind bei dem entsprechenden Test zu finden.

Die für die *Bewegungen des Handgelenkes* wichtigsten Muskeln sind 2 Mm. extensores carpi radiales und je ein M. extensor carpi ulnaris, M. flexor carpi radialis und M. flexor carpi ulnaris. Der einzige reine Flexor ist der inkonstante und weniger wichtige M. palmaris longus. Der wichtigste ist der M. flexor carpi ulnaris, denn sein Funktionsausfall bedeutet für die Flexion der Hand den schwersten Verlust. Außerdem können an der Flexion noch die langen Flexoren der Finger beteiligt sein, wenn die Finger fixiert sind. Eine alleinige Extension im Handgelenk ist gleichfalls nur durch das Zusammenspiel der beiden Extensorengruppen möglich. Es gibt keinen einzigen Muskel, der allein eine reine Extension ausführen könnte. Auch bei der Extension können die langen Fingerextensoren mitwirken, wenn die Finger fixiert sind.

Muskeln der Finger

Die Motorik der Finger wird von 2 Muskeltypen beherrscht:
- den langen Muskeln, die schon am Oberarm und den beiden Unterarmknochen beginnen. Nur ihre Sehnen verlaufen zur Hand.
- den kurzen Muskeln, die so genannte innere Muskulatur der Hand. Die Funktion dieser Muskeln ist vom Zustand der langen Muskeln direkt abhängig. Der Daumen nimmt eine Sonderstellung ein.

Die **Grundbewegungen der Finger** (mit Ausnahme des Daumens) sind Flexion, Extension und Duktion. Die *Flexion* der Finger ist auf mehrfache Art gesichert, denn jedes Fingerglied hat seine eigenen Muskeln. Auf das distale Glied wirkt der tiefe Flexor, auf das mittlere der oberflächliche Beuger und auf die proximalen Glieder hauptsächlich die Mm. interossei und Mm. lumbricales. Die langen Muskeln wirken begreiflicherweise auf alle Gelenke, über die sie hinwegziehen. Sie kommen jedoch nur unter gewissen Bedingungen zur Wirkung. So können alle Muskeln nur dann die Fingergrundgelenke mit maximaler Kraft beugen, wenn die Finger in den übrigen Gelenken gestreckt sind und auch das Handgelenk in Extensionsstellung gehalten wird. Umgekehrt führt eine Flexion sowohl in den Interphalangealgelenken als auch im Handgelenk zur Funktionsinsuffizienz der langen Flexoren und hebt ihre Tätigkeit praktisch auf.

Die *Extension* der Finger ist weniger gut gesichert. Sie wird nur von einem einzigen langen Muskel besorgt, dem M. extensor digitorum. Nur der Kleinfinger und der Zeigefinger haben zusätzlich eigene Extensoren. Eine Extension in den Interphalangealgelenken bewirken auch die Mm. lumbricales, doch ist ihre Tätigkeit in erheblichem Grade von der Stellung der Grundgelenke abhängig. Die Funktion der Mm. interossei und lumbricales ist bisher noch nicht in allen Einzelheiten bekannt. Sicher ist, dass die Mm. interossei eine größere Kraft entfalten können, jedoch rascher ermüdbar sind. Demgegenüber sind die Mm. lumbricales schwächer, aber ausdauernder und ermüden auch bei maximaler Flexion der Finger nicht so schnell. Ihre Ursprünge verschieben sich nämlich mit der Sehne des tiefen Fingerbeugers, wodurch stets eine günstige Ausgangsspannung erhalten bleibt.

Die *Adduktion* der Finger besorgen hauptsächlich die Mm. interossei palmares, die *Abduktion* die Mm. interossei dorsales und der M. abductor digiti minimi.

An der Hand und den Fingern vermischen sich die Neutralisations- und Stabilisationsaufgaben der Muskeln in beträchtlichem Maße. Bei den im Alltag häufigsten Willkürbewegungen manifestiert sich die Aktivität in praktisch allen kurzen und in den meisten langen Muskeln der Hand und der Finger. Das gegenseitige Kräfteverhältnis und das Überwiegen der Tätigkeit des einen oder anderen Muskels hängen von der Lage des Armes im Raum und von der für die Bewegung erforderlichen Kraft ab. Durch geeignete Lagerung der Hand und eine sorgfältige und regelrechte Fixation kann man die meisten Muskeln weitgehend differenzieren.

Der **Daumen** hat wegen seiner Fähigkeit zur Opposition eine Sonderstellung. Seine außergewöhnlich große Bewegungsfreiheit wird durch insgesamt 10 Muskeln gesichert. Sie bewirken im Einzelnen:
- Flexion im Interphalangealgelenk – M. flexor pollicis longus
- Extension im Interphalangealgelenk – M. extensor pollicis longus
- Flexion im Grundgelenk – M. abductor pollicis brevis, M. flexor pollicis brevis, M. adductor pollicis, unter Mithilfe des M. flexor pollicis longus nach der Flexion im Interphalangealgelenk

- Extension im Grundgelenk – M. extensor pollicis longus und M. extensor pollicis brevis
- Abduktion (in der Ebene der Handfläche) – M. abductor pollicis longus, M. extensor brevis
- Adduktion (in der Ebene der Handfläche) – M. adductor pollicis, der vom M. extensor pollicis longus und M. flexor pollicis longus unterstützt wird
- die so genannte palmare Abduktion (d. h. im rechten Winkel von der Hohlhand weg) – M. abductor pollicis brevis, M. flexor pollicis brevis unter Mithilfe des M. abductor pollicis longus und wahrscheinlich auch des M. opponens
- die sog. palmare Adduktion (rechtwinklig zur Hohlhand hin) – durch den 1. dorsalen M. interosseus
- Opposition – eine kombinierte Bewegung, die zuerst mit einer Palmarabduktion beginnt und dann in die so genannte ulnare Adduktion übergeht. Dann folgt eine leichte Flexion im Grundgelenk, und dabei kommt es zu einer umschwenkenden Innenrotation des Daumens, die hauptsächlich der M. opponens pollicis ausführt. Das Ausmaß der Rotation beträgt 60°.

Hinweise

- Muskeln, die das Schulterblatt am Brustkorb befestigen, sind gleichzeitig Fixationsmuskeln für die meisten Bewegungen des Armes. Die Zahl der dabei beteiligten Muskeln und ihr erforderlicher Kraftaufwand sind natürlich von der Lage des Armes im Raum direkt abhängig. Um festzustellen, wieweit die Muskelkraft am Unterarm und an der Hand geschwächt ist, muss man deshalb immer den Muskelfunktionstest *für die ganze obere Extremität* durchführen. Dabei muss vor allem der jeweils proximale Teil des Armes fixiert sein.
- Die langen Muskeln der Hand dienen der Kraftentfaltung, die kurzen dagegen den Feinbewegungen. Der Daumen ist dabei der funktionell wichtigste Teil. Sein Verlust wird daher versicherungsrechtlich besonders hoch bewertet, bis zu 40 % des Funktionsverlustes der Hand.

1.4.3 Schulterblatt

Adduktion des Schulterblattes

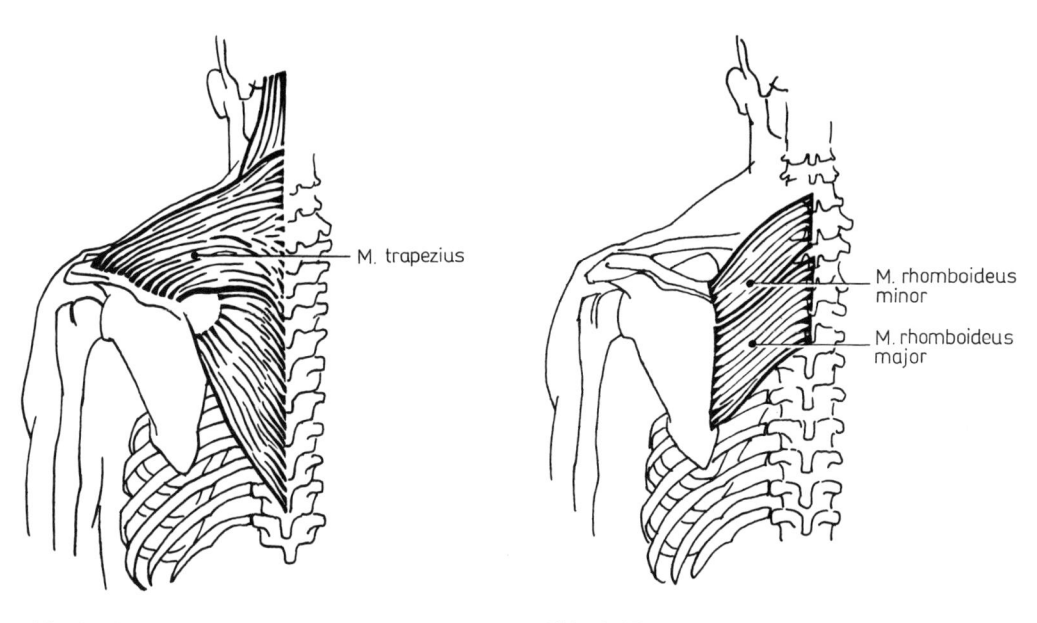

Abb. 1.46   **Abb. 1.47**

N. accessorius	C_2	C_3	C_4		M. trapezius
			C_4	C_5	M. rhomboideus minor
			C_4	C_5	M. rhomboideus major

Tab. 1.10

Hauptmuskeln	Ursprung	Ansatz	Innervation
M. trapezius (mittlere Fasern)	Lig. nuchae, Dornfortsätze der Hals- und kranialen Brustwirbel	Akromion, Spina scapulae	N. accessorius, Plexus cervicalis: C_2–C_4
M. rhomboideus minor	Procc. spinales des 6. und 7. Halswirbels	das obere Viertel des medialen Schulterblattrandes	N. dorsalis scapulae: C_4, C_5
M. rhomboideus major	Procc. spinales des 1. bis 4. Brustwirbels	Margo medialisscapulae – kaudal vom M. rhomboideus minor	
Hilfsmuskeln: obere und untere Fasern des M. trapezius	*Neutralisationsmuskeln:* Mm. rhomboidei und der untere Teil des M. trapezius heben gegenseitig die vertikalen Verschiebungen und auch die Rotation auf.		*Stabilisationsmuskeln:* Bauchmuskeln und M. erector spinae

Übersicht

Grundbewegung: Adduktion, Heranziehen an die Wirbelsäule.
Die Stufen 5, 4 und 3 werden gewöhnlich auf beiden Seiten gleichzeitig in Bauchlage geprüft, mit den Armen neben dem Körper, der Kopf ruht auf dem Kinn, um die Fasern des oberen M. trapezius zu entspannen; die Stufen 2, 1 und 0 einseitig und im Sitzen. Dabei liegt der zu testende Arm nach vorn gestreckt locker auf der Untersuchungsbank. Die Untersuchungsbank soll so hoch sein, dass der zu testende Arm mit dem Brustkorb einen rechten Winkel bildet.
Die Stufen 1 und 0 können auch in Bauchlage untersucht werden. Eine Fixation des Brustkorbes ist besonders bei Stufe 2 notwendig. Die Bewegung wird nur vom Schulterblatt ohne Mitbewegung im Schultergelenk ausgeführt. Theoretisch bewirken allein die mittleren Fasern des M. trapezius eine reine Adduktion, während die Mm. rhomboidei außer der Adduktion noch eine Rotation hervorrufen, d. h., sie ziehen den unteren Winkel des Schulterblattes stärker an die Wirbelsäule heran. In der Praxis ist allerdings eine Unterscheidung beider Muskelgruppen nicht möglich. Nur bei einer schweren, isolierten Schädigung des M. trapezius gelingt es, den Verlauf der Fasern der Mm. rhomboidei abzutasten.
Wichtig ist es, den Widerstand richtig zu geben, um ihn während der ganzen Bewegung in derselben Richtung beibehalten zu können.
Da das Schulterblatt unter dem Zeigefinger als alleinigen Widerhalt leicht weggleiten kann, setzen wir als Widerstand die ganze Handfläche ein und drücken je nach dem Grad des Heruntergleitens des Schulterblattes zusätzlich mit dem Zeigefinger und dann mit den übrigen Fingern dagegen.
Die Bewegung wird durch das Andrücken des Schulterblattes an die Rückenmuskulatur begrenzt.

Teststufen

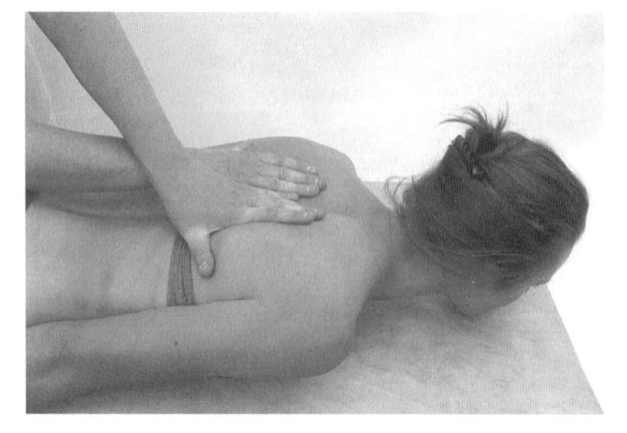

Abb. 1.48a: *5, 4* Ausgangsstellung: Bauchlage, Kopf ruht in Mittelstellung mit dem Kinn auf der Unterlage abgestützt, Arme neben dem Körper in Mittelstellung, Schultern entspannt.
Fixation: nicht erforderlich.
Bewegung: Patient hebt Arm etwas von der Unterlage, zieht Schulterblätter zueinander und dreht kaudale Schulterblattwinkel nach innen.
Widerstand: Vertebraler Rand und unterer Winkel des Schulterblattes werden zwischen Zeigefinger und Daumen erfasst, der ganze Zeigefinger drückt gegen Bewegungsrichtung.

1.4 Obere Extremität   63

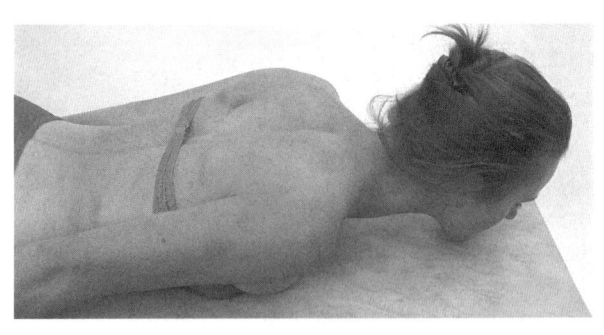

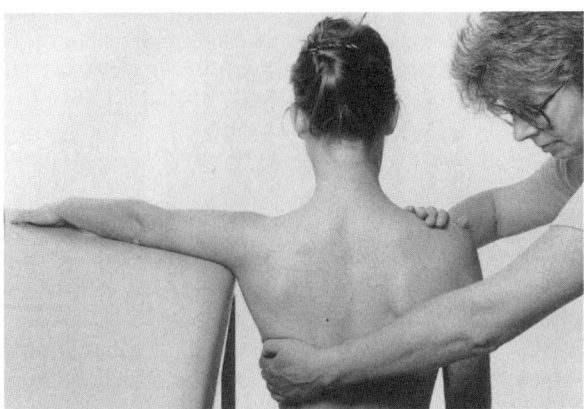

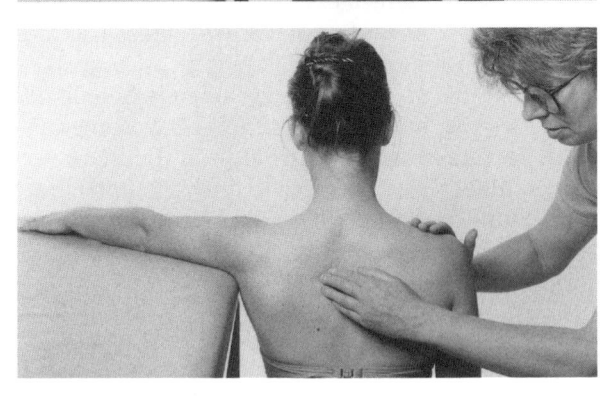

Abb. 1.48b: *3* Ausgangsstellung: Bauchlage, Kopf ruht in Mittelstellung, Arme neben dem Körper, Schultern entspannt.
Fixation: Der untere Brustkorbbereich kann fixiert werden, es ist aber nicht erforderlich.
Bewegung: Der Patient verschiebt die Schulterblätter nach medial zur Wirbelsäule hin.

Abb. 1.48c: *2* Ausgangsstellung: auf einem Stuhl sitzend, die zu testende Seite der Bank zugewendet. Dieser Arm horizontal auf Unterlage in einer Stellung zwischen Anteversion und Abduktion im Schultergelenk, Ellenbogen ist gestreckt, Unterarm proniert.
Fixation: Mit einer Hand wird Schulter der Gegenseite fest gehalten, mit anderer wird Brustkorb auf Testseite stabilisiert.
Bewegung: Patient führt Adduktion des Schulterblattes aus, indem er den Arm auf Unterlage heranzieht.

Abb. 1.48d: *1, 0* Ausgangsstellung: auf einem Stuhl sitzend, Seite des zu testenden Armes der Bank zugewandt, Schultergelenk zwischen Anteversion, Ellenbogengelenk in Extension, Unterarm in Pronation; Oberarm liegt horizontal.
Fixation: mit Hand an gegenüberliegender Schulter, mit der anderen wird Muskelkontraktion im mittleren Teil des M. trapezius zwischen dem medialen Rand des Schulterblattes und Wirbelsäule getastet.

Fehler und Hinweise

- Der Brustkorb darf nicht gedreht werden. Es kommt oft vor, dass der Patient eine leichte Rotation des Brustkorbes ausführt, ohne dabei den M. trapezius zu betätigen. Diese Bewegung wird dann irrtümlich als Stufe *2* bewertet.
- Es wird nicht die richtige Richtung des Widerstandes eingehalten, und der Widerstand bleibt während der ganzen Bewegung nicht gleich groß.
- Bei den Stufen *5*, *4* und *3* ist darauf zu achten, dass der Patient nicht den Schulterblattanteil des M. deltoideus einsetzt, denn dann ersetzt der Patient die Bewegung des Schulterblattes durch eine Bewegung im Schultergelenk.

Eine **Kontraktur** kommt praktisch nicht vor.

Kaudalverschiebung und Adduktion des Schulterblattes

Tab. 1.11

Hauptmuskeln	Ursprung	Ansatz	Innervation
M. trapezius (untere Fasern)	Dornfortsätze der kaudalen Brustwirbel	medialer Rand der Spina scapulae	N. accessorius, Plexus cervicalis: C_2–C_4
Hilfsmuskeln: M. trapezius, mittlere Fasern, Mm. rhomboidei – Adduktion	Neutralisationsmuskeln: M. pectoralis major hebt die Adduktionskomponente der Bewegung auf.	Stabilisationsmuskeln: M. erector spinae und die Bauchmuskeln stabilisieren die Wirbelsäule, die Mm. intercostales interni und die Bauchmuskeln stabilisieren die Rippen (besonders gegen Widerstand).	

Übersicht (s. Abb. 1.46)

Grundbewegung: Adduktion und Kaudalverschiebung des Schulterblattes (Adduktion mit Depression).
Alle Stufen werden in Bauchlage getestet. Der zu testende Arm ist schräg nach außen hoch gestreckt und ein wenig nach vorn gerichtet. Diese Haltung bringt den Arm in die Richtung der getesteten unteren Fasern des M. trapezius. Es ist vorteilhaft, den Arm abzustützen, auch wenn die Schultermuskeln stark genug sind. Bei Stufe 3 geben wir einen leichten Widerstand, und zwar in der gleichen Richtung wie bei Stufe 5 und 4. Wegen der Lage des Patienten ist nämlich eine Bewegung gegen das Eigengewicht des Armes nicht möglich.
Das Ausmaß der Bewegung ist begrenzt durch die Dehnbarkeit der oberen Anteile des M. trapezius, des M. levator scapulae und des Lig. interclaviculare. Das Bewegungsausmaß kann wegen einer Kontraktur des M. pectoralis major verringert sein. Bei stark verkürztem M. pectoralis major muss der Arm unter dem Niveau der Unterlage unterstützt werden, denn sonst würde es passiv zur Abduktion des Schulterblattes kommen.

Teststufen

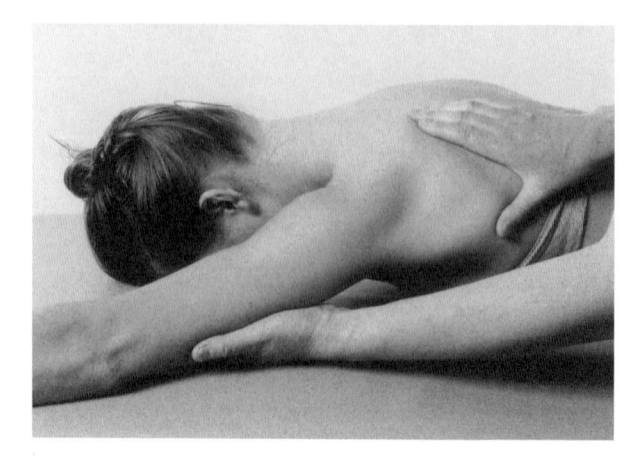

Abb. 1.49a: *5, 4, 3* Ausgangsstellung: Bauchlage, Stirn auf Unterlage, nicht getesteter Arm neben dem Körper, zu testender Arm nach oben gestreckt und innenrotiert; Extension im Ellenbogen, Handrücken weist nach oben.
Fixation: Oberarm im unteren Drittel unterstützt.
Bewegung: gleichzeitige Adduktion und Kaudalverschiebung des Schulterblattes.
Widerstand: Hand fasst unteren Schulterblattwinkel zwischen Zeigefinger und Daumen, drückt ihn proximalwärts und nach außen. Die Stufen werden nach der Stärke des gegebenen Widerstandes unterschieden.

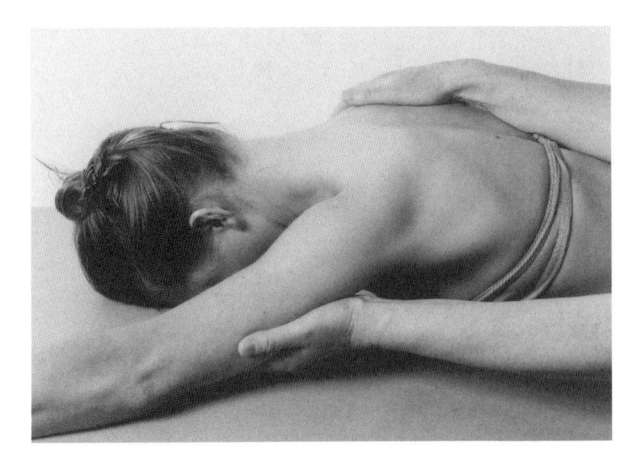

Abb. 1.49b: *2* Ausgangsstellung: Bauchlage, Stirn auf Unterlage, zu testender Arm neben dem Kopf nach oben gestreckt, Handrücken weit nach oben.
Fixation: Rumpf und Unterstützung des Oberarmes.
Bewegung: Patient verschiebt Schulterblatt kaudalwärts und adduziert.

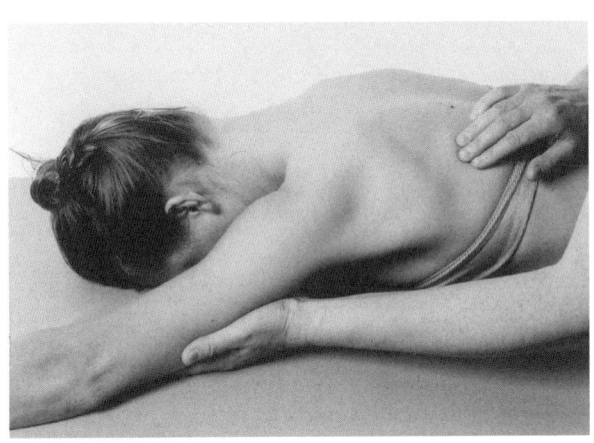

Abb. 1.49c: *1, 0* Ausgangsstellung: Bauchlage, Stirn auf Unterlage, zu testender Arm neben dem Kopf nach oben gestreckt und einwärts gedreht. Beim Bewegungsversuch werden Muskelfasern zwischen den letzten Brustwirbeln und dem Schulterblatt getastet.

Fehler und Hinweise

Fast immer wird vergessen, den Arm in die richtige Lage zu bringen. Ein zum Rumpf paralleles Hochstrecken des Armes ist nicht richtig, denn dabei kann sich der untere Teil des M. trapezius nicht in der Richtung seiner Fasern kontrahieren.

Eine **Kontraktur** ist sehr selten.

Elevation des Schulterblattes

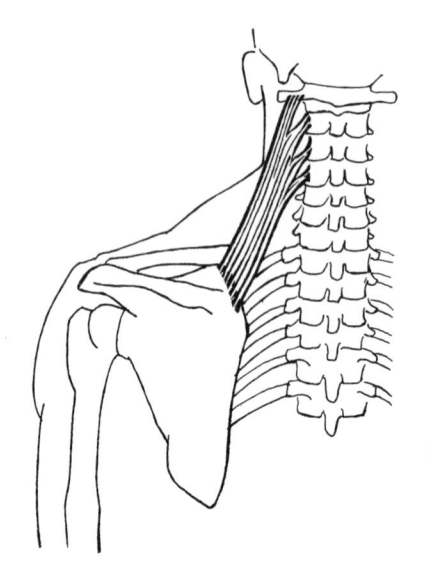

N. accessorius C_2 C_3 C_4 M. trapezius
C_3 C_4 C_5 M. levator scapulae

Abb. 1.50: M. levator scapulae

Übersicht

Grundbewegung: Heraufziehen des Schulterblattes.
Die Stufen 5, 4 und 3 werden im Sitzen, die Stufen 2, 1 und 0 dagegen in Bauchlage geprüft. Meistens werden die Muskeln beider Seiten gleichzeitig untersucht, so lässt sich nämlich bei einer asymmetrischen Läsion der Kraftunterschied besser erkennen. Gleichzeitig achten wir auf den Kopf, der bei symmetrischer Läsion ruhig in der Mittelstellung bleibt, ohne sich zur Seite zu neigen.
Das Bewegungsausmaß wird hauptsächlich durch das Anpressen der Muskelbündel des M. trapezius an die Nackenmuskulatur eingeschränkt.

Tab. 1.12

Hauptmuskeln	Ursprung	Ansatz	Innervation
M. trapezius (oberer Teil)	bindegewebig vom inneren Teil der Linea nuchae; Protuberantia occipitalis externa; Lig. nuchae	Extremitas acromialis claviculae	N. accessorius; Plexus cervicalis: C_2–C_4
M. levator scapulae	Procc. transversi der 4 ersten Halswirbel	Angulus superior scapulae	N. dorsalis scapulae: C_2–C_5
Hilfsmuskeln: Mm. rhomboidei major und minor, M. sternocleidomastoideus (Pars clavicularis) bei den Stufen 4 und 5	Neutralisationsmuskeln: M. serratus anterior hebt die Adduktionskomponente auf, Mm. rhomboidei und M. trapezius mit seinen übrigen Teilen hebt die Rotation auf.	Stabilisationsmuskeln: Bei einseitiger Betätigung stabilisieren die lateralen Halsflexoren der Gegenseite die Halswirbelsäule und verhindern ihre Retroflexion.	

Teststufen

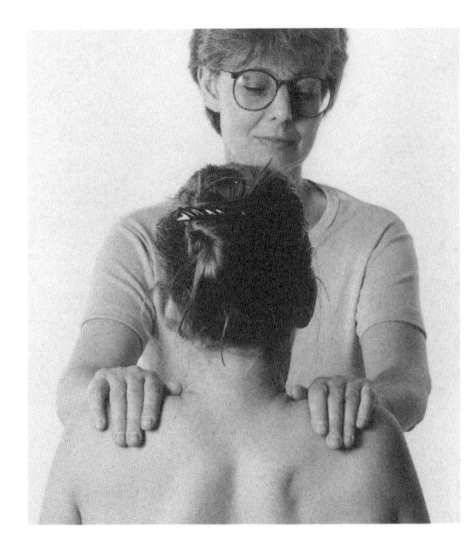

Abb. 1.51a: *5, 4* Ausgangsstellung: auf einem Stuhl (ohne Armstützen) sitzend, Arme neben dem Körper hängend.
Fixation: nicht erforderlich.
Bewegung: Patient zieht beide Schultern so hoch wie möglich.
Widerstand: Handflächen werden auf die Schultern gelegt, Druck geht vor allem gegen den Schultergürtel.
Untersuchender steht hinter dem Patienten
(aus fotografischen Gründen steht er auf dem Bild von vorne).

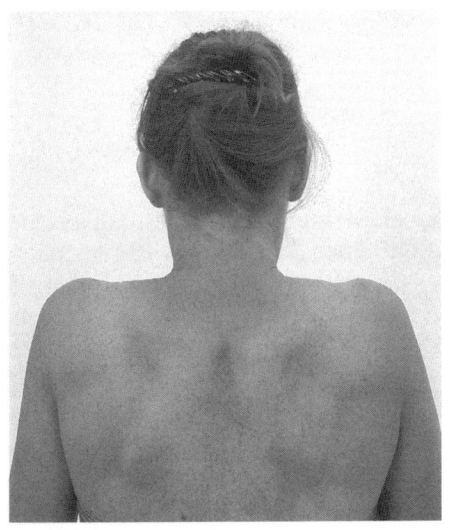

Abb. 1.51b: *3* Ausgangsstellung: sitzend, Arme neben dem Körper hängend.
Fixation: nicht erforderlich.
Bewegung: Beide Schultern werden in vollem Ausmaß hochgezogen.

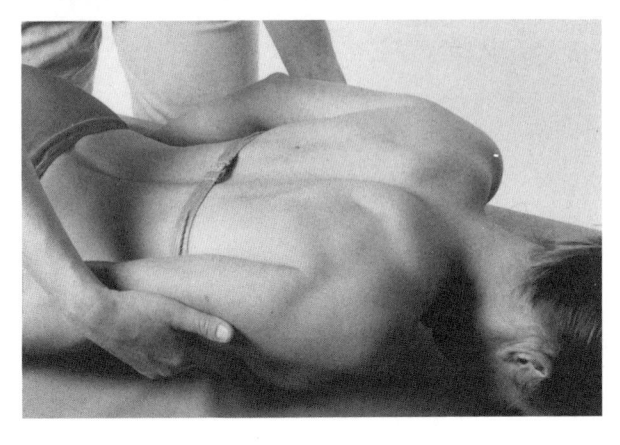

Abb. 1.51c: *2* Ausgangsstellung: Bauchlage, Stirn auf die Unterlage gestützt, Arme neben dem Körper.
Fixation: praktisch keine. Der Untersuchende stützt Arme (Schultern) des Patienten von unten und von beiden Seiten ab.
Bewegung: Patient zieht die Schultern so hoch wie möglich.

Abb. 1.51d: *1, 0* Ausgangsstellung: Bauchlage, Kopf mit der Stirn auf der Unterlage, Arme neben dem Körper. Anspannung der Muskelfasern auf der dorsalen Halsseite entlang der Wirbelsäule palpieren. Die Pars clavicularis des M. trapezius tastet man an ihrem Ansatz am Schlüsselbein, den M. levator scapulae in der Tiefe zwischen den Bündeln des M. trapezius.

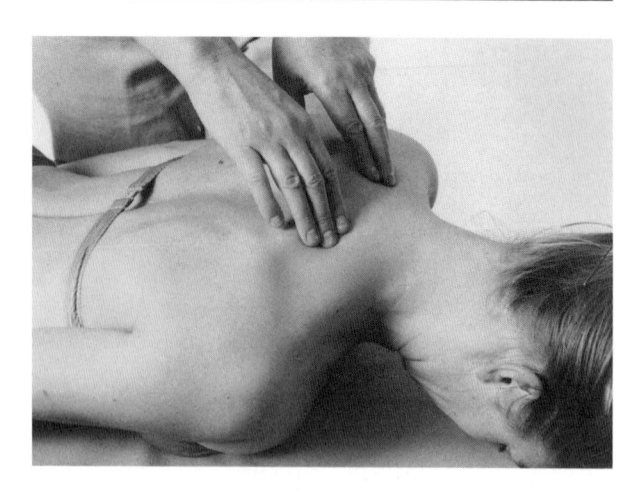

Fehler

Im Allgemeinen werden keine Fehler gemacht. Nur bei Stufe 2 wird manchmal vergessen, die Schultern zu unterstützen; denn sie dürfen während der Bewegung nicht auf die Unterlage sinken.

Kontraktur

Sie besteht meistens bei gleichzeitiger Kontraktur des M. sternocleidomastoideus. Sie äußert sich in einer Elevation des Schulterblattes und einer Neigung des Kopfes nach der Seite der Kontraktur.

1.4 Obere Extremität   69

Abduktion mit Rotation des Schulterblattes

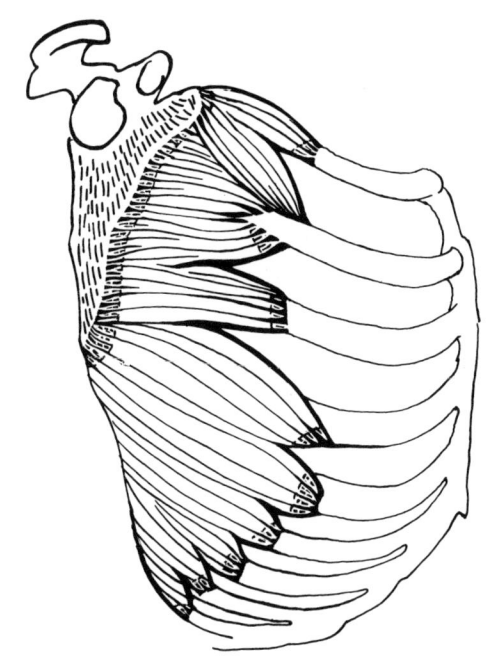

| C_5 | C_6 | C_7 | C_8 | M. serratus anterior |

Abb. 1.52: M. serratus anterior (Skapula abgehoben)

Übersicht

Grundbewegung: Abduktion des Schulterblattes mit leichter Rotation (dabei entfernt sich der untere Schulterblattwinkel von der Wirbelsäule).
Die Stufen *5, 4* und *3* werden in Rückenlage, die Stufen *2, 1* und *0* sitzend mit unterstütztem Oberarm getestet.
Der M. serratus anterior (lateralis) ist ein besonders wichtiger Muskel des Schultergürtels. Deshalb ist seine exakte Bewertung von großer Bedeutung. Eine Läsion lässt sich sofort an der Stellung des Schulterblattes erkennen. Es steht dann auf der betroffenen Seite mit dem Innenrand von der Thoraxwand ab. Es liegt eine Scapula alata vor.

Tab. 1.13

Hauptmuskeln	Ursprung	Ansatz	Innervation
M. serratus anterior (lateralis)	mit 8–9 Zacken an der lateralen Wand der ersten 8–9 Rippen	Margo medialis scapulae (Innenfläche)	N. thoracicus longus: C_5–C_7, (C_8)
Hilfsmuskeln: M. pectoralis major und minor	*Neutralisationsmuskeln:* M. serratus anterior und M. pectoralis minor begrenzen gegenseitig ihre Rotationskomponenten.		*Stabilisationsmuskeln:* Bauchmuskeln, Mm. intercostales int., M. levator scapulae

Der M. serratus anterior gehört zu der Muskelgruppe, die wir als untere Fixatoren des Schulterblattes bezeichnen. Daher ist ihre Untersuchung so wichtig. Leider versagt der Muskelfunktionstest in den Grenzfällen einer leichten Abschwächung. Geeigneter ist hier die Untersuchung des Liegestützes (s. Kap. 4.5).

Es sei betont, dass der Brustkorb bei den Stufen 5, 4 und 3 des Testes fixiert werden muss. Bei allen Stufen muss der nach vorn gehobene Arm mit dem Rumpf einen rechten oder eher noch etwas größeren Winkel bilden.

Das Ausmaß der Bewegung wird durch die Dehnbarkeit der Mm. rhomboidei und die Pars trapezoideus des Lig. coracoclavicularis begrenzt.

Teststufen

Abb. 1.53a: *5, 4* Ausgangsstellung: Rückenlage, Beine gebeugt, zu testender Arm im Ellenbogengelenk voll gebeugt, im Schultergelenk eine 90°-Beugung. Unterarm in Mittelstellung, Schulterblatt ruht an der Unterlage.
Fixation: Mit der Handfläche fixieren wir die Lateralseite des Rumpfes unter dem unteren Schulterblattwinkel.
Bewegung: Patient schiebt Arm nach vorn, dabei wird das Schulterblatt abduziert und gleichzeitig rotiert.
Widerstand: mit Handfläche am Ellenbogen gegen Richtung der Bewegung.

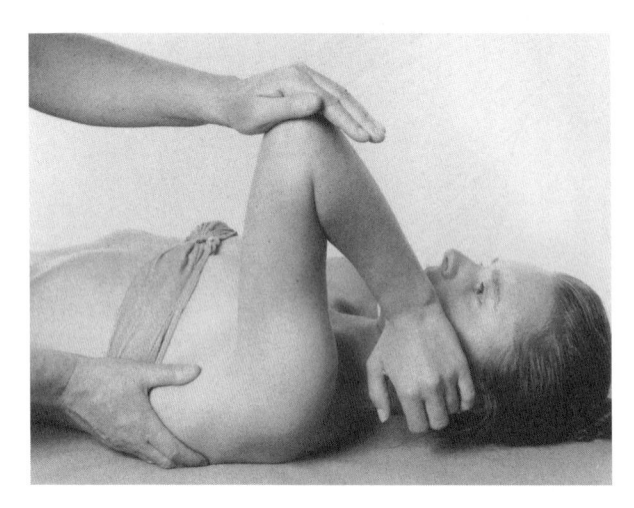

Abb. 1.53b: *3* Ausgangsstellung: Rückenlage, Beine gebeugt, zu testender Arm im Ellenbogengelenk voll gebeugt. Im Schultergelenk eine 90°-Beugung. Unterarm in Mittelstellung, Schulterblatt ruht an der Unterlage.
Fixation: Mit der Handfläche fixieren wir die Lateralseite des Rumpfes unter dem unteren Schulterblattwinkel.
Bewegung: Patient schiebt den Arm nach vorn, dabei wird das Schulterblatt abduziert und gleichzeitig rotiert.

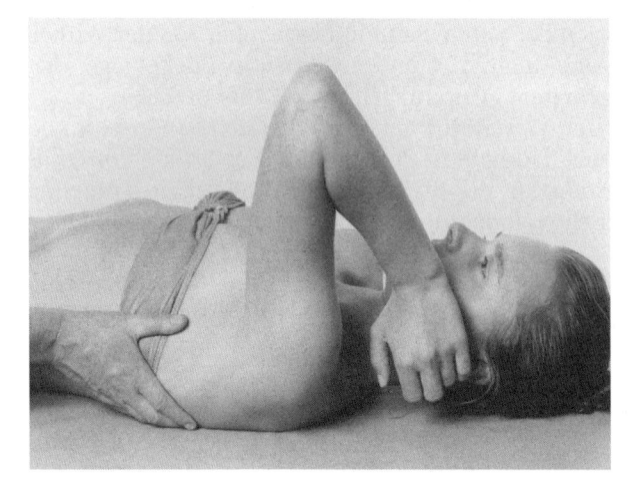

1.4 Obere Extremität

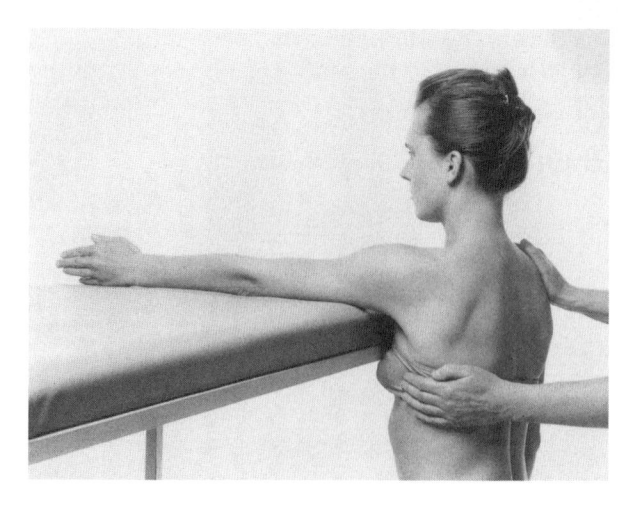

Abb. 1.53c: *2* Ausgangsstellung: sitzend, zu testender Arm liegt in 90°-Beugung nach vorn gestreckt auf der Unterlage, Unterarm in Mittelstellung.
Fixation: laterale Thoraxwand und gegenseitige Schulter.
Bewegung: Patient schiebt den Arm vorwärts, dabei führt das Schulterblatt eine Abduktion und leichte Rotation aus.

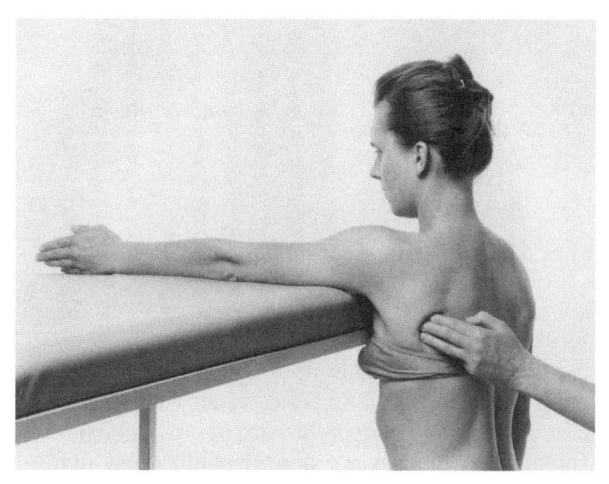

Abb. 1.53d: *1, 0* Ausgangsstellung: sitzend, zu testender Arm in 90°-Beugung liegt gestreckt auf der Unterlage (ruht an der radialen Seite).
Fixation: Brustkorb, wenn nötig.
Beim Bewegungsversuch wird eine Verschiebung des Schulterblattes bzw. eine Muskelanspannung am vertebralen Rand des (abstehenden) Schulterblattes palpiert.

Fehler und Hinweise

- Es wird nicht genügend Wert auf die richtige Durchführung der Schulterblattbewegung gelegt; oft begnügt sich der Untersuchende mit der alleinigen Abduktion.
- Es wird vergessen, dass der Rumpf nicht rotiert werden darf. (Das gilt besonders für die Stufen *3* und *2*.)
- Für die Stufe *1* muss sehr sorgfältig palpiert werden, denn ein Teil der Muskelfasern ist vom M. trapezius überdeckt. Die Spur einer Anpassung kann leicht unbemerkt bleiben.
- Die Elevation des Schultergürtels wird fälschlich erlaubt.

Eine **Kontraktur** kommt praktisch nicht vor.

1.4.4 Schultergelenk

Anteversion (Flexion) im Schultergelenk

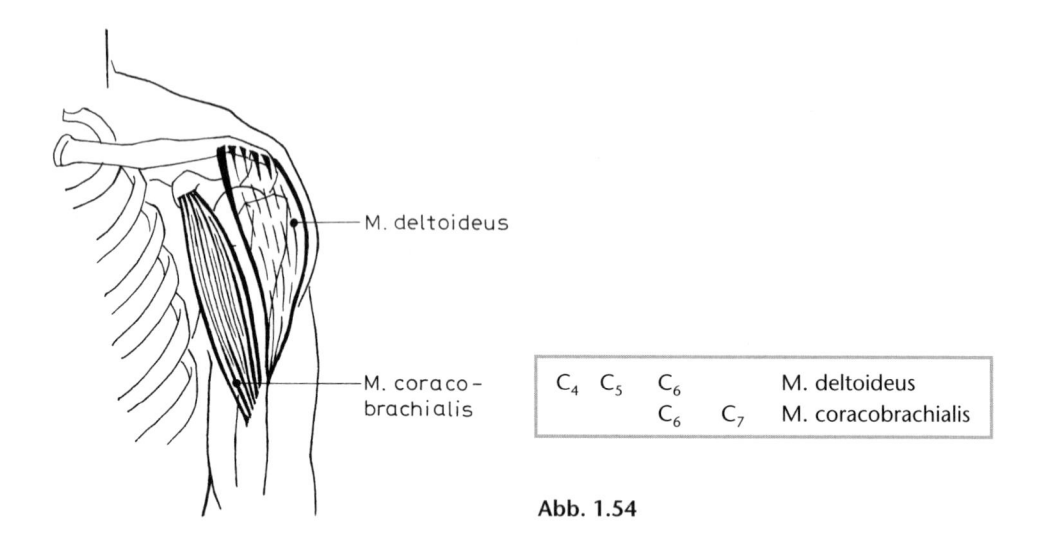

M. deltoideus

M. coracobrachialis

| C_4 C_5 C_6 | M. deltoideus |
| C_6 C_7 | M. coracobrachialis |

Abb. 1.54

Übersicht

Grundbewegung: Vorwärtsheben des Armes im Schultergelenk *bis 90°*.
Stufen *5, 4* und *3* im Sitzen, Stufe *2* auf der Seite des nicht getesteten Armes liegend, Stufen *1* und *0* in Rückenlage untersuchen. Die Bewegung geht vom Schultergelenk aus, das Schulterblatt darf unter keinen Umständen bewegt werden, deshalb muss man es fixieren. Der zu testende Arm muss innenrotiert sein. Daher ist es günstig, ihn im Ellenbogengelenk leicht zu beugen. Der Unterarm zeigt dann jede Rotationsabweichung an.

Tab. 1.14

Hauptmuskeln	Ursprung	Ansatz	Innervation
M. deltoideus (klavikulärer Teil)	äußeres Drittel der Clavicula	Tuberositas deltoidea humeri	N. axillaris: (C_4), C_5, (C_6)
M. coracobrachialis	Proc. coracoideus scapulae	ulnare Seite der Humerusmitte	N. musculocutaneus: (C_6), C_7
Hilfsmuskeln: M. deltoideus – mittlere Portion, M. pectoralis major – Pars clavicularis, M. biceps brachii	*Neutralisationsmuskeln:* M. infraspinatus, M. teres minor	*Stabilisationsmuskeln:* M. trapezius, M. subclavius, untere Schulterblattfixatoren	

Die Anteversion im Schultergelenk gehört zu den Bewegungen, bei denen es oft zu Mitbewegungen (Synkinesen) kommt, sie müssen beim Test sorgfältig ausgeschaltet werden. Die Bewegung ist nicht begrenzt, da sie nicht bis in die mögliche Endstellung ausgeführt wird.

Teststufen

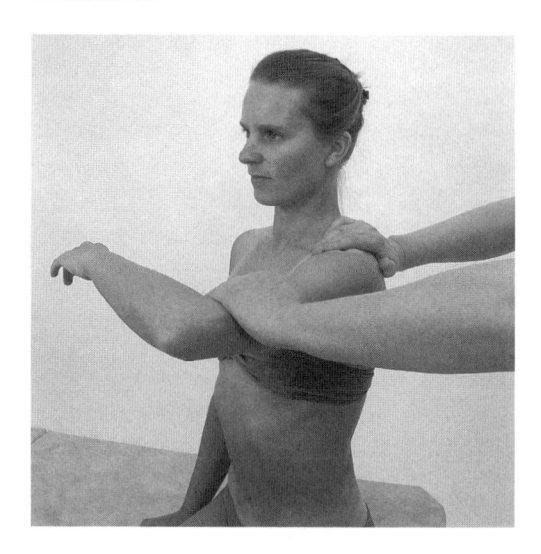

Abb. 1.55a: *5, 4* Ausgangsstellung: sitzend, Arm neben dem Körper, innenrotiert (Hohlhand nach hinten gerichtet), Ellenbogen gebeugt in 90°.
Fixation des Schulterblattes von oben.
Untersucher steht hinter dem Patienten.
Bewegung: Vorheben des Armes bis 90°.
Widerstand: mit Handfläche über dem unteren Oberarmdrittel oberhalb des Ellenbogengelenkes im Bogen gegen die Bewegungsrichtung.

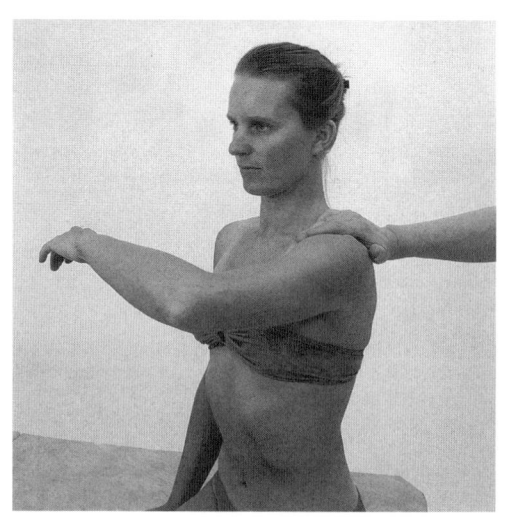

Abb. 1.55b: *3* Ausgangsstellung: sitzend, Arme neben dem Körper, innenrotiert, im Ellenbogen flektiert in 90°.
Fixation des Schulterblattes von oben.
Bewegung: Anteversion im Schultergelenk bis zu 90°.

Abb. 1.55c: *2* Ausgangsstellung: in Seitenlage auf der nicht getesteten Seite, leicht nach hinten gedreht. Der zu testende Arm ist innenrotiert und ruht im Schultergelenk adduziert auf einer glatten Platte, die genau waagerecht zwischen Arm und Rumpf geschoben wurde. Hohlhand zeigt nach hinten.
Fixation des Schulterblattes von kranial.
Bewegung: Anteversion im Schultergelenk bis zu 90°.

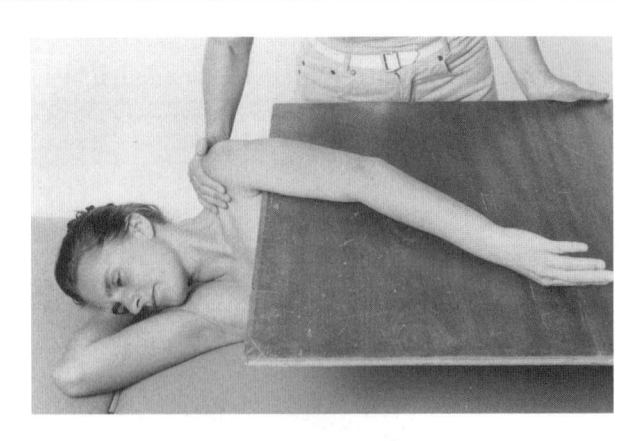

Abb. 1.55d: *1, 0* Ausgangsstellung: Rückenlage, zu testender Arm liegt innenrotiert neben dem Körper.
Beim Bewegungsversuch des Patienten tasten wir die Muskelfasern der Pars clavicularis des M. deltoideus auf der Vorderfläche des Schultergelenkes.

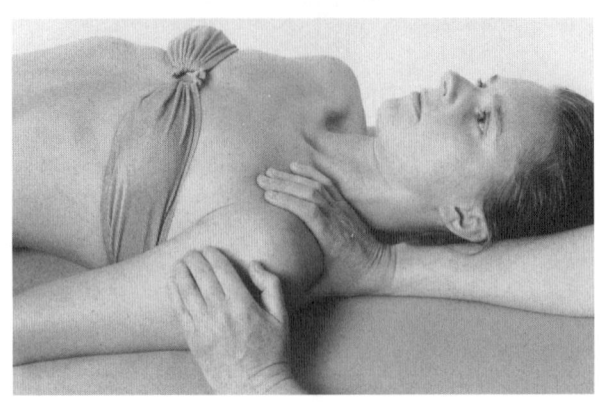

Fehler und Hinweise

- Wenn eine Außenrotation im Schultergelenk zugelassen wird, kann der M. biceps brachii die Bewegung bis zu einem gewissen Grade substituieren.
- Die Bewegung wird nicht allein im Schultergelenk ausgeführt, sondern es wird auch eine Mitbewegung des Schulterblattes und des Sternoklavikulargelenkes gestattet.
- Der Arm weicht während der Bewegung aus der Sagittalebene ab und führt eine Abduktionsmitbewegung aus. Das geschieht meistens am Ende der Bewegung.
- Der Patient versucht manchmal, die Armhebung durch ein Rückbeugen des Rumpfes zu unterstützen.
- Bei der Testung nach Stufe 2 wird die Platte vergessen und der Arm nur mit der Hand unterstützt. Das ist unzulässig, denn dadurch wird eine Fixation der Schulter unmöglich, und es kann dann keine genaue Bewertung erzielt werden.
- Es wird nicht auf die genau horizontale Lage der Platte geachtet.

Eine **Kontraktur** kommt selten vor.

Retroversion (Extension) im Schultergelenk

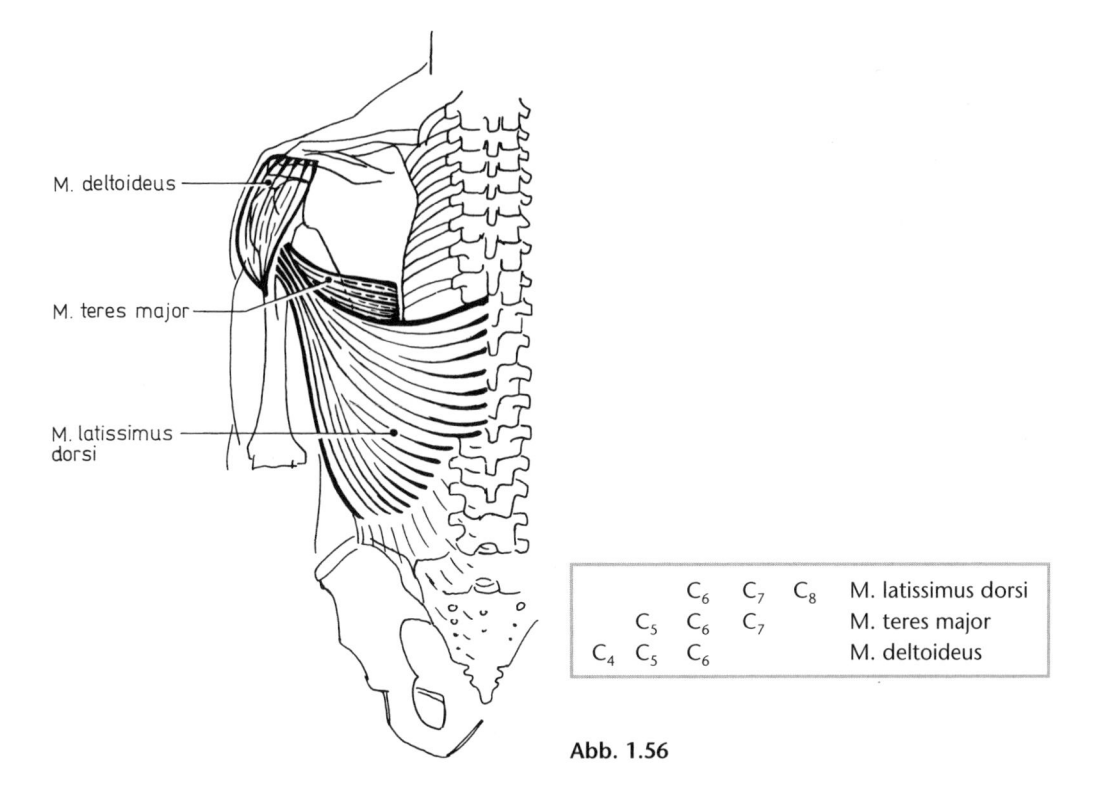

M. deltoideus

M. teres major

M. latissimus dorsi

	C_6	C_7 C_8	M. latissimus dorsi
C_5	C_6	C_7	M. teres major
C_4 C_5	C_6		M. deltoideus

Abb. 1.56

Übersicht

Grundbewegung: Retroversion im Schultergelenk hinter die Frontalebene im Ausmaß von 30–40°.
Stufe 2 wird in Seitenlage auf der nicht getesteten Seite, alle übrigen Stufen werden in Bauchlage untersucht. Der Arm muss innenrotiert sein. Die Bewegung geht nur im Schultergelenk vor sich, das Schulterblatt selbst bleibt unbewegt.
Der M. latissimus dorsi ist ein sehr starker Muskel. Dieser Test bewertet vor allem seine Funktion. Die übrigen Muskeln haben nur untergeordnete Bedeutung.
Das Bewegungsausmaß wird einesteils durch die Dehnbarkeit der Muskeln begrenzt, die an der Anteversion im Schultergelenk beteiligt sind, anderseits durch das Anstoßen des Tuberculum majus humeri am Lig. coracoacromiale und Akromion.

Tab. 1.15

Hauptmuskeln	Ursprung	Ansatz	Innervation
M. latissimus dorsi	*Wirbelsäulenanteil:* Dornfortsätze von Th$_7$ bis zum Os sacrum; von der festen Aponeurose der lumbodorsalen Faszie *Rippenanteil:* mit 3–4 Zacken von den letzten 3–4 Rippen *Hüftanteil:* Labium externum cristae iliacae	Crista tuberculi minoris	N. thoracodorsalis: C$_6$–C$_8$
M. teres major	kaudales Viertel des axillaren Schulterblattrandes; dorsale Fläche des kaudalen Winkels des Schulterblattes	Crista tuberculi minoris	N. subscapularis: (C$_5$), C$_6$, (C$_7$)
M. deltoideus (Schulterblattanteil)	Spina scapulae	Tuberositas deltoidea humeri	N. axillaris: (C$_4$), C$_5$, (C$_6$)
Hilfsmuskeln: M. triceps brachii (Caput longum), M. teres minor, M. subscapularis, M. pectoralis major (Pars sternalis)	*Neutralisationsmuskeln:* M. deltoideus (Pars scapularis), M. infraspinatus, M. teres minor; alle verhindern vor allem die Innenrotation.	*Stabilisationsmuskeln:* M. triceps und M. coracobrachialis fixieren die Schulter, die Mm. rhomboidei das Schulterblatt, die Bauchmuskeln und die Mm. intercostales int. stabilisieren die Rippen, der M. erector spinae die Wirbelsäule.	

Teststufen

Abb. 1.57a: *5, 4* Ausgangsstellung: Bauchlage, Kopf mit Stirn auf Unterlage gestützt, zu testender Arm innenrotiert (mit Hohlhand nach oben) neben dem Körper.
Fixation des Schultergürtels.
Bewegung: Retroversion im Schultergelenk hinter Frontalebene um etwa 30–40°.
Widerstand: mit Hand am unteren Drittel des Oberarmes, dicht oberhalb des Ellenbogens, gegen Richtung der Bewegung.

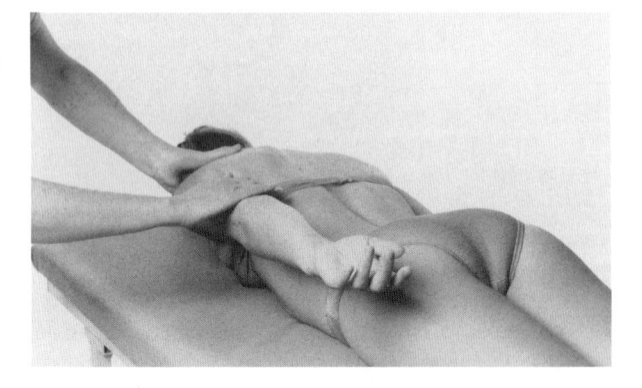

Abb. 1.57b: *3* Ausgangsstellung: Bauchlage, Kopf mit Stirn auf Unterlage, zu testender Arm innenrotiert neben dem Körper.
Fixation des Schultergürtels.
Bewegung: Retroversion (Extension) im Schultergelenk hinter die Frontalebene im Ausmaß von 30–40°.

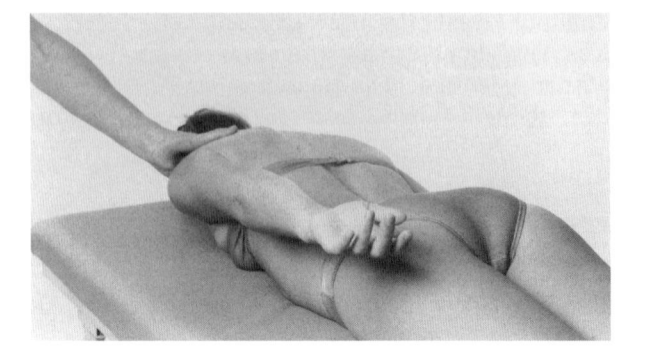

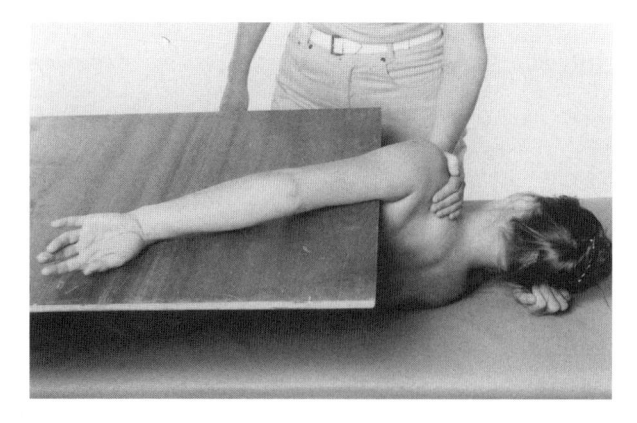

Abb. 1.57c: *2* Ausgangsstellung: Seitenlage auf der nicht getesteten Seite, zu testender Arm ruht gestreckt und innenrotiert auf der horizontalen Platte, im Schultergelenk leicht antevertiert, unterer Arm liegt unter dem Kopf.
Fixation des Schultergürtels.
Bewegung: Patient führt Arm aus Anfangslage im Schultergelenk in Retroversion hinter Frontalebene.

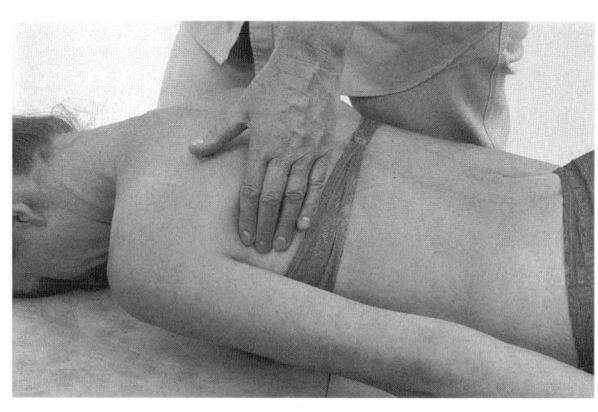

Abb. 1.57d: *1, 0* Ausgangsstellung: Bauchlage, Kopf auf der Stirn, Arm innenrotiert neben dem Körper.
Beim Bewegungsversuch des Kranken palpieren wir die Muskelanspannung kaudal am axillaren Rand des Schulterblattes. Der M. teres major liegt kranial vom M. latissimus dorsi.

Fehler und Hinweise

- Oft wird vergessen, dass der zu testende Arm während der Bewegung innenrotiert bleiben muss.
- Aus Bequemlichkeit wird bei der Prüfung der Stufe 2 der Arm nicht mit einer glatten Platte abgestützt, sondern der Untersuchende stützt den Arm selbst. Dies ist unzulässig, weil dann eine richtige Bewertung nicht möglich ist. Außerdem können dann die Schultern nicht fixiert werden, und es sind Substitutionsbewegungen möglich.
- Es sei nochmals betont, dass die Bewegung nur im Schultergelenk ablaufen darf. Das Schulterblatt muss unbewegt bleiben und darf vor allem nicht zur Vergrößerung des Bewegungsausmaßes nach ventral gekippt werden (wobei die Schulter nach ventrokranial gezogen würde).
- Wenn die Hauptmuskeln schwach sind, kann es vorkommen, dass die Bewegung vorwiegend im Sternoklavikulargelenk ausgeführt wird. Dabei zieht der M. pectoralis (hauptsächlich minor) das Schulterblatt in die Abduktion.
- Die Schulterblattadduktion wird gestattet.

Kontraktur

Das Anheben und die Außenrotation im Schultergelenk sind eingeschränkt.

Abduktion im Schultergelenk

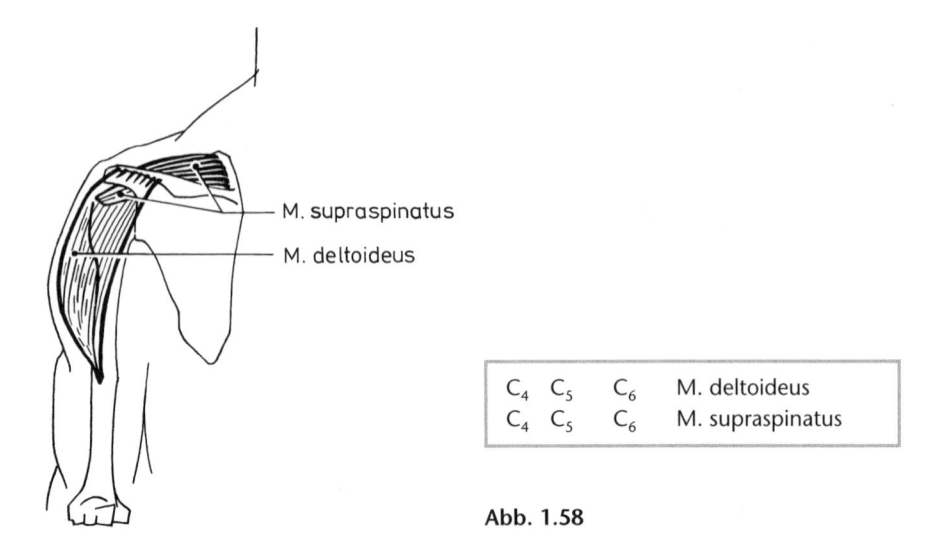

— M. supraspinatus
— M. deltoideus

| C_4 C_5 C_6 | M. deltoideus |
| C_4 C_5 C_6 | M. supraspinatus |

Abb. 1.58

Übersicht

Grundbewegung: seitliches Anheben des Armes im Schultergelenk bis 90°.
Die Stufen 5, 4 und 3 werden sitzend, die Stufen 2, 1 und 0 in Rückenlage getestet. Für die Untersuchung ist besonders die richtige Ausgangsstellung der Arme wichtig. Es ist vorteilhaft, wenn auch nicht unbedingt erforderlich, bei gebeugtem Ellenbogen zu testen. Der Unterarm zeigt dann jede Abweichung der Rotationsstellung an.
Eine Fixation ist auch bei ausreichend kräftiger Muskulatur des Schulterblattes erforderlich. Die wichtigsten Abduktoren im Schultergelenk sind die Mm. deltoideus und supra-

Tab. 1.16

Hauptmuskeln	Ursprung	Ansatz	Innervation
M. deltoideus (akromialer Teil)	Akromion	Tuberositas deltoidea humeri	N. axillaris: (C_4), C_5, (C_6)
M. supraspinatus	Fossa supraspinata scapulae, Fascia supraspinata	kraniale Fläche des Tuberculum majus	N. suprascapularis: (C_4), C_5, (C_6)
Hilfsmuskeln: M. deltoideus (klavikuläre und skapuläre Portion), M. serratus anterior, M. infraspinatus, M. pectoralis major (Pars clavicularis), M. biceps brachii (Caput longum)		*Neutralisationsmuskeln:* M. infraspinatus, M. teres minor	*Stabilisationsmuskeln:* M. trapezius, M. subclavius, M. serratus anterior

spinatus. Der M. supraspinatus fixiert den Humeruskopf in der Gelenkpfanne und ermöglicht dem M. deltoideus, mit der Bewegung zu beginnen. Daher dürfen wir beim Testen den M. supraspinatus nicht übersehen, auch seine geringfügigste Anpassung versuchen wir mit tiefer Palpation unter den Fasern des M. trapezius zu tasten.

Die Abduktion im Schultergelenk ist eine jener Bewegungen im Bereich des Schultergürtels, die von zahlreichen Substitutionsbewegungen begleitet werden. Daher achten wir auf eine möglichst reine Bewegung und vor allem, so weit wie möglich, auf die Ausschaltung des M. trapezius. Die Bewegung wird erleichtert, wenn der Patient vorher das Schulterblatt etwas abwärts zieht und den Kopf zur getesteten Seite neigt.

Im getesteten Bewegungsraum von 90° ist die Bewegung unter der Voraussetzung frei, dass Muskeln und Schultergelenkkapsel nicht pathologisch verkürzt sind.

Die aktive Abduktion des Schultergelenkes wird automatisch von einer leichten Rotationsmitbewegung des Schulterblattes begleitet. Unterhalb von 90°-Abduktion kann man auf 10°-Abduktion jeweils mindestens 1° Schulterblattrotation rechnen.

Teststufen

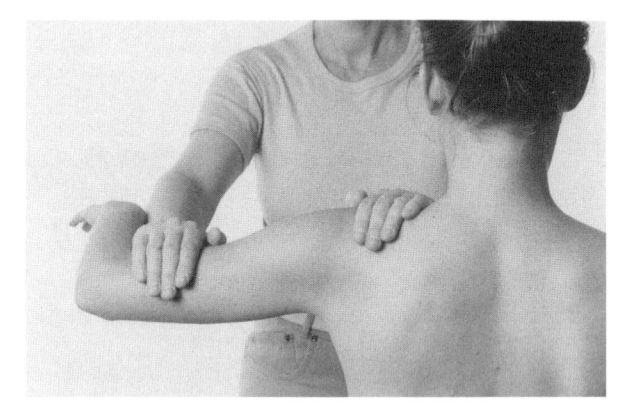

Abb. 1.59a: *5, 4* Ausgangsstellung: sitzend, Arm im Ellenbogen 90° gebeugt, Unterarm weist nach vorn.
Fixation: von oben auf Akromion, Schulterblattgräte und Schlüsselbein. Untersuchender verhindert mit ganzer Hand die Elevation des Schulterblattes und Schulter des getesteten Armes. Eine geringe Rotation des Schulterblattes bei Abduktion in der Schulter ist als physiologisch anzusehen.
Bewegung: Abduktion im Schultergelenk bis zu 90° (Endstellung im Bild).
Widerstand: mit Handfläche gegen unteres Drittel des Oberarmes dicht oberhalb des Ellenbogens. Der Untersuchende steht hinter dem Patienten. (Aus fotografischen Gründen steht er auf dem Bild von vorne.)

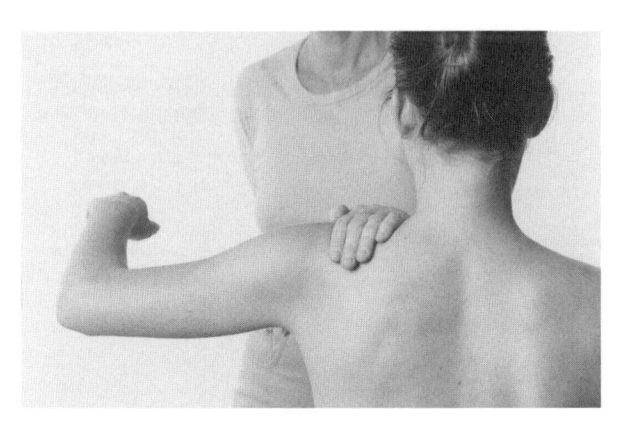

Abb. 1.59b: *3* Ausgangsstellung: sitzend, Ellenbogen rechtwinklig gebeugt, Unterarm weist nach vorn.
Fixation: Schulterblattgräte, Akromion und Schlüsselbein.
Bewegung: Abduktion im Schultergelenk bis zu 90° (Endstellung im Bild).

80 1 Muskelfunktionstest

Abb. 1.59c: *2* Ausgangsstellung: Rückenlage, Arme und Hände liegen dem Körper an.
Fixation: mit Fingern und Handfläche am Schlüsselbein, Akromion und an der Schulterblattgräte.
Bewegung: Abduktion bis zu 90° durch Verschieben des Armes auf der Unterlage.

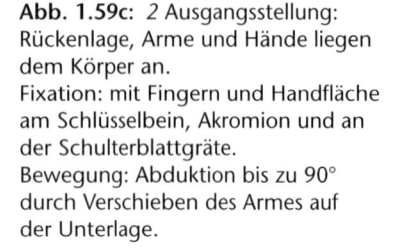

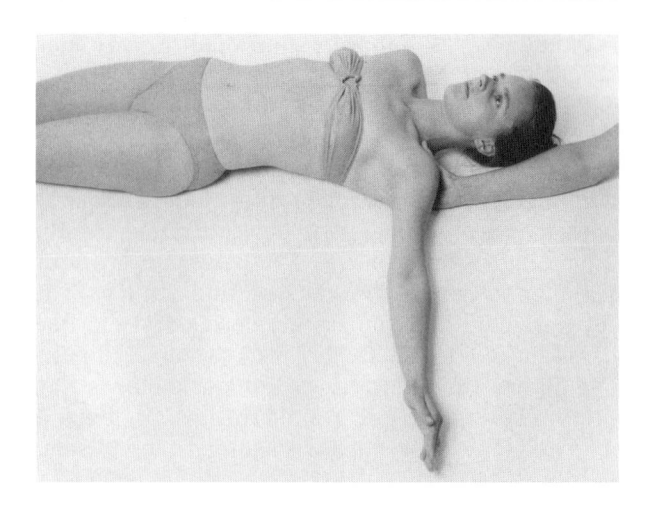

Abb. 1.59d: *1, 0* Ausgangsstellung: Rückenlage, Arme und Handflächen liegen dem Körper an.
Muskelzuckung des akromialen Teiles des M. deltoideus kann an seinem Ansatz an der Außenfläche des proximalen Oberarmdrittels getastet werden. Der M. supraspinatus lässt sich durch die Fasern des M. trapezius hindurch palpieren.

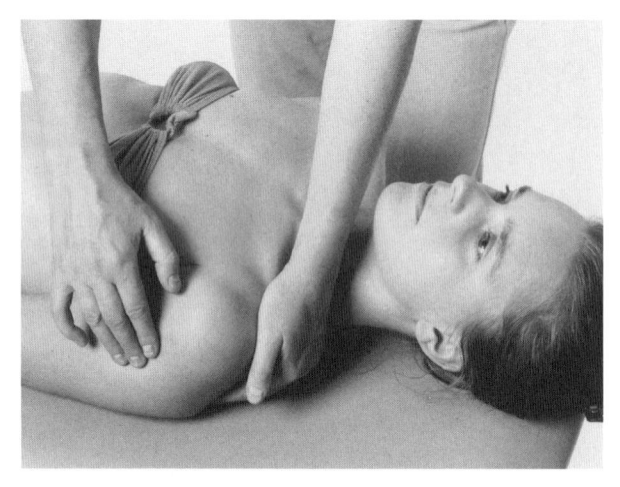

Fehler und Hinweise

Der Patient darf nicht
- die Bewegung, auch nur teilweise, durch Hochziehen (Elevation) des Schultergürtels ersetzen (insbesondere bei Stufe 2).
- während der Bewegung bei Stufe 2 eine Außenrotation des Armes ausführen. Dadurch kommt der Unterarm in eine Supinationsstellung, und der lange Kopf des M. biceps brachii sowie die vorderen Fasern des M. deltoideus können in Tätigkeit treten.
- den Rumpf zur nicht getesteten Seite neigen.
- Die Elevation des Schultergürtels muss vermieden werden.

Eine **Kontraktur** kommt praktisch nicht vor, höchstens nach lang dauernder Fixation des Armes in Abduktionsstellung.

Retroversion aus Abduktionsstellung im Schultergelenk

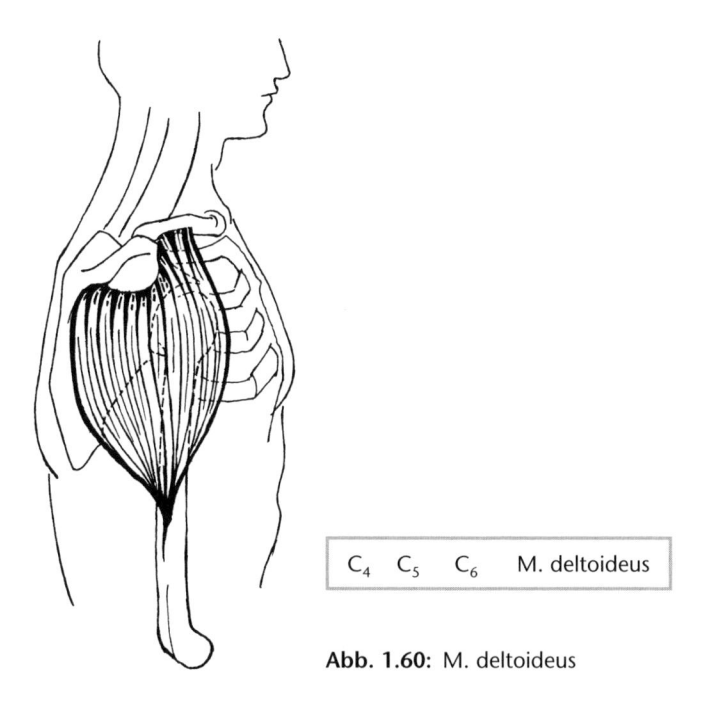

C_4 C_5 C_6 M. deltoideus

Abb. 1.60: M. deltoideus

Übersicht

Grundbewegung: aus 90°-Anteversion als Ausgangsstellung in der Horizontalebene Bewegung des Oberarmes zur Seite über die Nullstellung (in Frontalebene) hinaus nach hinten. Das Ausmaß der ganzen Bewegung beträgt 120°, aber bei den Stufen 5, 4 und 3 werden nur die letzten 20–30° getestet.

Das Bewegungsausmaß wird hauptsächlich durch die Anspannung der vorderen Fasern der Schultergelenkkapsel beschränkt.

Tab. 1.17

Hauptmuskeln	Ursprung	Ansatz	Innervation
M. deltoideus (Schulterblattanteil)	Spina scapulae	Tuberositas deltoidea humeri	N. axillaris: (C_4), C_5, (C_6)
Hilfsmuskeln: M. infraspinatus, M. teres minor, M. latissimus dorsi	*Neutralisationsmuskeln:* M. deltoideus (Pars acromialis) und M. supraspinatus heben die Adduktionskomponente des M. latissimus dorsi und des M. teres minor auf. Die Mm. infraspinatus und teres minor heben die Rotationskomponente auf.		*Stabilisationsmuskeln:* M. trapezius und die Mm. rhomboidei stabilisieren das Schulterblatt.

Teststufen

Abb. 1.61a: *5, 4* Ausgangsstellung: Bauchlage, Kopf mit Stirn auf Bank gestützt, zu testender Arm im Schultergelenk 90° abduziert, im Ellenbogengelenk 90° gebeugt.
Fixation: Schulterblatt wird über seiner Spina fixiert.
Bewegung: Retroversion aus dieser Ausgangsstellung.
Widerstand: entgegen der Bewegungsrichtung, am unteren Oberarmdrittel, dicht über dem Ellenbogengelenk.

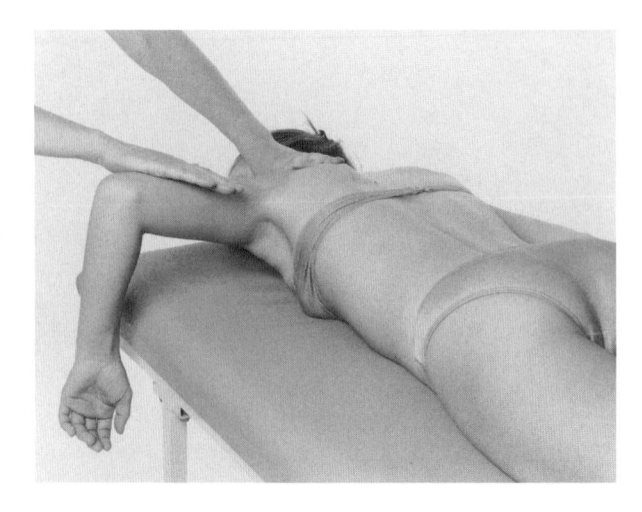

Abb. 1.61b: *3* Ausgangsstellung: Bauchlage, Kopf mit Stirn auf Bank gestützt, zu testender Arm ist im Schultergelenk 90° abduziert und im Ellenbogengelenk 90° gebeugt.
Fixation des Schultergürtels.
Bewegung: Retroversion des Oberarmes aus der beschriebenen Ausgangsstellung.

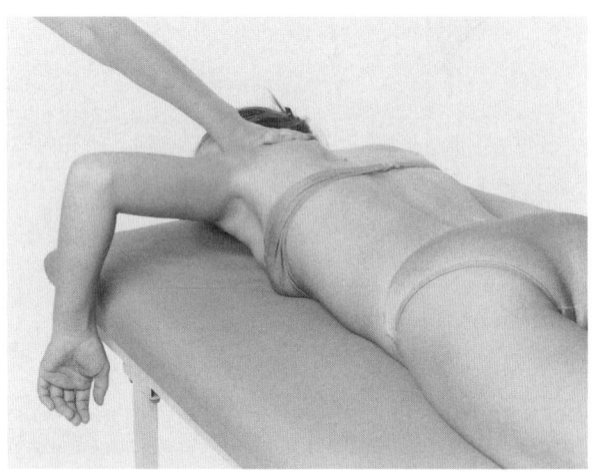

Abb. 1.61c: *2* Ausgangsstellung: auf einem Stuhl sitzend, die zu prüfende Seite ist zur Unterlage gewendet, zu testender Arm liegt horizontal auf der Bank. Er ist im Schultergelenk 90° antevertiert (flektiert) und nur leicht abduziert. Ellenbogengelenk ist rechtwinklig gebeugt.
Fixation: Schultergürtel und Thoraxwand.
Bewegung: Patient führt aus der beschriebenen Anfangsstellung eine Bewegung so weit wie möglich durch.

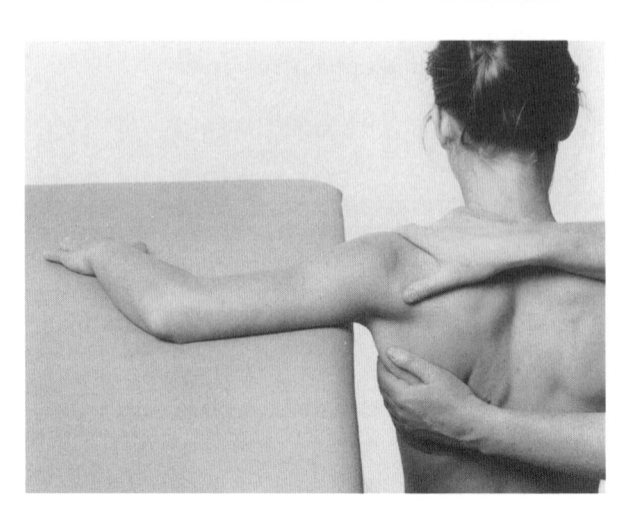

1.4 Obere Extremität **83**

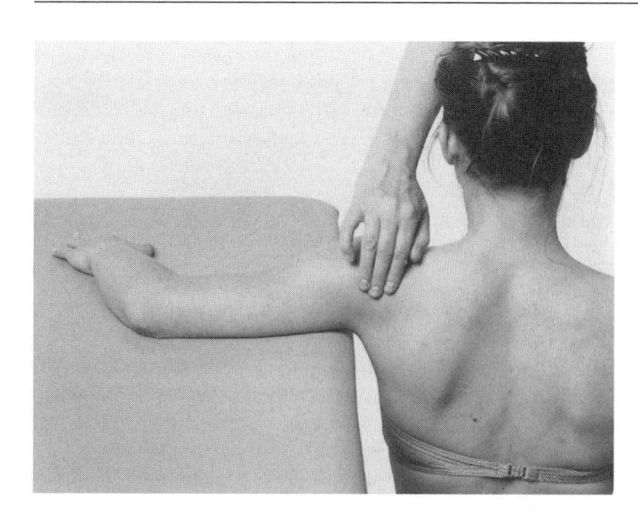

Abb. 1.61d: *1, 0* Ausgangsstellung: sitzend, zu testender Arm auf Bank gelegt, Schultergelenk zwischen rechtwinkliger Anteversions- und Abduktionsstellung, Ellenbogen flektiert. Beim Bewegungsversuch kann man die Fasern des akrominalen Teiles des M. deltoideus auf der Rückseite der Schulter palpieren.

Fehler und Hinweise

- Die Bewegung muss vorwiegend vom Schultergelenk ausgehen. Der Patient darf die Bewegung nicht durch Adduktion des Schulterblattes oder Drehung des Rumpfes ersetzen oder unterstützen.
- Beim Versuch einer Substitution durch den M. triceps brachii wird der Ellenbogen gestreckt.

Eine **Kontraktur** kommt praktisch nicht vor.

Anteversion aus Abduktionsnullstellung des Schultergelenkes

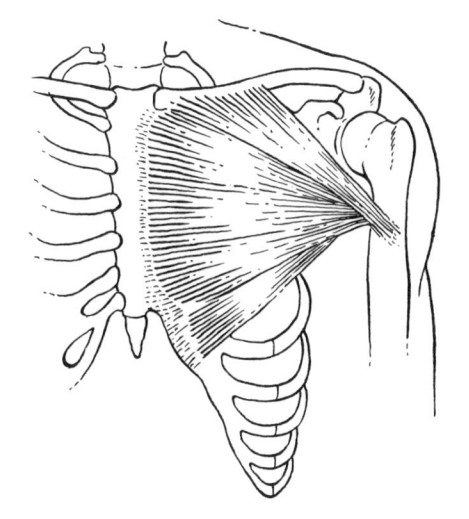

C_5 C_6		M. pectoralis major – Pars clavicularis
	C_6 C_7	M. pectoralis major – Pars sternocostalis
		C_8 Th_1 M. pectoralis major – Pars abdominalis

Abb. 1.62: M. pectoralis major

Tab. 1.18

Hauptmuskeln	Ursprung	Ansatz	Innervation
M. pectoralis major	*Pars clavicularis:* ventraler Rand des medialen Drittels der Klavikula	Crista tuberculi majoris	Nn. thoracici ventrales: *P. clavicularis:* C_5, C_6
	Pars sternocostalis: lateraler Rand des Sternums, Knorpel der echten Rippen		*P. sternocostalis:* C_6, C_7
	Pars abdominalis: Scheide des M. rectus abdominis		*P. abdominalis:* C_8, Th_1
Hilfsmuskeln: M. deltoideus (Pars clavicularis), M. coracobrachialis	*Neutralisationsmuskeln:* keine	*Stabilisationsmuskeln:* M. trapezius (oberer Teil) und vielleicht auch M. subclavius stabilisieren die Klavikula, M. serratus anterior und M. trapezius (mittlerer Teil) die Scapula.	

Übersicht

Grundbewegung: Vorwärtsführung des Oberarmes im Schultergelenk in der horizontalen Ebene aus der Abduktion (Seithalte) in die reine Horizontalflexion (Vorhalte); Ausmaß der Bewegung 120–130° (Abb. 1.63a-c zeigen die erreichte Endstellung).

Die Stufen 5, 4 und 3 werden in Rückenlage untersucht, die Stufen 2, 1 und 0 sitzend, wobei der zu testende Arm auf der Unterlage abgestützt ist. Dazu muss die Untersuchungsbank so hoch sein, dass der auf ihm liegende Arm mit dem Rumpf einen rechten Winkel bildet.

Bei der Aktivierung des ganzen M. pectoralis major kommt eine reine Adduktion zustande. Für die Stufen 3, 4 und 5 kann bis zu einem gewissen Grad ein klavikulärer und sternokostaler Anteil unterschieden werden, und zwar durch Änderung der Ausgangsstellung des Armes und Änderung der Richtung des Widerstandes. Der Arm wird so gelagert und der Widerstand so gegeben, wie es dem Verlauf der Muskelfasern entspricht, die maximal aktiviert werden sollen. Die Muskelfasern des klavikulären Anteils verlaufen absteigend, daher muss der Arm mit dem Rumpf einen spitzen Winkel, am besten um 70°, bilden.

Die Fasern der sternokostalen Muskelportion verlaufen dagegen horizontal und aufsteigend. Für diese Fasern müssen Rumpf und Arm einen stumpfigen Winkel, am besten um 110°, bilden. Die einzelnen Gruppen werden aber normalerweise nicht getestet. Sie sind nur dann wichtig, wenn es sich um eine genaue Indikationsstellung für Übungen handelt.

Das Bewegungsausmaß wird in dem zu testenden Bereich von der Berührung des Oberarmes mit der Thoraxwand begrenzt.

Teststufen

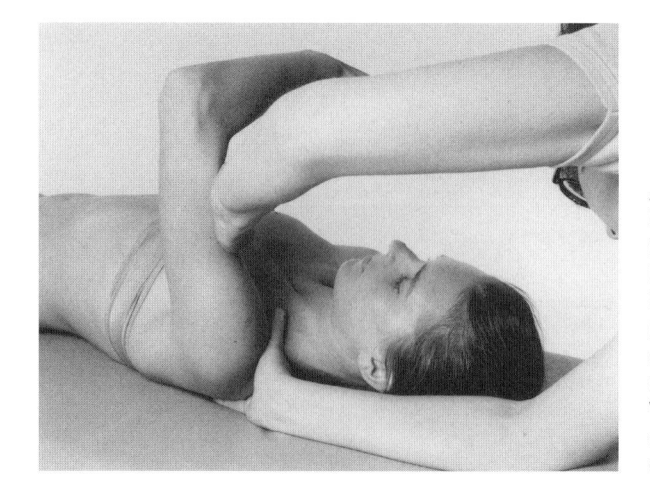

Abb. 1.63a: *5, 4* Ausgangsstellung: Rückenlage, zu testender Arm im Schultergelenk abduziert, im Ellenbogengelenk flektiert.
Fixation: Schultergürtel.
Bewegung: Patient führt den Arm aus der Ausgangsstellung in die Vorhalte (90°, im Bild erreicht).
Widerstand: gegen Bewegungsrichtung am unteren Drittel des Oberarmes, oberhalb der Ellenbeuge.

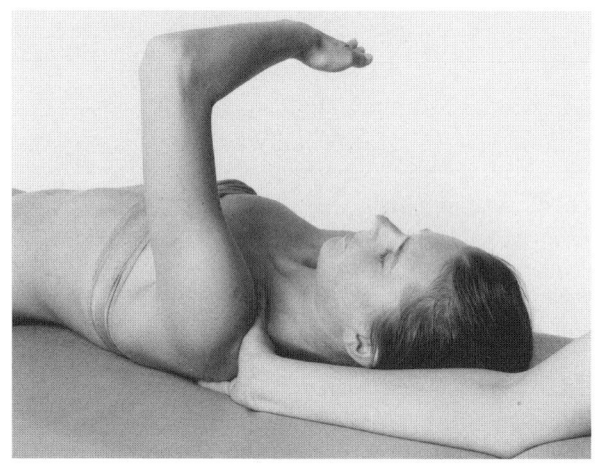

Abb. 1.63b: *3* Ausgangsstellung: Rückenlage, zu testender Arm abduziert und im Ellenbogen gebeugt.
Fixation: Schultergürtel.
Bewegung: aus der Ausgangsstellung in die Anteversion (Vorhalte) im Schultergelenk (im Bild erreicht).

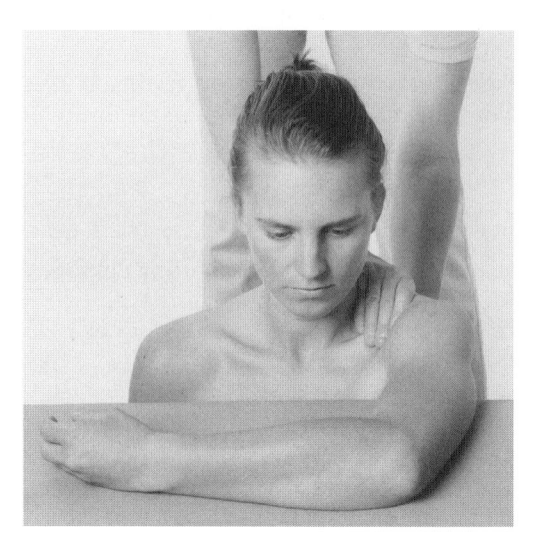

Abb. 1.63c: *2* Ausgangsstellung: sitzend, zu testender Arm gebeugt in Abduktion auf der Bank, Hohlhand ist zur Bank gewendet.
Fixation: Schulterblatt und Rumpf auf der getesteten Seite.
Bewegung: Arm gleitet auf Unterlage so weit wie möglich nach vorn in die Anteversion (im Bild erreicht).

Abb. 1.63d: *1, 0* Ausgangsstellung: sitzend, die Seite des zu testenden Armes ist zur Bank gewendet. Zu untersuchender Arm ist abduziert, im Ellenbogen gebeugt, die Hohlhand zur Unterlage gerichtet.
Beim Bewegungsversuch palpiert man die Muskelfasern des M. pectoralis major sowohl nahe am Ansatz an der Cr. tuberculi majoris als auch im Verlauf der Muskelfasern an vorderer Brustwand und in vorderer Achselfalte.

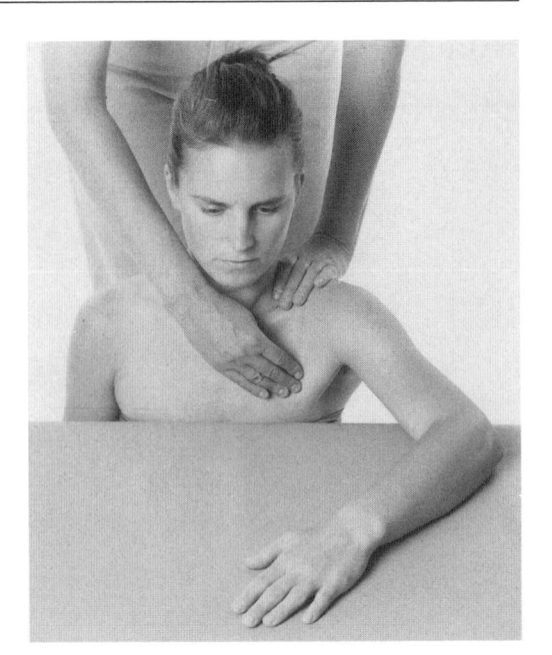

Fehler und Hinweise

- Der Patient versucht oft, die Bewegung mithilfe des oberen Anteils des Trapezmuskels oder auch unter Anspannung der gesamten Schultergürtelmuskeln auszuführen.
- Bei den Stufen *5* und *4* versucht der Patient manchmal, den Widerstand durch verstärkte Flexion im Ellenbogengelenk (M. biceps brachii) zu überwinden. Deshalb ist es nötig, stets die gleiche Stellung des Ellenbogens beizubehalten, d. h. bei den Stufen *5* und *4* eine leichte gebeugte Haltung, bei den übrigen Stufen sogar besser eine gestreckte Haltung.

Kontraktur

Das Ausmaß der Retroversion aus der Abduktion im Schultergelenk ist verringert. Die Schulter ist nach vorn gezogen, das Schulterblatt abduziert.

Außenrotation im Schultergelenk

Abb. 1.64

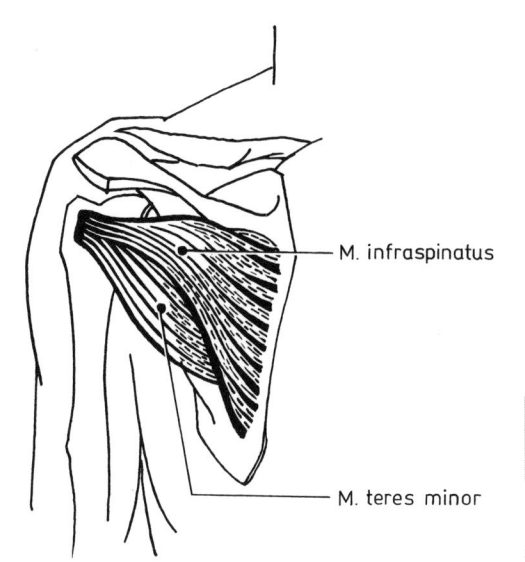

| C_4 | C_5 | C_6 | M. infraspinatus |
| C_4 | C_5 | C_6 | M. teres minor |

Übersicht

Grundbewegung: Außenrotation im Schultergelenk. Getestet wird im Ausmaß von 80–90°.

Alle Stufen werden in Bauchlage untersucht. Bei den Stufen 5, 4 und 3 ist der Arm im Schultergelenk um 90° abduziert (Abduktionsnullstellung), der Oberarm liegt auf, der Unterarm hängt über den Rand der Untersuchungsbank herab. Bei den Stufen 2, 1 und 0 hängt der ganze Arm herab und ist daher im Schultergelenk antevertiert (90°).

Bei der Bewegung beteiligt sich der akromiale Teil des M. deltoideus oft als Hilfsmuskel. Bei den Stufen 5, 4 und 3 wird der M. trapezius als Fixationsmuskel aktiviert. Wenn der Patient nicht imstande ist, den M. deltoideus auszuschalten und trotz richtiger Kopfhaltung den M. trapezius nicht entspannt, dann ist es besser, in Rückenlage zu unter-

Tab. 1.19

Hauptmuskeln	Ursprung	Ansatz	Innervation
M. infraspinatus	mediale drei Viertel der Fossa infraspinata, Fascia infraspinata	mittlere Fläche des Tuberculum majus	N. suprascapularis: (C_4), C_5, (C_6)
M. teres minor	mittlere zwei Drittel des lateralen Skapularandes auf der dorsalen Fläche	kaudale Fläche des Tuberculum majus	N. axillaris: C_5, oft auch noch Äste des N. suprascapularis: (C_4), C_5, (C_6)
Hilfsmuskeln: M. deltoideus (Pars scapularis)	*Neutralisationsmuskeln:* keine		*Stabilisationsmuskeln:* M. trapezius (mittlere Fasern) und Mm. rhomboidei stabilisieren das Schulterblatt.

suchen. Dabei müssen der Arm im Schultergelenk leicht abduziert und das Ellenbogengelenk flektiert sein. Meistens ist diese Umlagerung nicht nötig. Wenn nach dieser zweiten Untersuchungsart getestet wurde, muss dies *im Untersuchungsprotokoll vermerkt* werden. Es ist zu empfehlen, den Arm an der Bankkante mit der Hohlhand oder mit einem kleinen Kissen zu unterpolstern. Die Patienten klagen nämlich manchmal über den schmerzhaften Druck der harten Bankkante.

Eine Fixation des Schulterblattes ist bei Kindern und bei Patienten mit geschwächtem M. deltoideus notwendig. Das Bewegungsausmaß ist durch die Dehnbarkeit der an der Innenrotation im Schultergelenk beteiligten Muskeln und durch die Anspannung des Lig. coracohumerale und der Gelenkkapsel begrenzt.

Teststufen

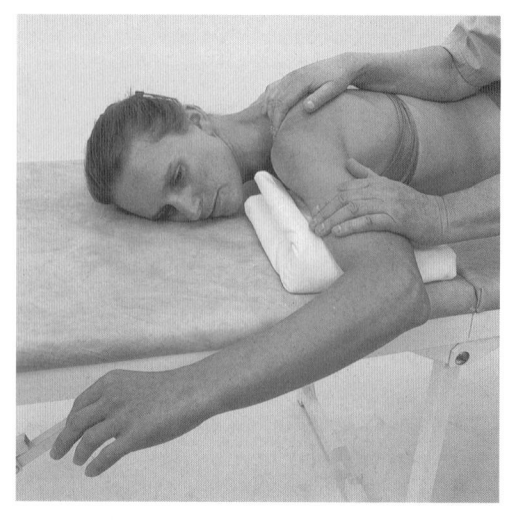

Abb. 1.65a: *5, 4* Ausgangsstellung: Bauchlage, Kopf mit Gesicht zur Testseite gewendet. Arm auf Unterlage, im Schultergelenk um 90° abduziert, im Ellenbogengelenk um 90° flektiert. Unterarm hängt über den Beckenrand herunter, Oberarm mit einem kleinen Kissen unterpolstert.
Fixation: Oberarm im unteren Drittel oberhalb des Ellenbogens durch leichten Druck der Handfläche, dass Bewegung nicht behindert wird.
Wenn nötig, kann Schulterblatt über seiner Spina fixiert werden.
Bewegung: Patient macht im Schultergelenk eine Außenrotation in vollem Ausmaß, Unterarm bewegt sich dabei nach vorn und oben. Am Ende der Bewegung ist Hohlhand dem Boden zugewandt, Unterarm wird waagerecht gehalten.
Widerstand: mit Handfläche gegen unteres Drittel des Unterarmes oberhalb des Handgelenkes.

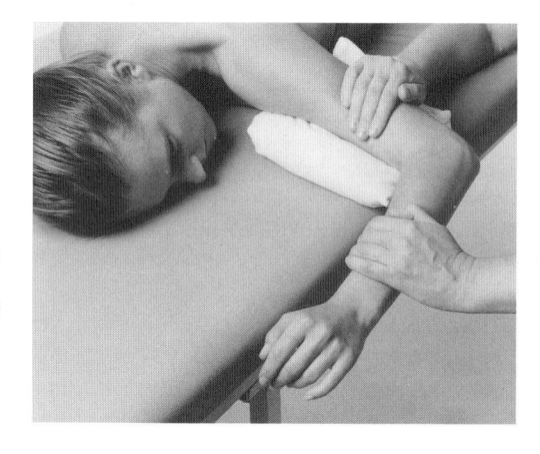

Abb. 1.65b: *3* Ausgangsstellung: Bauchlage, Gesicht zur Testseite gewendet. Oberarm ruht auf Unterlage, im Schultergelenk 90° abduziert, Unterarm hängt über Bankrand herunter, Oberarm mit einem kleinen Kissen unterpolstert.
Fixation: Schulterblatt und evtl. unteres Oberarmdrittel.
Bewegung: Patient macht im Schultergelenk die volle Außenrotation. Dabei kommt Unterarm aus der vertikalen Lage in die horizontale, am Ende der Bewegung weist Handfläche nach unten.

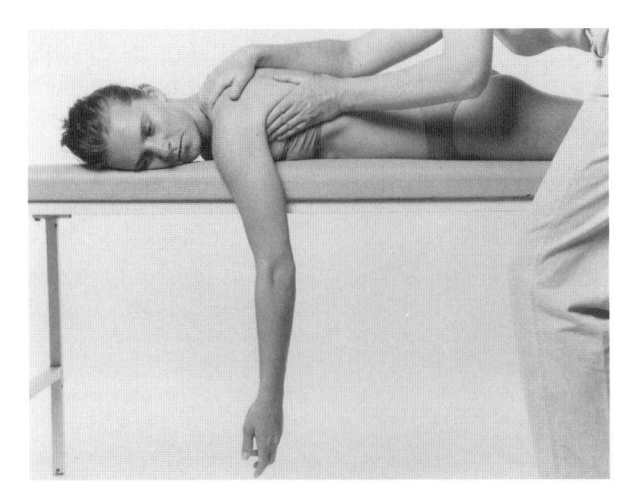

Abb. 1.65c: *2* Ausgangsstellung: Bauchlage, dicht am Bankrand, Gesicht zur Testseite gewendet. Arm hängt frei von der Bank herab und ist im Schultergelenk nach innen rotiert.
Fixation: Schulterblatt wird mit der einen Hand über der Spina, mit der anderen am axillaren Rand festgehalten.
Bewegung: Patient vollzieht eine volle Außenrotation im Schultergelenk, die an der Stellung der Ellenbeuge ablesbar ist.

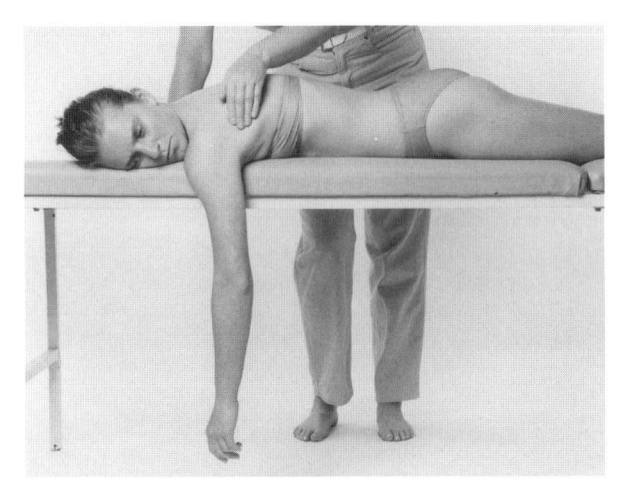

Abb. 1.65d: *1, 0* Ausgangsstellung: Bauchlage, mit Gesicht zur Testseite gewendet.
Arm ist im Schultergelenk nach innen gedreht und hängt frei vom Bankrand herunter.
Beim Bewegungsversuch palpiert man vorsichtig den M. teres minor über der kranialen Hälfte des lateralen Schulterblattrandes und den M. infraspinatus unmittelbar kranial davon.

Fehler und Hinweise

- Es muss darauf geachtet werden, dass bei der Untersuchung der Stufen 5, 4 und 3 die Muskulatur des Unterarmes, des Handgelenkes und der Hand entspannt bleibt.
- Bei den Stufen 5 und 4 kommt es vor, dass der Patient versucht, bei großem Widerstand gleichzeitig Ellenbogen- und Handgelenk zu strecken.
- Bei Stufe 2 ist darauf zu achten, dass die Bewegung tatsächlich vom Schultergelenk ausgeht und nicht vom Unterarm.

Eine **Kontraktur** kommt selten vor. Der Oberarm ist dann außenrotiert.

Innenrotation im Schultergelenk

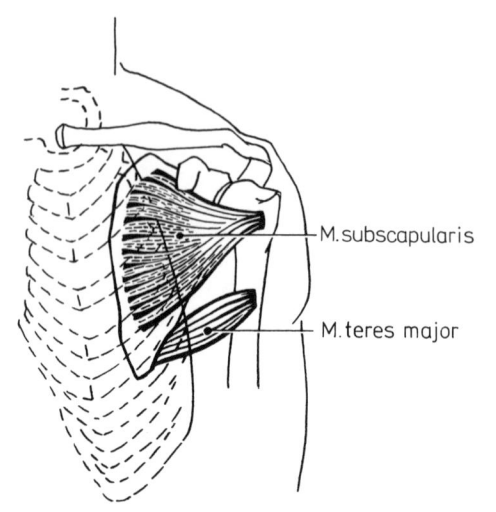

Abb. 1.66

C_5	C_6	C_7	C_8		M. subscapularis
C_5	C_6				M. pectoralis major – Pars clavicularis
	C_6	C_7			M. pectoralis major – Pars sternocostalis
			C_8	Th_1	M. pectoralis major – Pars abdominalis
	C_6	C_7	C_8		M. latissimus dorsi
C_5	C_6	C_7			M. teres major

Übersicht

Grundbewegung: Innenrotation im Schultergelenk. Getestet wird in einem Bewegungsausmaß von 80–90°.

Alle Stufen werden in Bauchlage getestet. Bei den Stufen 5, 4 und 3 ist der Arm im Schultergelenk 90° abduziert (Abduktionsnullstellung), und der Unterarm hängt frei über den Bankrand herab. Bei den Stufen 2, 1 und 0 hängt der ganze Arm außenrotiert von der Untersuchungsbank herab.

Die Notwendigkeit einer Fixation hängt vom Zustand der Muskulatur des Schultergürtels und ihrer Fähigkeit zur Fixation ab.

Ähnlich wie bei der Untersuchung der Außenrotation ist es auch hier vorteilhaft, am Bankrand mit der Hand oder einem kleinen Kissen zu unterpolstern.

Das Ausmaß der Bewegung wird durch die Anspannung der Gelenkkapsel sowie durch die Dehnbarkeit der Muskeln begrenzt, die sich an der Außenrotation im Schultergelenk beteiligen.

Tab. 1.20

Hauptmuskeln	Ursprung	Ansatz	Innervation
M. subscapularis	Innenfläche der Skapula	Tuberculum minus humeri	N. subscapularis: C_5, C_6, (C_7, C_8)
M. pectoralis major	*Pars clavicularis:* innerer Rand des medialen Drittels der Klavikula *Pars sternocostalis:* lateraler Rand des Sternums; Knorpel der echten Rippen *Pars abdominalis:* Scheide des M. rectus abdominis	Crista tuberculi majoris	Nn. thoracici ventrales: *P. clavicularis:* C_5, C_6 *P. sternocostalis:* C_6, C_7 *P. abdominalis:* C_8, Th_1
M. latissimus dorsi	*Wirbelsäulenportion:* Dornfortsätze von Th_7 bis zum Os sacrum; von der Lendenwirbelsäule und dem Kreuzbein an der festen Aponeurose der Lumbalfaszie *Rippenportion:* von den letzten 3–4 Rippen *Beckenportion:* Labium externum cristae iliacae	Crista tuberculi minoris	N. thoracodorsalis: C_6–C_8
M. teres major	kaudales Viertel des lateralen Skapularandes; dorsale Fläche des kaudalen Skapulawinkels	Crista tuberculi minoris	N. subscapularis: (C_5), C_6, (C_7)
Hilfsmuskeln: M. deltoideus (Pars clavicularis), M. biceps brachii, M. coracobrachialis	*Neutralisationsmuskeln:* M. deltoideus (Pars clavicularis), M. coracobrachialis und M. pectoralis major (Pars clavicularis) verhindern den Retroversionszug des M. latissimus und des M. teres major.		*Stabilisationsmuskeln:* M. pectoralis major und M. serratus anterior stabilisieren die Skapula.

Teststufen

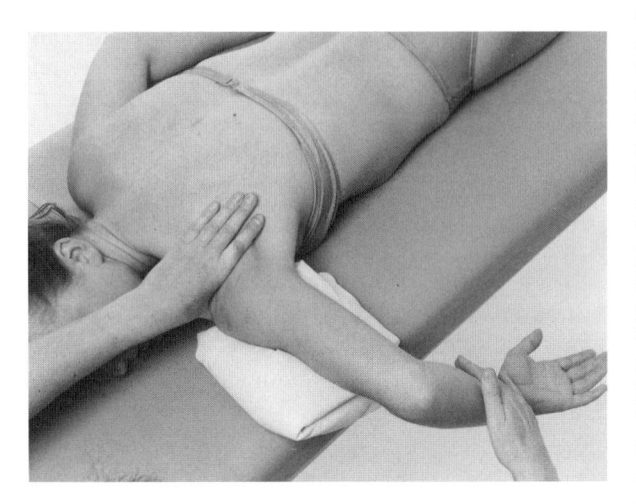

Abb. 1.67a: *5, 4* Ausgangsstellung: Bauchlage, Kopf zur getesteten Seite rotiert, Arm im Schultergelenk 90° abduziert, im Ellenbogengelenk 90° flektiert, Unterarm hängt herunter. Unter dem Oberarm liegt ein kleines Kissen. Fixation: oberhalb des Ellenbogens durch leichten Druck mit der Hand. Wenn nötig, muss auch über Schulterblattgräte fixiert werden.
Bewegung: Patient führt eine volle Innenrotation im Schultergelenk durch. Unterarm beschreibt dabei Viertelkreis nach hinten und oben (in der Endphase ist Hohlhand nach oben gerichtet).
Widerstand: mit Handfläche gegen unteres Drittel des Unterarmes oberhalb des Handgelenkes.

92 1 Muskelfunktionstest

Abb. 1.67b: *3* Ausgangsstellung: Bauchlage, Kopf zur getesteten Seite rotiert, Arm im Schultergelenk 90° abduziert, Unterarm hängt herunter. Unter dem Oberarm ein kleines Kissen.
Fixation: entweder nur am unteren Drittel des Oberarmes oberhalb des Ellenbogens oder auch am Schulterblatt. Letzteres ist bei geschwächten Schultergürtelmuskeln erforderlich.
Bewegung: Innenrotation im Schultergelenk in vollem Ausmaß.

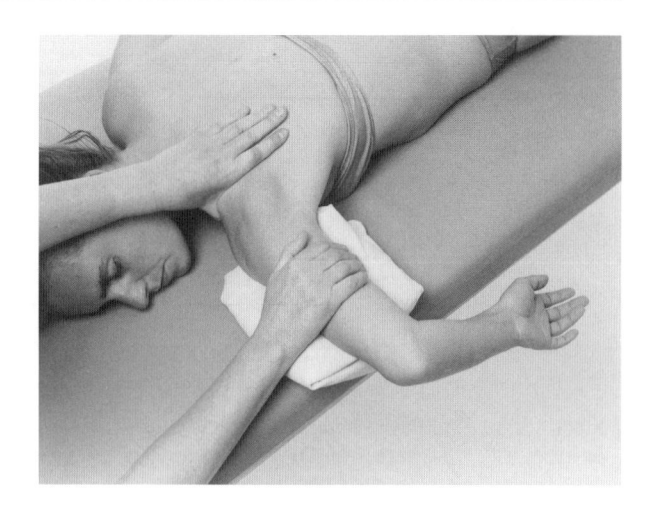

Abb. 1.67c: *2* Ausgangsstellung: Bauchlage, dicht am Bankrand. Arm hängt ausgestreckt frei über den Bankrand herab, ist im Schultergelenk außenrotiert.
Fixation: Schulterblatt und Schlüsselbein.
Bewegung: Innenrotation im Schultergelenk im ganzen möglichen Ausmaß.

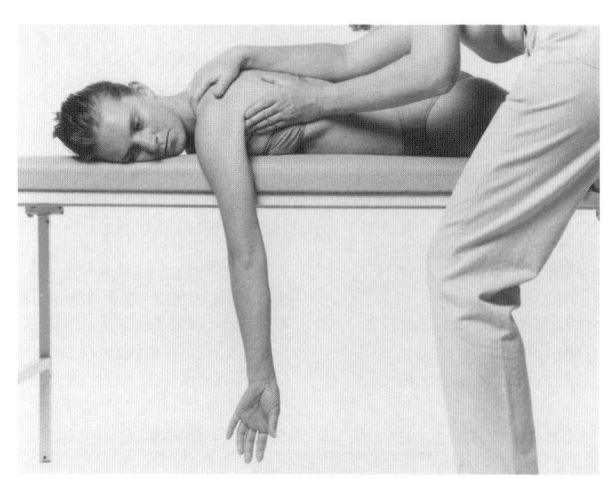

Abb. 1.67d: *1, 0* Ausgangsstellung: Bauchlage, dicht am Bankrand. Arm hängt in Außenrotation herunter. Der M. subscapularis wird tief in der Achselhöhle, in der Nähe seines Ansatzes palpiert. Wegen der tiefen Lage des Muskels ist es schwierig, seine Anspannung festzustellen. Der M. latissimus dorsi und M. teres major können an der hinteren, der M. pectoralis major an der vorderen Achselfalte palpiert werden.

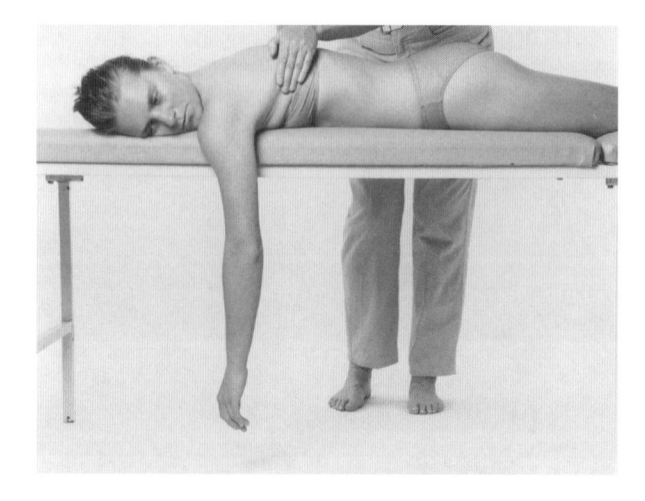

Fehler und Hinweise

Fehler kommen praktisch nicht vor, nur müssen bei den Stufen 5, 4 und 3 die Muskeln des Handgelenkes und der Finger entspannt sein, die Flexion im Ellenbogengelenk muss immer 90° betragen. Überwiegt der M. pectoralis major, so besteht eine Tendenz zur Adduktion.

Kontraktur

Der Arm ist nach innen rotiert. In Rückenlage ist der Patient nicht imstande, den Arm frei ausgestreckt neben dem Kopf auf die Unterlage zu legen.

1.4.5 Ellenbogengelenk

Flexion des Ellenbogengelenkes

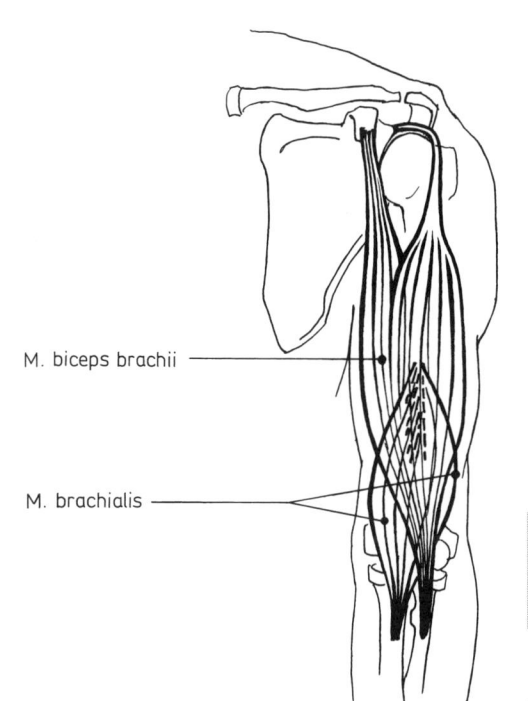

M. biceps brachii

M. brachialis

C_5	C_6	M. biceps brachii
C_5	C_6	M. brachialis
C_5	C_6	M. brachioradialis

Abb. 1.68

Übersicht

Grundbewegung: Flexion im Ellenbogengelenk in einem Ausmaß von 150°.
Die Stufen *5*, *4* und *3* werden im Sitzen, die Stufe *2* liegend oder sitzend und die Stufen *1* und *0* in Rückenlage geprüft. Beim Testen dieser Bewegung ist die Stellung von Unterarm und Hand besonders wichtig. Für den Menschen ist die Flexion im Ellenbogengelenk eine Bewegung von größter Wichtigkeit; deswegen ist sie von einer ganzen Gruppe Muskeln gesichert, die in den verschiedenen Drehstellungen des Unterarmes mit unterschiedlicher Kraft zur Geltung kommen. Für den *M. biceps brachii* ist die Supination des Unterarmes die günstigste Stellung. Sie wird als Ausgangsstellung angesehen, und die Untersuchung der Flexion im Ellenbogengelenk geht von ihr aus. Der *M. brachioradialis* macht sich mit der größten Kraft geltend, wenn sich der Unterarm in Mittelstellung, d. h. zwischen Supination und Pronation, befindet. Der *M. brachialis* beteiligt sich an der Bewegung am stärksten, wenn der Unterarm proniert ist. In dieser Stellung ist an der Bewegung auch der M. pronator teres beteiligt. Allerdings zeigt sich eine Aktivierung des M. brachialis bei der Ellenbogenflexion in jeder Rotationsstellung des Unterarmes.

Der M. brachioradialis stellt eine gewisse Reserve dar, die hauptsächlich bei der Bewegung gegen Widerstand eingesetzt wird. Andere, an der Flexion im Ellenbogengelenk mitbeteiligte Muskeln sind die langen Muskeln der Hand und der Finger, die an den Epikondylen des Humerus entspringen. Dazu gehören vor allem der M. flexor carpi radialis und M. flexor carpi ulnaris, der M. extensor carpi radialis longus und brevis, M. palmaris longus und M. flexor digitorum superficialis. Bei ihrem Einsatz ändert sich beim Versuch einer Ellenbogenflexion zwangsläufig auch die Stellung des Handgelenkes und der Finger. Bei der Flexion, insbesondere gegen Widerstand, zeigt sich eine Tendenz leichter Extension (Retroversion) in der Schulter. Um dies zu verhin-

Tab. 1.21

Hauptmuskeln	Ursprung	Ansatz	Innervation
M. biceps brachii	*Caput longum*: Tuberculum supraglenoidale oberhalb der Schultergelenkspfanne *Caput breve*: Proc. coracoideus	Tuberculum radii, Fasern zur Ulnarseite in die Fascia antebrachii (Lacertus fibrosus)	N. musculocutaneus: C_5, C_6
M. brachialis	Vorderfläche der distalen Hälfte des Humerus vom M. deltoideus bis zur Ellenbogengelenkskapsel, teilweise auch vom Septum intermuskulare brachii mediale und laterale	unterhalb des Proc. coronoideus an der Tuberositas ulnae	N. musculocutaneus: C_5, C_6; Hilfsfasern aus dem N. radialis
M. brachioradialis	Margo radialis humeri	Proc. styloideus radii	N. radialis: C_5, C_6
Hilfsmuskeln: M. flexor carpi radialis, M. flexor carpi ulnaris, M. extensor carpi ulnaris, M. extensor carpi radialis longus, M. palmaris longus, M. pronator teres	*Neutralisationsmuskeln:* M. pronator teres und M. biceps brachii heben gegenseitig ihre Rotationskomponenten auf.	*Stabilisationsmuskeln:* M. pectoralis major, vorderer Teil des M. deltoideus und M. coracobrachialis halten den Humerus in vertikaler Stellung.	

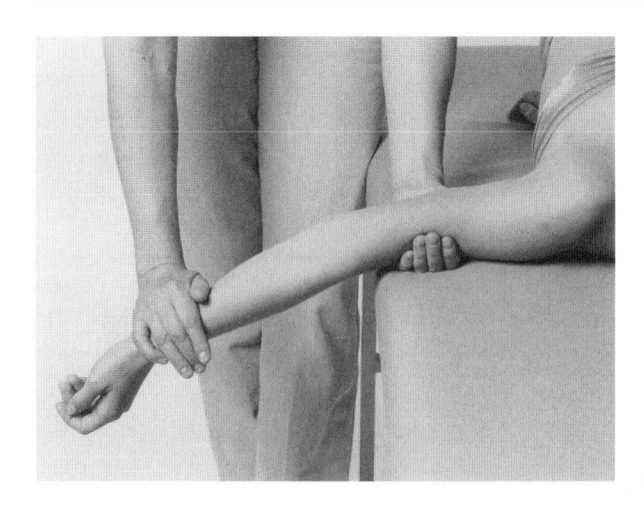

Abb. 1.69

dern, muss der Ellenbogen etwas fixiert werden, ohne jedoch seine Bewegung zu behindern.

Bei der Bewertung dieser Bewegung darf nicht vergessen werden, dass trotz des vorher Gesagten der wichtigste Beuger der M. biceps brachii ist. Er beteiligt sich an der Beugung in allen Positionen, obwohl nicht immer mit maximaler Leistung. Eine Differenzierung ist also begründet und äußerst wichtig, denn danach wird das weitere therapeutische Vorgehen festgelegt. Therapeutisch bemühen wir uns immer, den M. biceps brachii so zu kräftigen, dass der seine Rolle als Hauptmuskel spielen kann, und erst, wenn das nicht gelingt, gehen wir dazu über, den M. brachioradialis bzw. M. brachialis zum Hauptbeuger zu trainieren. Daher müssen wir bei der Untersuchung die einzelnen Flexoren unterscheiden und die diesbezüglichen Befunde dokumentieren.

Eine *geringgradige Abschwächung des M. biceps brachii* kann man im Muskelfunktionstest nicht erkennen, wenn man mit der Beugung nicht am Anschlag der vollen Extension beginnt. Daher ist es erforderlich, beim Test auf jeden Fall von der maximalen Streckung im Ellenbogen auszugehen. Eine leichte Muskelschwächung kann am besten erkannt werden, wenn man darauf achtet, ob die Bewegung (namentlich gegen Widerstand) aus der Hyperextension (Abb. 1.69) und in den ersten 4° der Beugung normal kräftig ist. Dieser Bewegungsbeginn ist für die Funktion des Muskels eine sehr ungünstige Stellung und erfordert daher vollen Krafteinsatz.

Das Bewegungsausmaß wird durch das Einstemmen des Processus coronoideus ulnae in die Fossa coronoidea humeri und durch das Zusammendrücken der Muskeln an der ventralen Seite von Unter- und Oberarm begrenzt.

96 1 Muskelfunktionstest

Teststufen

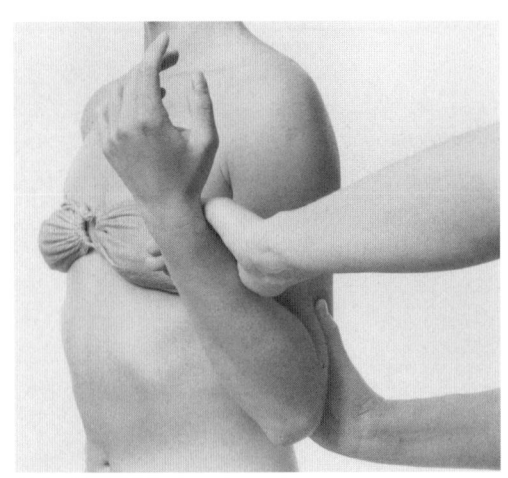

Abb. 1.70a

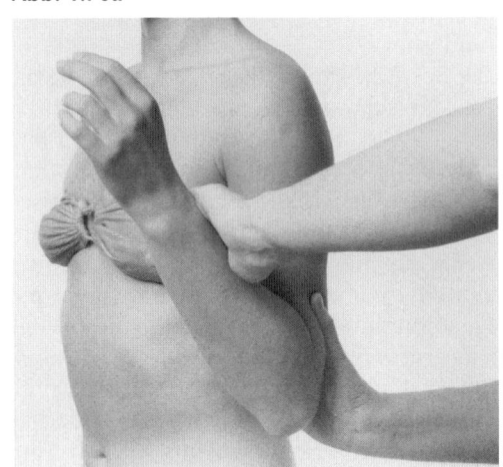

Abb. 1.70b

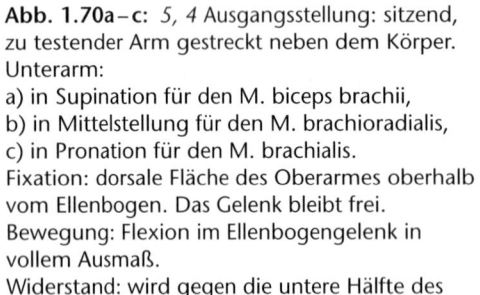

Abb. 1.70a–c: *5, 4* Ausgangsstellung: sitzend, zu testender Arm gestreckt neben dem Körper. Unterarm:
a) in Supination für den M. biceps brachii,
b) in Mittelstellung für den M. brachioradialis,
c) in Pronation für den M. brachialis.
Fixation: dorsale Fläche des Oberarmes oberhalb vom Ellenbogen. Das Gelenk bleibt frei.
Bewegung: Flexion im Ellenbogengelenk in vollem Ausmaß.
Widerstand: wird gegen die untere Hälfte des Unterarmes im Bogen gegen die Bewegungsrichtung gegeben. Der Unterarm bleibt während der ganzen Bewegung in unveränderter Einstellung zur Längsachse (Supination, Mittelstellung oder Pronation).

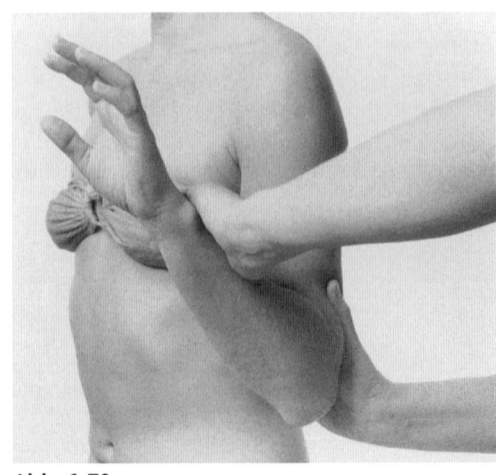

Abb. 1.70c

1.4 Obere Extremität 97

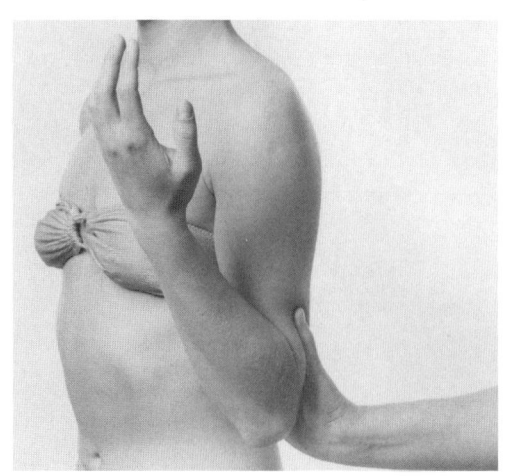

Abb. 1.71a

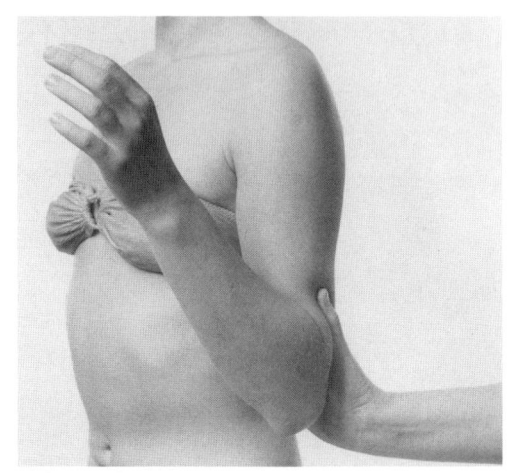

Abb. 1.71b

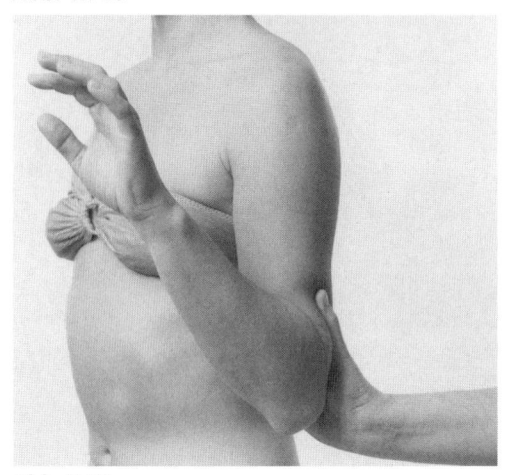

Abb. 1.71c

Abb. 1.71a–c: *3* Ausgangsstellung: sitzend, Arm hängt gestreckt neben dem Körper.
Unterarm:
a) in Supination für den M. biceps brachii,
b) in Mittelstellung für den M. brachioradialis,
c) in Pronation für den M. brachialis.
Fixation: eine Hand umfasst oberhalb der Humeruskondylen von hinten den distalen Oberarm, die andere Hand fixiert je nach Bedarf noch Schultergelenk und Schulterblatt.
Bewegung: volle Flexion im Ellenbogengelenk. Der Unterarm bleibt während der ganzen Bewegung in unveränderter Einstellung zur Längsachse.

1 Muskelfunktionstest

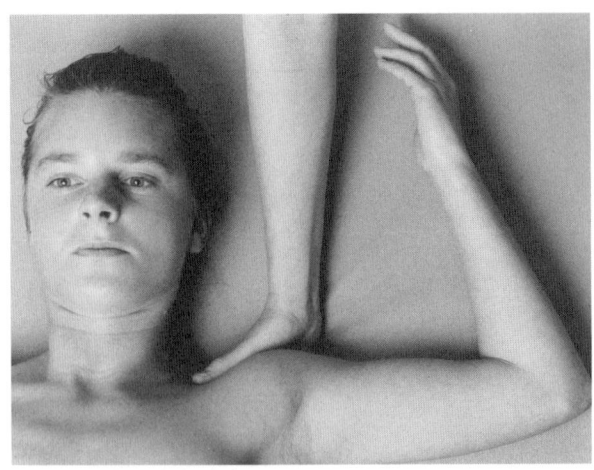

Abb. 1.72a

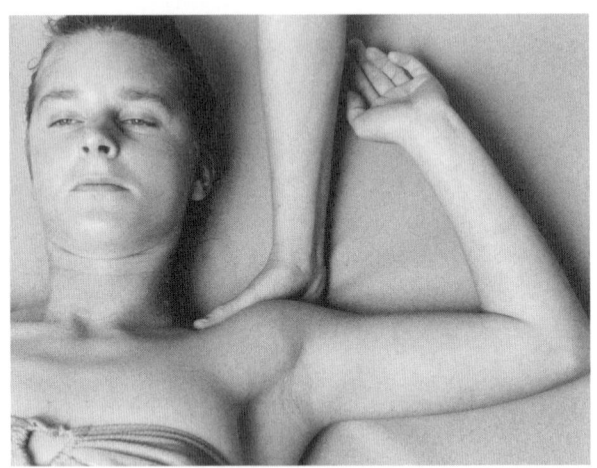

Abb. 1.72b

Abb. 1.72a–c: *2a* Ausgangsstellung: Rückenlage, Oberarm 90° abduziert und außenrotiert, im Ellenbogengelenk extendiert.
Der Unterarm ruht auf der Unterlage, und zwar:
a) mit seiner radialen Kante für den M. biceps brachii,
b) mit der Dorsalfläche für den M. brachioradialis,
c) mit seiner ulnaren Kante für den M. brachialis.
Fixation: Schultergegend und je nach Bedarf noch Oberarmkondylen.
Bewegung: volle Beugung im Ellenbogen durch Verschieben des Unterarmes auf der Unterlage. Der Unterarm bleibt während der Bewegung in unveränderter Einstellung zur Längsachse.

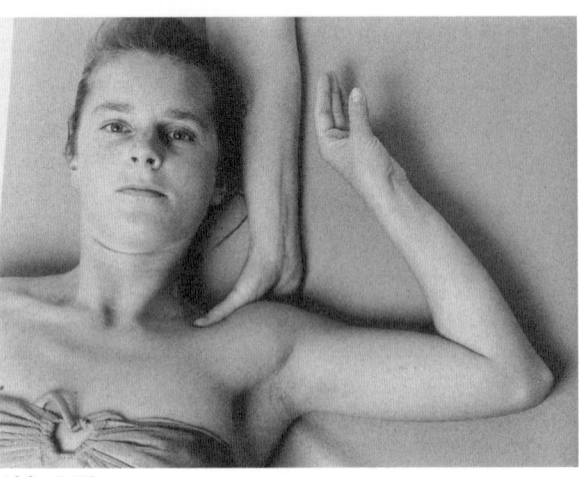

Abb. 1.72c

1.4 Obere Extremität **99**

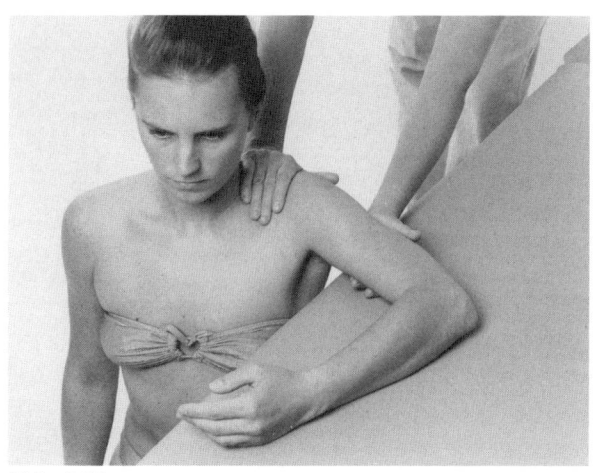

Abb. 1.73a

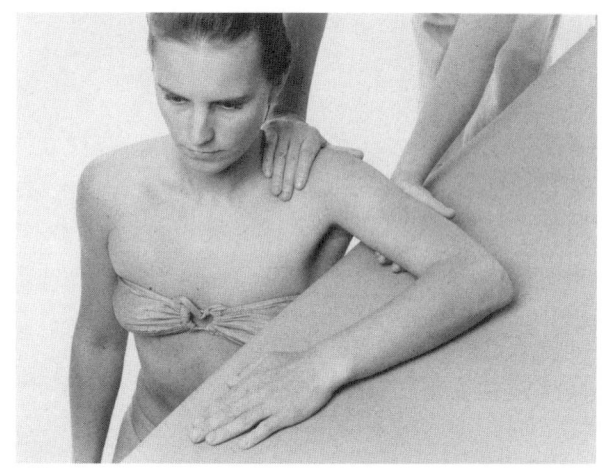

Abb. 1.73b

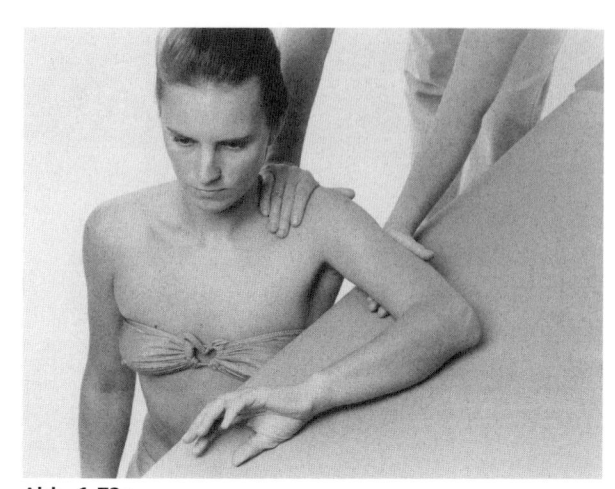

Abb. 1.73c

Abb. 1.73a–c: *2b* Ausgangsstellung: sitzend, mit der Seite des zu testenden Armes zur Untersuchungsbank gewendet, Arm im Schultergelenk 90° abduziert und im Ellenbogen extendiert.
Der Unterarm ruht auf der Unterlage, und zwar:
a) mit seiner ulnaren Kante für den M. biceps brachii,
b) mit der ventralen (palmaren) Fläche für den M. brachioradialis,
c) mit seiner radialen Kante für den M. brachialis.
Fixation: in der Mitte des Oberarmes und über der Schulter.
Bewegung: volle Flexion im Ellenbogengelenk durch Verschieben des Unterarmes auf der Unterlage.

100 1 Muskelfunktionstest

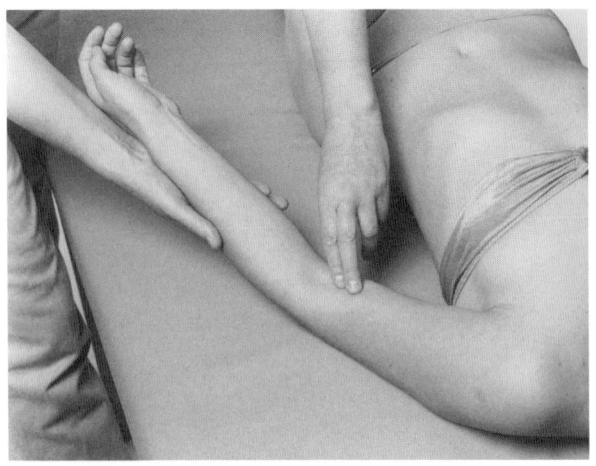

Abb. 1.74a

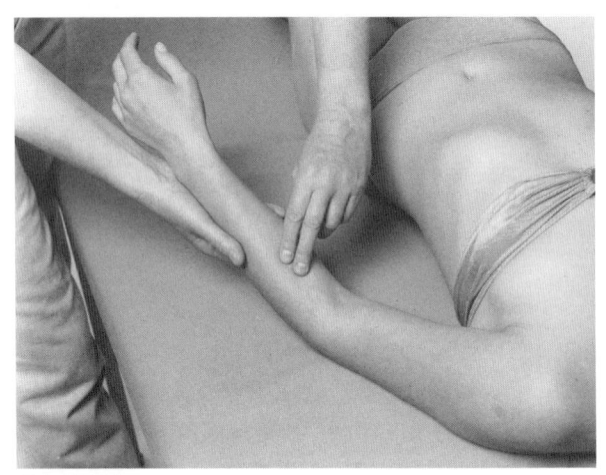

Abb. 1.74b

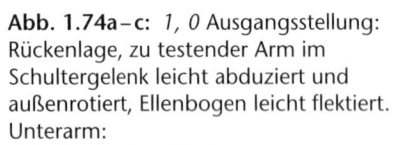

Abb. 1.74a–c: *1, 0* Ausgangsstellung: Rückenlage, zu testender Arm im Schultergelenk leicht abduziert und außenrotiert, Ellenbogen leicht flektiert. Unterarm:
a) in Supination für den M. biceps brachii,
b) in Mittelstellung für den M. brachioradialis,
c) in Pronation für den M. brachialis.
Die Sehne des M. biceps brachii kann in der Ellenbeuge nahe dem Muskelansatz palpiert werden und seine Muskelfasern an der Ventralseite des Oberarmes (a). Der M. brachioradialis kann in der Nähe seines Ursprungs und entlang der Muskelfasern palpiert werden (b). Den M. brachialis suchen wir oberhalb des Olecranon und im Verlauf der Muskelfasern über der äußeren Fläche des unteren Oberarmdrittels auf (c).

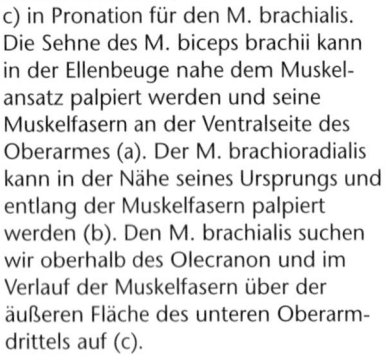

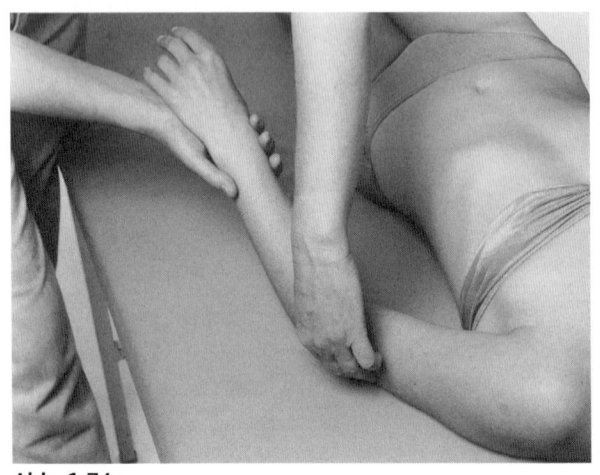

Abb. 1.74c

1.4 Obere Extremität

💡 Fehler und Hinweise

Nach dem Gesagten ist verständlich, dass folgende Fehler oft vorkommen:
- Die einzelnen Ausgangslagen werden nicht genau differenziert und die Bewegungen nur als Ganzes bewertet.
- Die Aktivierung der Handflexoren wird häufig übersehen. Wenn sie bei supiniertem Unterarm die Bewegung unterstützen, kommt es während der Flexion des Ellenbogens gleichzeitig zur Flexion im Handgelenk.
- Ebenso wird die Funktion der Handgelenkextensoren außer Acht gelassen. Wenn sie sich an der Substitution der Flexion im Ellenbogengelenk bei proniertem Unterarm beteiligen, so kommt es gleichzeitig zu einer Extension im Handgelenk. Bei Substitution der Ellenbogenflexion in Mittelstellung des Unterarmes wird die Hand im Handgelenk in Radialduktion und Extension gezogen.
- Man beachtet zu wenig die richtige Fixation des Humerusendes, das unbewegt bleiben muss.
- Man geht nicht von der vollen Extension im Ellenbogen aus.

Kontraktur

Eine Kontraktur äußert sich als unterschiedlich ausgeprägte Flexionsstellung des Ellenbogengelenkes je nach dem Grad der Verkürzung.

Extension des Ellenbogengelenkes

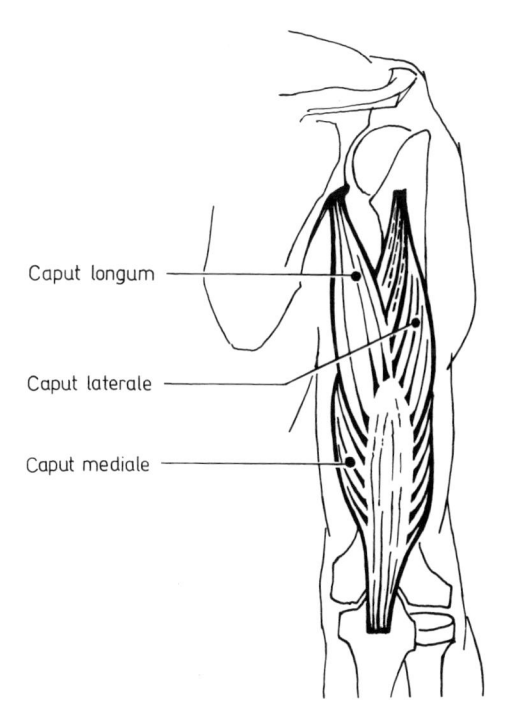

C_6	C_7	C_8	M. triceps brachii – Caput longum
C_6	C_7		M. triceps brachii – Caput laterale
	C_7	C_8	M. triceps brachii – Caput mediale
	C_7	C_8	M. anconeus

Abb. 1.75: M. triceps brachii

Tab. 1.22

Hauptmuskeln	Ursprung	Ansatz	Innervation
M. triceps brachii	*Caput longum:* oberes Viertel des lateralen Skapularandes und Tuberculum infraglenoidale *Caput laterale:* äußere hintere Fläche des Humerus vom Tuberculum majus bis zum Sulcus n. radialis *Caput mediale:* hintere Fläche des Humerus vom Sulcus n. radialis bis zur Ellenbogengelenkkapsel	Olecranon ulnae	N. radialis: *Caput longum:* C_6, C_7, C_8 *Caput laterale:* C_6, C_7 *Caput mediale:* C_7, C_8
M. anconeus	Epicondylus lateralis humeri, Lig. collaterale radiale	Olecranon ulnae, die anliegende Seite der Ulna	N. radialis: C_7, C_8
Hilfsmuskeln: Extensoren des Unterarmes	*Neutralisationsmuskeln:* keine	*Stabilisationsmuskeln:* M. pectoralis major (sternaler Teil), M. latissimus dorsi, M. teres major	

Übersicht

Grundbewegung: Extension im Ellenbogengelenk im Ausmaß von 90°.
Die Stufen 5, 4 und 3 werden in Bauchlage untersucht, das Schultergelenk ist 90° abduziert, und der Unterarm hängt frei über den Bankrand herab. Stufe 2 wird in Rückenlage oder sitzend untersucht, die Stufen 1 und 0 dagegen in Rückenlage. Unter der Ellenbeuge, dort wo der Arm auf der Bankkante liegt, polstern wir mit einem kleinen Kissen oder unserer Hand, mit der wir auch den Arm des Patienten leicht stabilisieren.
Die Extension im Ellenbogengelenk wird vorwiegend vom M. triceps brachii besorgt. Die Funktion des M. anconeus wird meistens übersehen, obwohl sich durch seine isolierte Schädigung die Kraft der Extension um etwa 20 % vermindern kann. In Zweifelsfällen ist es darum wertvoll, die Anspannung (Teststufe 1) dieses Muskels zu palpieren, und zwar hinter dem lateralen Epikondylus.
Das Ausmaß der Bewegung wird durch den Anschlag des Olecranon ulnae in der Fossa olecrani begrenzt.

Teststufen

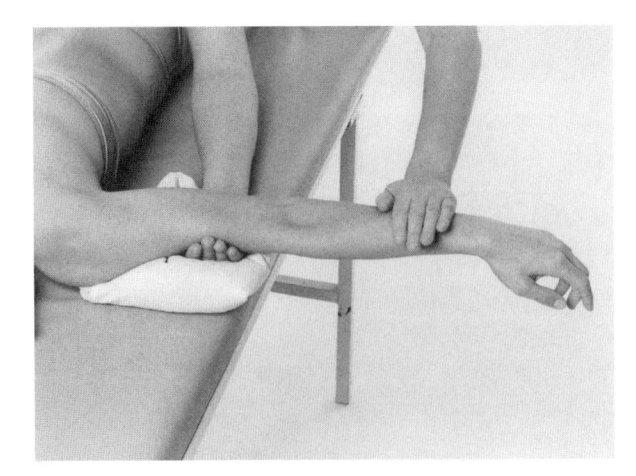

Abb. 1.76a: *5, 4* Ausgangsstellung: Bauchlage, zu testender Arm im Schultergelenk 90° abduziert. Unterarm hängt von der Untersuchungsbank herunter, Ellenbogen ist rechtwinklig gebeugt.
Fixation: mit Handfläche an ventraler Seite des unteren Oberarmdrittels.
Bewegung: Extension im Ellenbogengelenk bis zum Anschlag.
Widerstand: mit Hand an der Dorsalfläche des distalen Unterarmdrittels dicht oberhalb des Handgelenkes.

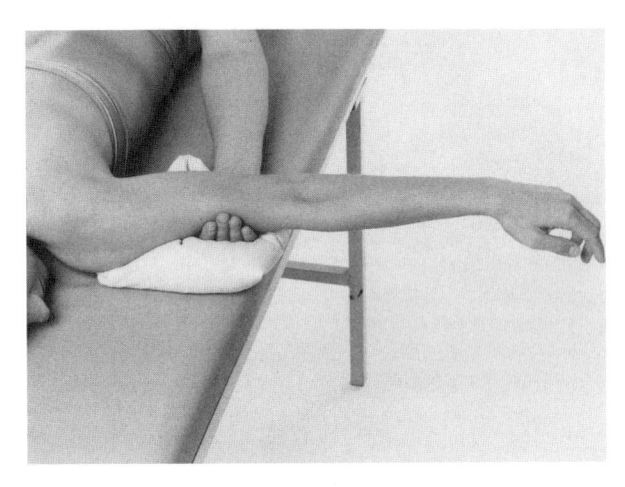

Abb. 1.76b: *3* Ausgangsstellung: Bauchlage, zu testender Arm im Schultergelenk 90° abduziert. Unterarm hängt rechtwinklig gebeugt frei von der Untersuchungsbank herunter.
Fixation: mit der Hand an der ventralen Seite des unteren Oberarmdrittels.
Bewegung: Extension im Ellenbogengelenk.

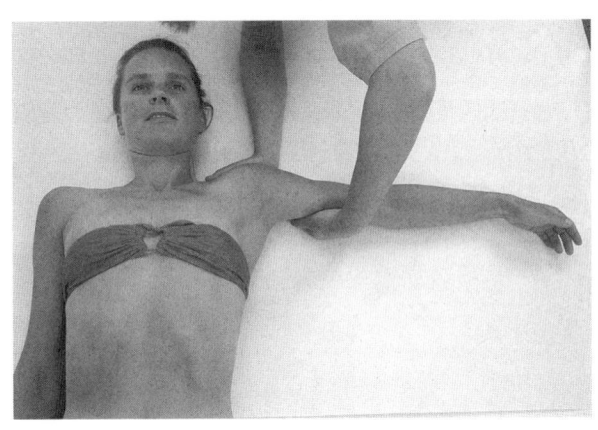

Abb. 1.76c: *2a* Ausgangsstellung: Rückenlage, zu testender Arm liegt auf der Untersuchungsbank im Schultergelenk 90° abduziert und außenrotiert, Unterarm supiniert und im Ellenbogengelenk 90° flektiert.
Fixation: Oberarm und Schultergürtel.
Bewegung: Extension im Ellenbogengelenk. Unterarm verschiebt sich auf Unterlage.

104 1 Muskelfunktionstest

Abb. 1.76d: *2b* Ausgangsstellung: sitzend, mit der Seite des zu testenden Armes zur Untersuchungsbank gewendet, Arm ruht auf Bankplatte, im Schultergelenk 90° abduziert, Unterarm steht in Mittelstellung (Hand liegt mit der Ulnarkante auf), Ellenbogengelenk ist 90° flektiert.
Fixation: Oberarm und Schultergürtel.
Bewegung: Patient verschiebt Unterarm auf Bankplatte und streckt ihn im Ellenbogengelenk.

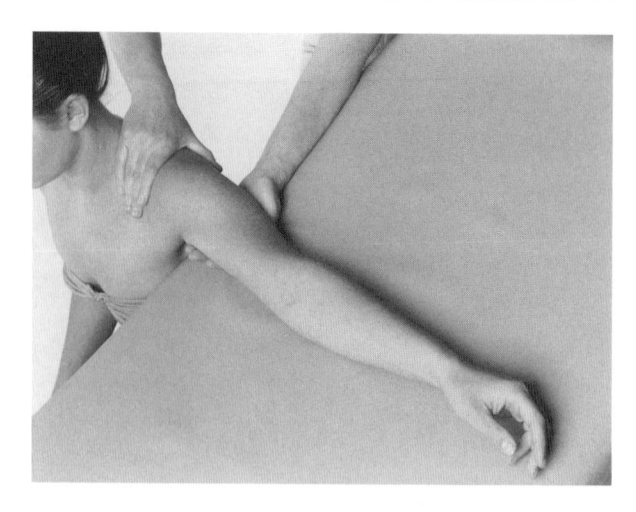

Abb. 1.76e: *1, 0* Ausgangsstellung: Bauchlage, zu testender Arm ist im Schultergelenk abduziert. Unterarm hängt über den Bankrand herunter. Die Sehne des M. triceps brachii palpiert man an ihrem Ansatz auf der Dorsalseite des Ellenbogens, Muskelfasern sind in ihrem Verlauf am Oberarm tastbar. Der M. anconeus ist hinter dem lateralen Epikondylus zu palpieren.

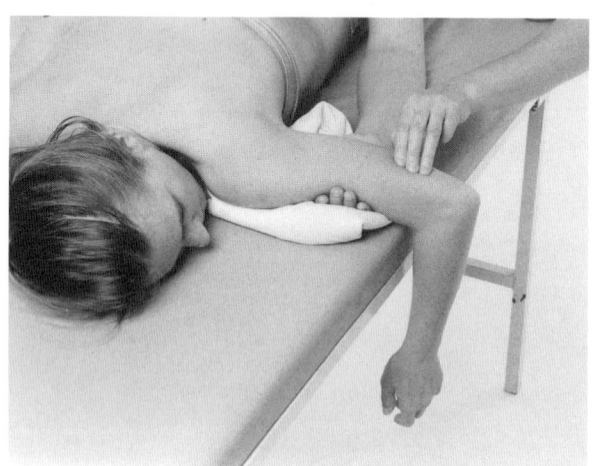

Fehler kommen kaum vor.

Kontraktur

Eine Kontraktur äußert sich in einer erschwerten Flexion im Ellenbogengelenk und einer Verringerung des Flexionsausmaßes.

1.4.6 Unterarm

Supination des Unterarmes

C_5 C_6 M. biceps brachii
C_5 C_6 C_7 M. supinator

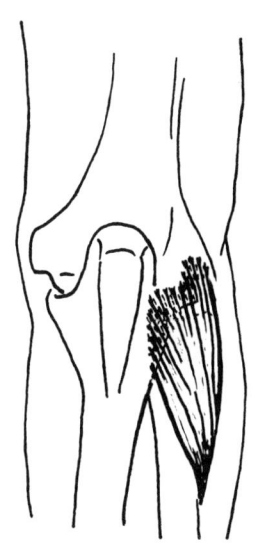

Abb. 1.77: M. supinator

Übersicht

Grundbewegung: Supination (Auswärtsdrehung) des Unterarmes.
Ausgangsstellung: Pronation. Das Ausmaß der Bewegung beträgt 180°.

Tab. 1.23

Hauptmuskeln	Ursprung	Ansatz	Innervation
M. biceps brachii	*Caput longum:* Tuberculum supraglenoidale oberhalb der Schultergelenkspfanne *Caput breve:* Proc. coracoideus	Tuberculum radii, Fasern zur medialen Seite in die Fascia antebrachii	N. musculocutaneus: C_5, C_6
M. supinator	*Oberflächlichere Muskelbündel:* Epicondylus lateralis humeri, Lig. collaterale radiale und Lig. annulare radii *Tiefe Muskelbündel:* Crista m. supinatoris ulnae	umschlingt den Radiushals und setzt am proximalen Drittel der lateralen und dorsalen Seite des Radius an	N. radialis: (C_5), C_6, (C_7)
Hilfsmuskeln: M. brachioradialis – aus der Pronation bis zur Mittelstellung	*Neutralisationsmuskeln:* M. triceps brachii und M. anconeus heben die Flexionskomponente des M. biceps brachii auf.	*Stabilisationsmuskeln:* M. triceps brachii, M. anconeus und M. biceps brachii fixieren das Humeroulnargelenk (Flexion – Extension).	

Die Stufen 5, 4 und 3 werden im Sitzen, die Stufen 2, 1 und 0 in Bauchlage mit abduziertem Oberarm und über den Bankrand herabhängendem Unterarm getestet, die Ellenbeuge wird mit der Hand oder einem kleinen Kissen unterpolstert.

Bei den Stufen 5 und 4 ist auch bei gutem Zustand der Muskeln des Schultergürtels eine Fixation des Oberarmes erforderlich; bei schlaffer Muskulatur muss bei der Stufe 3 hauptsächlich der Unterarm gestützt werden. Der M. supinator liegt in der Tiefe und kann nur bei gleichzeitiger völliger Entspannung der oberflächlichen Unterarmextensoren palpiert werden. Auch dann ist die Palpation noch schwierig und die Bewertung ungenau.

Das Ausmaß der Bewegung wird durch die Anspannung der Ligamente und den distalen Teil der Membrana interossea und die Dehnbarkeit der Pronatoren des Unterarmes begrenzt.

Teststufen

Abb. 1.78a: *5, 4* Ausgangsstellung: sitzend, Oberarm neben dem Körper, Ellenbogengelenk in 90°-Flexion, Unterarm in Pronation, Muskeln des Handgelenkes und der Finger entspannt.
Fixation: unteres Drittel vom Oberarm knapp über dem Ellenbogengelenk.
Bewegung: Patient führt aus Pronationsstellung des Unterarmes die volle Supination durch.
Widerstand: am unteren Ende der Palmarfläche vom Unterarm mit maximalem Druck gegen den Processus styloideus ulnae gegen Bewegungsrichtung, dass der Untersuchende seine gleichnamige Hand in die Hand des Patienten legt, mit Zeigefinger palmar auf dem Ulnaköpfchen. Widerstand muss dann mit der ganzen Hand, am stärksten jedoch mit dem Zeigefinger erfolgen, Gegenhalt mit dem Daumen, von dorsal.

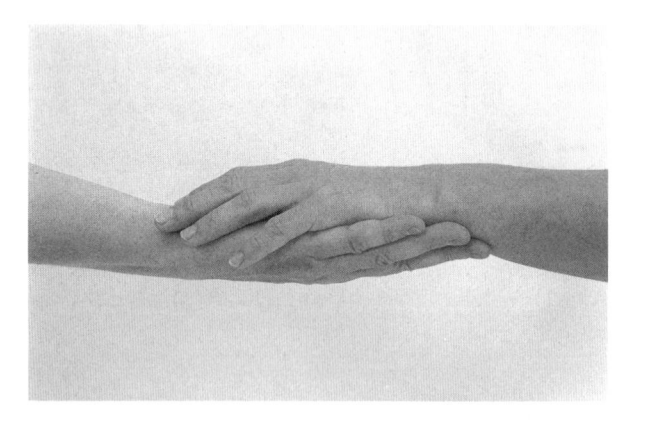

Abb. 1.78b: *3* Ausgangsstellung: sitzend, Oberarm neben dem Körper, Ellenbogengelenk in 90°-Flexion, Unterarm in Pronationsstellung, Muskeln des Handgelenkes und der Finger entspannt.
Fixation: unteres Drittel des Oberarmes nahe am Ellenbogengelenk. Mit der anderen Hand unterstützt der Untersuchende den Unterarm des Patienten.
Bewegung: volle Supination des Unterarmes.

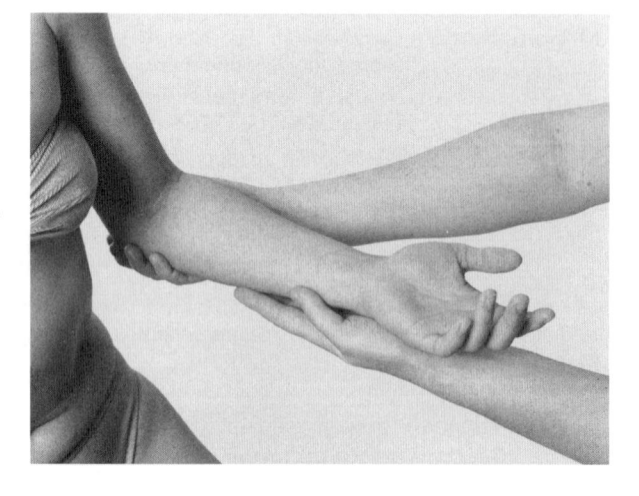

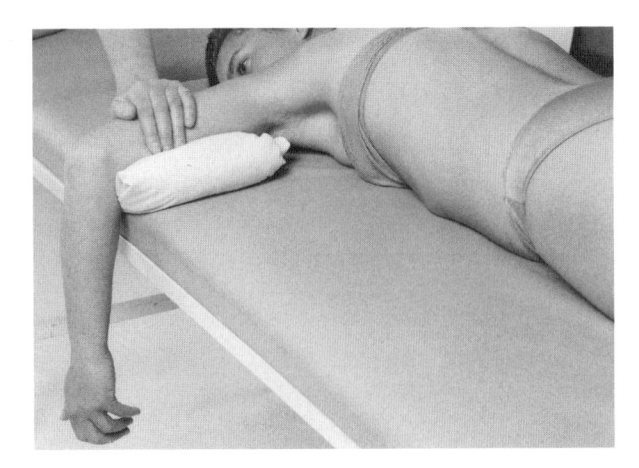

Abb. 1.78c: *2* Ausgangsstellung: Bauchlage, Arm im Schultergelenk 90° abduziert. Der pronierte Unterarm hängt frei über den Bankrand herab; die Muskeln der Finger und des Handgelenkes sind entspannt.
Fixation: Oberarm.
Bewegung: Supination in vollem Ausmaß.

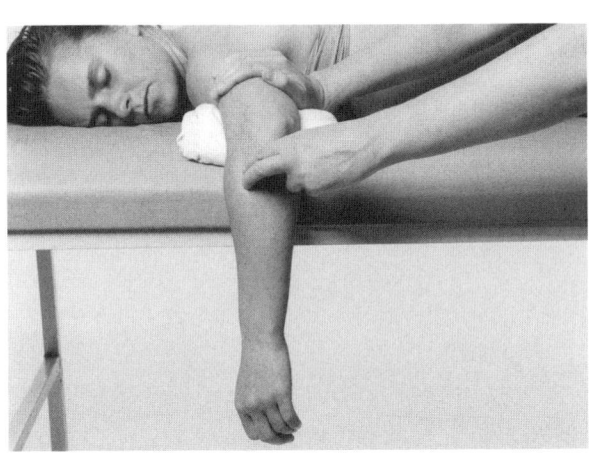

Abb. 1.78d: *1, 0* Ausgangsstellung: Bauchlage, Oberarm im Schultergelenk 90° abduziert, Ellenbogengelenk in 90°-Flexion, Unterarm hängt herunter, Finger- und Handextensoren sind entspannt.
Fixation: nicht erforderlich.
Beim Bewegungsversuch bemühen wir uns, den M. supinator durch tiefe Palpation am radialen Rand des oberen Unterarmviertels zu erreichen. Der M. biceps brachii kann nahe seinem Ansatz in der Ellenbeuge und im Faserverlauf getastet werden.

Fehler und Hinweise

- Während der ganzen Bewegung muss die rechtwinklige Flexion im Ellenbogengelenk beibehalten werden.
- Das Ellenbogengelenk muss während der Bewegung immer an derselben Stelle liegen bleiben, der Oberarm muss daher festgehalten werden. Anderenfalls könnte der Patient die Supination durch Flexion, Adduktion und Außenrotation im Schultergelenk ersetzen. Das betrifft vor allem die Stufen 5, 4 und 3.
- Die Muskeln des Handgelenkes und der Finger müssen entspannt sein, die Extensoren dürfen am Bewegungsende nicht nachhelfen.
- Bei den Stufen 5 und 4 muss das Handgelenk so gefasst werden, dass es zu keiner Handgelenkverwringung kommt.

Kontraktur

Das Ellenbogengelenk ist flektiert, der Unterarm supiniert. Es sind somit Funktionen undurchführbar, die eine Pronation des Unterarmes erfordern.

Pronation des Unterarmes

Abb. 1.79

Labels in figure: M. pronator teres; M. pronator quadratus

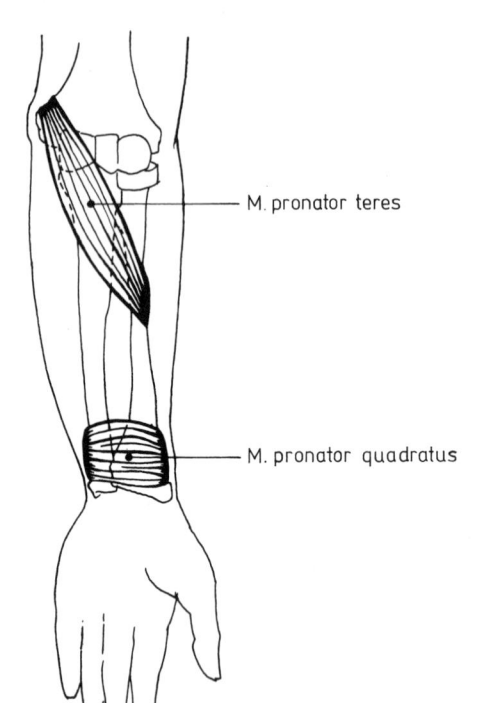

C_6 C_7 M. pronator teres
C_6 C_7 C_8 Th_1 M. pronator quadratus

Übersicht

Grundbewegung: Pronation des Unterarmes (Innenrotation, Handwendung nach innen).

Tab. 1.24

Hauptmuskeln	Ursprung	Ansatz	Innervation
M. pronator teres	*Caput humerale:* Epicondylus medialis humeri, Ventralfläche des Septum intermusculare mediale *Caput ulnare:* Tuberositas ulnae	etwa in der Mitte der Außenseite des Radius	N. medianus: C_6, (C_7), manchmal auch zusätzlich Fasern vom N. musculocutaneus
M. pronator quadratus	distales Viertel der palmaren Fläche der Ulna	distales Viertel der palmaren Fläche des Radius	N. interosseus (antebrachii) anterior n. mediani: (C_6, C_7), C_8, Th_1
Hilfsmuskeln: M. flexor carpi radialis, M. palmaris longus, M. extensor carpi radialis longus	*Neutralisationsmuskeln:* M. triceps brachii und M. anconeus heben die Flexionskomponente des M. pronator teres auf.	*Stabilisationsmuskeln:* M. triceps brachii, M. anconeus und M. biceps brachii stabilisieren das Ellenbogengelenk.	

Ausgangsstellung: Supination. Das Ausmaß der ganzen Bewegung beträgt 180°.
Die Stufen 5, 4 und 3 werden im Sitzen, die Stufe 2 in Bauchlage und die Stufen 1 und 0 entweder in Bauch- oder Rückenlage getestet. Die Ellenbeuge wird mit einem kleinen Kissen unterpolstert. Bei Stufe 3 muss der Unterarm immer unterstützt werden. Der M. pronator quadratus liegt sehr tief und ist darum schwer zu tasten. Das Bewegungsausmaß wird durch Anspannung des distalen Anteiles der Membrana interossea, des Lig. collaterale carpi ulnare und des Lig. radiocarpeum dorsale begrenzt.

Teststufen

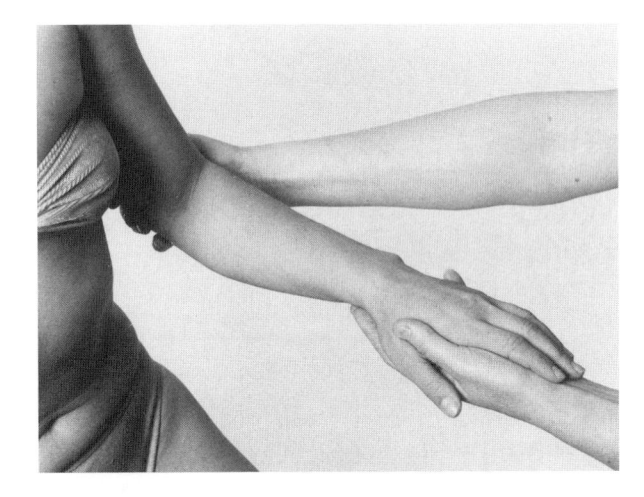

Abb. 1.80a: *5, 4* Ausgangsstellung: sitzend, Oberarm neben dem Körper, Ellenbogengelenk in 90°-Flexion, Unterarm in Supination. Muskeln des Handgelenkes und Finger sind entspannt.
Fixation: mit Handfläche und Fingern am unteren Oberarmdrittel oberhalb des Ellenbogengelenkes.
Bewegung: volle Pronation.
Widerstand: gegen die Bewegungsrichtung oberhalb des Handgelenkes auf der palmaren Unterarmfläche mit besonderem Druck über dem Processus styloides radii. Untersuchender ergreift Hand des Patienten wie beim Händedruck und legt seinen Mittel- und Zeigefinger auf dessen Handgelenk. Widerstand wird mit ganzer Hand gegeben, aber der stärkste Druck kommt vom Zeigefinger gegen den Proc. styloides radii.

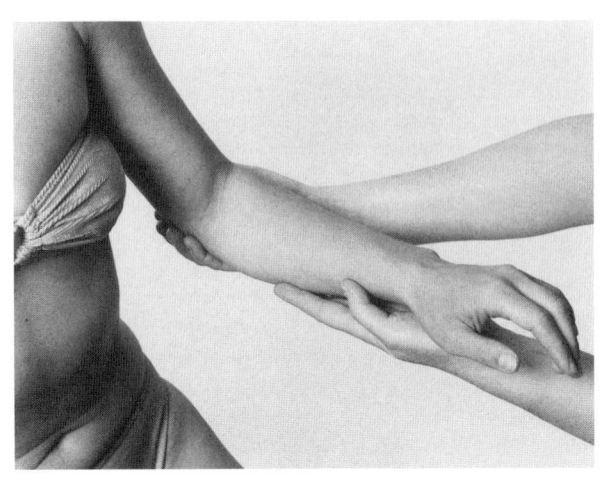

Abb. 1.80b: *3* Ausgangsstellung: sitzend, Oberarm neben dem Körper, Ellenbogengelenk in 90°-Flexion, Unterarm supiniert, Muskeln des Handgelenkes und Finger sind entspannt.
Fixation: mit Hand am unteren Drittel des Oberarmes, knapp oberhalb des Ellenbogengelenkes. Mit der anderen Hand wird der Unterarm unterstützt.
Bewegung: volle Pronation des Unterarmes.

1 Muskelfunktionstest

Abb. 1.80c: *2* Ausgangsstellung: Bauchlage, Arm im Schultergelenk in 90°-Abduktion, Ellenbogengelenk in 90°-Flexion, Unterarm ist supiniert, hängt von der Untersuchungsbank herab. Muskeln des Handgelenkes und der Finger sind entspannt.
Fixation: unteres Oberarmdrittel oberhalb der Epikondylen.
Bewegung: volle Pronation des Unterarmes.

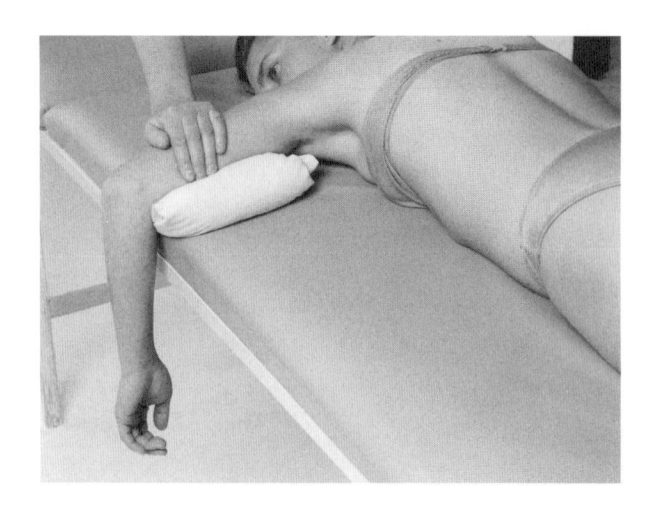

Abb. 1.80d, e: *1, 0* Ausgangsstellung: Rückenlage, Arme neben dem Körper, Ellenbogengelenk in leichter Flexion und Supination.
Beim Bewegungsversuch wird der M. pronator teres an der ventralen Fläche des Unterarmes unterhalb der Ellenbeuge (Abb. 1.80d) und der M. pronator quadratus oberhalb des Handgelenkes palpiert (Abb. 1.80e).

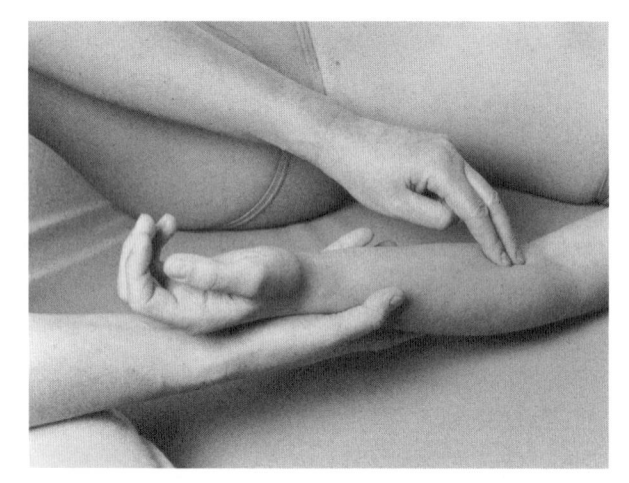

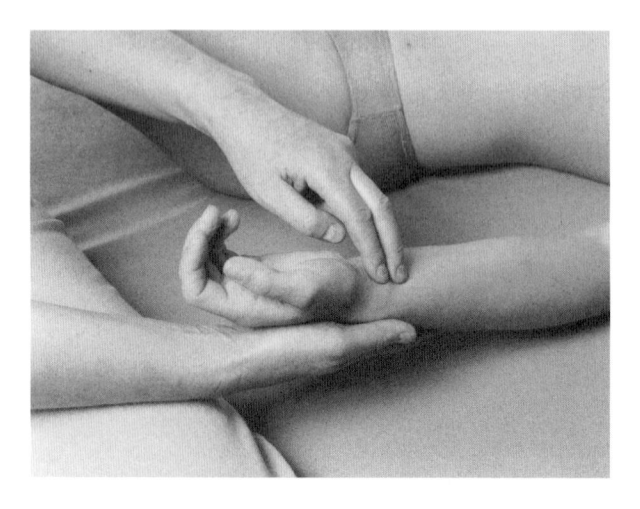

Abb. 1.80e

> **Fehler und Hinweise**
>
> - Es wird die notwendige Fixation des Oberarmes vernachlässigt. Der Patient kann dann durch Abduktion und Innenrotation im Schultergelenk eine Pronation des Unterarmes vortäuschen.
> - Der Ellenbogen muss 90° flektiert sein und stets die gleiche Stellung beibehalten.
> - Die Bewegung darf nicht durch Aktivierung der Flexoren des Handgelenkes und der Finger zu Ende geführt werden.

Kontraktur

Der Unterarm ist proniert, Supinationsbewegungen sind erschwert.

1.4.7 Handgelenk

Flexion mit Adduktion (Ulnarduktion) der Hand

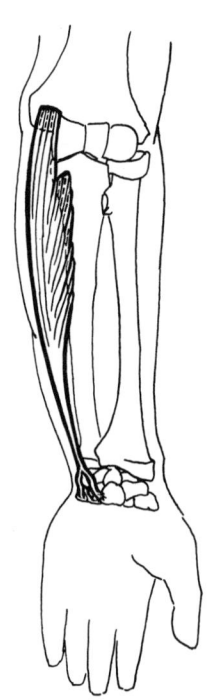

C_7 C_8 Th$_1$ M. flexor carpi ulnaris

Abb. 1.81: M. flexor carpi ulnaris

Tab. 1.25

Hauptmuskeln	Ursprung	Ansatz	Innervation
M. flexor carpi ulnaris	*Caput humerale:* Epicondylus medialis humeri *Caput ulnare:* dorsaler Rand des Olecranon, dorsale Kante der Ulna	Os pisiforme, geht auf das Os hamatum über, strahlt in die Palmaraponeurose	N. ulnaris: (C_7), C_8, (Th_1)

Übersicht

Grundbewegung: Flexion und Adduktion (Ulnarduktion). Das Bewegungsausmaß für die Flexion beträgt 60° und mehr, für die Adduktion fast 60°.

Die Flexion der Hand besorgen die zweigelenkigen M. flexor carpi radialis und M. flexor carpi ulnaris. Hinzu kommt der schwache und inkonstante M. palmaris longus. Beim Test kann das Überwiegen des einen oder des anderen Muskels differenziert werden; daher werden sie getrennt bewertet. Da beide Muskeln am Humerus entspringen, muss die Ausgangsstellung genau eingehalten werden.

Alle Stufen werden sitzend oder in Rückenlage getestet, der zu untersuchende Arm liegt anbei auf der Bank. Für die Stufen 5, 4 und 3 ist der Unterarm supiniert, für die Stufen 2, 1 und 0 liegt er zwischen Supination und Mittelstellung. Die Finger sind während der Bewegung entspannt und dürfen nicht aktiv gebeugt werden. Vielmehr sind sie am Ende der Bewegung infolge der Spannung der Fingerstrecker leicht gestreckt.

Fixation des Unterarmes ist notwendig, damit eine richtige Ausgangsstellung gesichert wird.

Das Bewegungsausmaß ist durch die Bänder der radialen Handgelenkseite begrenzt. Unter pathologischen Verhältnissen können die verkürzten Extensoren des Handgelenkes und der Finger ebenfalls die Bewegung beeinträchtigen. Das lässt sich hauptsächlich an der vergrößerten Extension der Finger am Ende der Bewegung erkennen.

Teststufen

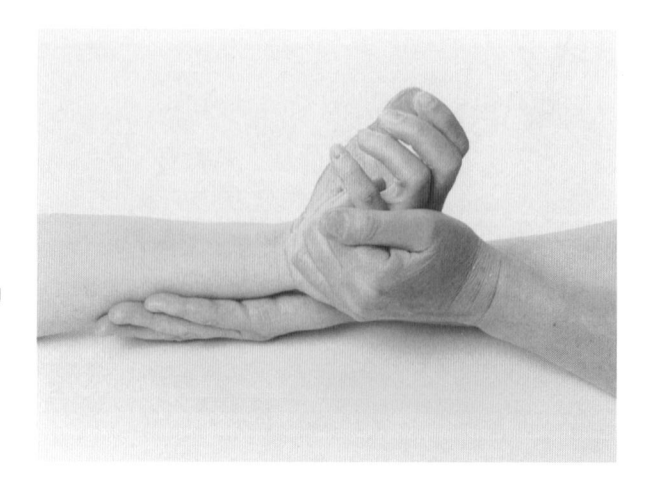

Abb. 1.82a: *5, 4* Ausgangsstellung: sitzend oder Rückenlage. Zu testender Arm ruht auf der Bank, Ellbogen leicht gebeugt, Unterarm supiniert, Hand liegt in Verlängerung des Unterarmes, Finger sind entspannt.
Fixation: unteres Unterarmdrittel, ohne den Hauptmuskel zu drücken.
Bewegung: gleichzeitige Flexion und Adduktion des Handgelenkes. Finger sind entspannt, am Ende der Bewegung werden sie durch Dehnungsspannung der Extensoren gestreckt.
Widerstand: mit Handfläche gegen Resultante der Bewegungsrichtungen. Hauptdruck wird am Hypothenar ausgeübt.

1.4 Obere Extremität

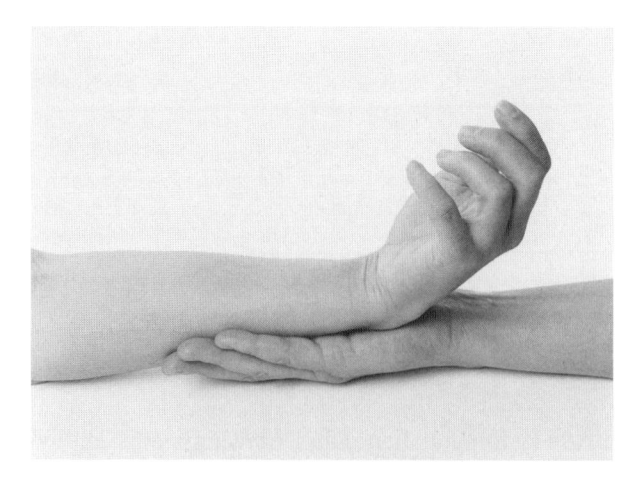

Abb. 1.82b: *3* Ausgangsstellung: sitzend oder Rückenlage, Arm liegt auf der Bank, Ellenbogen leicht gebeugt, Unterarm ist supiniert, Handachse liegt in der Verlängerung des Unterarmes, Finger sind entspannt.
Fixation: unteres Unterarmdrittel.
Bewegung: volle Flexion und Adduktion.

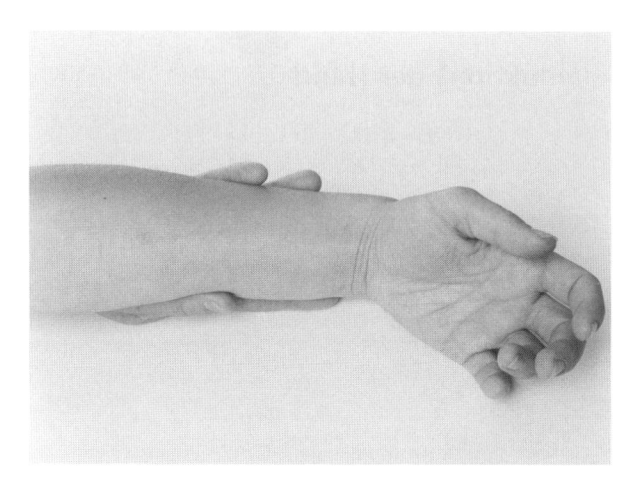

Abb. 1.82c: *2* Ausgangsstellung: Rückenlage oder auf dem Stuhl sitzend, Arm liegt auf Bankplatte, Ellenbogen leicht gebeugt, Unterarm befindet sich zwischen Supination und Mittelstellung, Handachse in der Verlängerung des Unterarmes, Finger sind entspannt.
Fixation: unteres Unterarmdrittel durch leichtes Umfassen. Handgelenk bleibt frei, damit es nicht an der Bewegung gehindert wird.
Bewegung: Flexion und Adduktion des Handgelenkes, ulnare Kante der Hand verschiebt sich auf der Unterlage. Finger bleiben entspannt.

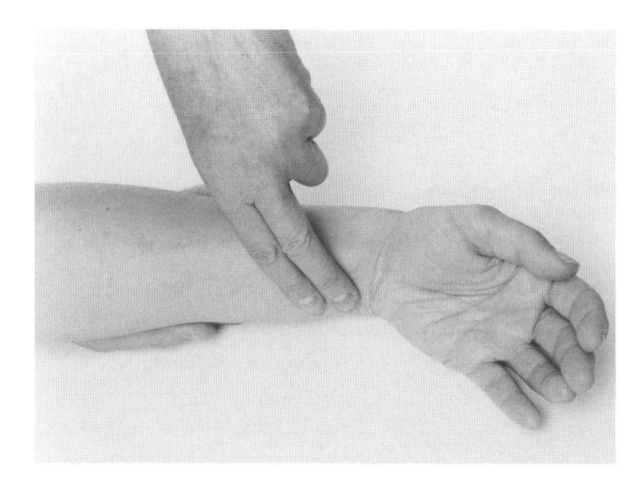

Abb. 1.82d: *1, 0* Ausgangsstellung: Unterarm zwischen Supination und Mittelstellung.
Beim aktiven Bewegungsversuch kann Muskelanspannung an der Sehne längs der Ulnakante auf Palmarseite des Handgelenkes vor ihrem Ansatz am Os pisiforme palpiert werden.

> **Fehler und Hinweise**
>
> Bei richtigem Vorgehen kommen praktisch keine Fehler vor. Es ist nur zu betonen, dass während der ganzen Bewegung die Finger völlig entspannt sein müssen. Die Neigung zu aktiver Fingerbeugung weist auf eine Tendenz zur Substitution hin. Das gilt besonders für den Kleinfinger, der dann eine Flexion im Grundgelenk und eine Extension in den Interphalangealgelenken ausführt. Als Zeichen für eine richtige Entspannung der Finger ist ihr Übergang in Streckung am Ende der Bewegung anzusehen.

Kontraktur

Das Handgelenk wird in Flexion und Adduktion gehalten. Die Extensions- und Abduktionsbewegung ist eingeschränkt.

Flexion mit Abduktion (Radialduktion) der Hand

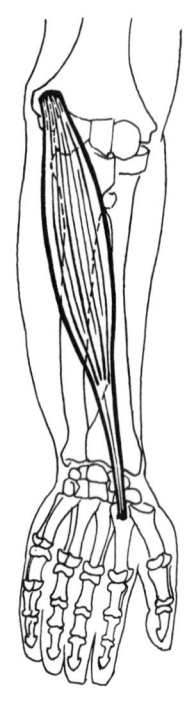

C_6 C_7 C_8 M. flexor carpi radialis

Abb. 1.83: M. flexor carpi radialis

Tab. 1.26

Hauptmuskeln	Ursprung	Ansatz	Innervation
M. flexor carpi radialis	Epicondylus medialis humeri	palmare Seite der Basis des 2. Metakarpalen	N. medianus: (C_6, (C_7), C_8)
Hilfsmuskeln: lange Flexoren der Finger und des Daumens			

Übersicht

Grundbewegung: Flexion mit Abduktion (Radialduktion). Das Ausmaß der Flexion beträgt 60° und für die Abduktion bis zu 30°. Alle Stufen werden liegend oder sitzend untersucht, der zu testende Arm liegt auf der Bankplatte.

Ausgangsstellung für die Stufen *5, 4* und *3* ist eine leichte Flexion im Ellenbogengelenk; der Unterarm befindet sich zwischen Supination und Mittelstellung. Auch für die Stufen *2, 1* und *0* ist eine leichte Flexion im Ellenbogengelenk notwendig, der Unterarm befindet sich aber zwischen Mittelstellung und Pronation. Bei allen Stufen müssen die Finger während der Bewegung völlig entspannt sein.

Eine Fixation des Unterarmes ist für alle Stufen notwendig. Das Ausmaß der Bewegung wird sowohl durch die Berührung des Os trapezium mit dem Processus styloides radii als auch durch die Spannung der Bänder am ulnaren Handgelenksrand begrenzt.

Teststufen

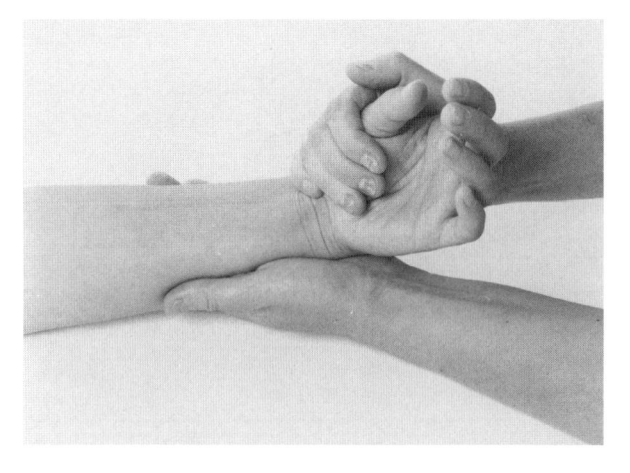

Abb. 1.84a: *5, 4* Ausgangsstellung: sitzend oder in Rückenlage. Zu testender Arm ruht, im Ellenbogengelenk leicht flektiert, auf Bank, Unterarm befindet sich zwischen Supination und Mittelstellung, Finger sind völlig entspannt.
Fixation: Untersuchender hält mit einer Hand das untere Drittel des Unterarmes des Patienten von dorsal her.
Bewegung: gleichzeitig volle Flexion und Abduktion (Radialduktion) des Handgelenkes.
Widerstand: am Thenar der zu testenden Hand genau gegen Resultante der Bewegung.

Abb. 1.84b: *3* Ausgangsstellung: Rückenlage oder sitzend, Ellenbogengelenk ist leicht flektiert, Unterarm zwischen Supination und Mittelstellung, Finger entspannt.
Fixation: am unteren Drittel des Unterarmes.
Bewegung: Flexion und Abduktion (Radialduktion) des Handgelenkes.

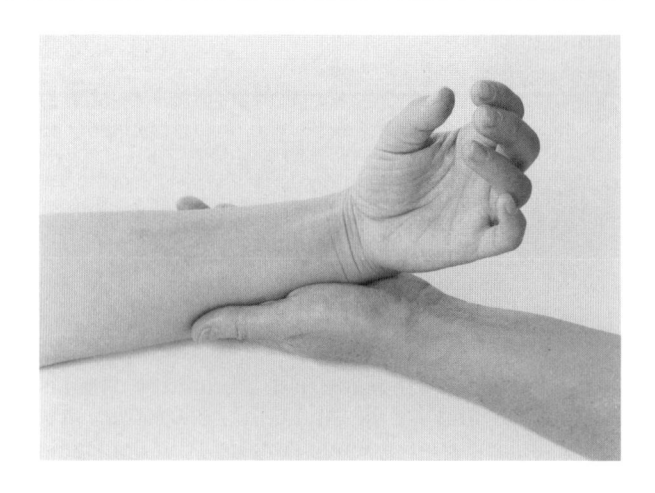

Abb. 1.84c: *2* Ausgangsstellung: sitzend oder Rückenlage, Arm liegt auf der Bankplatte, Ellenbogengelenk in leichter Flexion, Unterarm zwischen Pronation und Mittelstellung, Finger völlig entspannt.
Fixation: am unteren Unterarmdrittel.
Bewegung: Flexion und Radialduktion. Finger gleiten leicht auf der Unterlage.

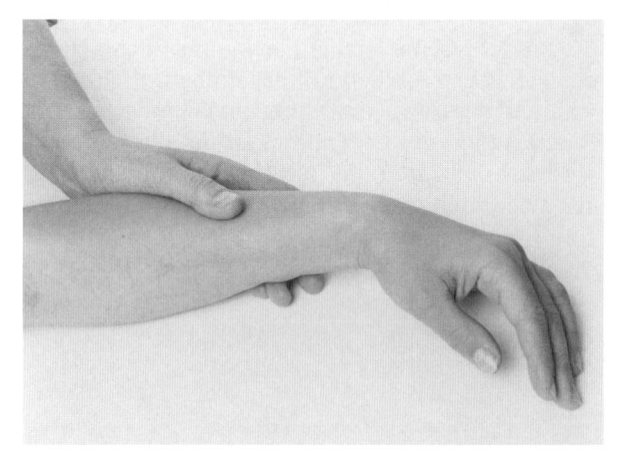

Abb. 1.84d: *1, 0* Ausgangsstellung: Unterarm zwischen Pronation und Mittelstellung.
Beim Bewegungsversuch kann man die Anspannung der Sehne des M. flexor carpi radialis radial an der Palmarfläche des unteren Unterarmdrittels und über dem Lig. carpi transversum (palmar) palpieren.

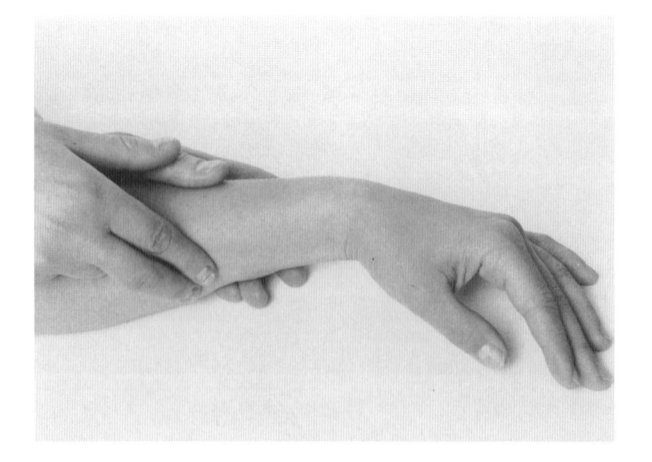

Fehler und Hinweise

- Die richtigen Ausgangsstellungen des Unterarmes und der Hand werden nicht eingehalten.
- Nochmals sei betont, dass während der ganzen Bewegung die Finger, besonders der Daumen, völlig entspannt sein müssen. Versucht der Patient während der Bewegung, die Finger aktiv zu beugen, so weist dies auf eine Neigung zur Substitution durch die Fingerflexoren hin. Am Daumen ist dann oft das Bemühen zu erkennen, die Bewegung durch Einsetzen des Flexors und Abduktors zu unterstützen.
- Bei der Palpation der Muskelanspannung ist zu beachten, dass nicht irrtümlich eine Anspannung an den Sehnen der übrigen Flexoren bewertet wird, die in enger Nachbarschaft verlaufen. Auch der Puls der A. radialis könnte mit einer Muskelzuckung verwechselt werden.

Kontraktur

Leichte Flexion und Radialduktion des Handgelenkes mit Tendenz zur Pronation des Unterarmes.

Extension mit Adduktion (Ulnarduktion) der Hand

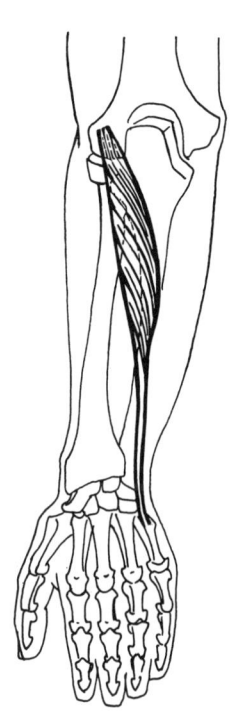

C_6 C_7 C_8 M. extensor carpi ulnaris

Abb. 1.85: M. extensor carpi ulnaris

Tab. 1.27

Hauptmuskeln	Ursprung	Ansatz	Innervation
M. extensor carpi ulnaris	Epicondylus lateralis humeri, Dorsalkante der Ulna, oberflächliche Faszie des Unterarmes	Tuberositas ossis metacarpalis quinti	N. radialis: (C_6), C_7, (C_8)

Übersicht

Grundbewegung: Extension und Adduktion (Ulnarduktion) des Handgelenkes. Das Bewegungsausmaß für die Extension beträgt 70°, für die Adduktion 60–70°.
Die Extension wird von 2 Hauptmuskelgruppen besorgt. Das Ergebnis ihrer gleichzeitigen Kontraktion ist eine reine Extension im Handgelenk. Beim Testen unterscheiden wir jedoch die beiden Muskelgruppen durch unterschiedliche Ausgangsstellungen voneinander und durch Wechsel der Bewegungsrichtung.
Alle Stufen werden sitzend oder in Rückenlage untersucht. Bei den Stufen 5, 4 und 3 befindet sich der Unterarm in Pronation, bei den Stufen 2, 1 und 0 zwischen Pronation und Mittelstellung und die Hand in der Verlängerung des Unterarmes. Die Finger müssen während der ganzen Bewegung vollkommen entspannt sein. Am Ende der Bewegung können sie durch die Dehnungsspannung der Flexoren passiv gebeugt werden. Besteht bei der Bewegung eine Tendenz zur Extension der Finger, so weist dies auf den Versuch hin, die Bewegung durch den gemeinsamen Extensor der Finger zu substituieren.
Eine Fixation ist erforderlich, weil dadurch der Unterarm in richtiger Lage gehalten wird.
Das Ausmaß der Bewegung wird durch Anspannung der Bänder an der radialen Seite des Handgelenkes begrenzt.

Teststufen

Abb. 1.86a: *5, 4* Ausgangsstellung: Rückenlage oder auf einem Stuhl sitzend, zu testender Arm ruht auf der Bank, Unterarm in Pronation, Ellenbogen leicht gebeugt, Hand in Verlängerung der Unterarmachse, Finger entspannt.
Fixation: unteres Unterarmdrittel von der Palmarfläche her, Dorsalfläche bleibt frei, Handgelenk in seiner Bewegung nicht behindert.
Bewegung: gleichzeitig volle Extension und Ulnarduktion des Handgelenkes.
Widerstand: mit Handfläche auf Handrücken des Patienten gegen Bewegungsrichtung, Hauptdruck ist gegen Köpfchen des 5. Metakarpalen gerichtet.

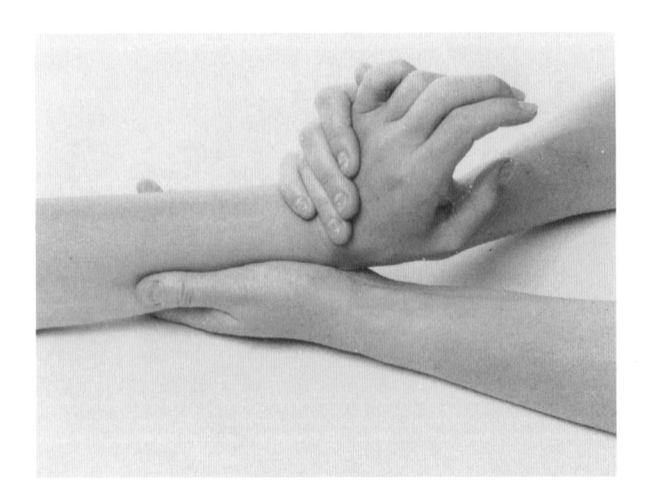

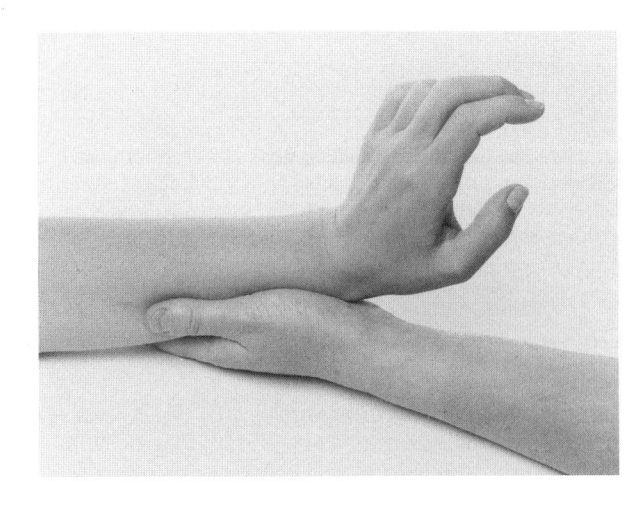

Abb. 1.86b: *3* Ausgangsstellung: Rückenlage oder sitzend, zu testender Arm ruht auf der Bank, Unterarm in Pronation, Ellenbogen leicht gebeugt, Hand in Verlängerung der Unterarmachse, Finger entspannt.
Fixation: unteres Unterarmdrittel an der palmaren Seite.
Bewegung: Extension mit Ulnarduktion.

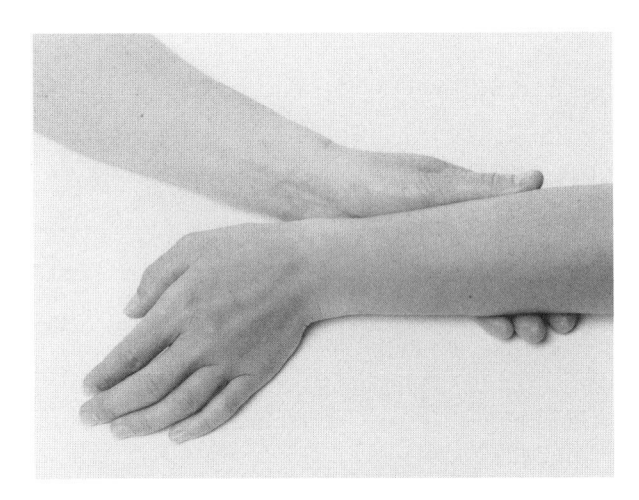

Abb. 1.86c: *2* Ausgangsstellung: Rückenlage oder sitzend. Zu testender Arm ruht auf der Bank, Unterarm befindet sich zwischen Pronation und Mittelstellung, Hand in Verlängerung der Unterarmachse, Finger sind entspannt.
Fixation: mit der ganzen Hand am unteren Drittel des Unterarmes.
Bewegung: Extension mit Ulnarduktion, ulnare Handkante wird in vollem Bewegungsausmaß auf der Unterlage verschoben, Finger bleiben unbewegt, haben höchstens eine Tendenz zur Flexion.

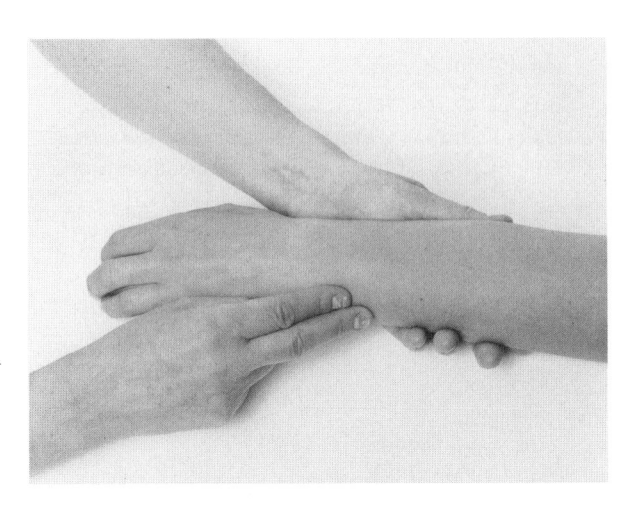

Abb. 1.86d: *1, 0* Die sich anspannende Sehne kann man beim Bewegungsversuch knapp distal vom Processus styloides ulnae am Handrücken palpieren. Handgelenk muss flektiert werden, um die Sehnen der Handextensoren in Vordehnung zu bringen.

Fehler und Hinweise

- Häufig wird die Fixation vergessen.
- Die Finger müssen während der ganzen Bewegung entspannt sein, dürfen sich nicht strecken, sondern werden vielmehr am Ende der Bewegung durch die sich passiv anspannenden Flexoren in leichte Flexion gezogen. Zeigt sich dabei die Tendenz, die Finger gleichzeitig zu extendieren, so weist das auf Substitution durch den M. extensor digitorum hin.

Kontraktur

Das Handgelenk ist leicht extendiert und deutlicher ulnarinduziert.

Extension mit Abduktion (Radialduktion) der Hand

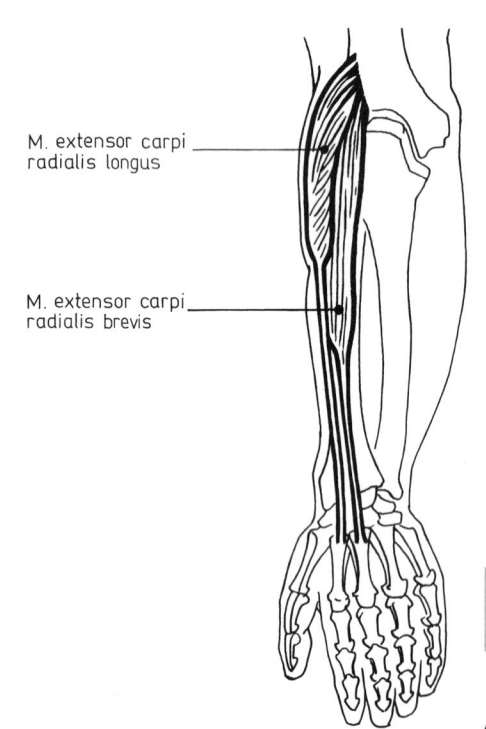

M. extensor carpi radialis longus

M. extensor carpi radialis brevis

C_5 C_6 C_7 C_8 M. extensor carpi radialis longus
C_5 C_6 C_7 C_8 M. extensor carpi radialis brevis

Abb. 1.87

Tab. 1.28

Hauptmuskeln	Ursprung	Ansatz	Innervation
M. extensor carpi radialis longus	Epicondylus lateralis humeri, lateraler Rand des Humerus	Basis des 2. Metakarpalen auf der dorsalen und radialen Seite	N. radialis: (C_5), C_6, C_7, (C_8)
M. extensor carpi radialis brevis	Epicondylus lateralis humeri, Lig. collaterale radiale des Ellenbogengelenkes	Basis des 3. Metakarpalen auf der dorsalen und radialen Seite	N. radialis: (C_5), C_6, C_7, (C_8)

Hilfsmuskeln:
M. abductor pollicis longus, M. extensor pollicis longus, M. extensor pollicis brevis

Übersicht

Grundbewegung: Extension und Abduktion (Radialduktion) des Handgelenkes. Das Bewegungsausmaß für die Extension beträgt 70–80°, für die Abduktion 20–30°.
Bei der Extension mit Radialduktion für die Stufen *5, 4, 3, 1* und *0* liegt der Unterarm zwischen Mittelstellung und Pronation, für die Stufe *2* zwischen Mittelstellung und Supination. Die Hand befindet sich in der Verlängerung der Unterarmachse. Während der ganzen Bewegung sind die Finger vollkommen entspannt und führen keine begleitende Extension aus; eher zeigen sie am Ende der Bewegung durch passive Dehnungsanspannung der Flexoren eine Tendenz zur Flexion. Eine Fixation ist notwendig, um den Unterarm während der ganzen Bewegung in der richtigen Lage zu halten. Das Ausmaß der Bewegung wird durch die Berührung des Os trapezium mit dem Proc. styloides radii durch Anspannung des Lig. radiocarpeum palmare und Lig. collaterale carpi ulnare begrenzt.

Teststufen

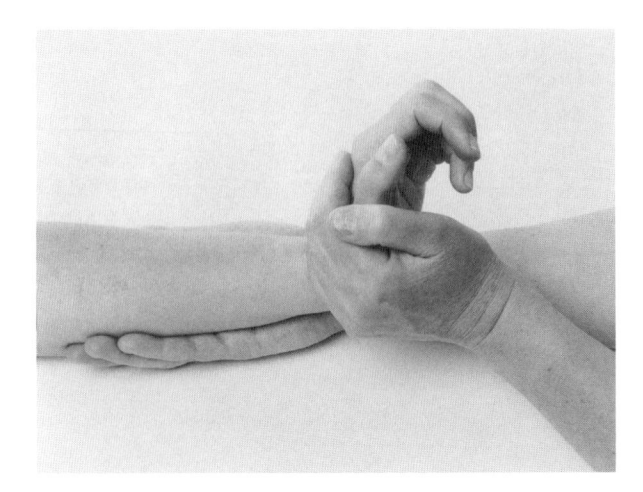

Abb. 1.88a: *5, 4* Ausgangsstellung: sitzend oder Rückenlage, zu testender Arm liegt auf Untersuchungsbank, Unterarm in Pronation, Ellenbogen leicht gebeugt, Hand in Verlängerung der Unterarmachse, Finger entspannt.
Fixation: Unterarm von Palmarseite her leicht unterstützt, sodass Bewegungen des Handgelenkes nicht behindert werden.
Bewegung: volle Extension und radiale Duktion. Finger bleiben unbewegt oder zeigen eine leichte Flexion.
Widerstand: mit ganzer Handfläche gegen Handrücken des Patienten in Richtung einer Flexion mit Ulnarduktion. Hauptwiderstand wird auf Metakarpophalangealgelenk des Zeigefingers ausgeübt.

Abb. 1.88b: *3* Ausgangsstellung: Rückenlage oder sitzend, zu testender Arm liegt auf Bankplatte, Unterarm in Pronation, Ellenbogen leicht gebeugt, Handgelenk in Verlängerung der Unterarmachse, Finger entspannt.
Fixation: mit Hohlhand und Fingern an Palmarseite des Unterarmes.
Bewegung: Extension des Handgelenkes mit Radialduktion.

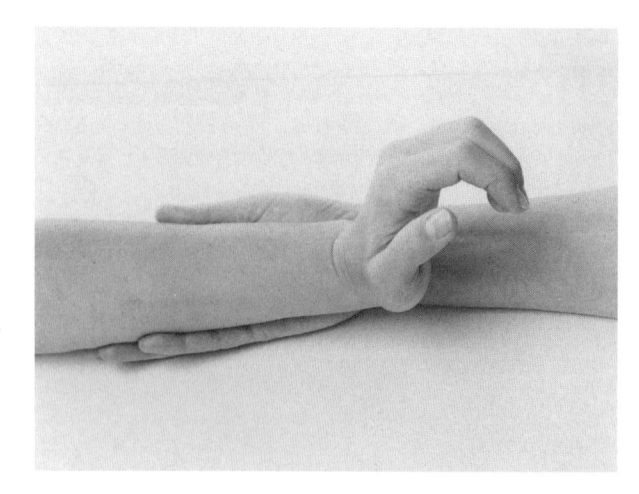

Abb. 1.88c: *2* Ausgangsstellung: Rückenlage oder sitzend, zu testender Arm liegt auf Bankplatte, Unterarm zwischen Supination und Mittelstellung, Hand in Verlängerung der Unterarmachse, ulnare Handkante liegt auf. Finger sind während ganzer Bewegung entspannt.
Fixation: distales Unterarmdrittel wird von der Ulnarseite her unterstützt.
Bewegung: Extension und radiale Duktion. Bei Bewegung verschiebt sich Ulnarkante der Hand auf der Unterlage.

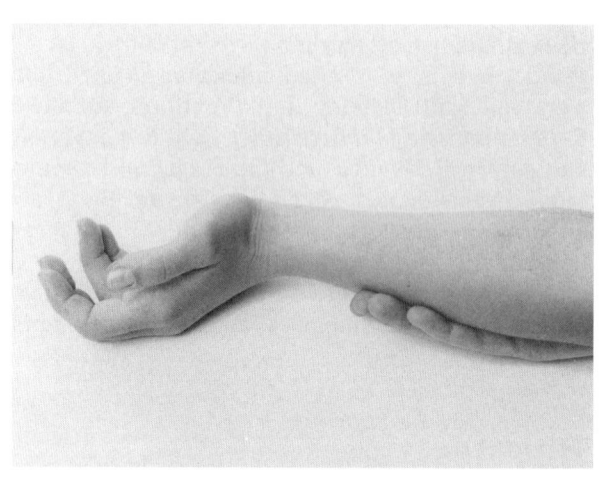

Abb. 1.88d: *1, 0* Beim Bewegungsversuch palpieren wir die Sehnen der Mm. extensores carpi radialis longus und brevis in der Verlängerung des 2. Metakarpalen an der Radialseite der dorsalen Handgelenkfläche unter dem Lig. carpi dorsale. Handgelenk ist leicht gebeugt, um die Extensoren in Vordehnung zu bringen.

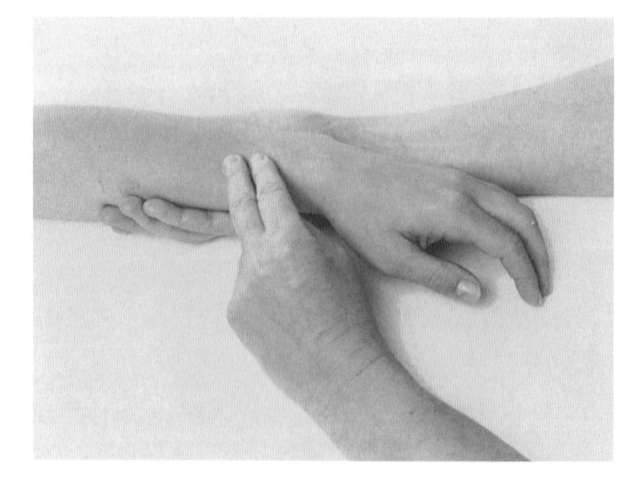

Fehler und Hinweise

Die Finger müssen während der ganzen Bewegung unbewegt bleiben bzw. werden durch Dehnung der Fingerflexoren leicht gebeugt. Besteht aber die Tendenz zur aktiven Extension, weist dies auf eine Neigung zur Substitution durch den gemeinsamen Fingerstrecker hin. Andere Fehler treten bei Einhaltung der richtigen Anfangsstellung im Allgemeinen nicht auf.

Kontraktur

Das Handgelenk wird in Extension und Radialduktion gehalten. Das Ausmaß seiner Flexions- und Adduktionsbeweglichkeit ist eingeschränkt.

1.4.8 Fingergelenke

Flexion der Grundgelenke (Metakarpophalangealgelenke, MP)

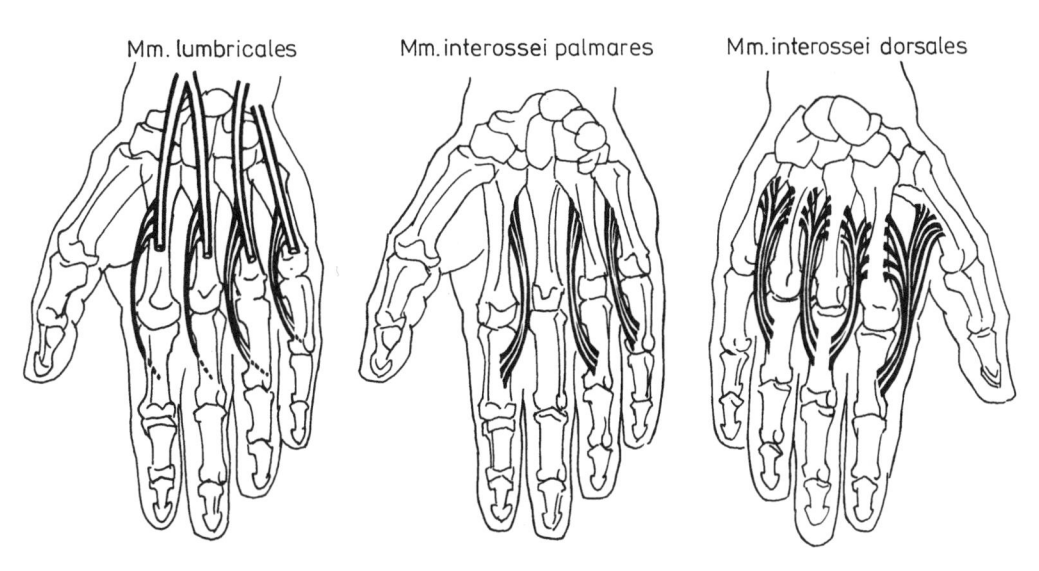

Abb. 1.89

C_7	C_8	Th_1	Mm. lumbricales I, II
C_7	C_8	Th_1	Mm. lumbricales III, IV
	C_8	Th_1	Mm. interossei dorsales
	C_8	Th_1	Mm. interossei palmares

Tab. 1.29

Hauptmuskeln	Ursprung	Ansatz	Innervation
Mm. lumbricales (insgesamt 4)	in der Hohlhand an den Sehnen des M. flexor digitorum profundus	Basis der proximalen Fingerglieder, Dorsalaponeurose des 2.–5. Fingers von der radialen Seite her	1., 2. und manchmal auch 3. durch N. medianus: (C_7), C_8, Th_1 3. und 4. durch N. ulnaris: (C_7), C_8, Th_1
Mm. interossei palmares (insgesamt 3)	Basis des 2. Metakarpalen an der ulnaren Seite, Basis des 4. und 5. Metakarpalen jeweils an der radialen Seite (der 3. Finger hat keinen M. interosseus palmaris)	Basis der Grundglieder auf derselben Seite, Dorsalaponeurose der Finger	N. ulnaris: C_8, (Th_1)
Mm. interossei dorsales (insgesamt 4)	doppelt, immer von 2 einander zugekehrten Seiten der Metakarpalen	die Sehnen laufen um die Grundgelenke herum und setzen an der Basis der Grundglieder des 2.–5. Fingers an. Im Einzelnen: die des 1. und 2. an der radialen Seite am 2. und 3. Finger, die des 3. und 4. an der ulnaren Seite am 3. und 4. Finger (der 3. Finger hat 2 Mm. interossei dorsales). Dorsalaponeurose der Finger	N. ulnaris: C_8, (Th_1)

Hilfsmuskeln:
M. flexor digitorum profundus, M. flexor digiti minimi brevis, M. flexor digitorum superficialis

Übersicht

Grundbewegung: Flexion in den Grundgelenken bei extendierten Interphalangealgelenken. Das Ausmaß der Bewegung beträgt 90°.
Alle Teste werden in Rückenlage oder sitzend durchgeführt. Der Unterarm liegt dabei auf der Bankplatte und muss für die Stufen 5, 4, 3, 1 und 0 supiniert sein, für die Stufe 2 dagegen Mittelstellung einnehmen.
Die Fixation der Mittelhand ist bei allen Teststufen erforderlich; die Hand muss sich während der ganzen Bewegung in der Verlängerung der Unterarmachse befinden.
Die Mm. lumbricales sind vor allem Beuger in den *Grund*gelenken, wegen ihres Ansatzes an der dorsalen Fingeraponeurose helfen sie aber bei der Extension in den *Interphalangeal*gelenken.
Das Ausmaß der Bewegung ist hauptsächlich durch Gelenkstrukturen begrenzt.

Teststufen

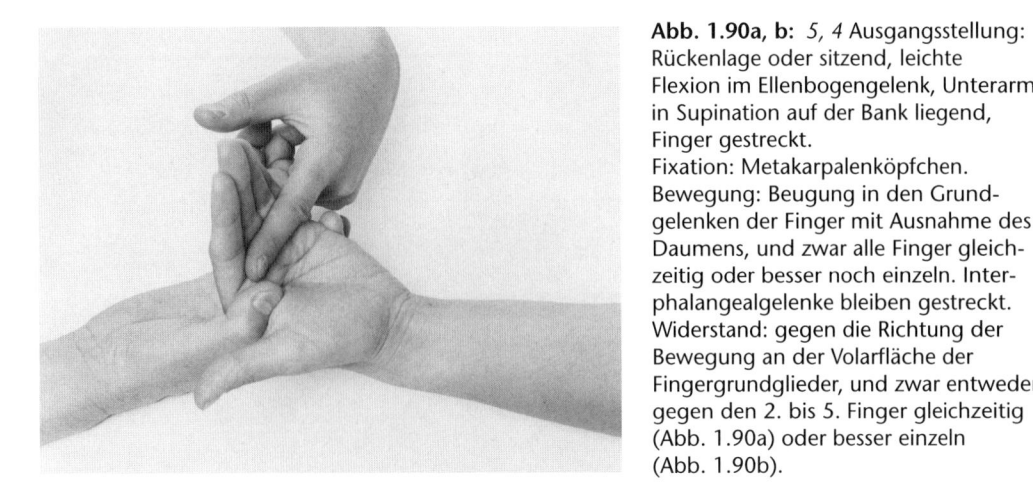

Abb. 1.90a, b: *5, 4* Ausgangsstellung: Rückenlage oder sitzend, leichte Flexion im Ellenbogengelenk, Unterarm in Supination auf der Bank liegend, Finger gestreckt.
Fixation: Metakarpalenköpfchen.
Bewegung: Beugung in den Grundgelenken der Finger mit Ausnahme des Daumens, und zwar alle Finger gleichzeitig oder besser noch einzeln. Interphalangealgelenke bleiben gestreckt.
Widerstand: gegen die Richtung der Bewegung an der Volarfläche der Fingergrundglieder, und zwar entweder gegen den 2. bis 5. Finger gleichzeitig (Abb. 1.90a) oder besser einzeln (Abb. 1.90b).

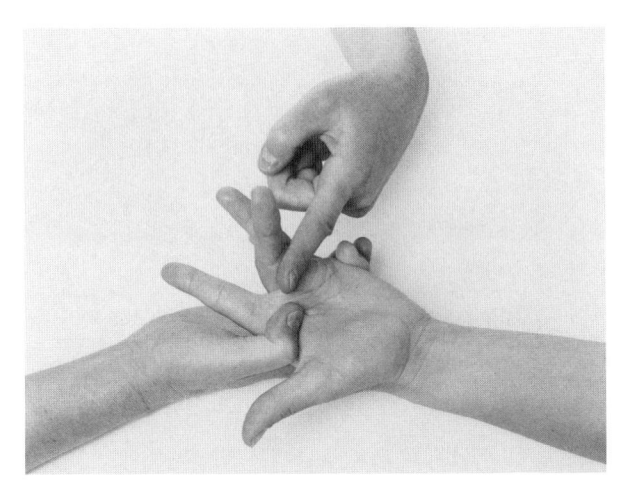

Abb. 1.90b

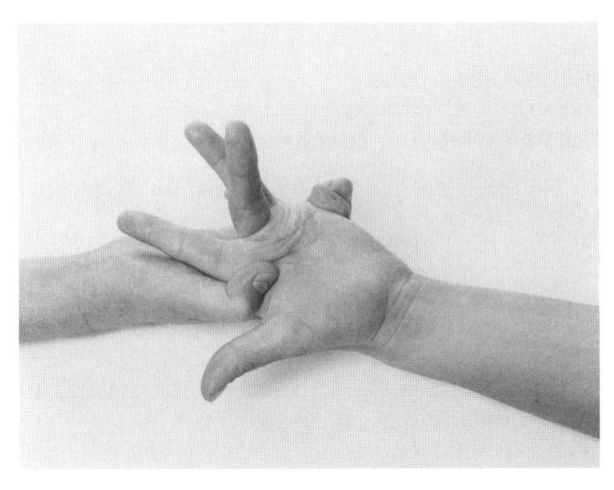

Abb. 1.90c: *3* Ausgangsstellung: sitzend oder Rückenlage. Ellenbogen leicht gebeugt.
Unterarm liegt supiniert unbewegt auf der Untersuchungsbank, Finger sind in allen Gelenken gestreckt.
Fixation: Metakarpalenköpfchen.
Bewegung: Flexion in Grundgelenken des 2. bis 5. Fingers, entweder gleichzeitig oder besser einzeln.

Abb. 1.90d: *2* Ausgangsstellung: Rückenlage oder sitzend, Unterarm in Mittelstellung auf der Bank, Finger gestreckt.
Fixation: Metakarpalen.
Bewegung: Flexion in den Grundgelenken aller Finger mit Ausnahme des Daumens.
Interphalangealgelenke bleiben extendiert.

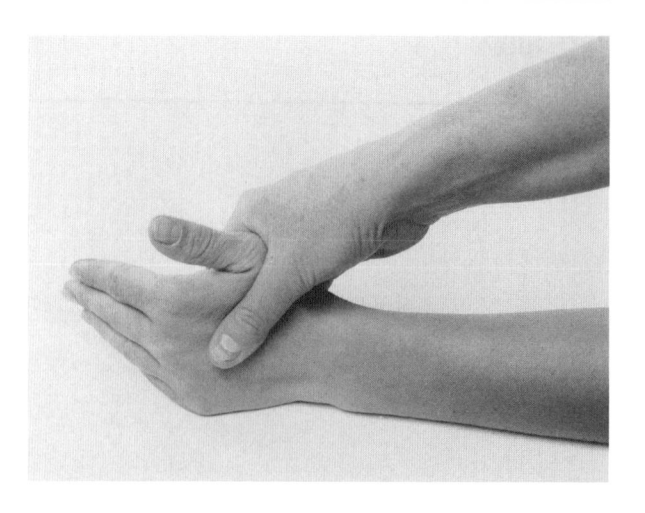

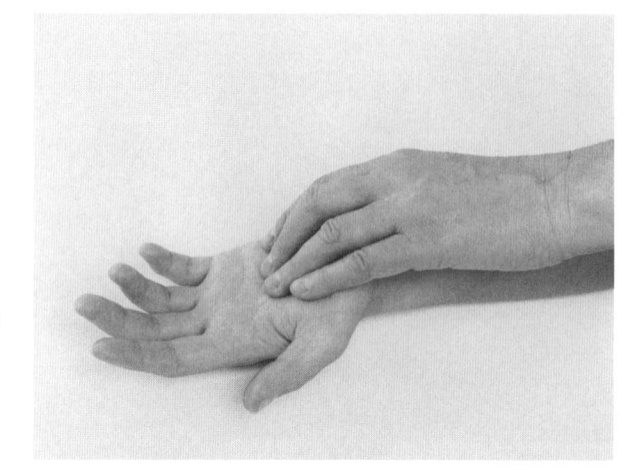

Abb. 1.90e: *1, 0* Beim Bewegungsversuch palpieren wir eine Anspannung der Mm. lumbricales in der Hohlhand. Finger sind in den Interphalangealgelenken extendiert, Hand befindet sich in der Verlängerung der Unterarmachse.

Fehler und Hinweise

- Die notwendige Fixation der Mittelhand wird vergessen.
- Es wird nicht darauf geachtet, dass die Hand in der Verlängerung der Unterarmachse liegen muss; auch die Finger müssen in den Interphalangealgelenken gestreckt bleiben.
- Die Bewegung darf nur in den Grundgelenken ablaufen.
- Der Widerstand muss tatsächlich gegen die Fingergrundglieder ausgeübt werden, keinesfalls gegen die Mittel- oder sogar die Endglieder.

Kontraktur

Es liegt eine Flexionsstellung in den Grundgelenken bei gestreckten Interphalangealgelenken vor. Bei Hyperextension in den Grundgelenken ist Flexion in den Interphalangealgelenken unmöglich, und umgekehrt ist die Extension in den Grundgelenken unmöglich bei flektierten Interphalangealgelenken.

Extension der Grundgelenke (MP)

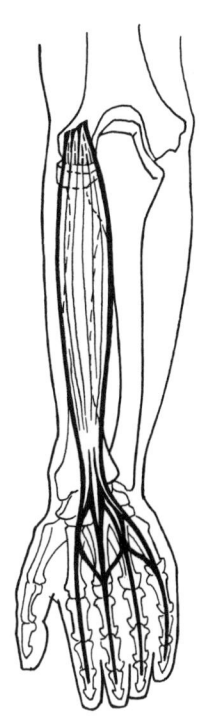

C_5	C_6	C_7		M. extensor digitorum
	C_6	C_7	C_8	M. extensor indicis
		C_7	C_8	M. extensor digiti minimi

Abb. 1.91: M. extensor digitorum

Übersicht

Grundbewegung: Extension in den Grundgelenken. Ausgangsstellung ist dabei die maximale Flexion in den Grundgelenken. Das Ausmaß der Bewegung beträgt 100°.
Bei den Stufen *5, 4, 3, 1* und *0* liegt der zu testende Arm in Pronation, bei Stufe *2* in Mittelstellung. Bei allen Tests ist eine Fixation unbedingt notwendig. Der Widerstand wird am besten für jeden Finger einzeln gegeben.
Bei der Bewegung sind die Finger entspannt, in den Interphalangealgelenken leicht flektiert.
Das Bewegungsausmaß wird einmal durch die Gelenkkapselanspannung auf der Palmarseite begrenzt, zum anderen durch die Hohlhandbänder und im Fall ihrer Verkürzung durch Dehnungsspannung der Flexoren.

Tab. 1.30

Hauptmuskeln	Ursprung	Ansatz	Innervation
M. extensor digitorum	Epicondylus lateralis humeri	mit 4 Sehnen an der dorsalen Seite der Mittel- und Endglieder des 2.–5. Fingers	N. radialis: (C_5), C_6, (C_7)
M. extensor indicis	Facies dorsalis ulnae distal vom M. extensor pollicis longus, von der anliegenden Membrana interossea	Endglied des Zeigefingers	N. radialis: (C_6), C_7, (C_8)
M. extensor digiti minimi	Epicondylus lateralis humeri, ulnar vom M. extensor digitorum communis	fällt mit der Sehne des M. extensor digitorum zusammen	N. radialis: C_7, (C_8)
Neutralisationsmuskeln: M. flexor digitorum superficialis hält die Interphalangealgelenke gebeugt.			

Teststufen

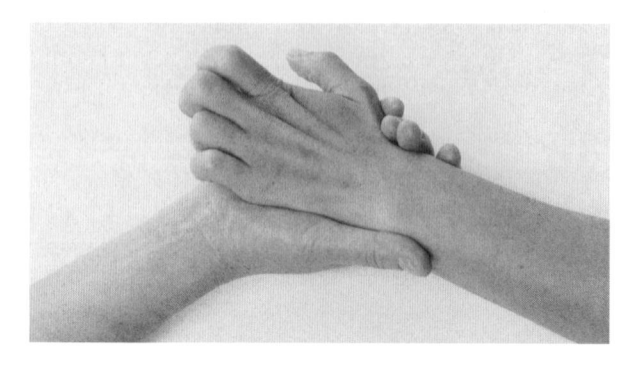

Abb. 1.92a: *5, 4* Ausgangsstellung: sitzend oder Rückenlage, Ellenbogengelenk leicht flektiert, Unterarm ruht in Pronation auf Unterlage, Hand liegt in Verlängerung der Unterarmachse. Hand wird von Handfläche unterstützt, Finger sind in Interphalangealgelenken leicht, in Grundgelenken dagegen völlig flektiert.
Fixation: Handgelenk und Mittelhand werden von der palmaren Seite her umfasst, Hand des Patienten wird in Verlängerung der Unterarmachse gehalten.
Bewegung: volle Extension in den Fingergrundgelenken.
Widerstand: gegen 2. bis 5. Finger an Dorsalfläche des Fingergrundgliedes.

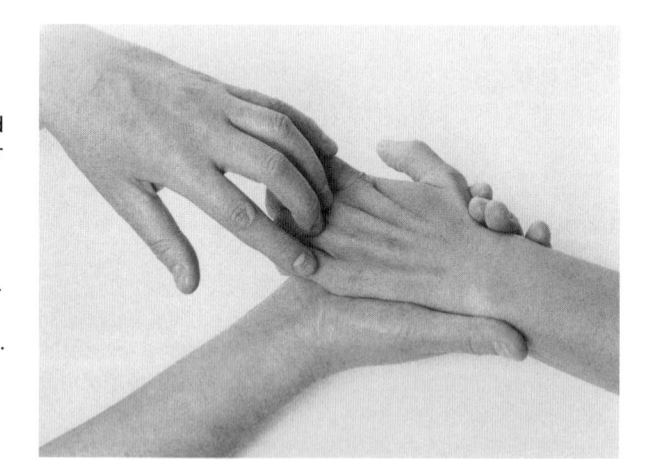

Abb. 1.92b: *3* Ausgangsstellung: liegend oder sitzend, Unterarm proniert, Ellenbogen leicht flektiert, Hand in Verlängerung der Unterarmachse. Finger sind in Interphalangealgelenken leicht, in Grundgelenken maximal flektiert.
Fixation: Handwurzel und Mittelhand.
Bewegung: volle Extension in Grundgelenken.

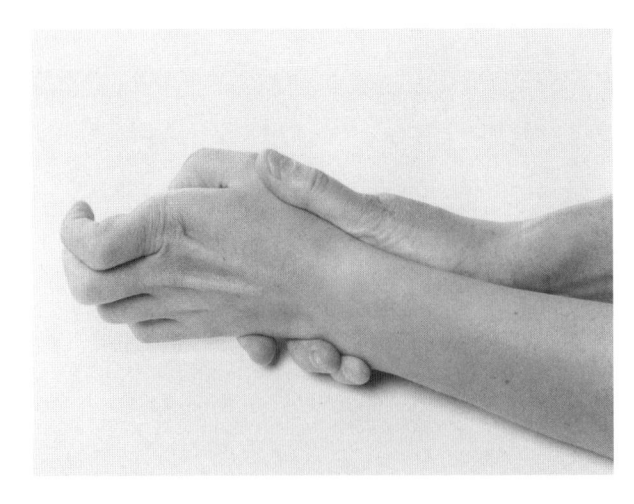

Abb. 1.92c: *2* Ausgangsstellung: sitzend oder liegend, Ellenbogen leicht flektiert, Unterarm liegt mit ulnarer Kante auf der Unterlage, Hand in Verlängerung der Unterarmachse. Finger sind in Interphalangealgelenken leicht, in den Grundgelenken maximal flektiert.
Fixation: Von der Handfläche her werden Handwurzel und Mittelhand fest umfasst.
Bewegung: Extension in Grundgelenken so weit wie möglich.

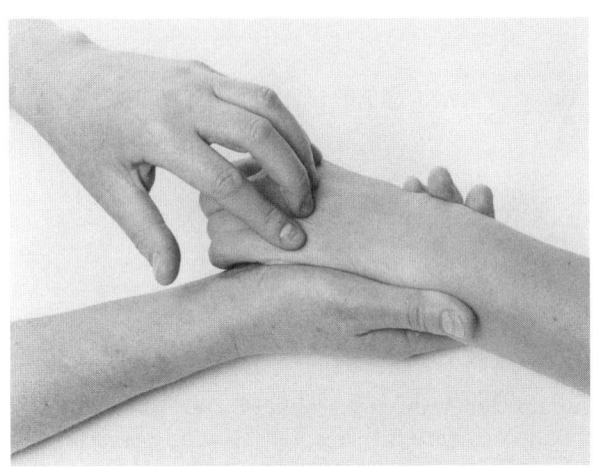

Abb. 1.92d: *1, 0* Ausgangsstellung: liegend oder sitzend, Unterarm liegt auf der Unterlage. Beim Bewegungsversuch palpiert man die Sehne des M. extensor digitorum am Handrücken über den Metakarpalen.

Fehler und Hinweise

- Häufig wird eine Extension in den Interphalangelenken (d. h. von den Mm. lumbricales) ausgeführt und dann fälschlicherweise dem langen Fingerstrecker zugeordnet. So kann es zu einer falschen Diagnose, z. B. einer Läsion von peripheren Nerven (N. radialis und N. ulnaris), kommen.
- Bei ungenügender Fixation des Handgelenkes können die Handextensoren eine größere Kraft vortäuschen, die dann den Fingerextensoren zugeschrieben wird.

Kontraktur

Bei Flexion im Handgelenk werden die Fingergrundgelenke in die Hyperextension gezogen.

Adduktion der Finger (MP)

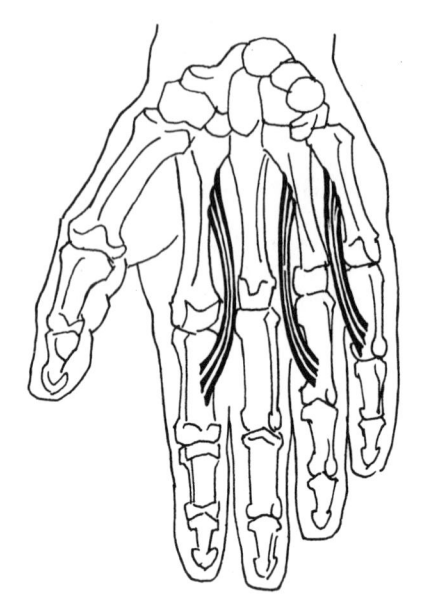

C_8 Th_1 Mm. interossei palmares

Abb. 1.93: Mm. interossei palmares

Übersicht

Grundbewegung: Adduktion der Finger aus der Abduktionsstellung. Die Adduktion der Finger wird von den Mm. interossei palmares (interni) besorgt. Es sind insgesamt 3, nämlich für den 2., 4. und 5. Finger. Der 3. Finger (Mittelfinger) hat keinen M. interosseus palmaris.
Für die Stufe 3 benutzen wir 2 Ausgangslagen, um alle Muskeln testen zu können. Bei den Stufen 5 und 4 wird der Widerstand für jeden Finger einzeln geleistet.
Das Bewegungsausmaß wird durch die gegenseitige Berührung der Finger begrenzt.

Tab. 1.31

Hauptmuskeln	Ursprung	Ansatz	Innervation
Mm. interossei palmares (insgesamt 3)	Basis des 2. Metakarpalen an der ulnaren Seite, Basis des 4. und 5. Metakarpalen jeweils an der radialen Seite (der 3. Finger hat keinen M. interosseus palmaris)	Basis der Grundglieder auf derselben Seite, Dorsalaponeurose der Finger	N. ulnaris: C_8, (Th_1)
Hilfsmuskeln: M. extensor indicis (für den Zeigefinger)			

Teststufen

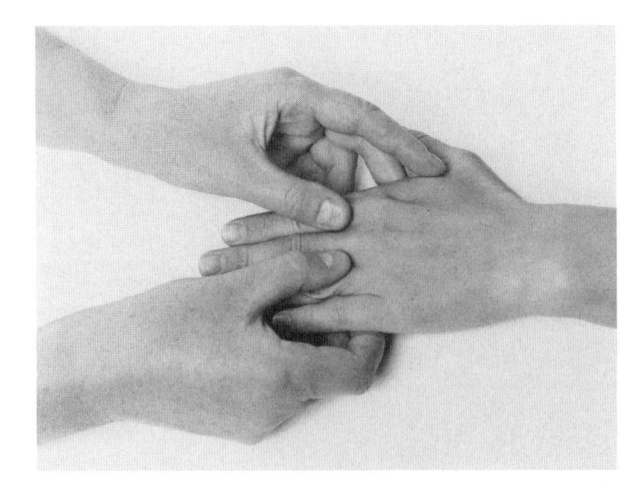

Abb. 1.94a: *5, 4* Ausgangsstellung: Rückenlage oder sitzend, Unterarm und Hand liegen mit palmarer Fläche auf der Unterlage, abduzierte Finger werden unterstützt.
Fixation: Finger werden von unten leicht unterstützt, gleichzeitig wird Widerstand gegeben.
Bewegung: Aus maximaler Abduktion werden in gleichmäßiger Bewegung der 2., 4. und 5. Finger adduziert.
Widerstand: entgegen Richtung der Bewegung von der palmaren und dorsalen Seite am Fingergrundglied.

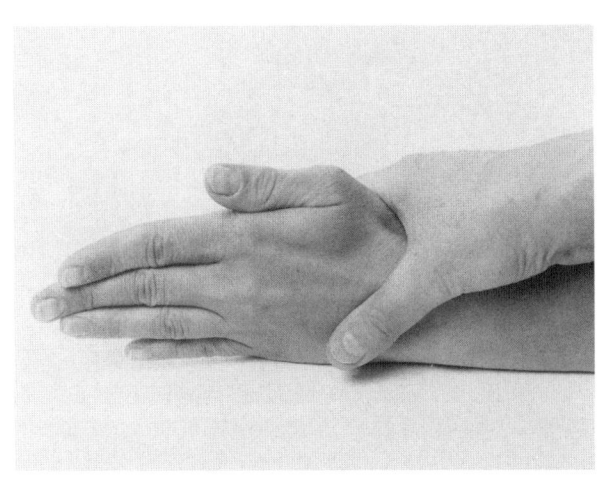

Abb. 1.94b, c: *3* Ausgangsstellung: Rückenlage oder sitzend. Unterarm ruht auf der Unterlage, mit seiner ulnaren Kante für die Prüfung des 4. und 5. Fingers (Abb. 1.94b) und mit seiner radialen Kante für die Prüfung des 2. Fingers (Abb. 1.94c).
Fixation: Handgelenk.
Bewegung: Adduktion der einzelnen Finger je nach ihrer Lage (Annäherung an den Mittelfinger).

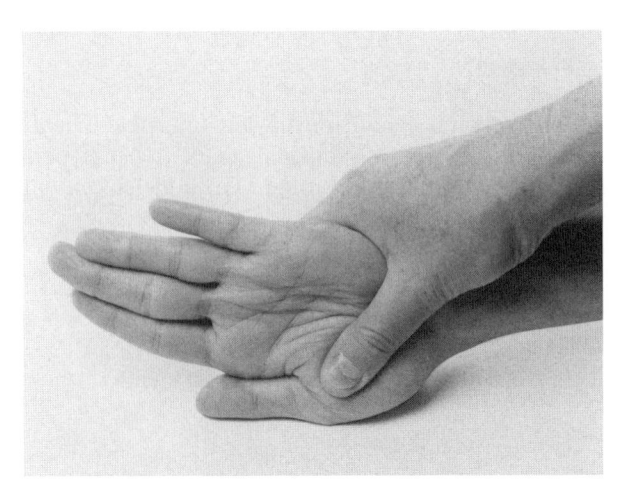

Abb. 1.94c

Abb. 1.94d: *2* Ausgangsstellung: Rückenlage oder sitzend, Unterarm, Hand und Finger ruhen mit ihrer Palmarfläche auf der Unterlage, Finger sind abduziert.
Fixation: Handgelenk nicht notwendig.
Bewegung: Adduktion des 2., 4. und 5. Fingers, Mittelfinger bleibt in Ruhe.

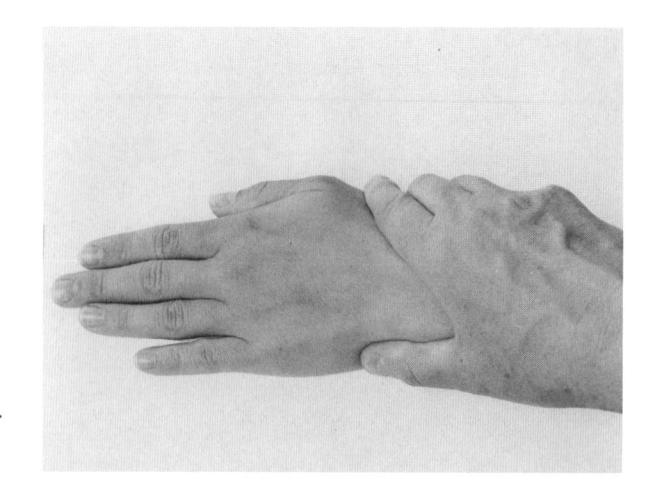

Abb. 1.94e: *1, 0* Ausgangsstellung: Unterarm, Hand und Finger des Patienten proniert auf der Unterlage, Finger sind abduziert.
Beim Bewegungsversuch des Patienten versucht man, basal an den Innenseiten der Fingergrundglieder des 2., 4. und 5. Fingers eine Muskelanspannung zu palpieren. Es genügt auch, nur eine Zuckung der Finger in Bewegungsrichtung zu verspüren.

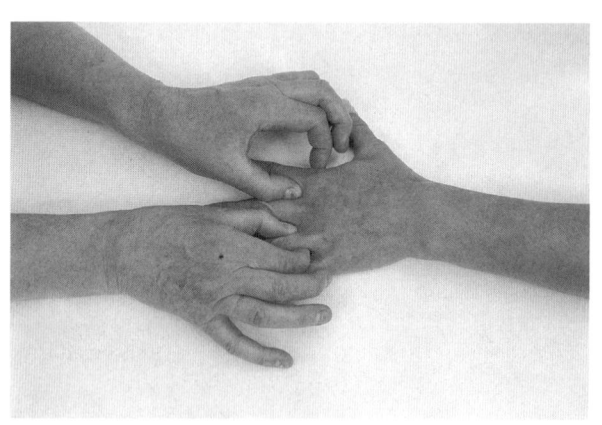

Es kommen kaum **Fehler** vor.

Kontraktur

Flexion und Adduktion in den Grundgelenken mit Extension in den Interphalangealgelenken. Es ist unmöglich, eine Flexion in den Interphalangealgelenken bei hyperextendierten Grundgelenken durchzuführen. Eine Extension in den Grundgelenken bei flektierten Interphalangealgelenken ist ebenso unmöglich.

Abduktion der Finger (MP)

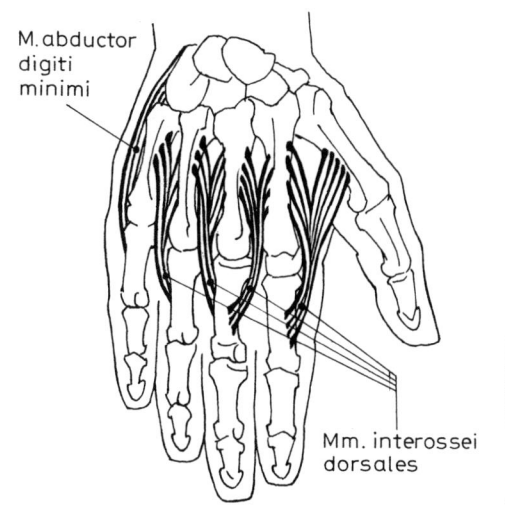

M. abductor digiti minimi

Mm. interossei dorsales

	C_8	Th_1	Mm. interossei dorsales
C_7	C_8	Th_1	M. abductor digiti minimi

Abb. 1.95

Übersicht

Grundbewegung: Abduktion der gestreckten Finger im Ausmaß von 20–25°.
Bei den Stufen 5 und 4 wird jeder Finger einzeln getestet, für die Stufe 3 verwenden wir 2 Ausgangsstellungen, um alle Finger testen zu können.
Der Widerstand wird gegen das Fingergrundglied gegeben, um die Wirkung auf die anderen Fingergelenke auszuschließen und die Mitwirkung anderer Muskeln zu vermindern. Natürlich wird dadurch der Widerstand geringer.
Es gibt 4 Mm. interossei dorsales, 2 von ihnen setzen am Mittelfinger an.
Das Bewegungsausmaß wird hauptsächlich durch den Gelenkbau begrenzt.

Tab. 1.32

Hauptmuskeln	Ursprung	Ansatz	Innervation
Mm. interossei dorsales (insgesamt 4)	doppelt, immer von 2 einander zugekehrten Seiten der Metakarpalen	Die Sehnen laufen um die Grundgelenke herum und setzen an der Basis der Grundglieder des 2.–5. Fingers an. Im Einzelnen: die des 1. und 2. an der radialen Seite am 2. und 3. Finger, die des 3. und 4. an der ulnaren Seite am 3. und 4. Finger (der 3. Finger hat 2 Mm. interossei dorsales), Dorsalaponeurose der Finger	N. ulnaris: C_8, (Th_1)
M. abductor digiti minimi	Os pisiforme, Lig. carpi transversum	Basis der 5. Grundphalanx an der ulnaren Seite, Aponeurose M. extensoris digiti minimi	N. ulnaris: (C_7), C_8, Th_1

Teststufen

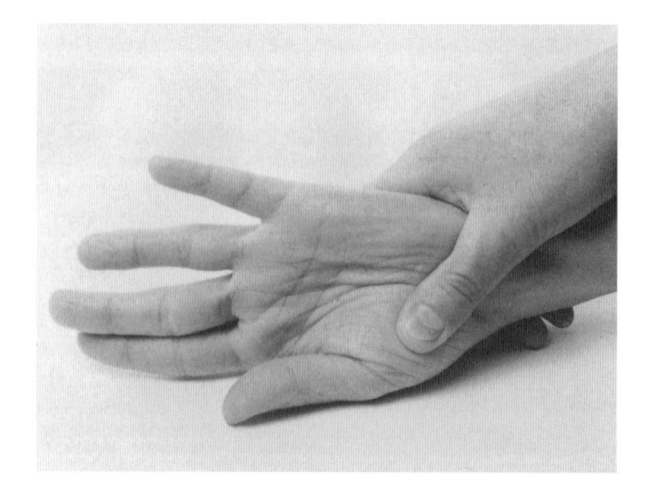

Abb. 1.96a: *5, 4* Ausgangsstellung: sitzend oder Rückenlage. Unterarm, Hand, Finger (in Adduktion) liegen mit ihrer Palmarfläche auf der Unterlage.
Fixation: Handgelenk und unteres Drittel des Unterarmes leicht gegen Unterlage drücken.
Bewegung: Abduktion in vollem Ausmaß.
Widerstand: gesondert und einzeln an radialer und ulnarer Seite jedes Fingergrundgliedes. Beim Mittelfinger wird nacheinander auf beiden Seiten Widerstand geleistet.
Im Bild ist Fixation bzw. Bewegung am 3. und 4. Finger dargestellt.

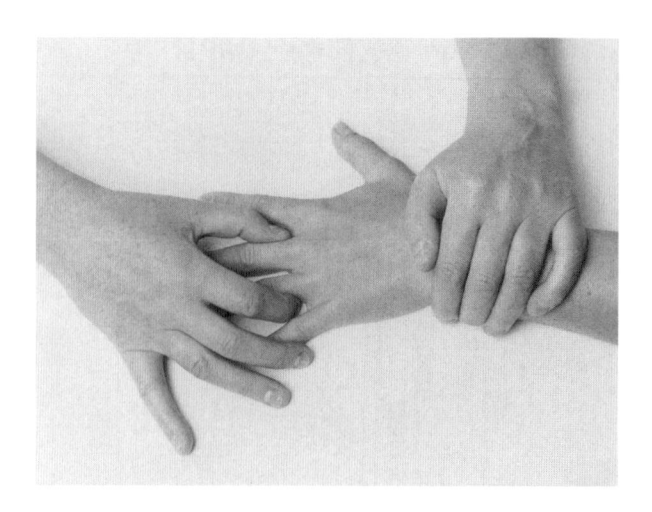

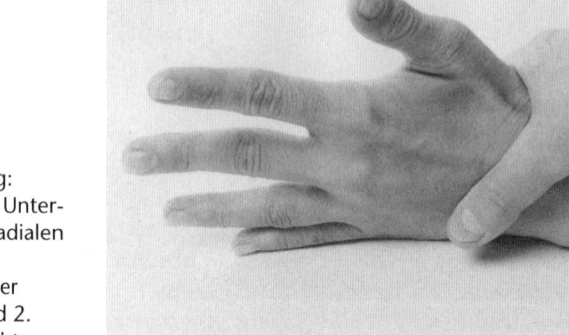

Abb. 1.96b: *3* Ausgangsstellung: sitzend oder in Rückenlage. Der Unterarm ruht mit der ulnaren oder radialen Handkante auf der Unterlage.
Auf der ulnaren Kante werden der 2. und 3. Finger, d. h. der 1. und 2. dorsale M. interosseus, untersucht.

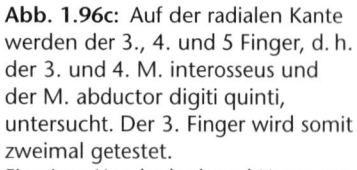

Abb. 1.96c: Auf der radialen Kante werden der 3., 4. und 5 Finger, d. h. der 3. und 4. M. interosseus und der M. abductor digiti quinti, untersucht. Der 3. Finger wird somit zweimal getestet.
Fixation: Handgelenk und Unterarm.
Bewegung: volle Abduktion der Finger.

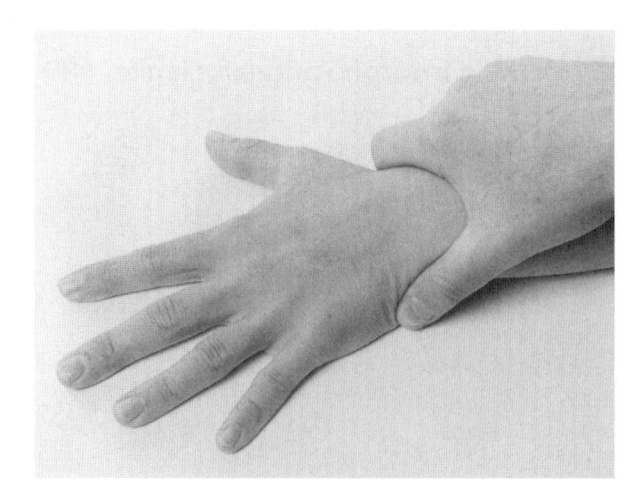

Abb. 1.96d: *2* Ausgangsstellung: sitzend oder in Rückenlage. Unterarm, Hand und Finger (in Adduktion) liegen mit der Palmarfläche auf der Unterlage. Fixation: Handgelenk.
Bewegung: volle Abduktion der Finger. Beim Mittelfinger wird die Duktion nach beiden Seiten geprüft.

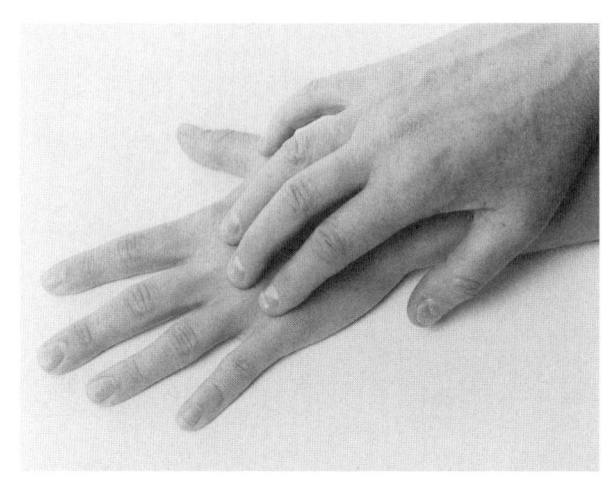

Abb. 1.96e: *1, 0* Ausgangsstellung: Unterarm, Hand und Finger ruhen entspannt proniert auf der Unterlage. Beim Bewegungsversuch des Patienten wird nacheinander die Anspannung der einzelnen Muskeln zwischen den Metakarpalenköpfchen getastet. Es ist aber besser, das Fingerzucken in der Richtung der Bewegung zu beobachten.

Fehler kommen praktisch nicht vor.

Kontraktur

Die Finger sind gestreckt. Bei flektierten Grundgelenken ist die Flexion der Interphalangealgelenke nicht möglich, und umgekehrt ist die Beugung der Grundgelenke ausgeschlossen, wenn die Finger in den Interphalangealgelenken flektiert sind.

Flexion der Mittelgelenke (Proximale Interphalangealgelenke, PIP)

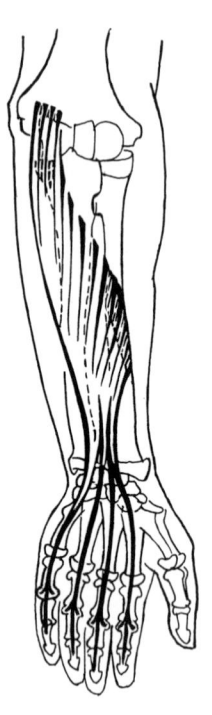

| C₇ C₈ Th₁ | M. flexor digitorum superficialis |

Abb. 1.97: M. flexor digitorum superficialis

Übersicht

Grundbewegung: Flexion in den proximalen Interpahalangealgelenken bei Extension in den Grundgelenken. Das Bewegungsausmaß beträgt ungefähr 100°.
Alle Stufen werden sitzend oder liegend geprüft; der Unterarm liegt supiniert auf der Unterlage. Wegen des geringen Eigengewichtes der Fingerglieder wird zwischen den Stufen 3 und 2 nicht besonders unterschieden. Die Finger werden nicht gemeinsam getestet, sondern jeder einzeln.

Tab. 1.33

Hauptmuskeln	Ursprung	Ansatz	Innervation
M. flexor digitorum superficialis	*Caput humerale:* Epicondylus medialis humeri, Processus coronoideus ulnae *Caput radiale:* distal vom Tuberculum radii bis zum Ansatz des M. pronator teres	Basis der Fingermittelglieder mit Ausnahme des Daumens	N. medianus: C_7, C_8, Th_1, manchmal auch N. ulnaris

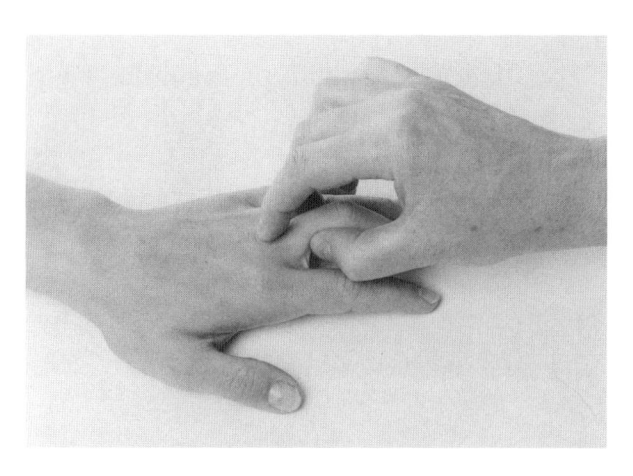

Abb. 1.98

Wichtig ist die Fixation. Mit Daumen und Mittelfinger fasst man dabei das Fingergrundglied von beiden Seiten, und mit dem Zeigefinger stützt man gegen den zugehörigen Metakarpalkopf ab, sodass das Grundgelenk in eine leichte Hyperextension kommt (Abb. 1.98).
Das Ausmaß der Bewegung wird durch das Mittelgelenk begrenzt.

Teststufen

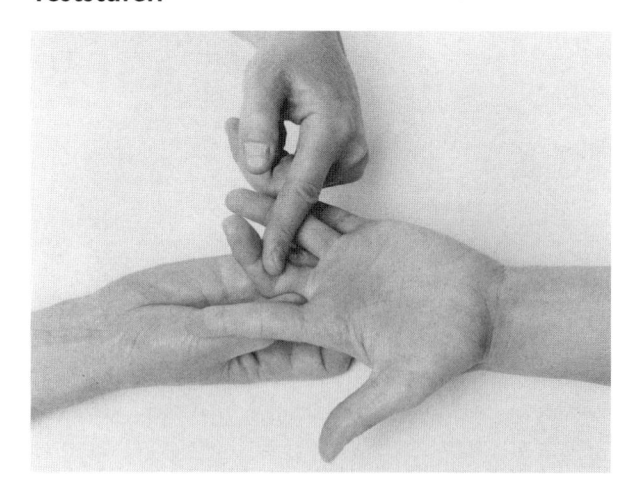

Abb. 1.99a: 5, 4 Ausgangsstellung: sitzend oder Rückenlage, leichte Flexion im Ellenbogengelenk, Unterarm supiniert, Hand in Verlängerung der Unterarmachse. Alle Finger strecken.
Fixation: Grundglied des zu testenden Fingers wird so festgehalten, dass es sich während der ganzen Bewegung in Hyperextension befindet.
Bewegung: volle Flexion im Mittelgelenk.
Widerstand: mit dem Finger gegen Palmarfläche des Mittelgliedes.

1 Muskelfunktionstest

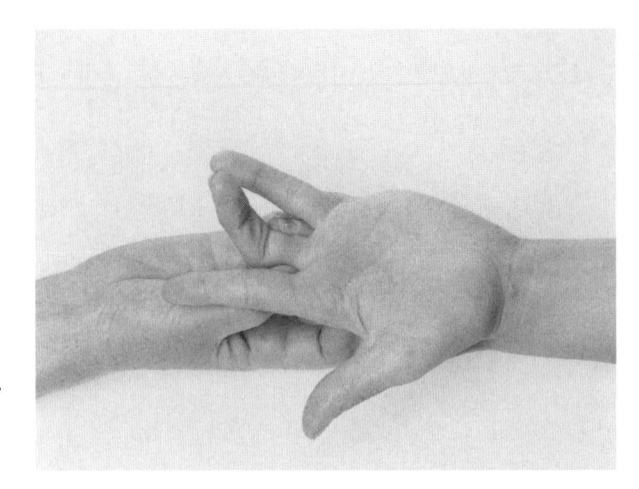

Abb. 1.99b: *3 und 2* Ausgangsstellung, Fixation und Bewegung: wie bei den Stufen *5* und *4*.
Widerstand: unterbleibt.

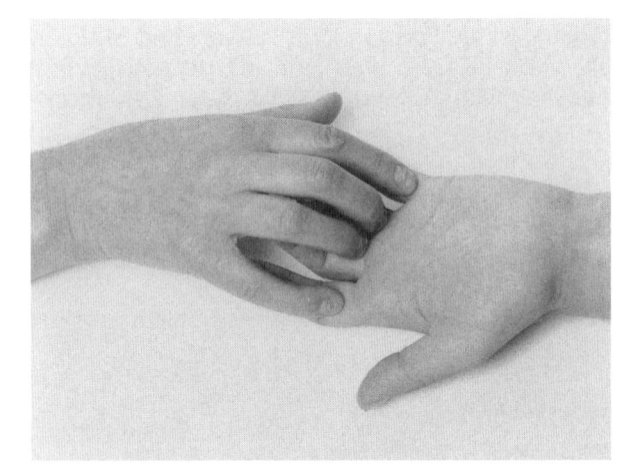

Abb. 1.99c: *1, 0* Ausgangsstellung: sitzend oder in Rückenlage, leichte Flexion im Ellenbogengelenk, Unterarm supiniert.
Beim Bewegungsversuch wird die Sehne an der Palmarfläche des Grundgliedes des getesteten Fingers palpiert.

Fehler und Hinweise

- Es wird vergessen, dass während der ganzen Bewegung die Hand in Verlängerung der Unterarmachse stehen muss.
- Es wird nicht genügend auf die richtige Flexion und notwendige Hyperextension im Grundgelenk geachtet.
- Das Endgelenk muss während der ganzen Bewegung gestreckt bleiben, es darf nicht flektiert werden.

Kontraktur

Bei extendiertem Handgelenk besteht eine Flexionshaltung im Grund- und im Mittelgelenk.

Flexion der Endgelenke (distale Interpalangealgelenke, DIP)

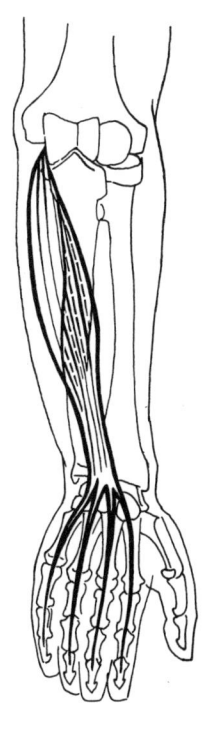

C_7 C_8	Th_1		M. flexor digitorum profundus II
C_7 C_8	Th_1		M. flexor digitorum profundus III, IV, V

Abb. 1.100: M. flexor digitorum profundus

Übersicht

Grundbewegung: Flexion im Fingerendgelenk bei Extension aller übrigen Fingergelenke. Das Ausmaß der Bewegung beträgt ungefähr 80°.
Alle Stufen werden bei supiniertem Unterarm geprüft. Wegen des geringen Eigengewichtes der Finger werden die Stufen 2 und 3 nicht besonders unterschieden. Grundsätzlich wird jeder Finger einzeln getestet; die gleichzeitige Untersuchung aller Finger ist ungenau und für die Bewertung ungenügend. Das Prinzip der Fixation entspricht der bei der Testung der Mittelgelenke, wobei jetzt das Mittelgelenk gestreckt gehalten wird (Abb. 1.101). Das Ausmaß der Bewegung wird durch Gelenkstrukturen begrenzt.

Tab. 1.34

Hauptmuskeln	Ursprung	Ansatz	Innervation
M. flexor digitorum profundus	proximale drei Viertel der palmaren Fläche der Ulna, anliegender Teil der Membrana interossea	Palmarseite der distalen Fingerglieder mit Ausnahme des Daumens	N. medianus (gewöhnlich für den 2. Finger): C_7, C_8, Th_1 N. ulnaris (gewöhnlich für den 3.–5. Finger): (C_7), C_8, Th_1

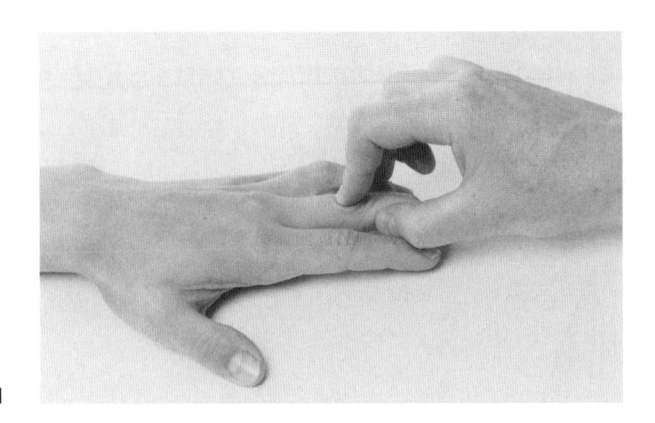

Abb. 1.101

Teststufen

Abb. 1.102a: *5, 4* Ausgangsstellung: Rückenlage oder sitzend, Ellenbogengelenk leicht flektiert, Unterarm supiniert, Hand in Verlängerung der Unterarmachse. Alle Finger sind gestreckt.
Fixation: mittleres Fingerglied von den Seiten.
Bewegung: volle Flexion des Fingerendgliedes.
Widerstand: an Palmarfläche des Endgliedes am getesteten Finger.

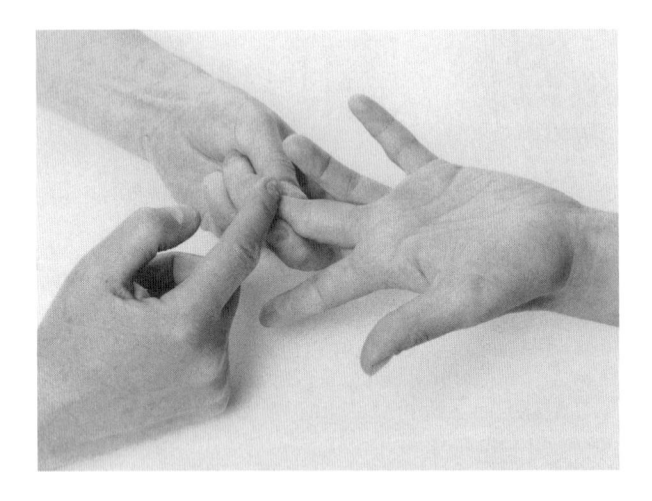

Abb. 1.102b: *3, 2* Ausgangsstellung: Unterarm supiniert, Hand in der Verlängerung der Unterarmachse, Finger gestreckt.
Fixation: Fingermittelglieder.
Bewegung: Flexion der distalen Fingerglieder.

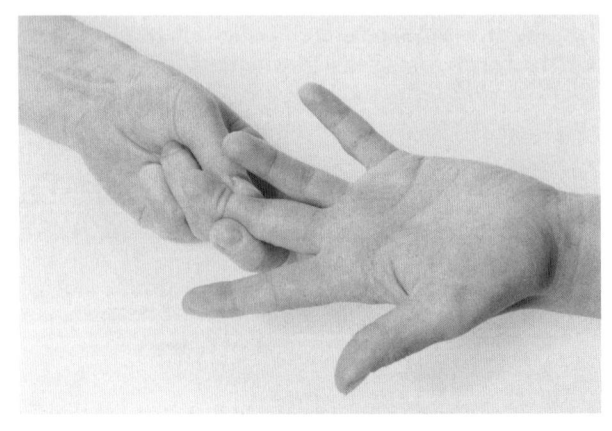

1.4 Obere Extremität   141

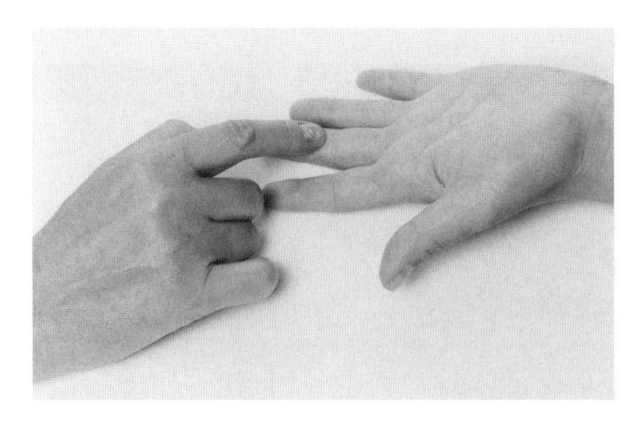

Abb. 1.102c: *1, 0* Ausgangsstellung: sitzend oder liegend, leichte Flexion im Ellenbogengelenk, Unterarm supiniert, Finger gestreckt.
Beim Bewegungsversuch des Patienten ist die Sehne an der Palmarfläche des Mittelgliedes am getesteten Finger zu palpieren.

Fehler und Hinweise

- Die Notwendigkeit der gestreckten Handgelenkstellung wird außer Acht gelassen.
- Es wird die Fixation des Mittelgliedes nicht genügend beachtet. Der Finger muss von beiden Seiten fixiert werden, damit die Sehne während der Bewegung nicht gedrückt wird.
- Die übrigen Fingergelenke bleiben während der ganzen Bewegung gestreckt.

Kontraktur

Es findet sich eine Flexionsstellung in allen Fingergelenken.

1.4.9 Karpometakarpalgelenk des Daumens (Daumensattelgelenk)

Adduktion

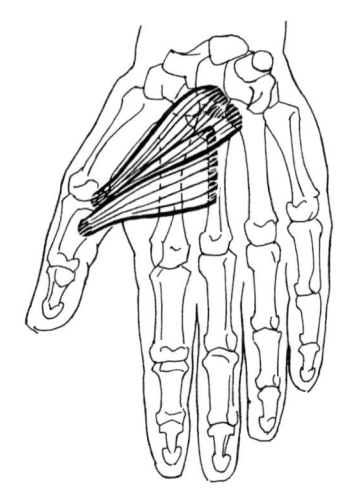

C_7 C_8 Th_1 M. adductor pollicis

Abb. 1.103: M. adductor pollicis

Tab. 1.35

Hauptmuskeln	Ursprung	Ansatz	Innervation
M. adductor pollicis	*Caput transversum:* palmare Fläche des 3., manchmal des 2. Metakarpalen *Caput obliquum:* Os capitatum, Palmarfläche der Basis des 2. und 3. Metakarpalen	Gelenkkapsel des Metakarpophalangealgelenkes des Daumens, Basis des Daumengrundgliedes an der ulnaren Seite	R. profundus N. ulnaris: (C_7), C_8, (Th_1)
Hilfsmuskeln: Mm. flexores pollicis brevis et longus, M. extensor pollicis longus, M. interosseus dorsalis I			

Übersicht

Grundbewegung: Adduktion des Daumens.
Ausgangsstellung: in Abduktion.
Das Ausmaß der Bewegung im Sattelgelenk beträgt 50°.
Bei den Stufen 5, 4, 2, 1 und 0 ist der Unterarm proniert, bei der Stufe 3 ist seine radiale Seite zur Unterlage gewendet. Die Adduktion des Daumens wird so getestet, dass sich der Daumen ständig in der Ebene der Handfläche bewegt. Die Bewegung senkrecht zur Handfläche (sog. palmare Adduktion) ist nicht auf die Tätigkeit des M. adductor pollicis zurückzuführen, sondern ist hauptsächlich das Ergebnis der Funktion des I. dorsalen M. interosseus. Das Ausmaß der Bewegung wird durch die Berührung des Daumens mit dem 2. Metakarpalen begrenzt.

Teststufen

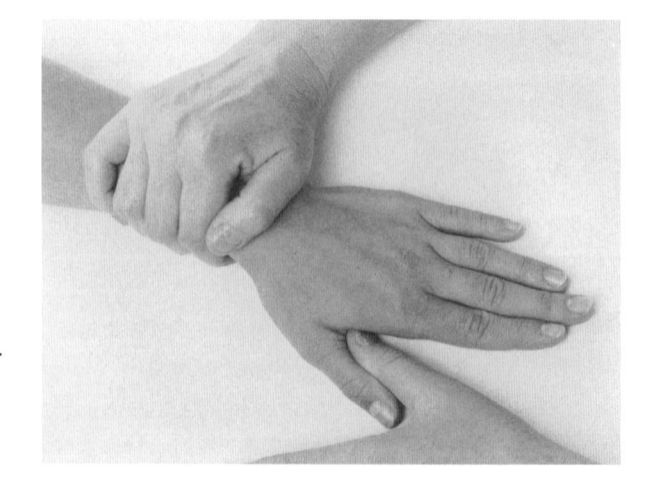

Abb. 1.104a: *5, 4* Ausgangsstellung: sitzend oder liegend, Unterarm liegt proniert auf der Unterlage. Hand liegt in Verlängerung der Unterarmachse, Finger sind gestreckt, Daumen abduziert.
Fixation: Handgelenk.
Bewegung: volle Adduktion des Daumens in der Ebene der Handfläche.
Widerstand: gegen die ulnare und palmare Fläche des Daumens mit dem Hauptdruck gegen den 1. Metakarpalen.

1.4 Obere Extremität

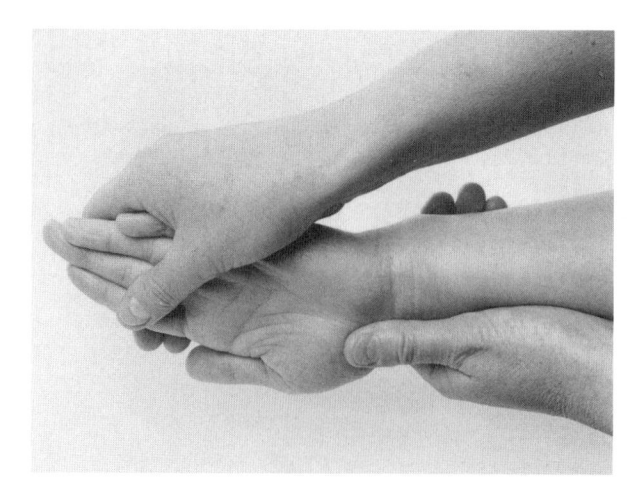

Abb. 1.104b: *3* Ausgangsstellung: sitzend oder liegend, Unterarm mit seiner radialen Seite zur Unterlage gewendet, Daumen abduziert.
Fixation: Unterstützung des Unterarmes und Festhalten der Finger.
Bewegung: Adduktion des Daumens in der Ebene der Handfläche.

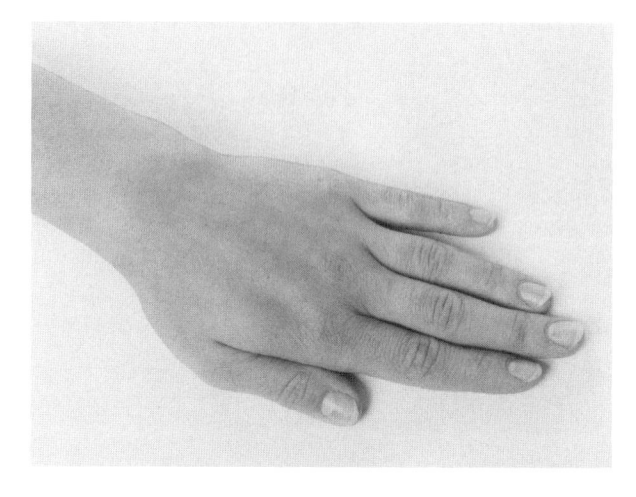

Abb. 1.104c: *2* Ausgangsstellung: sitzend oder in Rückenlage, pronierter Unterarm sowie Hand und Finger liegen auf der Unterlage, Daumen abduziert.
Fixation: nicht erforderlich.
Bewegung: volle Adduktion des Daumens in der Ebene der Handfläche.

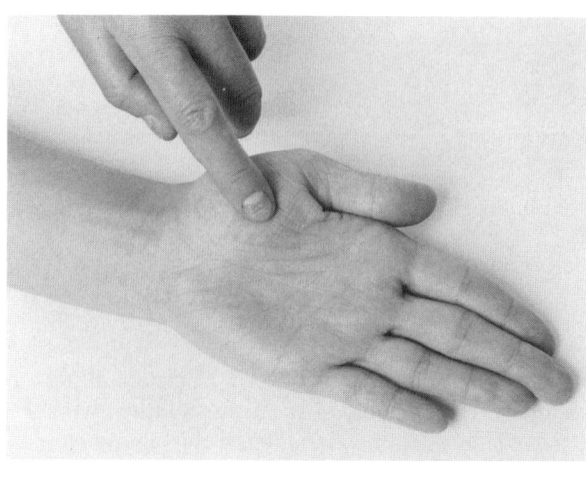

Abb. 1.104d: *1, 0* Spuren einer Bewegung werden zwischen dem 1. und 2. Metakarpalen am Ansatz des Muskels auf der Palmarseite der Hand palpiert.

Fehler und Hinweise

Es wird nicht genügend darauf geachtet, dass die Bewegung in der Ebene der Handfläche erfolgen und der Daumen während der Bewegung im Grund- und Endgelenk gestreckt bleiben muss.

Kontraktur

Adduktionsstellung des Daumens. Die Abduktion ist nicht in vollem Ausmaß möglich.

Abduktion im Daumensattelgelenk

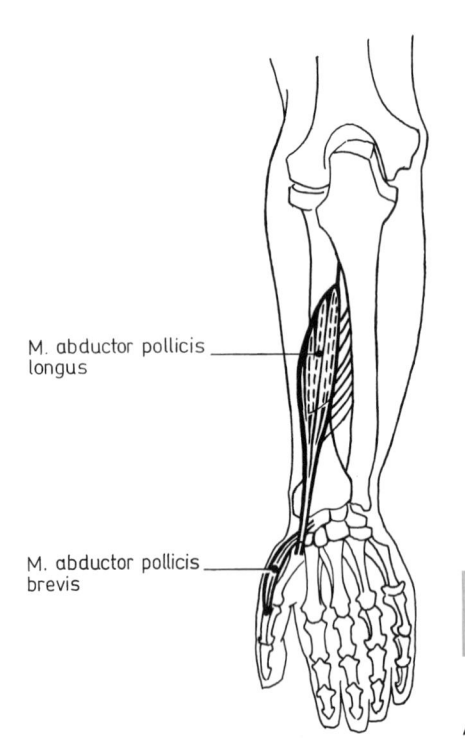

M. abductor pollicis longus

M. abductor pollicis brevis

| C_6 | C_7 | C_8 | | M. abductor pollicis longus |
| C_6 | C_7 | C_8 | Th_1 | M. abductor pollicis brevis |

Abb. 1.105

Übersicht

Grundbewegung: Abduktion des Daumens im Ausmaß von 60–70°. Bei den Stufen 5 und 4, 2, 1 und 0 liegt der Unterarm proniert, bei der Stufe 3 in Mittelstellung zwischen Pronation und Supination. Die Hand muss sich während der ganzen Bewegung stets in der Verlängerung der Unterarmachse befinden.

Die Abduktion des Daumes besorgen 2 Muskeln, der lange und der kurze Abduktor. Als reine Abduktion bezeichnen wir die seitliche Bewegung des Daumens in der Ebene der

Tab. 1.36

Hauptmuskeln	Ursprung	Ansatz	Innervation
M. abductor pollicis longus	dorsale Seite des proximalen Ulnadrittels, anliegender Teil der Membrana interossea, mittlerer Teil der Dorsalfläche des Radius	Radialseite der Basis des 1. Metakarpalen, Bündel zum Muskelbauch des M. abductor pollicis brevis	N. radialis: (C_6), C_7, (C_8)
M. abductor pollicis brevis	Tuberculum ossis scaphoidei, Lig. carpi transversum	Basis des Daumengrundgliedes auf der radialen Seite	N. medianus: (C_6, C_7), C_8, (Th_1)
Hilfsmuskel: M. extensor pollicis brevis			

Handfläche. Sie wird vom langen Abduktor, unterstützt vom kurzen Extensor, ausgeführt. Der M. abductor pollicis brevis führt dagegen die Bewegung senkrecht zur Handfläche, sog. palmare Abduktion, aus. Bei dieser Bewegung wirken neben dem langen Abduktor des Daumens, der einen Sehnenast zum Bauch des kurzen Abduktors abgibt, noch der kurze Daumenbeuger und wahrscheinlich auch der M. opponens pollicis mit. Diese Bewegung ist jedoch ziemlich schwierig, und ohne Einüben ist auch der Gesunde nicht imstande, sie fehlerfrei auszuführen. Deshalb untersuchen wir grundsätzlich nur die reine Abduktion, und der kurze Abduktor wird nur orientierend untersucht. Differenzierung hilft bei der Differenzialdiagnose der Lähmung der peripheren Nerven (N. radialis, N. medianus).

Das Ausmaß der Bewegung wird hauptsächlich durch Weichteilspannung zwischen Daumen und Zeigefinger begrenzt.

Teststufen

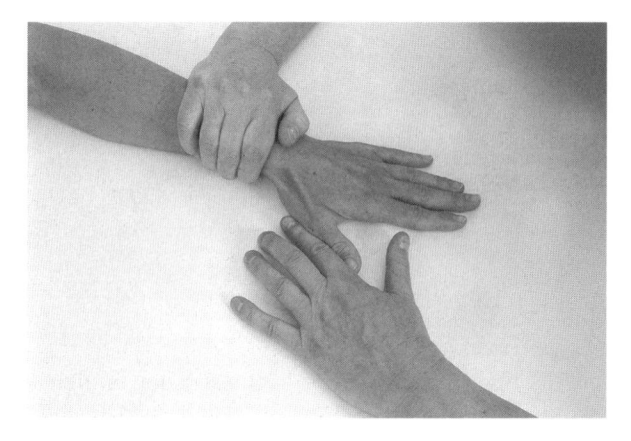

Abb. 1.106a: *5, 4* Ausgangsstellung: Rückenlage oder sitzend, Unterarm ruht proniert auf der Unterlage, Hand in Verlängerung der Unterarmachse, Daumen adduziert. Die übrigen Finger sind entspannt.
Fixation: Handgelenk.
Bewegung: volle Abduktion des Daumens in der Ebene der Handfläche.
Widerstand: an radialer Kante des 1. Metakarpalen.

Abb. 1.106b: *3* Ausgangsstellung: liegend oder sitzend, Unterarm befindet sich in Mittelstellung und ruht mit der Ulnarkante auf der Unterlage, Hand steht in Verlängerung der Unterarmachse, Daumen adduziert, übrige Finger sind entspannt.
Fixation: Handgelenk.
Bewegung: Abduktion des Daumens in Ebene der Handfläche.

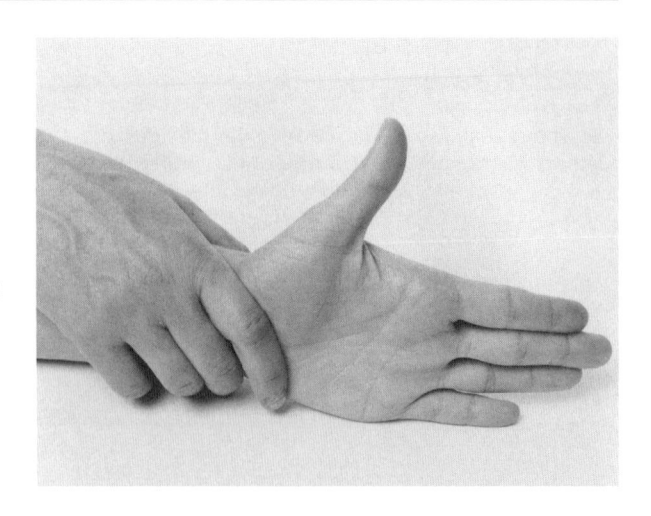

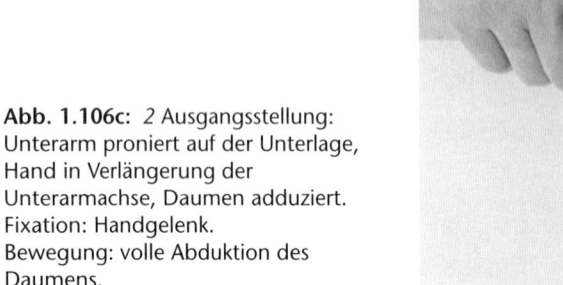

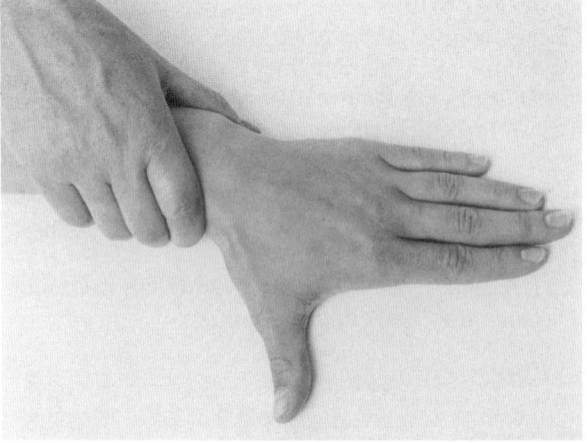

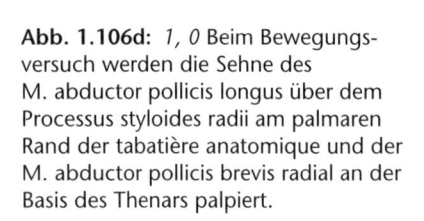

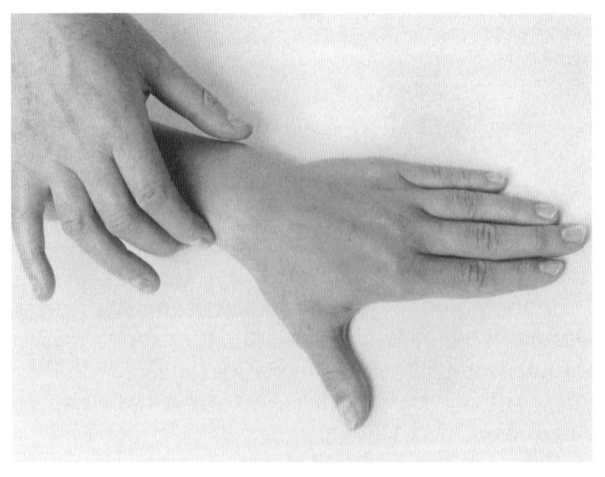

Abb. 1.106c: *2* Ausgangsstellung: Unterarm proniert auf der Unterlage, Hand in Verlängerung der Unterarmachse, Daumen adduziert.
Fixation: Handgelenk.
Bewegung: volle Abduktion des Daumens.

Abb. 1.106d: *1, 0* Beim Bewegungsversuch werden die Sehne des M. abductor pollicis longus über dem Processus styloides radii am palmaren Rand der tabatière anatomique und der M. abductor pollicis brevis radial an der Basis des Thenars palpiert.

Fehler und Hinweise

Es wird
- nicht genügend auf die richtige Stellung von Unterarm und Hand geachtet.
- nicht immer die richtige Ausführung der Bewegung in der Ebene der Handfläche berücksichtigt.
- die Fixation der Hand vergessen und eine Mitbewegung im Handgelenk zugelassen.

Kontraktur

Abduktionsstellung des Daumens und bei Verkürzung des langen Abduktors auch eine geringe Radialduktion der Hand.

Daumen und Kleinfinger, Opposition

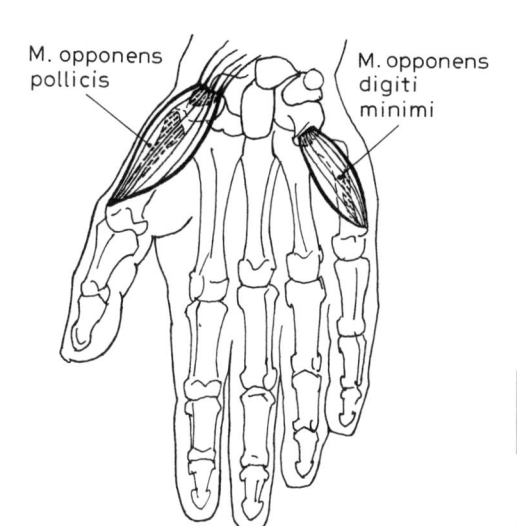

C_6	C_7	C_8	Th_1	M. opponens pollicis
	C_7	C_8	Th_1	M. opponens digiti minimi

Abb. 1.107

Übersicht

Grundbewegung: Opposition des Daumens und des Kleinfingers. Die *Opposition des Daumens* ist eine komplizierte Bewegung. Sie beginnt mit einer Palmarabduktion im Daumensattelgelenk, ihr folgt eine „ulnare Adduktion", die dann mit leichter Flexion und Rotation im Sattelgelenk in die Oppositionsendstellung übergeht. An der Bewegung ist daher eine ganze Reihe von Muskeln beteiligt: zunächst die Abduktoren, ferner der M. flexor pollicis brevis, der M. adductor pollicis, und erst bei der eigentlichen Opposition ist der M. opponens pollicis als Hauptmuskel tätig. Die Hauptfunktion des M. opponens ist die Rotation und Opposition. Die Bewegung beginnt im Sattelgelenk des Daumens.

Tab. 1.37

Hauptmuskeln	Ursprung	Ansatz	Innervation
M. opponens pollicis	Tuberculum ossis trapezii, Lig. carpi transversum	radialer Rand längs des ganzen 1. Metakarpalen	N. medianus: (C_6), C_7, C_8, Th_1
M. opponens digiti minimi	Hamulus ossis hamati, Lig. carpi transversum	ulnarer Rand des 5. Metakarpalen	N. ulnaris: (C_7), C_8, Th_1
Hilfsmuskeln: Adduktor pollicis, Abduktoren und Flexoren des Daumens	Neutralisationsmuskeln: In der zweiten Bewegungsphase wird die Tendenz des M. flexor pollicis longus zur Flexion und radialen Duktion der Handwurzel durch die Funktion der Extensoren des Handgelenkes gehemmt. Der Daumenstrecker hemmt den M. flexor pollicis brevis.	Stabilisationsmuskeln: Alle Muskeln des Thenars wirken gegenseitig aufeinander.	

Später kommt eine Flexion im Grundgelenk hinzu. Beim Test wird vor allem die Opposition des Daumens bewertet; ihr Ausmaß beträgt ungefähr 60°, gemessen an der Rotation des Daumenendgliedes. Die Bewegung geht im Daumensattelgelenk vor sich.

Die Stufen 3 und 2 werden nicht unterschieden.

An der *Opposition des 5. Fingers* beteiligen sich neben dem M. opponens digiti minimi noch der 4. M. lumbricalis, der M. abductor digiti minimi und der M. flexor digiti minimi brevis.

Bei der Beurteilung einer Läsion der peripheren Nerven ist zu beachten, dass der M. opponens pollicis vom N. medianus innerviert ist, der M. opponens digiti minimi dagegen vom N. ulnaris.

Das Bewegungsausmaß wird bis zur Berührung des Daumens mit dem Kleinfinger getestet.

Teststufen

Abb. 1.108a: 5, 4 Ausgangsstellung: Rückenlage oder sitzend, Unterarm liegt supiniert auf der Unterlage, Hand in Verlängerung der Unterarmachse, Finger gestreckt.
Fixation: nicht erforderlich.
Bewegung: Opposition des Daumens und Kleinfingers, Rotation wird dabei betont.
Widerstand: an der palmaren Fläche der Köpfchen des 1. und 5. Metakarpalen.

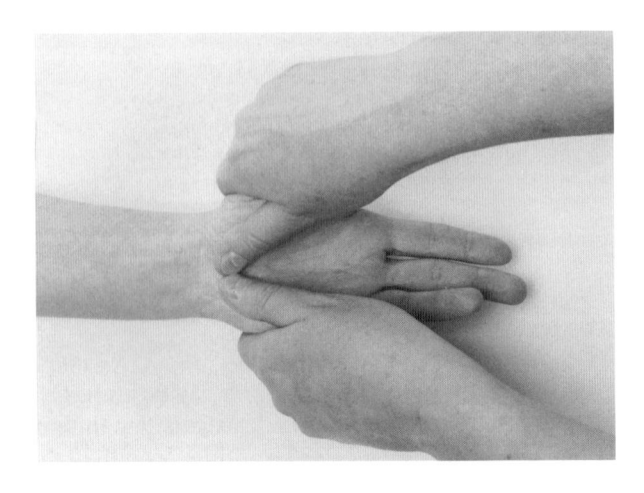

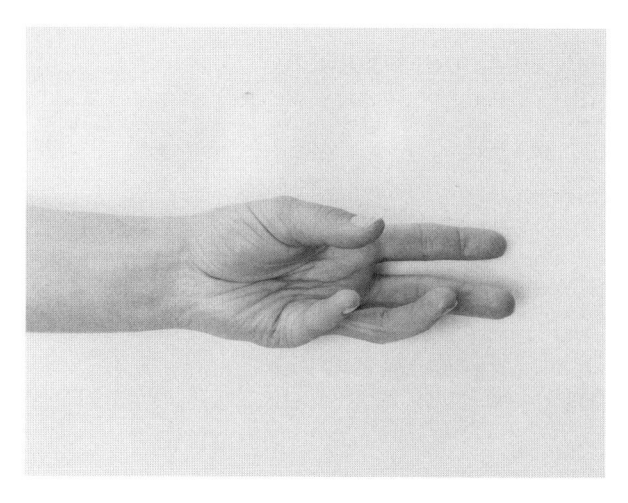

Abb. 1.108b: *3* bis *2*
Ausgangsstellung, Fixation und Bewegung: wie bei den Stufen *5* und *4*.
Widerstand: unterbleibt.

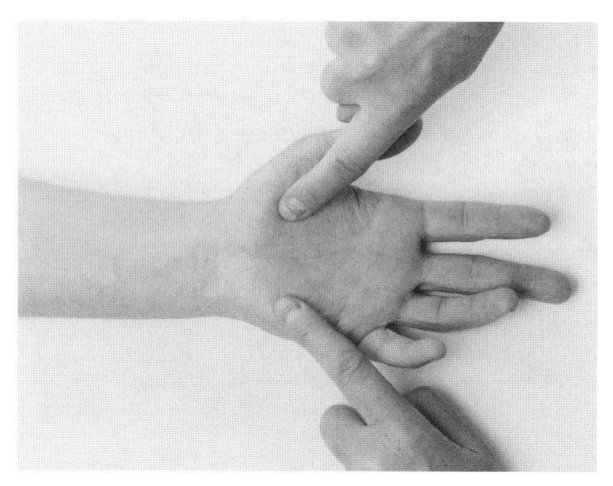

Abb. 1.108c: *1, 0* Beim Bewegungsversuch des Patienten palpiert man den Muskelbauch an der palmaren und radialen Kante des 1. Metakarpalen. Der M. opponens digiti minimi ist am Hypothenar sehr schwer tastbar; wegen seiner tiefen Lage ist eine Bewertung unzuverlässig.

Fehler und Hinweise

- Der richtige Bewegungablauf mit Palmarabduktion des Daumens – der ja das Wesen der Opposition ausmacht – wird nicht genügend beachtet; auch Adduktion und Flexion des Daumens allein werden hingenommen und als Opposition bewertet.
- Der Widerstand wird nicht richtig angesetzt. Man darf nicht vergessen, dass er sich am kräftigsten gegen die Opposition richten muss und keineswegs nur gegen Abduktion, Adduktion oder Flexion.

Kontraktur

Eine Kontraktur kommt selten vor, sie äußert sich nur in leichter Rotation und Opposition des Daumens oder des Kleinfingers.

1.4.10 Metakarpophalangealgelenk des Daumens (Daumengrundgelenk)

Flexion im Daumengrundgelenk

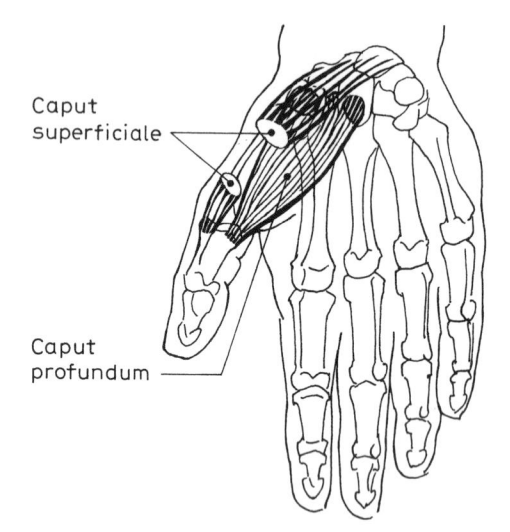

Caput superficiale

Caput profundum

| C_6 | C_7 | C_8 | Th_1 | M. flexor pollicis brevis |

Abb. 1.109: M. flexor pollicis brevis

Übersicht

Grundbewegung: Flexion im Metakarpophalangealgelenk des Daumens im Ausmaß von 80–90°, aber große Variationsbreite der Gelenkbeweglichkeit.
Bei der Untersuchung liegt der Unterarm supiniert auf der Unterlage. Die Fixation des 1. Metakarpalen ist notwendig, denn eine Flexionsstellung des Sattelgelenkes verschlechtert die Bewegungsbedingungen, namentlich in der Endphase.
Die Stufen 2 und 3 werden nicht unterschieden.
Das Bewegungsausmaß wird durch die Gelenkstrukturen begrenzt.

Tab. 1.38

Hauptmuskeln	Ursprung	Ansatz	Innervation
M. flexor pollicis brevis	*Caput superficiale:* Lig. carpi transversum *Caput profundum:* Os trapezium Os trapezoideum Os capitatum	Sesambein an der radialen Daumenseite Sesambein an der ulnaren Daumenseite	N. medianus: C_6, C_7 N. ulnaris: C_7, C_8, Th_1
Hilfsmuskeln: M. abductor pollicis brevis, M. adductor pollicis, M. flexor pollicis longus			

Teststufen

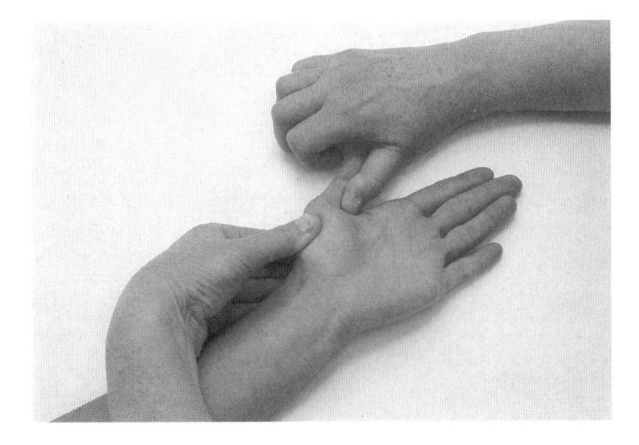

Abb. 1.110a: *5, 4* Ausgangsstellung: sitzend oder in Rückenlage, Unterarm liegt supiniert auf der Unterlage, Daumen ist gestreckt und abduziert, übrige Finger sind entspannt.
Fixation: 1. Metakarpale wird in Ausgangsstellung fixiert, ohne auf Thenar einen Druck auszuüben.
Widerstand: mit dem Finger gegen Volarfläche des Daumengrundgliedes.

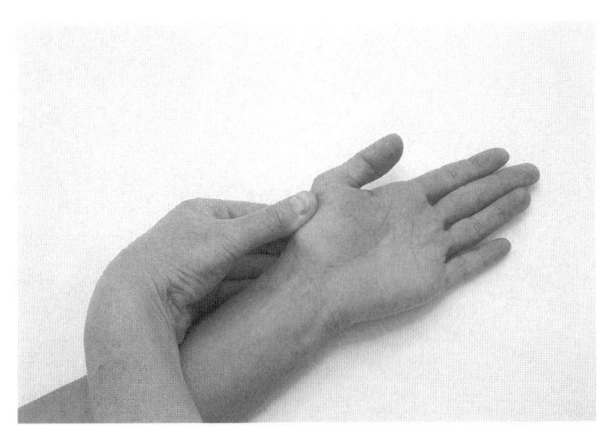

Abb. 1.110b: *3 bis 2*
Ausgangsstellung, Fixation und Bewegung: wie bei den Stufen *5* und *4*.
Widerstand unterbleibt.

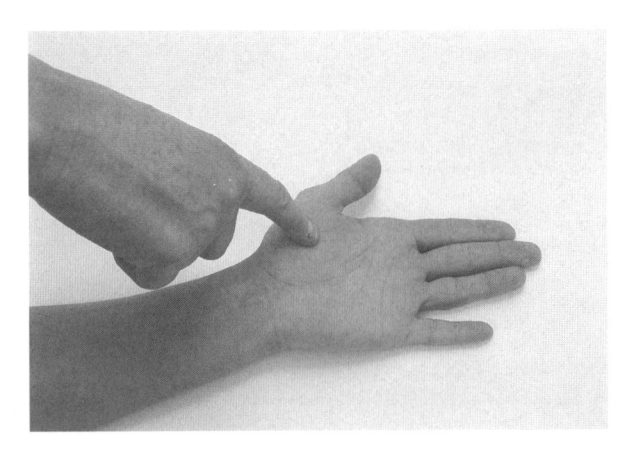

Abb. 1.110c: *1, 0* Ausgangsstellung: Der Unterarm liegt supiniert auf der Unterlage.
Fixation: 1. Metakarpale.
Beim Bewegungsversuch des Patienten lässt sich Muskelbauch an der Palmarfläche des 1. Metakarpalen tasten.

Fehler

- Die Notwendigkeit, das 1. Metakarpale zu fixieren, wird nicht berücksichtigt.
- Das Daumenendglied darf nicht gebeugt werden.

Kontraktur

Flexionsstellung im Daumengrundgelenk.

Extension im Daumengrundgelenk

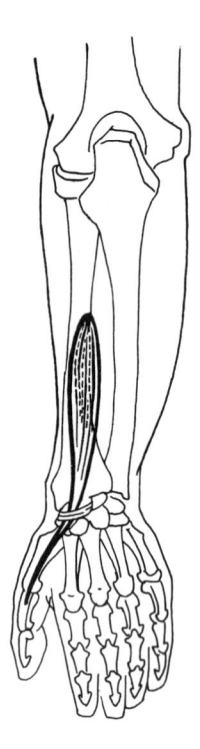

C_6 C_7 C_8 M. extensor pollicis brevis

Abb. 1.111: M. extensor pollicis brevis

Tab. 1.39

Hauptmuskeln	Ursprung	Ansatz	Innervation
M. extensor pollicis brevis	dorsale Fläche des Radius, distal vom M. abductor pollicis longus, Membrana interossea	Basis des Daumengrundgelenkes an der dorsalen Seite	N. radialis: (C_6), C_7, (C_8)
Hilfsmuskel: M. extensor pollicis longus			

Übersicht

Grundbewegung: Extension im Daumengrundgelenk.
Ausgangsstellung: maximale Flexion.
Für alle Teststufen befindet sich der Unterarm in Pronationsstellung. Die Hand liegt immer in der Verlängerung der Unterarmachse.
Stufen 3 und 2 werden nicht unterschieden.
Das Ausmaß der Bewegung wird durch die Gelenkstruktur und die Bänder in der Hohlhand begrenzt.

Teststufen

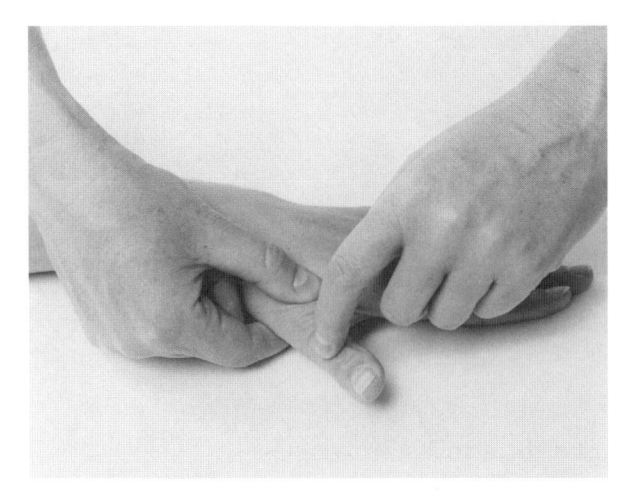

Abb. 1.112a: *5, 4* Ausgangsstellung: sitzend oder liegend, Unterarm proniert auf der Unterlage, Hand in Verlängerung der Unterarmachse, Daumen steht in Mittelstellung zwischen Adduktion und Abduktion und ist im Grundgelenk fixiert, übrige Finger sind entspannt.
Fixation: 1. Metakarpale wird leicht fixiert. Hand bleibt ständig in Verlängerung der Unterarmachse.
Bewegung: Extension im Grundgelenk des Daumens.
Widerstand: gegen Dorsalfläche des Daumengrundgliedes.

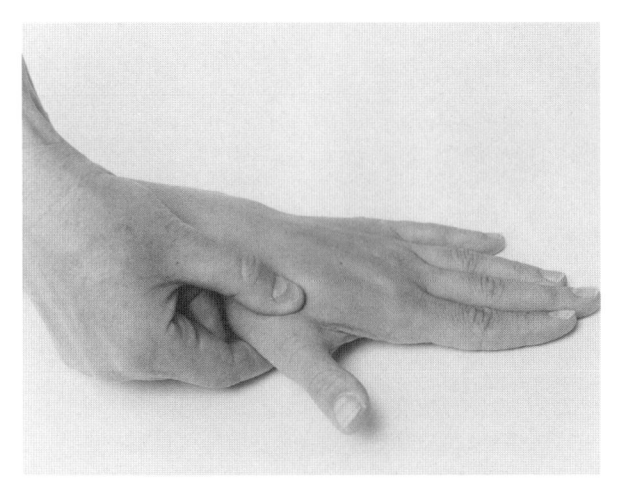

Abb. 1.112b: *3* bis *2*
Ausgangsstellung, Fixation und Bewegung: wie bei den Stufen *5* und *4*.
Widerstand unterbleibt.

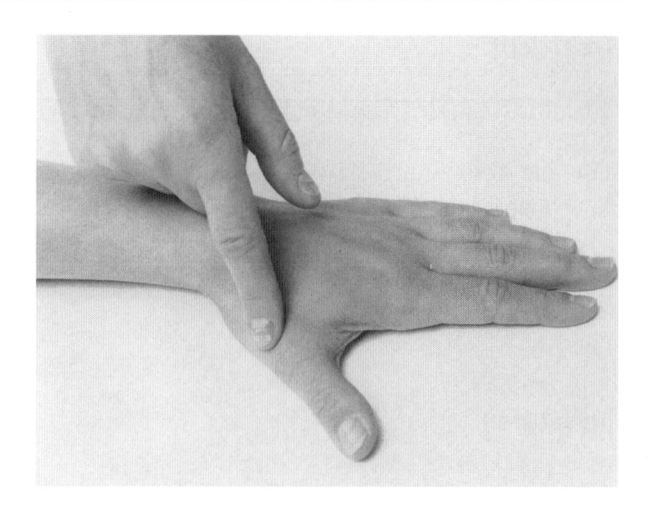

Abb. 1.112c: *1, 0* Beim Bewegungsversuch des Patienten palpiert man die Sehne an der Basis des 1. Metakarpalen.

> ### Fehler und Hinweise
>
> - Es muss besonders darauf geachtet werden, dass sich die Bewegung wirklich im Daumengrundgelenk abspielt.
> - Sorgfältige Palpation ist wegen der Verwechslungsmöglichkeit mit der Sehne des langen Daumenstreckers erforderlich.

Kontraktur

Die Flexion im Daumengrundgelenk ist nicht in vollem Bewegungsausmaß möglich.

1.4.11 Interphalangealgelenk des Daumens (Daumenendgelenk)

Flexion im Endgelenk

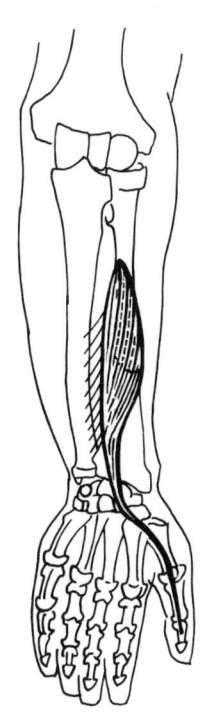

C_6 C_7 C_8 Th_1 M. flexor pollicis longus

Abb. 1.113: M. flexor pollicis longus

Übersicht

Grundbewegung: Flexion im Endglied des Daumens im Ausmaß von 80°.
Beim Test ist der Unterarm supiniert. Fixation des Grundgliedes ist notwendig, damit die für die Funktion des Muskels günstigste Stellung beibehalten wird.
Die Stufen 2 und 3 werden nicht besonders unterschieden.
Das Ausmaß der Bewegung wird durch die Gelenkstrukturen begrenzt.

Tab. 1.40

Hauptmuskeln	Ursprung	Ansatz	Innervation
M. flexor pollicis longus	mittleres Viertel der palmaren Fläche des Radius, anliegende Membrana interossea	Endglied des Daumens	N. medianus: (C_6), C_7, C_8, (Th_1)

Teststufen

Abb. 1.114a: *5, 4* Ausgangsstellung: liegend oder sitzend, Unterarm supiniert auf der Unterlage, Daumen ist gestreckt und abduziert, übrige Finger sind entspannt.
Fixation: Daumengrundglied von beiden Seiten.
Bewegung: volle Flexion im Daumenendgelenk.
Widerstand: gegen Palmarseite des Daumenendgliedes.

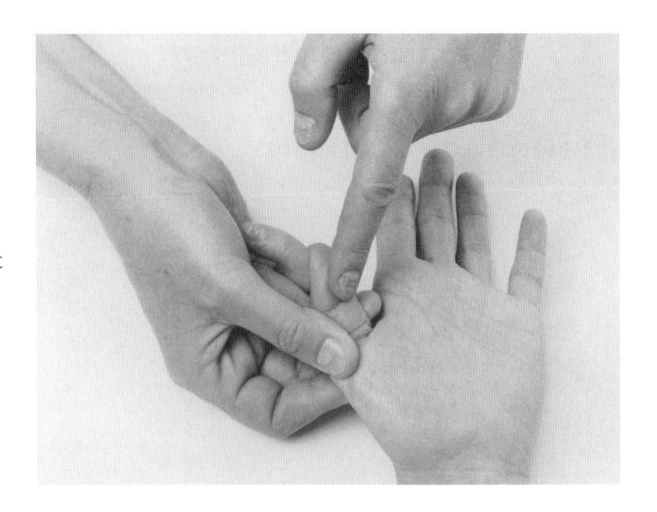

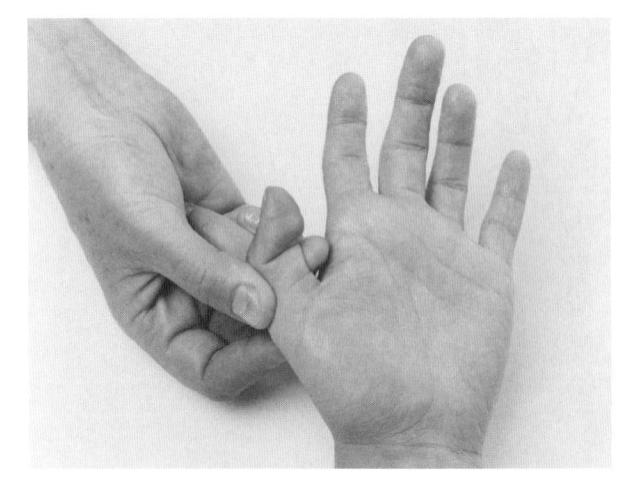

Abb. 1.114b: *3 bis 2*
Ausgangsstellung, Fixation und Bewegung: wie bei den Stufen 5 und 4.
Widerstand unterbleibt.

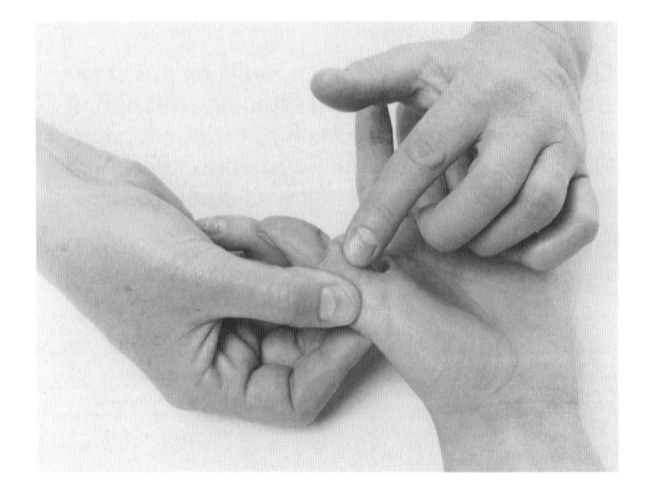

Abb. 1.114c: *1, 0* Ausgangsstellung: liegend oder sitzend.
Unterarm liegt supiniert auf der Unterlage.
Fixation: Daumengrundglied.
Beim Bewegungsversuch des Patienten tastet man die Anspannung der Sehne an der Palmarfläche des Daumengrundgliedes.

Im Allgemeinen treten keine **Fehler** auf.

Kontraktur

Das Daumenendglied ist flektiert.

Extension im Endgelenk des Daumens

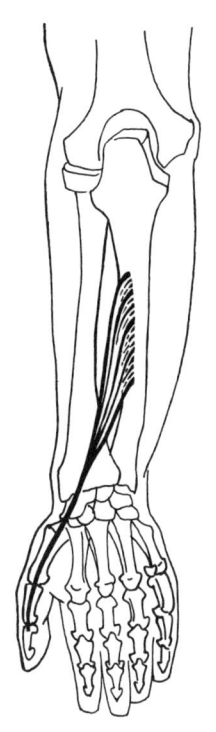

C_6 C_7 C_8 Th_1 M. extensor pollicis longus

Abb. 1.115: M. extensor pollicis longus

Übersicht

Grundbewegung: Extension im Endgelenk des Daumens aus maximaler Flexion.
Bei der Untersuchung befindet sich der Unterarm in Pronationsstellung, die Hand stets in der Verlängerung der Unterarmachse. Eine Extension des Handgelenkes verursacht

Tab. 1.41

Hauptmuskeln	Ursprung	Ansatz	Innervation
M. extensor pollicis longus	mittleres Drittel der dorsalen Fläche der Ulna, Membrana interossea	Dorsalseite der Basis des Daumenendgliedes	N. radialis: (C_6), C_7, C_8

158   1 Muskelfunktionstest

nämlich gleichzeitig eine Erschlaffung des langen Extensors und erschwert dadurch die Bewegungsbedingungen im Daumengelenk wesentlich.
Die Stufen 3 und 2 werden nicht unterschieden.
Das Bewegungsausmaß ist hauptsächlich durch die Spannung der Gelenkkapsel begrenzt.

Teststufen

Abb. 1.116a: *5, 4* Ausgangsstellung: sitzend oder liegend, Unterarm liegt proniert auf der Unterlage, Daumen ist im Endgelenk flektiert, im Grundgelenk extendiert, übrige Finger entspannt.
Fixation: Daumengrundglied von beiden Seiten. Hand wird genau in Verlängerung der Unterarmachse gehalten.
Bewegung: Extension im Endgelenk.
Widerstand: gegen den Nagel des Daumens.

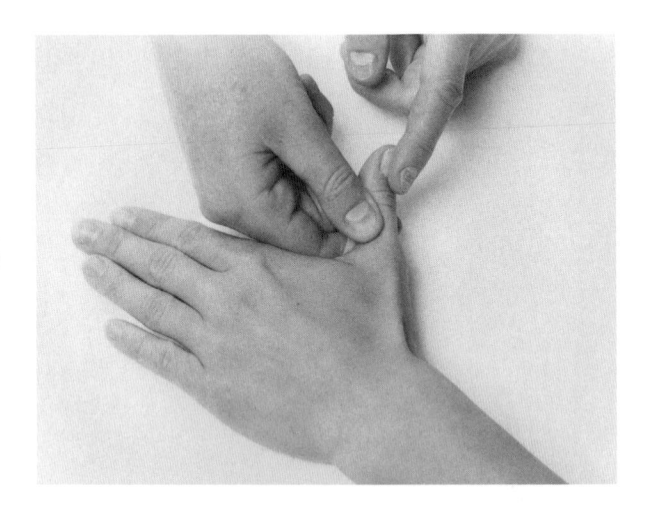

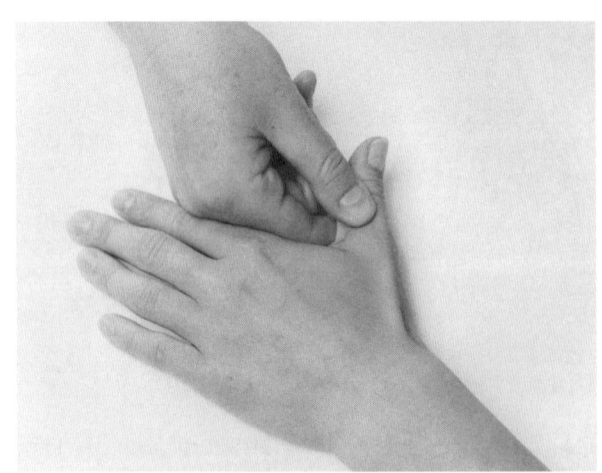

Abb. 1.116b: *3 bis 2*
Ausgangsstellung, Fixation und Bewegung: wie bei den Stufen *5* und *4*.
Widerstand: unterbleibt.

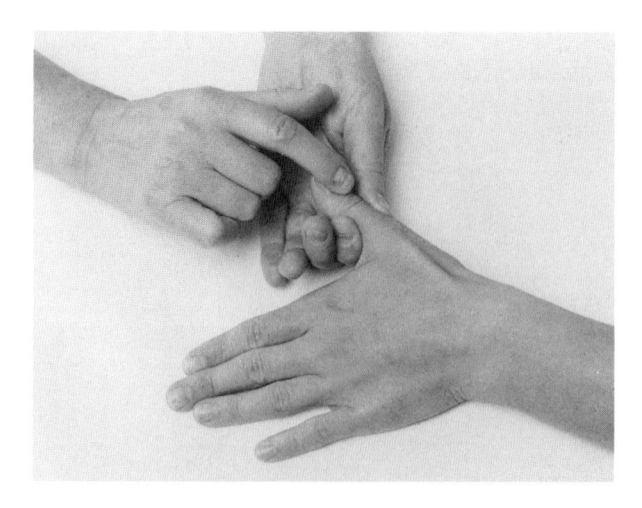

Abb. 1.116c: *1, 0* Ausgangsstellung: Unterarm proniert auf der Unterlage, Hand in Verlängerung der Unterarmachse.
Beim Bewegungsversuch des Patienten palpiert man die Sehnenanspannung an der Dorsalseite des Daumenendgliedes oder an der Basis des 1. Metakarpalen dorsal von der Sehne des kurzen Streckers.

Fehler und Hinweise

- Es wird nicht genügend beachtet, dass sich die Bewegung allein im Endgelenk abspielen muss. Mitbewegungen im Grundgelenk oder sogar im Handgelenk werden zugelassen.
- Bei der Palpation von Muskelanspannung muss die Sehne des kurzen Daumenstreckers beachtet werden.

Kontraktur

Das Flexionsausmaß im Endgelenk des Daumens ist eingeschränkt.

1.5 Untere Extremität

Übersicht

Die untere Extremität hat grundsätzlich den gleichen Aufbau wie die obere, nur ist sie insgesamt gröber, kräftiger und stabiler. Die untere Extremität hat 2 Hauptaufgaben: Statik und Fortbewegung (Lokomotion). Sie kann deshalb keine so große Bewegungsfreiheit haben wie die obere Extremität. Der *wesentlichste Unterschied* im Vergleich zum Arm besteht in der Verbindung des Femurs mit dem Becken, einer Verbindung, die nicht nur gute Beweglichkeit, sondern vor allem eine gute Tragfähigkeit haben muss. Ein *weiterer Unterschied* liegt in der Bewegungsart des Unterschenkels. Die gerade für den Unterarm so bedeutsame Rotation fehlt ihm weitgehend. Der dritte *grundlegende Unterschied* ist im Bau des Fußes zu sehen. Er ist vor allem statischen Funktionen angepasst und erlaubt keine feine Bewegung. Einige seiner Muskeln sind sogar rudimentär und unterliegen einer regressiven Weiterentwicklung.

Das Hüftgelenk bildet die Verbindung mit dem Becken und damit auch mit dem Rumpf. Es ist ein Kugelgelenk (Nussgelenk). Der Femurkopf ist zu zwei Dritteln vom Acetabulum umschlossen. Das Bewegungsausmaß ist also relativ begrenzt. Die wichtigsten Bewegungspaare im Hüftgelenk sind:
- *Flexion* (Vorheben des Beines) *und Extension* (Rückwärtsheben des Beines). Die Flexion hat bei gebeugtem Kniegelenk ein Ausmaß bis zu 120°. Die Hyperextension hinter die Frontalebene ist nur bis ungefähr 15° möglich.
- *Adduktion* (Heranziehen) *und Abduktion* (Abspreizen). Das Bewegungsausmaß beträgt dabei in jeder Richtung 45°.
- *Innenrotation und Außenrotation*. Das volle Bewegungsausmaß beträgt 75°, davon entfallen auf die Innenrotation von der Grundstellung aus ca. 30°, auf die Außenrotation ca. 45°. Die Variationsbreite ist groß.

Aus einer Zusammensetzung dieser Grundbewegungen entstehen kombinierte Bewegungen, namentlich die Zirkumduktion.

Das Kniegelenk wird vom Femur und von der Tibia gebildet. An der Vorderfläche des Kniegelenkes liegt ein großes Sesambein, die Patella. Das Kniegelenk ist das größte Gelenk im menschlichen Körper. Es besitzt mehrere Kontaktflächen und einen umfangreichen Bandapparat. In das Gelenk sind 2 knorplige Platten (Menisken) eingefügt, die eine bessere Verbindung zwischen Femur und Tibia herstellen. Sie gleichen Unregelmäßigkeiten der Kontaktfläche als Puffer aus und erleichtern so die Verschiebung der Tibia nach hinten. Im Kniegelenk ist nur ein Bewegungspaar von praktischer Bedeutung, nämlich *Flexion und Extension* im Ausmaß von 120–140°. Außerdem kann bei (rechtwinklig) flektiertem und entspanntem Kniegelenk auch eine *Rotation* von 50–60° ausgeführt werden.

Die Sprunggelenke ermöglichen gemeinsam die Bewegung des Fußes. Anatomisch handelt es sich um 2 Hauptgelenke:
- das obere Sprunggelenk (Art. talocruralis); an ihm sind Tibia, Fibula und Talus beteiligt
- das untere Sprunggelenk (Art. talocalcaneonavicularis), das vom Talus, Kalkaneus und Navikulare gebildet wird.

Neben diesen wichtigen Gelenken des Tarsus gibt es noch eine Reihe untergeordneter Gelenke. *Die Fußgelenke bilden immer eine funktionelle Einheit.* Die Grundbewegungen der Sprunggelenke sind:
- *Dorsalflexion und Plantarflexion*; das mögliche Bewegungsausmaß umfasst 70°. Aus der Grundstellung sind bis 40° Plantarflexion und bis 30° Dorsalflexion möglich.
- *Supination und Pronation* um die Längsachse des Fußes.

Durch Kombination entstehen zusammengesetzte Bewegungen – z. B. die Zirkumduktion. Manchmal verwendet man die Bezeichnungen Inversion (Anheben des inneren Fußrandes, Innenrotation und Supination) und Eversion (Anheben des äußeren Fußrandes, Außenrotation und Pronation).

Die Zehengelenke haben keine so ausgeprägte Beweglichkeit wie die Fingergelenke, trotzdem sind sie sehr wichtig, z. B. für die Aufrechterhaltung des Gleichgewichtes, beim Stehen auf den Zehenspitzen, beim Gehen, Springen usw.
In den Metatarsophalangealgelenken (Grundgelenken) sind Flexion und Extension möglich, in geringem Maße auch Adduktion und Abduktion. Adduktion und Abduktion werden beim Menschen nur selten gebraucht.
In den Interphalangealgelenken sind nur Flexion und Extension möglich.

1.5.1 Nerven der unteren Extremität

An der Innervation des Beines beteiligen sich zwei mächtige Nervenbündel
- der Plexus lumbalis
- der Plexus sacralis

Plexus lumbalis

Der Plexus lumbalis bezieht seine Hauptfasern aus den Wurzeln L_1, L_2 und L_3 und hat Verbindungen zu den Wurzeln Th_{12} und L_4. Aus dem Plexus lumbalis gehen folgende Nerven hervor: Rr. musculares, N. iliohypogastricus, N. ilioinguinalis, N. genitofemoralis, N. cutaneus femoris lateralis, N. femoralis und N. obturatorius.
- Die *Rr. musculares* sind kurze Ästchen für den M. quadratus lumborum und die Mm. psoas major und psoas minor.
- Der *N. iliohypogastricus* (T_{12}, L_1) ist ein gemischter Nerv. Er versorgt mit seinen Muskelästen die Muskulatur der Bauchwand (Mm. obliquii abdominis, M. transversus abdominis und M. rectus abdominis) und mit seinen Hautästen (R. cutaneus lateralis und R. cutaneus anterior) die Scham- und Hüftgegend.
- Der *N. ilioinguinalis* (Th_{12}, L_1) versorgt motorisch die Mm. transversus und obliquus internus abdominis und sensibel die Leistengend, beim Mann Skrotum und Peniswurzel, bei der Frau den Mons pubis und einen Teil der großen Schamlippen.
- Der *N. genitofemoralis* (L_1, L_2) innerviert den M. cremaster, ferner das Skrotum oder die Schamlippen sowie einen kleinen Hautabschnitt unterhalb der Leistenbeuge.
- Der *N. cutaneus femoris lateralis* (L_2, L_3) ist praktisch ein rein sensibler Nerv. Er versorgt die Haut im Bereich der Außenseite des Oberschenkels. Motorisch ist er an der Innervation des M. tensor fasciae latae beteiligt.

Tab. 1.42: N. femoralis (Wurzelinnervation L_1–L_4) mit Höhe der Abzweigung der Äste für die einzelnen Muskeln

Muskel	Abzweig
M. iliopsoas	am Bauch in der Nähe der Spina iliaca anterior superior (SIAS)
M. sartorius	im oberen Drittel des Oberschenkels
M. quadriceps • M. rectus femoris • M. vastus lateralis (fibularis) • M. vastus medialis (tibialis) • M. vastus intermedius	 im oberen Drittel des Oberschenkels näher der Mitte im oberen Drittel des Oberschenkels im oberen Drittel des Oberschenkels im oberen Drittel des Oberschenkels
M. pectineus	im oberen Drittel des Oberschenkels

- Der *N. femoralis* (L_1–L_4) ist der mächtigste Nerv des ganzen Plexus (Tab. 1.42). Er ist ein gemischter Nerv und versorgt mit motorischen Ästen den M. iliopsoas, M. sartorius,

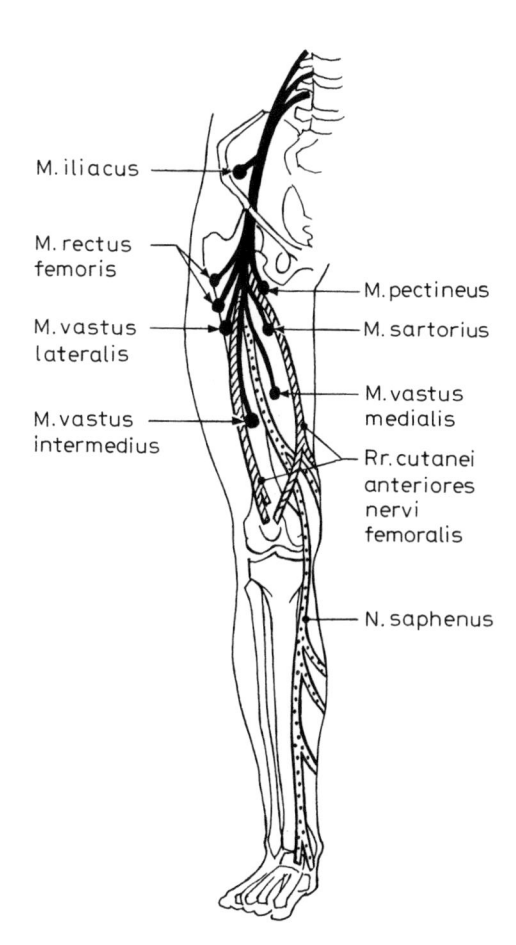

Abb. 1.117: N. femoralis, schematische Darstellung

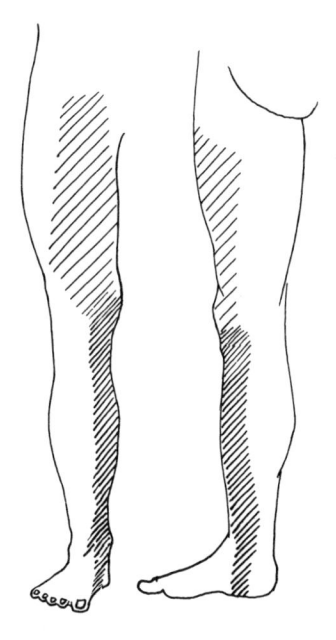

Abb. 1.118: Hautbezirke des N. femoralis

alle vier Köpfe des M. quadriceps femoris und den M. pectineus. Die sensiblen Fasern laufen über die Rr. cutanei anteriores zur Vorder- und Innenseite des Oberschenkels und über den N. saphenus zur Vorder- und Innenseite des Knies sowie zur Innenseite der Wade und des Fußes. Eine Läsion des N. femoralis beeinträchtigt die Bewegungsfähigkeit des Beines immer erheblich. Die Flexion im Hüftgelenk und die Extension im Kniegelenk werden dadurch unmöglich. Entscheidend ist allerdings, in welcher Höhe die Läsion liegt. Die Sensibilität ist dementsprechend im Versorgungsgebiet mitbetroffen.

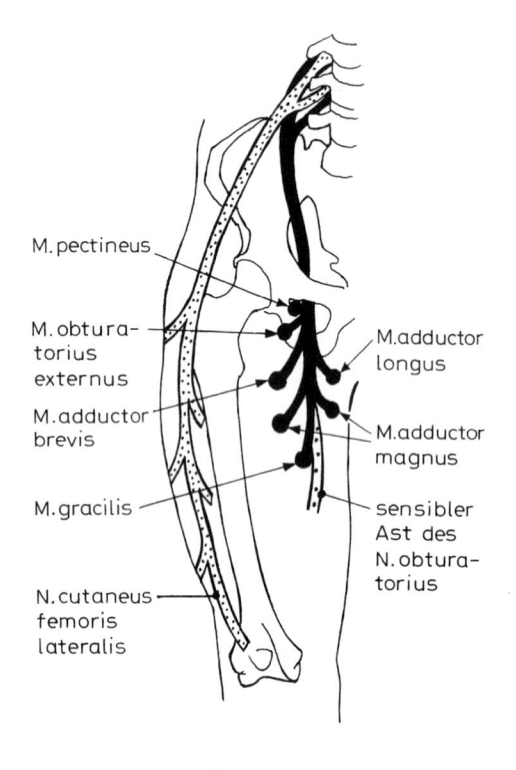

Abb. 1.119: N. obturatorius und N. cutaneus femoris lateralis, schematische Darstellung

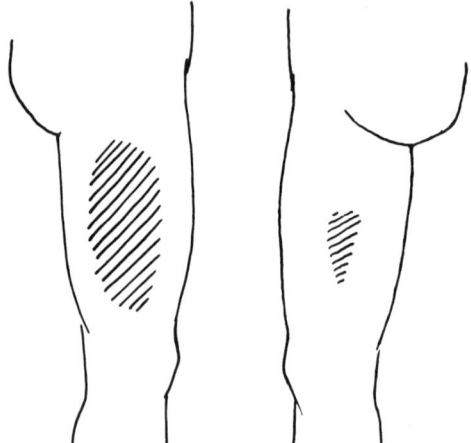

Abb. 1.120: (links) Hautbezirk des N. cutaneus femoris lateralis

Abb. 1.121: (rechts) Hautbezirk des N. obturatorius

- Der *N. obturatorius* (L_2–L_4) innerviert folgende Muskeln: M. pectineus, M. adductor longus, M. adductor brevis, M. gracilis, M. adductor magnus und M. obturatorius externus. Sensibel versorgt er einen Bereich an der Innenseite des Oberschenkels.

Plexus sacralis

Der Plexus sacralis besteht aus 3 Teilen, aus dem
- Plexus ischiadicus
- Plexus pudendalis
- Plexus coccygeus

Tab. 1.43: Plexus ischiadicus (Wurzelinnervation L_4–S_3)

Muskel	Abzweig
• *N. ischiadicus* M. adductor magnus M. semimembranosus M. semitendinosus M. biceps femoris in der distalen Hälfte des Oberschenkels Teilung in N. tibialis und N. peroneus communis	 im oberen Drittel des Oberschenkels im oberen Drittel des Oberschenkels in der oberen Hälfte des Oberschenkels in der oberen Hälfte des Oberschenkels
• *N. tibialis* M. triceps surae – M. gastrocnemius M. triceps surae – M. soleus M. popliteus M. plantaris M. tibialis posterior M. flexor digitorum longus M. flexor hallucis longus an der Fußsohle Teilung in die beiden Äste N. plantaris medialis und N. plantaris lateralis	 oberhalb der Kniekehle in der Kniekehle in der Kniekehle am Fibulaköpfchen in der Kniekehle im oberen Drittel des Unterschenkels im oberen Drittel des Unterschenkels im oberen Drittel des Unterschenkels
• *N. plantaris medialis* M. abductor hallucis M. flexor digitorum brevis M. flexor hallucis brevis Mm. lumbricales 1. und 2.	 auf der Fußsohle auf der Fußsohle auf der Fußsohle auf der Fußsohle
• *N. plantaris lateralis* Mm. lumbricales 3. und 4. M. flexor hallucis brevis (Caput laterale) Mm. interossei plantares M. adductor hallucis	 auf der Fußsohle auf der Fußsohle auf der Fußsohle auf der Fußsohle
• *N. peroneus communis* M. biceps femoris (Caput breve) hinter dem Fibulakopf Teilung in N. peroneus profundus und superficialis	 in der Mitte des Oberschenkels
• *N. peroneus profundus* M. tibialis anterior M. extensor hallucis longus M. peroneus tertius M. extensor digitorum brevis	 im proximalen Drittel des Unterschenkels in der Mitte des Unterschenkels in der distalen Hälfte des Unterschenkels auf dem Fußrücken
• *N. peroneus superficialis* M. peroneus longus M. peroneus brevis	 in der proximalen Hälfte des Unterschenkels in der Mitte des Unterschenkels

Plexus ischiadicus: Der Plexus ischiadicus, Wurzelversorgung L_4–S_3, gibt folgende Nerven ab: Rr. musculares, N. gluteus superior, N. gluteus inferior, N. cutaneus femoris posterior und N. ischiadicus (Tab. 1.43).
- Die *Rr. musculares* sind zarte Ästchen, sie versorgen folgende Muskeln: M. piriformis, M. obturatorius internus, M. gemellus superior, M. gemellus inferior und M. quadratus femoris.
- Der *N. gluteus superior (cranialis)* (L_4–S_1) innerviert die Mm. gluteus medius, gluteus minimus und tensor fasciae latae.
- Der *N. gluteus inferior (caudalis)* (L_5–S_2) ist der motorische Nerv für den M. gluteus maximus.
- Der *N. cutaneus femoris posterior* (S_1–S_3) ist ein sensibler Nerv, er versorgt die Haut des unteren Gefäßbereiches (Nn. clunium inferiores), des Dammes (Rr. perineales) und der Rückseite des Oberschenkels bis zur Kniekehle (Rr. cutanei femoris posteriores).
- Der *N. ischiadicus* (L_4–S_3) ist der stärkste Nerv im menschlichen Körper. Am Oberschenkel gibt er Äste ab für die Mm. biceps femoris, semitendinosus, semimembranosus und einen Teil des M. adductor magnus. Ungefähr in der Mitte des Oberschenkels teilt er sich in 2 Bündel, nämlich in
  - N. peroneus communis (fibularis communis)
  - N. tibialis
- Der *N. tibialis* gibt eine Reihe von Ästen ab; die wichtigsten vor seiner Teilung in die Endverzweigungen N. plantaris medialis und lateralis sind:
  - Muskeläste für die Mm. triceps surae, popliteus, plantaris, tibialis posterior, flexor digitorum longus, flexor hallucis longus
  - *N. cutaneus surae medialis.* Er ist ein sensibler Nerv, der sich mit dem N. communicans peroneus zum N. suralis vereinigt. Er besorgt die sensible Innervation der Rückseite des Unterschenkels, die fibulare Seite der Ferse, des fibularen Fußrandes und der 5. Zehe.
  - Äste zum Knie- und Sprunggelenk
  - Fasern zur Haut an der Innenseite der Ferse.
- Der *N. plantaris medialis* versorgt den M. abductor hallucis und M. flexor digitorum brevis, M. flexor hallucis brevis und die Mm. lumbricales 1. und 2. Sensibel innerviert er die tibiale Seite der Fußsohle und die Plantarfläche der Zehen von der 1. bis zur tibialen Hälfte der 4. Zehe.
- Der *N. plantaris lateralis* innerviert folgende Muskeln: M. quadratus plantae, M. abductor digiti minimi, M. opponens digiti minimi, M. flexor digiti minimi brevis, Mm. interossei, Mm. lumbricales 3. und 4. und den M. adductor hallucis. Sensibel versorgt er die Außenseite der Fußsohle, die fibulare Hälfte der 4. und die ganze 5. Zehe.

Somit innerviert der N. tibialis die Flexoren und Supinatoren des Fußes, die langen Zehenflexoren und die meisten kleinen Fußmuskeln. Sensibel versorgt er fast die ganze Fersengegend und die planta pedis.

Je nach Höhe der Schädigung ist bei einer Läsion des N. tibialis das Stehen auf den Zehenspitzen unmöglich und das Hüpfen auf einem Fuß erschwert. Die Supination des Fußes und die Flexion der Zehen sind unmöglich. Die Sensibilität ist im Gebiet der Ferse und der Fußsohle mit Ausnahme ihres tibialen Teiles gestört.
- Der *N. peroneus communis* gibt Äste für das Kniegelenk ab, ferner den N. cutaneus surae lateralis für die Außenseite der Wade und den R. communicans peroneus (der nach seiner Verbindung mit dem aus dem N. tibialis stammmenden N. cutaneus surae

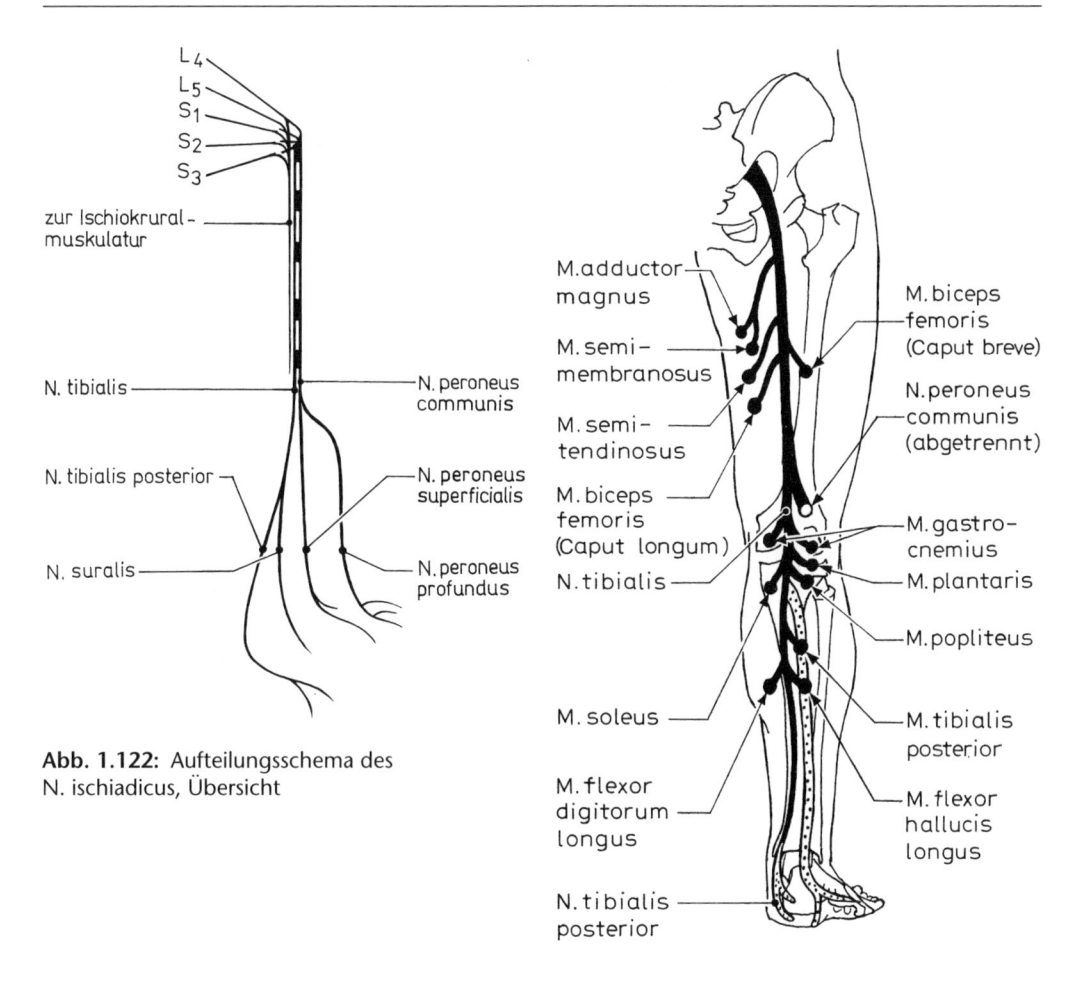

Abb. 1.122: Aufteilungsschema des N. ischiadicus, Übersicht

Abb. 1.123: Endäste des N. ischiadicus mit N. tibialis

medialis zum N. suralis wird), und schließlich teilt er sich in den N. peroneus profundus und den N. peroneus superficialis.
- Der *N. peroneus profundus* innerviert die Mm. tibialis anterior, extensor digitorum longus und brevis, extensor hallucis longus und brevis. Er versorgt sensibel die fibulare Fläche der großen Zehe und die tibiale Fläche der 2. Zehe.
- Der *N. peroneus superficialis* innerviert zunächst motorisch beide Mm. peronei, teilt sich dann in 2 Endäste, die die Haut des Fußrückens und der Zehen mit Ausnahme des Bereiches des N. peroneus profundus versorgen.

Bei einer Läsion des N. peroneus communis hängt die Fußspitze, die Dorsalflexion des Fußes und der Zehen wird unmöglich. Der Kranke ist nicht imstande, sich auf die Ferse zu stellen. Beim Gehen beugt er das Bein übermäßig im Hüft- und Kniegelenk, damit er mit der Fußspitze des herabhängenden Fußes nicht stolpert. Die Fußsohle stapft dann unelastisch und klappernd auf den Boden. Beim Auftreten berührt zunächst die Fußspitze den Boden und nicht die Ferse („Steppergang"). Der ganze Fuß ist schlaff, die passive Beweglichkeit erheblich vergrößert und das Fußgewölbe eingesunken. Die Sensibilität ist im Innervationsbereich an der Außenseite der Wade und am Fußrücken gestört.

Bei *Läsion des ganzen Stammes* des N. ischiadicus summieren sich dementsprechend die Symptome.

Der *Plexus pudendalis* (S_2–S_4) und der *Plexus coccygeus* (S_5–C_0) versorgen den Beckenboden und die Haut der Genitalgegend.

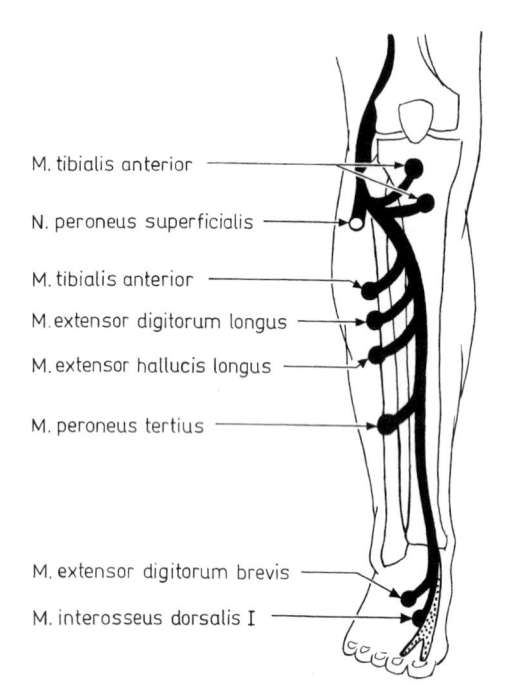

Abb. 1.124: N. peroneus profundus, schematische Darstellung

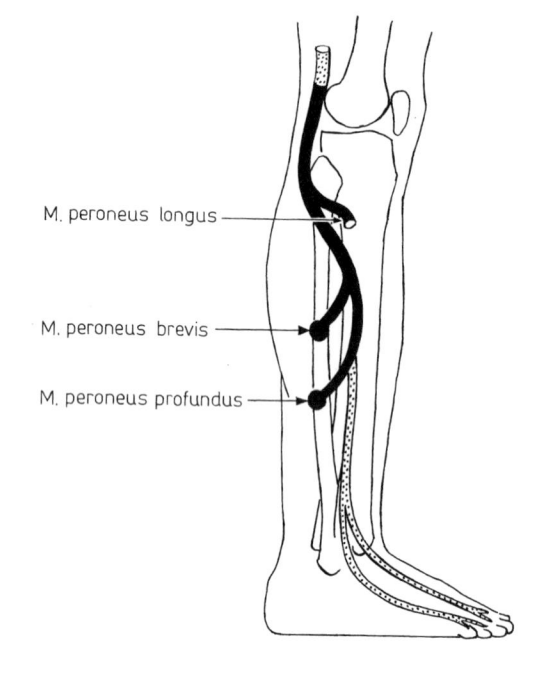

Abb. 1.126: N. peroneus superficialis, schematische Darstellung

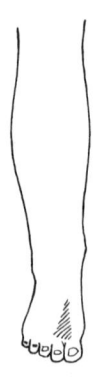

Abb. 1.125: Hautbezirk des N. peroneus profundus

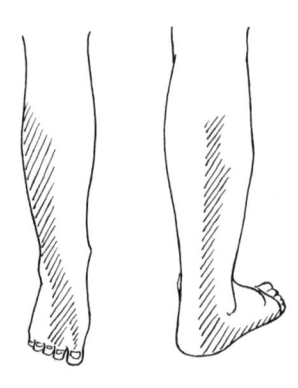

Abb. 1.127: Hautbezirke der beiden Endäste des N. peroneus superficialis

1.5.2 Muskulatur der unteren Extremität

Die Muskulatur des Beines ähnelt im Großen und Ganzen der des Armes, doch ihre doppelte Aufgabe, nämlich Fortbewegung (Lokomotion) und Stehen, bedingt notwendigerweise Unterschiede in Bau und Anordnung der Muskeln. Während an der oberen Extremität die Muskeln der Hand und Finger ganz besondere Bedeutung haben, spielen die entsprechenden Muskeln des Beines eine untergeordnete Rolle, manche von ihnen unterliegen sogar einer Rückbildung. Um das Hüftgelenk liegt eine mächtige Muskelmasse, die dem Gelenk Führung und Halt gibt. Sie beeinflusst die Stellung des Beckens und der Wirbelsäule und sichert so die aufrechte Körperhaltung.

Muskeln des Hüftgelenkes

An der Muskulatur des Hüftgelenkes lassen sich 2 Typen unterscheiden: einerseits kurze Muskeln von relativ großem Querschnitt, die eine erhebliche Kraft entwickeln können, und andererseits lange Muskeln, die über das Hüftgelenk und das Kniegelenk hinwegziehen und erst am Unterschenkel ansetzen.
Die Muskulatur des Hüftgelenkes kann in 5 Funktionsgruppen eingeteilt werden, nämlich die Flexoren an der ventralen und die Extensoren an der dorsalen Seite, die Adduktoren an der Innenseite des Oberschenkels und die Abduktoren an der Außenseite des Hüftgelenkes. Die Rotatoren verlaufen schräg über das Gelenk. Die einzelnen Muskelgruppen sind nicht gleich stark. Die schwächste ist dort zu finden, wo der Bandapparat des Gelenkes am stärksten ist und umgekehrt. So sind die Flexoren kräftiger als die Extensoren, die Adduktoren stärker als die Abduktoren und die Außenrotatoren sogar dreimal so kräftig wie die Innenrotatoren.

Die **Gluteusgruppe** wird gebildet von den Mm. gluteus maximus, medius und minimus sowie dem M. tensor fasciae latae. *Der M. gluteus maximus* ist der wichtigste Extensor des Hüftgelenkes, hauptsächlich dann, wenn bei der Extension Widerstand zu überwinden ist. Er hilft unterstützend bei der Adduktion (unterer Teil), der Abduktion (oberer Teil) sowie der Außenrotation, und er spannt gemeinsam mit dem M. tensor fasciae latae den Tractus iliotibialis. Seine Entwicklung hängt mit der aufrechten Körperhaltung des Menschen zusammen. So stabilisiert er beispielsweise das Becken beim Gehen in dem Augenblick, in dem das Bein zum Standbein wird, beim Treppensteigen oder beim Aufstehen aus sitzender Stellung.
Der *M. tensor fasciae latae (M. gluteus ventralis)* ist an der Abduktion, Flexion und Innenrotation im Hüftgelenk beteiligt, er spannt den Tractus iliotibialis und wirkt damit auf die Außenrotation des Unterschenkels. Bei gebeugter Hüfte wird er während der Außenrotation elektrisch aktiv.
Der *M. gluteus medius* wirkt hauptsächlich als Abduktor, seine vorderen Fasern unterstützen die Flexion und Innenrotation, die hinteren dagegen die Extension und Außenrotation im Hüftgelenk. *Der M. gluteus minimus* ist der Synergist des M. gluteus medius und hat praktisch die gleiche Funktion.

Die **Flexorengruppe** liegt an der Ventralseite des Hüftgelenkes und setzt sich zusammen aus M. iliopsoas, M. sartorius, M. rectus femoris und zum Teil M. tensor fasciae latae.

Der *M. sartorius und der M. rectus femoris* sind zweigelenkige Muskeln, sie beteiligen sich an der Flexion des Hüftgelenkes und außerdem noch an der Flexion bzw. Extension im Kniegelenk.

Der *M. iliopsoas* wirkt zusätzlich bei der Adduktion mit, bei einseitiger Tätigkeit neigt er die Wirbelsäule zur gleichen Seite, und bei beidseitiger Funktion wirkt er unterstützend beim Vorbeugen des Rumpfes. Es ist unklar, ob er an Innen- oder Außenrotation mitwirkt.

Die **Adduktorengruppe** bilden der M. adductor longus, M. adductor brevis, M. adductor magnus, M. gracilis und M. pectineus.

Der *M. adductor magnus* unterstützt mit dem vom Tuber ischiadicum kommenden Bündel die Extension im Hüftgelenk, beteiligt sich mit den lateralen Bündeln an der Außenrotation und mit den medialen – zusammen mit dem *M. gracilis* – an der Innenrotation.

Die *Mm. pectineus, adductor longus* und *adductor brevis* sind Adduktoren, flektieren aber auch und wirken bei der Außenrotation mit.

Reine **Außenrotatoren** gibt es insgesamt 6, und zwar die Mm. piriformis, obturatorius externus und internus, gemellus superior (spinalis), gemellus inferior (tuberalis) und quadratus femoris. Bei gestreckter Hüfte ist ihre einzige Funktion die Außenrotation, woran allerdings auch andere Muskeln des Hüftgelenkes beteiligt sind. Bei zunehmender Beugung des Hüftgelenkes haben sie zusätzliche Abduktionsfunktion. Bei Hüftbeugung von mehr als 60° wirkt der M. piriformis als Innenrotator.

Für die **Innenrotation** besteht keine selbstständige Muskelgruppe. Die wichtigsten Muskeln, die sich an der Innenrotation beteiligen, sind: Mm. gluteus minimus, medius und M. tensor fasciae latae, in geringem Maß der M. gracilis, M. adductor magnus und M. pectineus.

Die **Abduktorengruppe** umfasst einen großen Teil der Glutealmuskulatur, insbesondere der M. tensor fasciae latae, die Mm. gluteus medius sowie Anteile des minimus und maximus.

Muskeln des Oberschenkels

Die Muskeln an der *Dorsalfläche des Oberschenkels* sind Flexoren für das Kniegelenk, bei fixiertem Knie führen sie die Extension im Hüftgelenk aus. Es sind dies die Mm. biceps femoris, semitendinosus und semimembranosus. Außer dem kurzen Kopf des M. biceps femoris sind sie alle zweigelenkige Muskeln. Sie beginnen gemeinsam am Tuber ischiadicum und enden am Unterschenkel. Deshalb werden sie als *Ischiokruralmuskeln* bezeichnet.

An der *ventralen Oberschenkelseite* finden sich außer den schon genannten M. sartorius und M. rectus femoris noch die 3 eingelenkigen Mm. vasti – M. vastus medialis, intermedius und lateralis für das Kniegelenk. Sie vereinigen sich mit dem M. rectus femoris als *M. quadriceps* zu einer einzigen Sehne, die die Patella umschließt, und setzen als Lig. patellae an der Tuberositas tibiae an.

Die *Extensoren* entwickeln eine dreimal größere Kraft als die Flexoren (am Arm ist das umgekehrt). Das entspricht den Erfordernissen der aufrechten Körperhaltung und der Mechanik des Ganges.

Muskeln des Unterschenkels

Die Muskulatur des Unterschenkels besteht aus 3 Gruppen, und zwar aus
- ventraler Gruppe
- dorsaler Gruppe
- lateraler Gruppe

Ähnlich wie am Unterarm haben auch die Muskeln des Unterschenkels ihre Bäuche näher zum oberen Ansatz und gehen zu Fuß und Zehen nur als Sehnen über.
An der *Dorsalflexion* des Fußes sind, nach ihrer Kraft geordnet, besonders beteiligt: der M. tibialis anterior, M. extensor digitorum longus, M. extensor hallucis longus und M. peroneus tertius. An der *Plantarflexion* beteiligen sich die Mm. gastrocnemius, soleus, flexor hallucis longus, peroneus longus, tibialis posterior, flexor digitorum longus und peroneus brevis. Die Plantarflexoren sind mehr als viermal so stark wie die Dorsalflexoren, das entspricht ihrer Funktion beim Hochheben des Körpers auf die Zehenspitzen, beim Gehen, beim Laufen usw.
Supinatoren sind die Mm. gastrocnemius, soleus, tibialis posterior, flexor hallucis longus, flexor digitorum longus und tibialis anterior. *Pronatoren* sind die Mm. peroneus longus, peroneus brevis, extensor digitorum longus, peroneus tertius und extensor hallucis longus. Die Kraft der Supinatoren ist doppelt so groß wie die der Pronatoren.

Fußmuskeln

Am Fuß selbst liegen neben den Sehnen der langen Unterschenkelmuskeln auch die eigentlichen *kurzen Fußmuskeln*. Gegenüber der Handmuskulatur bestehen 4 wesentliche Unterschiede:
- Es fehlt ein Muskel, der dem M. opponens des Daumens funktionell entspricht.
- Der M. quadratus plantae hat an der Hand kein entsprechendes Gegenstück.
- Auch der M. extensor digitorum brevis hat an der Hand keinen entsprechenden Muskel.
- Die Mm. lumbricales und interossei sind rudimentär und unterliegen einer weiteren Rückbildung.

Die kurzen Fußmuskeln werden in die des Fußrückens (M. extensor digitorum brevis und M. extensor hallucis brevis) und die der Fußsohle unterteilt.

Muskeln der Fußsohle sind die Mm. flexor digitorum brevis, quadratus plantae, lumbricales (insgesamt 4), interossei plantares (3), interossei dorsales (4), abductor hallucis, flexor hallucis brevis, adductor hallucis, abductor digiti minimi, flexor digiti minimi brevis und opponens digiti minimi. Die kurzen Fußmuskeln haben bei weitem nicht die Fähigkeit zu so feinen Bewegungen wie die ihnen entsprechenden Muskeln der Hand. Sie helfen jedoch ausgiebig beim Gehen, indem sie die Fußsohle vom Boden ablösen und dadurch einen elastischen Gang ermöglichen. Außerdem haben sie statische Bedeutung bei der Aufrechterhaltung des Gleichgewichtes, wobei auch die gut entwickelten Ligamente mithelfen. Band- und Muskelapparat sind an der Innenseite des Fußes bedeutend fester als an der Außenseite.
Zusammenfassend kann gesagt werden, dass die untere Extremität trotz ihrer großen Beweglichkeit genügend Stabilität besitzt, um die ihr gestellten Aufgaben vollkommen zu erfüllen.

1.5.3 Hüftgelenk

Flexion des Hüftgelenkes

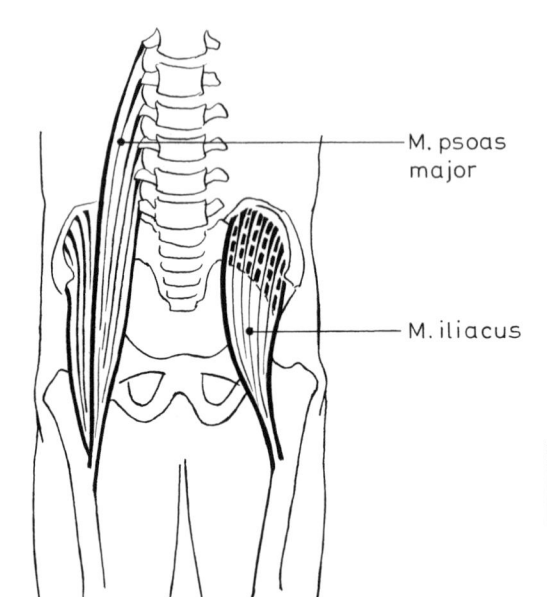

| L₁ | L₂ | L₃ | L₄ | M. psoas major |
| L₁ | L₂ | L₃ | L₄ | M. iliacus |

Abb. 1.128

Übersicht

Grundbewegung: Flexion im Hüftgelenk im Ausmaß von 120°. Die Stufen 5, 4 und 3, 1 und 0 werden in Rückenlage, Stufe 2 in Seitenlage untersucht.
Während der ganzen Bewegung muss das Becken unbewegt bleiben, darf nicht nach rückwärts kippen und keine Lendenkyphose hervorrufen.
Grundsätzlich bevorzugen wir die Rückenlage als Ausgangslage. Bei gut entwickelter Rumpfmuskulatur kann auch im Sitzen untersucht werden. Das hat aber den Nachteil, dass man von einer für die Beurteilung der Muskelfunktion ungünstigen Situation ausgeht und nur die letzten 30° des Bewegungsausmaßes bewertet.
Das Becken wird immer fixiert, auch wenn es bei genügend kräftiger Rumpfmuskulatur nicht notwendig zu sein scheint.
Bei Bewegungsbehinderung im Hüftgelenk ist jedoch Vorsicht geboten, denn die Patienten bemühen sich oft, das Bewegungsausmaß durch Rückkippen des Beckens zu vergrößern. Die Bewegung muss allerdings gleichmäßig mit stets gleich bleibender Geschwindigkeit und in der Sagittalebene ohne jegliche Abweichungen verlaufen.
Das Ausmaß der Bewegung wird bei gebeugtem Knie durch die Gelenkstrukturen des Hüftgelenkes begrenzt.

1.5 Untere Extremität

Tab. 1.44

Hauptmuskeln	Ursprung	Ansatz	Innervation
M. iliopsoas			
• M. psoas major	*Oberflächliche Schicht:* Seiten der Wirbelkörper Th_{12}–L_4 *Tiefere Schicht:* Querfortsätze aller Lendenwirbel	Trochanter minor	Plexus lumbalis; N. femoralis: (L_1), L_2, L_3, (L_4)
• M. iliacus	die ganze Fossa iliaca		(L_1), L_2, L_3, (L_4)
Hilfsmuskeln: Mm. pectineus, rectus femoris, tensor fasciae latae, gluteus minimus (vorderer Teil), gracilis, adductor longus	*Neutralisationsmuskeln:* M. tensor fasciae latae, M. pectineus	*Stabilisationsmuskeln:* Die Erektoren der Lendenwirbelsäule und die Bauchmuskeln stabilisieren das Becken.	

Teststufen

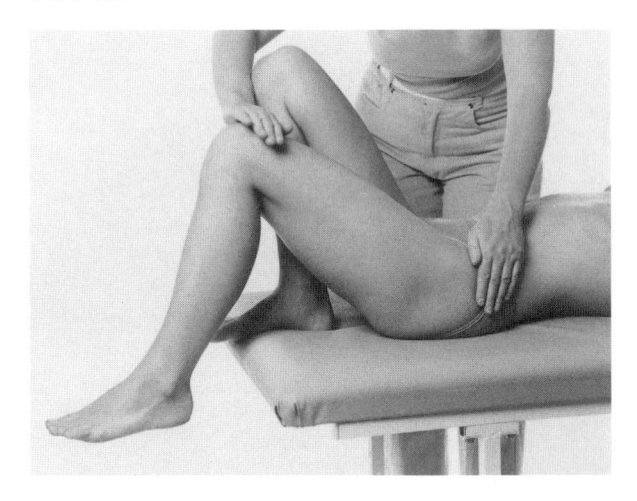

Abb. 1.129a: *5, 4* Ausgangsstellung: so hoch liegend, dass Unterschenkel herunterhängt, ohne den Boden zu berühren. Das andere Bein ist im Knie gebeugt aufgestellt, Arme neben dem Körper.
Fixation: Becken wird leicht am Darmbeinkamm der zu testenden Seite festgehalten. Der Untersucher steht auf der zu testenden Seite. (Im Bild steht der Untersucher zur besseren fotografischen Darstellung auf der Gegenseite.)
Bewegung: volle Flexion im Hüftgelenk.
Widerstand: mit Hand an Ventralseite des distalen (unteren) Oberschenkeldrittels, bogenförmig gegen Richtung der Bewegung.

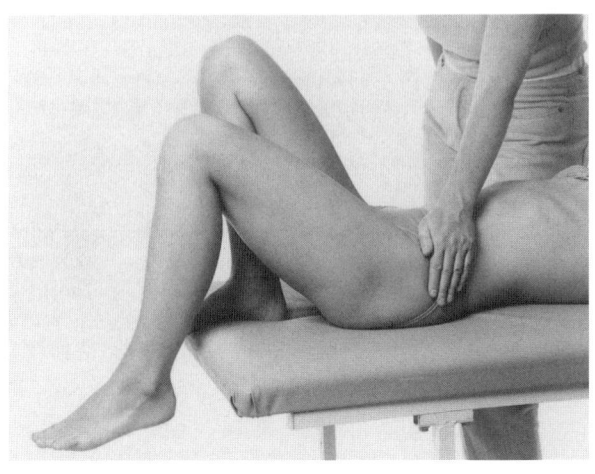

Abb. 1.129b: *3* Ausgangsstellung: liegend, Unterschenkel hängt herab, ohne den Boden zu berühren, Arme liegen neben dem Körper. Das andere Bein steht gebeugt auf der Untersuchungsbank.
Fixation: Becken am Darmbeinkamm.
Bewegung: Flexion im Hüftgelenk.

174   1 Muskelfunktionstest

Abb. 1.129c: *2* Ausgangsstellung: Seitenlage auf der Seite des zu testenden Beines. Bein ist im Hüftgelenk völlig gestreckt, im Kniegelenk gebeugt.
Fixation: Der Untersuchende hält mit der einen Hand das Becken fest, mit der anderen Hand unterstützt und hebt er das oben liegende Bein.
Bewegung: volle Flexion im Hüftgelenk des unten liegenden Beines.

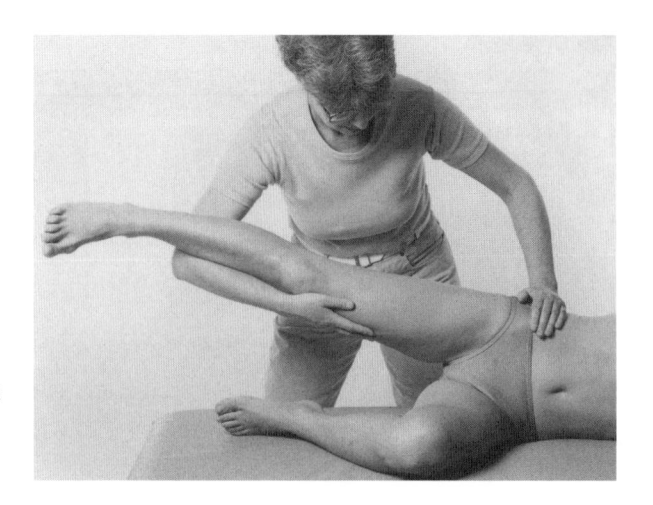

Abb. 1.129d: *1, 0* Ausgangsstellung: Rückenlage.
Fixation: Auf der zu testenden Seite wird der Unterschenkel mit ganzem Unterarm des Untersuchers unterstützt. Bein wird im Hüftgelenk in Semiflexion und ganz leichter Außenrotation gehalten, im Kniegelenk in Semiflexion. Beim Bewegungsversuch palpiert man eine Zuckung des M. iliopsoas in der Leistengegend dicht über dem Lig. inguinale und medial vom M. sartorius.

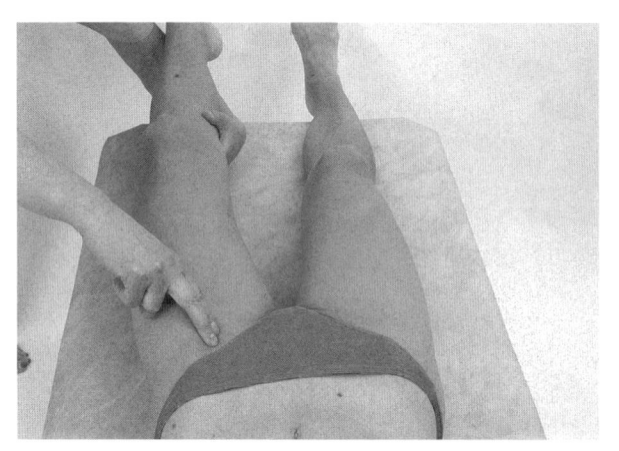

Fehler und Hinweise

- Bei der Untersuchung wird eine unerwünschte Rotation des Unter- und Oberschenkels zugelassen, und es wird nicht streng darauf geachtet, dass die Bewegung in der Sagittalebene bleiben muss. Eine Außenrotation und Abduktion sind entweder Zeichen einer Substitution durch den M. sartorius oder eines Missverhältnisses zwischen dem M. tensor fasciae latae sowie dem M. sartorius einerseits und den Adduktoren des Oberschenkels andererseits.
- Es wird nicht genügend auf die fließende Ausführung der Bewegung geachtet, sondern ein Anfangsschwung gestattet.
- Die richtige Beckenstellung während der Bewegung wird nicht überwacht und eine Kyphose der Lendenwirbelsäule erlaubt. Deshalb ist die Fixation des Beckens so wichtig, insbesondere bei schwacher Rumpfmuskulatur.
- Bei eingebahntem Überwiegen des M. quadratus lumborum im Bewegungsmuster neigt der Patient – namentlich zu Beginn der Bewegung – dazu, eine Elevation des Beckens auszuführen.
- Wenn der Patient die Flexion im Hüftgelenk durch die Flexion des Rumpfes mithilfe der Bauchmuskeln ersetzt, entsteht eine Lendenkyphose.

Kontraktur

Flexion im Hüftgelenk, im Stehen zusätzlich lumbale Hyperlordose. Die Skoliose ist zur Seite der Kontraktur konvex. Diese Skoliose ist statisch bedingt, sie gleicht die funktionelle Verkürzung des betroffenen Beines aus.

Extension des Hüftgelenkes

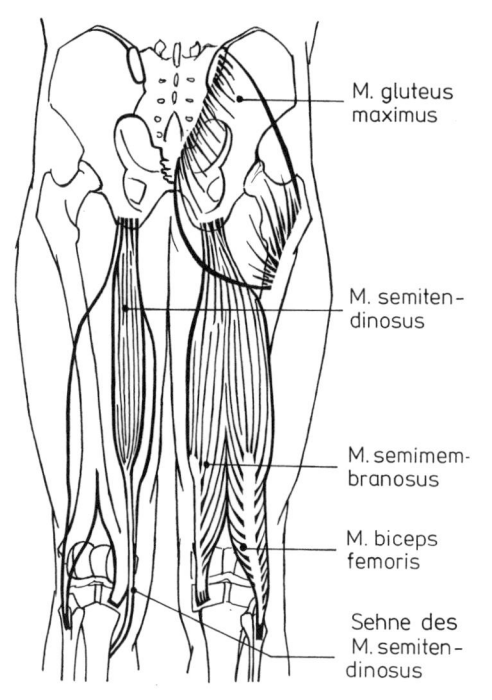

Abb. 1.130

L_4	L_5	S_1	S_2		M. gluteus maximus
	L_5	S_1	S_2	S_3	M. biceps femoris – Caput longum
L_4	L_5	S_1	S_2		M. semitendinosus
L_4	L_5	S_1	S_2		M. semimembranosus

Übersicht

Grundbewegung: Extension im Hüftgelenk. Das Bewegungsausmaß beträgt aus maximaler Flexion bei gebeugtem Knie 130–140°, jedoch wird das volle Bewegungsausmaß nur bei Stufe 2 untersucht. Bei den Stufen 5, 4 und 3 wird von der Grundstellung (Nullstellung) ausgegangen; das Ausmaß der untersuchten Bewegung beträgt dann nur 10–15°. Dieser Bereich ist aber besonders wichtig für das Gehen.
Die Extension im Hüftgelenk stellt einen verhältnismäßig variablen Stereotyp dar, der oft pathologisch oder unökonomisch abgeändert ist. Die Extension im Hüftgelenk ist

Tab. 1.45

Hauptmuskeln	Ursprung	Ansatz	Innervation
M. gluteus maximus	Ränder der Lumbalfaszie, Ränder des Kreuz- und Steißbeines, Lig. sacrotuberale, Außenfläche des Os ilium von der Crista iliaca bis zur Linea glutea posterior	*kranialer Teil:* Tractus iliotibialis *kaudaler Teil:* Tuberositas glutea femoris	N. gluteus inferior: (L_4), L_5, S_1, S_2
M. biceps femoris	Tuber ischiadicum	*Caput fibulae:* Rand des Condylus lateralis tibiae	N. tibialis: L_5, S_1, S_2, (S_3)
M. semitendinosus	Tuber ischiadicum	geht gemeinsam mit M. sartorius und M. gracilis in den Pes anserinus über und setzt unter dem Condylus medialis der Tibia an	N. tibialis: (L_4), L_5, S_1, S_2
M. semimembranosus	Tuber ischiadicum	Margo medialis tibiae und hinterer Teil der der Gelenkkapsel des Kniegelenkes	N. tibialis: (L_4), L_5, S_1, S_2
Hilfsmuskeln: M. adductor magnus – Bündel vom Tuber ischiadicum, Mm. gluteus medius und minimus – jeweils der hintere Teil	*Neutralisationsmuskeln:* M. gluteus medius, Adduktoren	*Stabilisationsmuskeln:* Bauchmuskeln und Erektoren der Lendenwirbelsäule stabilisieren das Becken.	

eine äußerst wichtige Bewegung, da von ihrem ökonomischen Ablauf der ökonomische Gang abhängig ist. Darum müssen wir uns hier mehr als in allen anderen Bewegungen auf den Bewegungsverlauf konzentrieren. Bei den klassischen Untersuchungen sollte die Prüfung der Extension im Hüftgelenk bei gleichzeitig gebeugtem Knie nicht unterlassen werden, da in solchem Fall die Ischiokruralmuskeln als Flexoren des Knies für die Extension im Hüftgelenk ungünstigere Bedingungen haben.

Das Ausmaß der Bewegung wird durch die Spannung der Flexoren des Hüftgelenkes (namentlich bei gebeugtem Knie) und durch das Lig. iliofemorale begrenzt.

Da die Hüftbeuger sehr oft verkürzt sind, sollte ihr Zustand noch vor der Untersuchung der Hüftextension überprüft werden.

1.5 Untere Extremität **177**

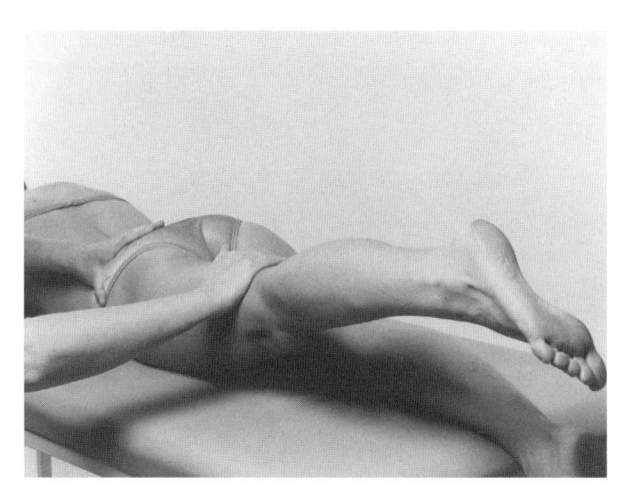

Abb. 1.131a: *5, 4* Ausgangsstellung: Bauchlage, ein kleines Kissen unter dem Bauch, der Kopf liegt auf der Stirn, die Arme längs neben dem Körper, Beine in Grundstellung, Fußspitzen ragen über den Bankrand.
Fixation: Mit Finger und Hand wird das Becken auf der zu testenden Seite fixiert, während der Daumen den Trochanter major palpiert.
Bewegung: Hyperextension des Beines im Hüftgelenk von 10–15° hinter die Frontalebene.
Widerstand: mit Hand am unteren Drittel der Oberschenkeldorsalseite: bogenförmig gegen die Bewegungsrichtung.

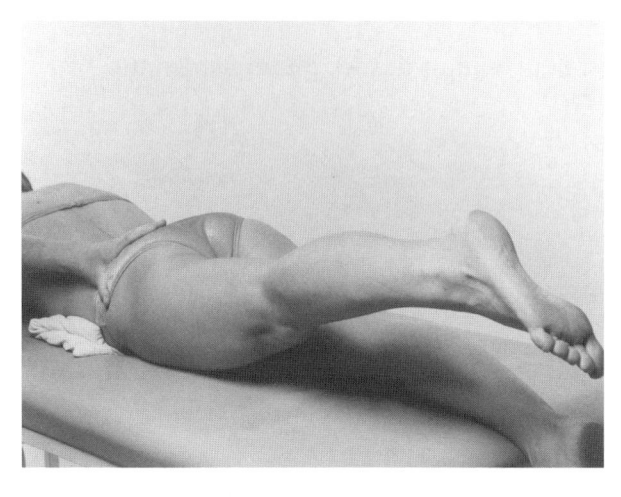

Abb. 1.131b: *3* Ausgangsstellung: Bauchlage, ein kleines Kissen unter dem Bauch, der Kopf liegt auf der Stirn, die Arme längs neben dem Körper, Arme und Beine gestreckt.
Fixation: Becken. Der Trochanter major wird mit dem Daumen palpiert.
Bewegung: Hyperextension im Hüftgelenk hinter die Frontalebene im Ausmaß von 10–15°.

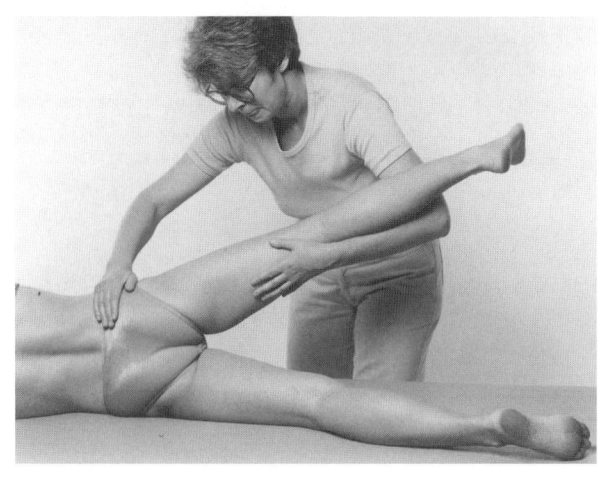

Abb. 1.131c: *2* Ausgangsstellung: Seitenlage, auf der Seite des zu testenden Beines. Das oben liegende Bein wird vom Untersucher in leichter Abduktion gehalten, das untere ist leicht gebeugt.
Fixation: durch Festhalten des Beckens am Darmbeinkamm zur Verhinderung einer Lordosierung der Lendenwirbelsäule oder Unterstützung des oberen Beines und sein Halten in leichter Abduktion.
Bewegung: Hyperextension im Hüftgelenk aus der Nullstellung (10–15°).

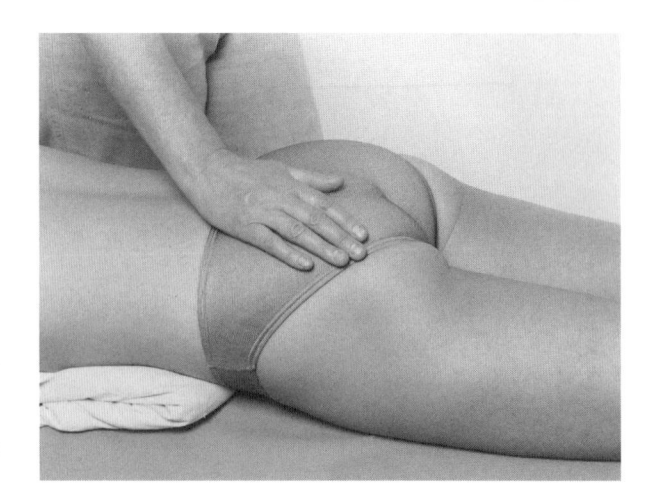

Abb. 1.131d: *1, 0* Ausgangsstellung: Bauchlage, Beine gestreckt.
Beim Bewegungsversuch palpieren wir die Anspannung der Fasern des M. gluteus maximus mit der ganzen Hand. Die übrigen Muskeln werden an ihren Ansätzen palpiert.

Verfeinerter Test zur gesonderten Beurteilung des M. gluteus maximus

Abb. 1.132a: *5, 4* Ausgangsstellung: Bauchlage, das zu untersuchende Bein ist im Knie gebeugt in 90°.
Fixation: Becken wird fest mit der ganzen Hand fixiert, Daumen palpiert den Trochanter major.
Bewegung: Hyperextension im Hüftgelenk hinter die Frontalebene (10°).
Widerstand: gegen Dorsalseite des Oberschenkels.

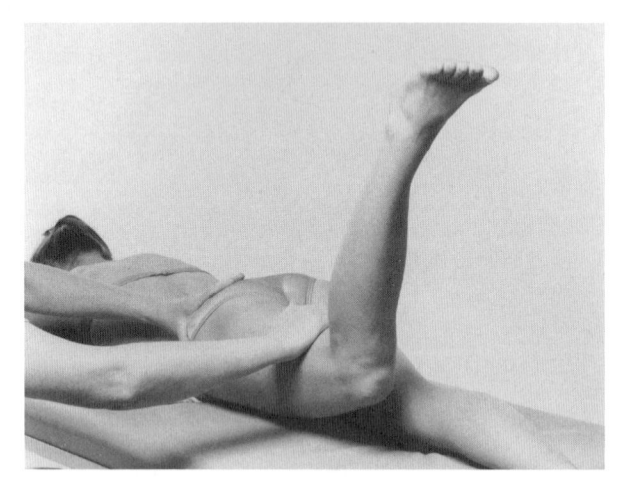

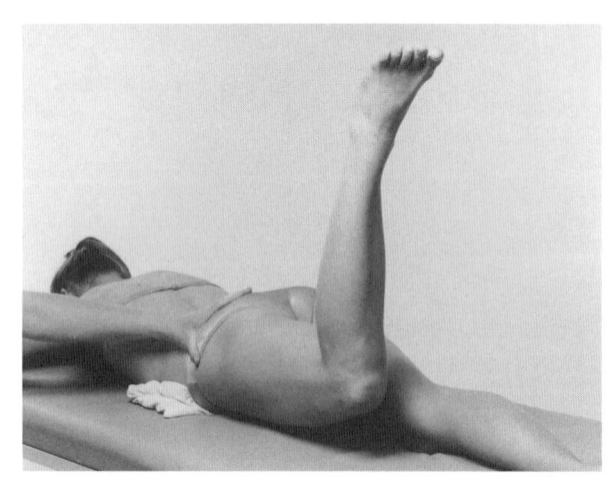

Abb. 1.132b: *3* Ausgangsstellung, Fixation und Bewegung: wie bei den Stufen *5* und *4*.

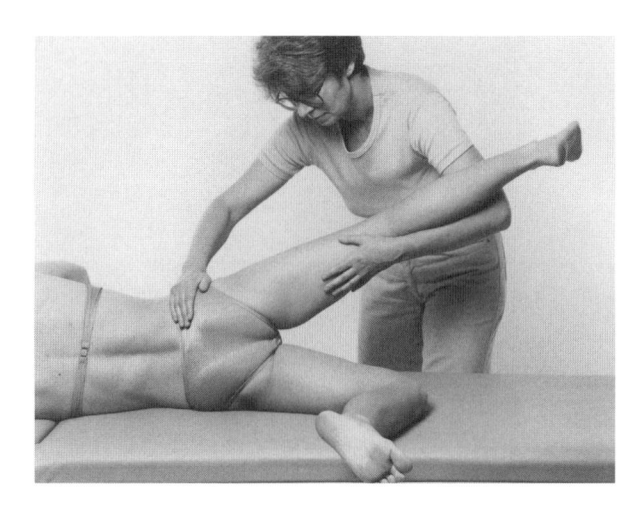

Abb. 1.132c: *2* Ausgangsstellung: Seitenlage auf der zu testenden Seite. Oben liegendes Bein wird vom Untersucher in leichter Abduktion im Hüftgelenk gehalten; unten liegendes (zu testendes) Bein ist im Hüft- und Kniegelenk leicht gebeugt.
Fixation: Beckenschaufel wird fixiert, nicht getestetes Bein abgestützt.
Bewegung: Extension in vollem Ausmaß der Bewegung (10°).

Fehler und Hinweise

- Die Notwendigkeit der Beckenfixation wird übersehen und dadurch eine Bewegung durch Kontraktion der gesamten Bein- und Streckmuskulatur der Lendenwirbelsäule erlaubt. Das Bein wird ohne irgendeine Extensionsbewegung im Hüftgelenk angehoben. Gleichzeitig kommt es dabei zu einer beachtlichen Aktivierung der Hüftbeuger des anderen Beines.
- Die richtige Stellung des Beines wird nicht beachtet und eine Rotation gestattet.
- Das Bein darf während der Bewegung weder adduziert noch abduziert werden.
- Es wird vergessen, dass die Fußspitzen über den Bankrand ragen müssen.

Kontraktur

Eine Kontraktur des M. gluteus maximus ist sehr selten, dagegen sind die ischiokruralen Muskeln häufig verkürzt.

Adduktion des Hüftgelenkes

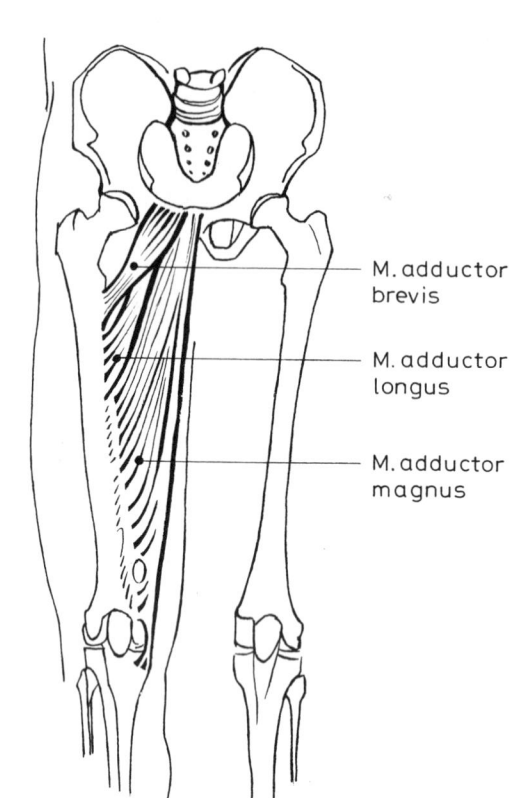

M. adductor brevis
M. adductor longus
M. adductor magnus

L_2	L_3	L_4	L_5	S_1	M. adductor magnus
L_2	L_3	L_4			M. adductor longus
L_2	L_3	L_4			M. adductor brevis
L_2	L_3	L_4			M. gracilis
L_2	L_3	L_4			M. pectineus

Abb. 1.133

Übersicht

Grundbewegung: Adduktion des extendierten Beines von der Grundstellung aus im Ausmaß von 15–20°. Die Stufen *5, 4* und *3* prüfen wir in Seitenlage auf der Seite des zu testenden Beines, die Stufen *2, 1* und *0* in Rückenlage. Wichtig ist, dass der Patient genau auf der Seite liegt, im Becken weder nach hinten noch nach vorn gedreht. Um diese Stellung genau einzuhalten, erlaubt man dem Patienten, sich mit der Hand am Bankrand festzuhalten und damit den Rumpf zu stabilisieren.

Bei den Stufen *2, 1* und *0* ist die Ausgangsstellung eine Abduktion von 30°. Mit einer größeren Abduktion zu testen wäre verfehlt, denn es käme sonst zu einer Mitbewegung des Beckens.

Das Ausmaß der Bewegung wird begrenzt durch die gegenseitige Berührung der Beine und das Lig. ischiofemorale (ischiocapsulare).

Tab. 1.46

Hauptmuskeln	Ursprung	Ansatz	Innervation
M. adductor magnus	Ramus ossis ischii fast bis zum Tuber ischiadicum	ganze Länge des Labium mediale lineae asperae bis zum Epicondylus medialis femoris, Lig. collaterale tibiale des Knies	N. obturatorius: L_3, L_4 N. ischiadicus: L_4, L_5
M. adductor longus	kleiner Abschnitt des Os pubis unterhalb des Tuberculum pubicum	mittlerer Teil des Labium mediale lineae asperae	N. obturatorius: L_2, L_3, (L_4)
M. adductor brevis	unterer Schenkel des Os pubis unterhalb des Ursprungs des M. adductor longus	proximales Drittel des Labium mediale lineae asperae	N. obturatorius: L_2, L_3, L_4
M. gracilis	lateral neben Symphysis ossis pubis bis zum unteren Schenkel des Os pubis	Pes anserinus am Condylus medialis tibiae	N. obturatorius: L_2, L_3, L_4
M. pectineus	Pecten ossis pubis, Lig. pubicum	Linea pectinea femoris	N. obturatorius: L_2, L_3, (L_4) N. femoralis: L_2, L_3

Hilfsmuskeln:
M. gluteus maximus (distale Bündel), M. obturatorius externus und M. psoas major

Teststufen

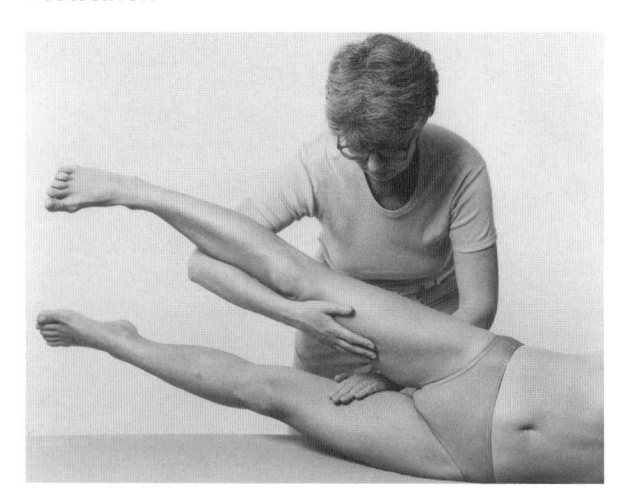

Abb. 1.134a: *5, 4* Ausgangsstellung: Seitenlage. Mit dem oben liegenden Arm hält sich Patient am Bankrand fest, um den Rumpf zu stabilisieren. Unterer Arm liegt unter dem Kopf, Beine sind gestreckt, das nicht zu testende Bein wird passiv bis 30° abduziert gehalten. Fixation: nur durch Unterstützung des nicht getesteten Beines in Abduktion. Bewegung: Patient adduziert das unten liegende Bein im Hüftgelenk über Mittellinie und zieht es an das andere heran.
Widerstand: mit Hand gegen Innenseite des unteren Oberschenkeldrittels oberhalb des Knies.

Abb. 1.134b: *3* Ausgangsstellung: Seitenlage, oben liegender Arm hält sich an der Bank fest, unterer Arm liegt unter dem Kopf. Beine sind gestreckt, das nicht getestete Bein passiv 30° abduziert.
Fixation: Der Untersucher stützt den Unterschenkel des nicht getesteten Beines, das etwa 30° abduziert ist.
Bewegung: Heranziehen des unten liegenden Beines an das obere über die Mittellinie hinaus.

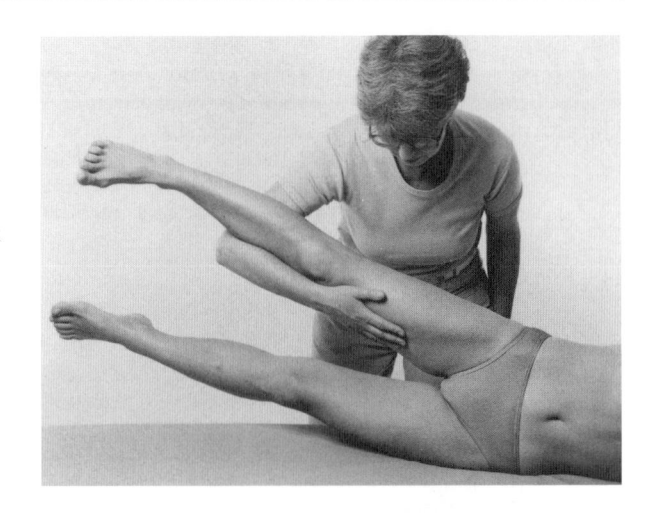

Abb. 1.134c: *2* Ausgangsstellung: Rückenlage, beide Beine gestreckt und um 30° abduziert.
Fixation: nicht immer erforderlich, Stabilisierung des Beckens mit der auf dem Darmbeinkamm gelegenen Hand.
Bewegung: Adduktion des Beines um etwa 10–15° über die Mittellinie hinaus.

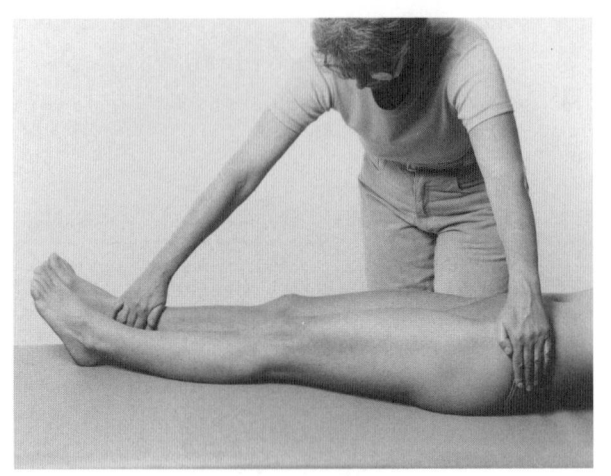

Abb. 1.134d: *1, 0* Ausgangsstellung: auf dem Rücken liegend, Beine gestreckt, zu testendes Bein leicht abduziert.
Beim Bewegungsversuch palpiert man mit den Fingern die Anspannung der Adduktoren an der Innenseite des Oberschenkels.

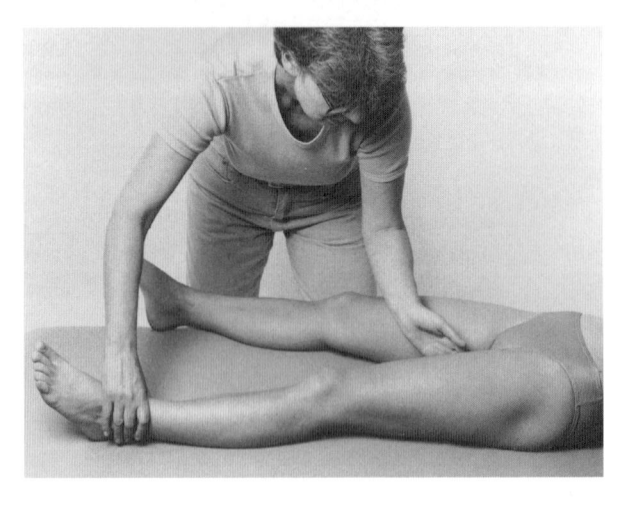

Fehler

Fehler sind nicht häufig. Eine unrichtige Lagerung des Rumpfes ermöglicht jedoch Rotation, Flexion oder leichte Hyperextension der Extremität und dadurch Substitution durch andere Muskeln des Hüftgelenkes. Ferner wird manchmal nicht der richtige Winkel der passiven Abduktion am nicht getesteten Bein eingehalten, wodurch sich die Lage des Beckens ändert.

Kontraktur

Das Bein auf der Seite der Kontraktur ist scheinbar kürzer. Der Patient muss das gesunde Bein beugen oder sich auf der Kontrakturseite auf die Fußspitzen stellen. Diese Beckenseite steht höher und ladet aus. Bei aufrechtem Stehen kommt es dadurch zur statischen Skoliose mit Konvexität zur gesunden Seite. Das Ausmaß der Hüftabduktion ist eingeschränkt.

Abduktion des Hüftgelenkes

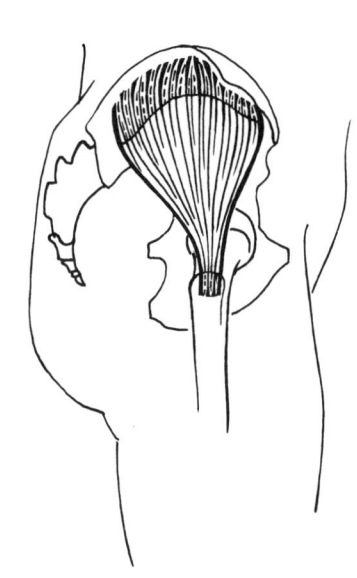

L_4	L_5	S_1	S_2	M. gluteus medius
L_4	L_5	S_1	S_2	M. tensor fasciae latae
L_4	L_5	S_1	S_2	M. gluteus minimus

Abb. 1.135: M. gluteus medius

Tab. 1.47

Hauptmuskeln	Ursprung	Ansatz	Innervation
M. gluteus medius	Außenfläche des Hüftbeines zwischen Linea glutea posterior und Linea glutea superior	Trochanter major	N. gluteus superior: L_4, L_5, S_1, (S_2)
M. tensor fasciae latae (gluteus ventralis)	Außenseite der Spina iliaca anterior superior (SIAS)	Tractus iliotibialis fasciae latae (der am Condylus lateralis tibiae ansetzt)	N. gluteus superior: L_4, L_5, S_1, (S_2)
M. gluteus minimus	Außenfläche des Hüftbeines zwischen Linea glutea superior und Linea glutea inferior	Spitze und Außenseite des Trochanter major	N. gluteus superior: L_4, L_5, S_1, (S_2)
Hilfsmuskeln: M. piriformis	*Neutralisationsmuskeln:* Die Mm. glutei gleichen gegenseitig die Rotationskomponenten aus.	*Stabilisationsmuskeln:* M. quadratus lumborum, besonders beim Widerstand; außerdem halten die Rückenstrecker und die Bauchmuskeln das Becken.	

Übersicht

Grundbewegung: Abduktion mit Hüftgelenk im Ausmaß von 35–40°. Die Abduktion im Hüftgelenk gehört neben der Extension zu den wichtigsten Bewegungen im Hüftgelenk. Dabei ist ihre genaue Bewertung für eine ganze Reihe von Bewegungsstörungen, namentlich für die so genannten Pseudoparesen, bedeutungsvoll. Bei der Abduktion spielen neben den eigentlichen Abduktoren der M. tensor fasciae latae und M. iliopsoas eine bedeutende Rolle. Wenn sie, wie häufig, überwiegen, ersetzt der Untersuchte die Abduktion durch eine Außenrotation und Flexion im Hüftgelenk. Er dreht das Becken aus der Seitenlage zurück, wodurch diese Substitution erleichtert wird. Solche Substitutionen lassen sich am besten durch *Beobachtung im Seitenvergleich* analysieren, ehe man dem Patienten Instruktionen über die richtige Bewegungsausführung gibt. Beim Test achten wir darauf, dass der Untersuchte genau auf der Seite liegt, eher etwas nach vorn gedreht. Eine Drehung nach rückwärts ist immer nachteilig und für die Untersuchung ungeeignet.

Wir achten auch auf eine korrekte Abduktion allein im Hüftgelenk. Eine gleichzeitige *Mitbewegung des Beckens* zeigt an, dass der M. quadratus lumborum aktiviert und die Bewegung vom Hüftgelenk in den Bereich des lumbosakralen Überganges verlegt wurde. Daher ist die Fixation des Beckens am Beckenkamm, den wir vor Beginn der Bewegung etwas nach distal drücken, so besonders wichtig. Gleichzeitig tasten wir in der Tiefe den Trochanter major mit dem Daumen. Sein Weggleiten unter dem Daumen während der Bewegung ist ein sicheres Zeichen dafür, dass die Bewegung wirklich im Hüftgelenk ausgeführt wird.

Das Bewegungsausmaß wird durch Lig. ischiofemorale, Lig. pubofemorale und Dehnung der Hüftadduktoren begrenzt.

Teststufen

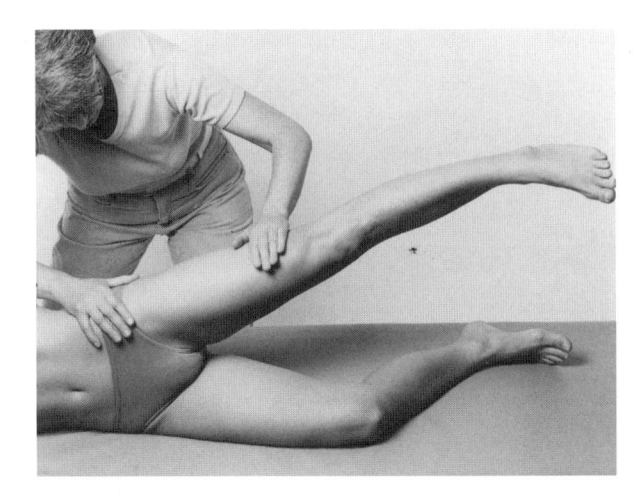

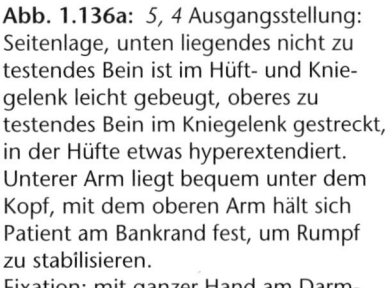

Abb. 1.136a: *5, 4* Ausgangsstellung: Seitenlage, unten liegendes nicht zu testendes Bein ist im Hüft- und Kniegelenk leicht gebeugt, oberes zu testendes Bein im Kniegelenk gestreckt, in der Hüfte etwas hyperextendiert. Unterer Arm liegt bequem unter dem Kopf, mit dem oberen Arm hält sich Patient am Bankrand fest, um Rumpf zu stabilisieren.
Fixation: mit ganzer Hand am Darmbeinkamm der getesteten Seite; gleichzeitige Palpation des Trochanter major zur Kontrolle der Bewegungsausführung.
Bewegung: volle Abduktion des gestreckten Beines.
Widerstand: mit Handfläche auf Außenseite des unteren Oberschenkeldrittels.

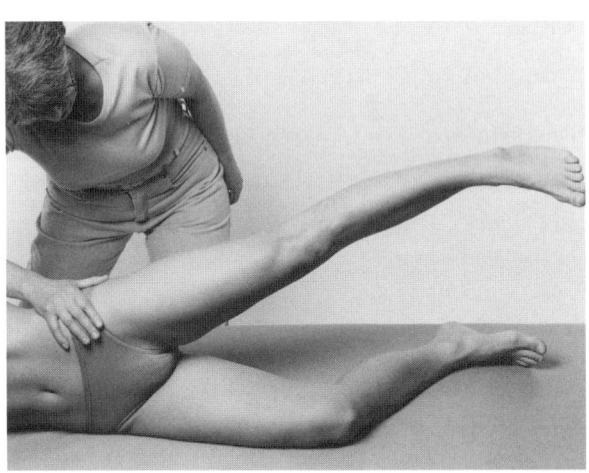

Abb. 1.136b: *3* Ausgangsstellung: Seitenlage, das nicht getestete Bein in Semiflexion, das zu testende Bein im Kniegelenk gestreckt, im Hüftgelenk in leichter Hyperextension. Unterer Arm liegt unter dem Kopf, oberer Arm stützt sich am Bankrand und stabilisiert den Rumpf.
Fixation: mit ganzer Hand am Darmbeinkamm der getesteten Seite und Palpation des Trochanter major zur Kontrolle der richtigen Bewegungsausführung.
Bewegung: Abduktion des oben liegenden Beines in vollem Ausmaß der Bewegung.

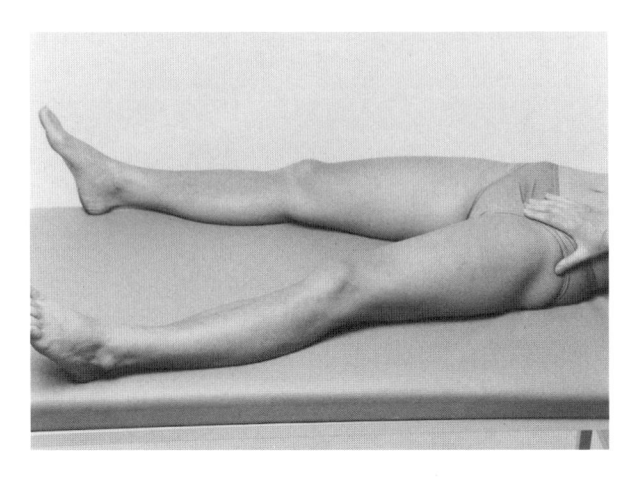

Abb. 1.136c: *2* Ausgangsstellung: Rückenlage, Beine gestreckt, das nicht getestete Bein leicht abduziert.
Fixation: Becken wird mit der Hand am Darmbeinkamm der zu testenden Seite festgehalten, und der Daumen kontrolliert am Trochanter major die richtige Bewegungsausführung.
Bewegung: Abduktion im Hüftgelenk in vollem Ausmaß der Bewegung.

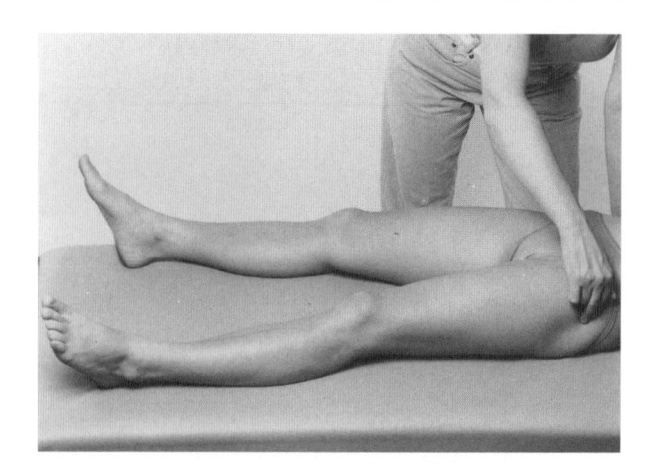

Abb. 1.136d: *1, 0* Ausgangsstellung: Rückenlage, Beine gestreckt.
Beim Bewegungsversuch des Patienten palpieren wir die Muskelanspannung über dem Trochanter major.

Fehler und Hinweise

- Es wird nicht genügend auf eine sichere Fixation des Beckens geachtet, wodurch eine Substitution durch Elevation der Beckenseite ermöglicht wird. Dann geht die Bewegung allerdings nicht vom Hüftgelenk aus. Man erkennt das bei den Stufen *5, 4* und *3* bei einer Betrachtung von hinten auch daran, dass die Verbindungslinie der Darmbeinkämme nicht senkrecht zur Unterlage verläuft.
- Es wird eine Außenrotation und Flexion im Hüftgelenk gestattet. Das bedeutet eine Substitution durch den M. iliopsoas und M. tensor fasciae latae.
- Die Palpation des Trochanter major wird unterlassen.
- Es wird nicht die ganze Bewegung ausgeführt oder nicht die richtige Richtung des Widerstandes eingehalten.

Kontraktur

Es kommt zur Abduktion, die sich beim Stehen in einer Tieferstellung dieser Beckenseite und einer relativen Verlängerung des Beines auf der Seite der Kontraktur äußert. Diese Verlängerung wird durch eine Skoliose der Lendenwirbelsäule ausgeglichen, die zur Kontrakturseite konvex ist.

Außenrotation des Hüftgelenkes

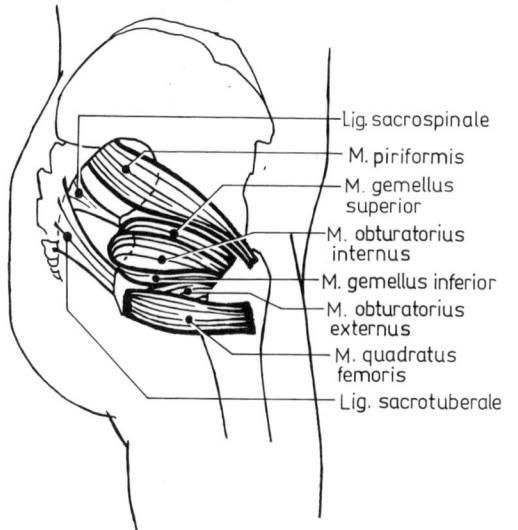

Abb. 1.137

Labels in figure:
- Lig. sacrospinale
- M. piriformis
- M. gemellus superior
- M. obturatorius internus
- M. gemellus inferior
- M. obturatorius externus
- M. quadratus femoris
- Lig. sacrotuberale

	L₄	L₅	S₁			Muskel
	L₄	L₅	S₁			M. quadratus femoris
		L₅	S₁	S₂	S₃	M. piriformis
	L₄	L₅	S₁	S₂		M. gluteus maximus
	L₄	L₅	S₁	S₂	S₃	M. gemellus superior (spinalis)
	L₄	L₅	S₁	S₂		M. gemellus inferior (tuberalis)
L₃	L₄	L₅				M. obturatorius externus
		L₅	S₁	S₂	S₃	M. obturatorius internus

Übersicht

Grundbewegung: Außenrotation im Ausmaß von 45° bei gestrecktem Hüftgelenk.
Alle Tests werden in Rückenlage vorgenommen. Bei den Stufen 5, 4 und 3 hängt der Unterschenkel des getesteten Beines frei über den unteren Bankrand herab. Das nicht getestete Bein steht maximal in Hüft- und Kniegelenk flektiert auf der Untersuchungsbank, um das Becken zu stabilisieren. Die übrigen Stufen testen wir bei gestreckten Beinen. Die Fixation an der Rückseite des unteren Oberschenkeldrittels ist für die Stufen 5, 4 und 3 selbstverständlich. Immer, wenn sich der Patient bemüht, durch Anheben des Beckens nachzuhelfen, wird das Becken am Darmbeinkamm etwas festgehalten.
Das Ausmaß der Bewegung wird durch das Lig. iliofemorale und die Spannung der Innenrotatoren des Hüftgelenkes begrenzt.

Tab. 1.48

Hauptmuskeln	Ursprung	Ansatz	Innervation
M. quadratus femoris	Außenseite des Tuber ischiadicum	an der Crista intertrochanterica	Plexus sacralis: (L_4), L_5, S_1
M. piriformis	Facies pelvina ossis sacri längs der Ränder des 2.–4. Sakralforamens	Spitze und Innenfläche des Trochanter major	Plexus sacralis: (L_5), S_1, S_2, (S_3)
M. gluteus maximus	Ränder der Lumbodorsalfaszie, Ränder des Kreuz- und des Steißbeines Lig. sacrotuberale, Außenfläche des Os ilium, von der Crista iliaca bis zur Linea glutea posterior	*kraniale Bündel:* Tractus iliotibialis *kaudale Bündel:* Tuberositas glutea femoris	N. gluteus inferior: (L_4), L_5, S_1, S_2
M. gemellus superior (spinalis)	Spina ischiadica	Fossa trochanterica	Plexus sacralis: (L_4), L_5, S_1, S_2, (S_3)
M. gemellus inferior (tuberalis)	Tuber ischiadicum	Fossa trochanterica	Plexus sacralis: (L_4), L_5, S_1, (S_2)
M. obturatorius externus	Außenseite der Membrana obturatoria; knöcherne Ränder des Foramen obturatum	Fossa trochanterica	N. obturatorius: L_3, L_4, (L_5)
M. obturatorius internus	Innenseite der Membrana obturatoria; knöcherne Ränder des Foramen obturatum	Fossa trochanterica	Plexus sacralis: (L_5), S_1, S_2, (S_3)
Hilfsmuskeln: Mm. adductor brevis, longus und magnus, M. gluteus medius (hinterer Teil), M. pectineus, M. biceps femoris (Caput longum)	*Neutralisationsmuskeln:* Die zusätzlichen Richtungskomponenten einzelner Muskeln (Abduktion und Adduktion) neutralisieren sich selbst.		*Stabilisationsmuskeln:* M. quadratus lumborum, Bauchmuskeln und die Rückenstrecker halten das Becken fest.

Teststufen

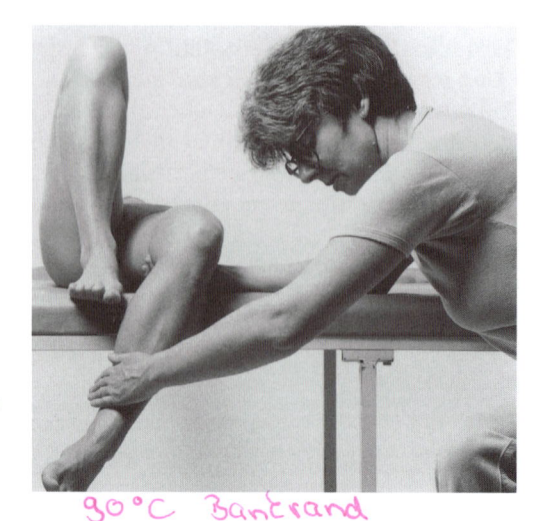

Abb. 1.138a: 5, 4 Ausgangsstellung:
Rückenlage, Unterschenkel des zu testenden Beines hängt über den Bankrand. Das nicht getestete Bein steht, maximal in Hüft- und Kniegelenk flektiert, mit der Fußsohle auf der Untersuchungsbank.
Fixation: unteres Oberschenkeldrittel von der Kniekehle her.
Bewegung: Außenrotation des Oberschenkels in vollem Ausmaß der Bewegung (45°). Fuß bewegt sich dabei einwärts.
Widerstand: mit der Hand dicht über innerem Fußknöchel.

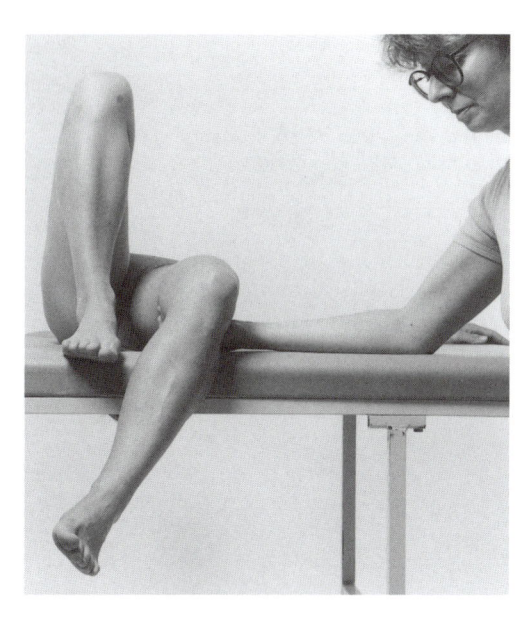

Abb. 1.138b: _3_ Ausgangsstellung: Rückenlage, Unterschenkel des zu testenden Beines hängt frei über den Bankrand. Das nicht getestete Bein steht stark gebeugt mit der Fußsohle auf der Bank.
Fixation: unteres Oberschenkeldrittel von der Kniekehle her.
Bewegung: Außenrotation im Hüftgelenk in vollem Ausmaß.

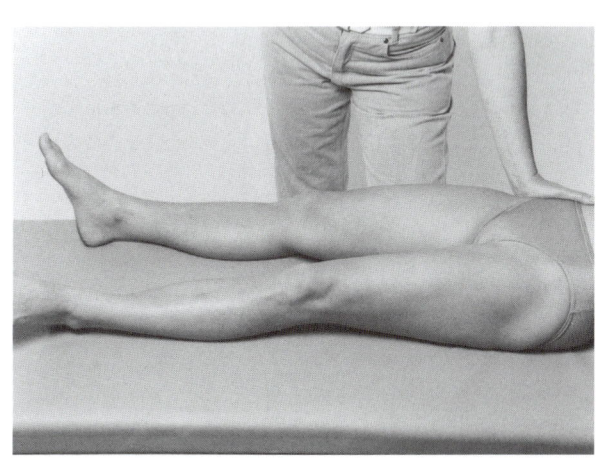

Abb. 1.138c: _2_ Ausgangsstellung: Rückenlage, Beine gestreckt und leicht abduziert, zu testendes Bein nach innen rotiert.
Fixation: Becken wird auf der nicht zu testenden Seite leicht am Darmbeinkamm fixiert.
Bewegung: Außenrotation im Hüftgelenk in vollem Ausmaß. Entscheidend für den Test ist die erste Phase der Bewegung, d. h. aus der Innenrotation in die Mittelstellung.

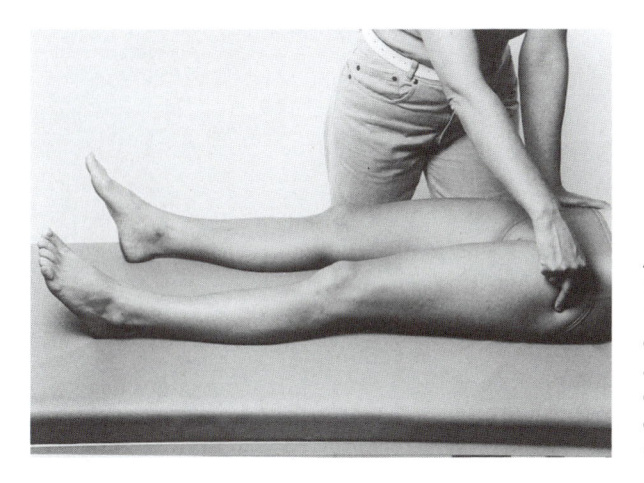

Abb. 1.138d: _1, 0_ Ausgangsstellung: Rückenlage, Beine gestreckt.
Beim Bewegungsversuch wird oberhalb des Trochanter major nach der Muskelanspannung getastet, und man beobachtet, ob es zu einer Bewegung des Beines in Richtung der Rotation kommt.

> **Fehler**
>
> - Bei Rückenlage nach Stufe 2 imitiert der Patient die Außenrotation durch Pronation des Fußes.
> - Bei den Stufen 5, 4, 3 werden die gleichzeitige Flexion und Adduktion erlaubt.

Kontraktur

Außenrotation des Oberschenkels, die besonders bei der Abduktion verstärkt wird. Wahrscheinlich ist am häufigsten der M. piriformis verkürzt.

Innenrotation des Hüftgelenkes

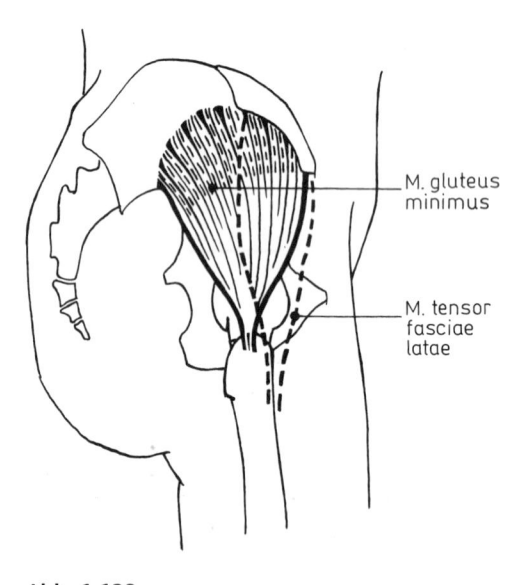

Abb. 1.139

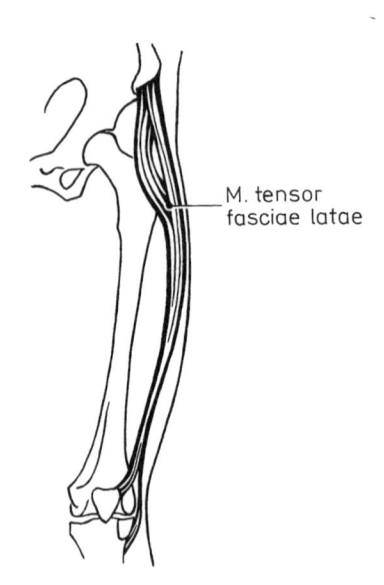

Abb. 1.140

L_4	L_5	S_1	S_2	M. gluteus minimus
L_4	L_5	S_1	S_2	M. tensor fasciae latae

Übersicht

Grundbewegung: Innenrotation bis 30°.
Alle Stufen werden in Rückenlage untersucht. Bei den Stufen 5, 4 und 3 hängt der Unterschenkel des zu testenden Beines frei über den unteren Bankrand. Bei den übrigen Stufen sind die Beine gestreckt. Das nicht getestete Bein steht stark gebeugt mit der Fußsohle auf der Untersuchungsbank. Dadurch werden eine Hyperextension der Lendenwirbelsäule und ein Anheben des Beckens verhindert.

Tab. 1.49

Hauptmuskeln	Ursprung	Ansatz	Innervation
M. gluteus minimus	Außenfläche des Hüftbeins zwischen Linea glutea superior und Linea glutea inferior	Spitze und Außenseite des Trochanter major	N. gluteus superior: $L_4, L_5, S_1, (S_2)$
M. tensor fasciae latae	Außenseite der Spina iliaca anterior superior (SIAS) und längs der Crista iliaca bis zum Tuberculum gluteum anterius	Tractus iliotibialis	N. gluteus superior: $L_4, L_5, S_1, (S_2)$
Hilfsmuskeln: M. gluteus medius (vorderer Teil), M. semitendinosus, M. gracilis, M. semimembranosus	*Neutralisationsmuskeln:* M. adductor magnus hebt die Abduktionskomponente auf.	*Stabilisationsmuskeln:* M. quadratus lumborum, die Erektoren der Wirbelsäule und die Bauchmuskeln halten das Becken.	

Bei den Stufen 5, 4 und 3 ist eine Fixation oberhalb des Kniegelenkes notwendig. Bei den übrigen Stufen fixiert man das Becken, besonders bei Patienten, deren Bewegungen inkoordiniert sind und die der Bewegung durch Heben des Beckens auf derselben Seite nachhelfen.

Das Bewegungsausmaß ist durch die Spannung der an der Außenrotation im Hüftgelenk beteiligten Muskeln begrenzt und bei gestreckter Hüfte durch die Anspannung des unteren Anteils des Lig. iliofemorale, bei gebeugter Hüfte dagegen durch Anspannung des Lig. ischiofemorale.

Teststufen

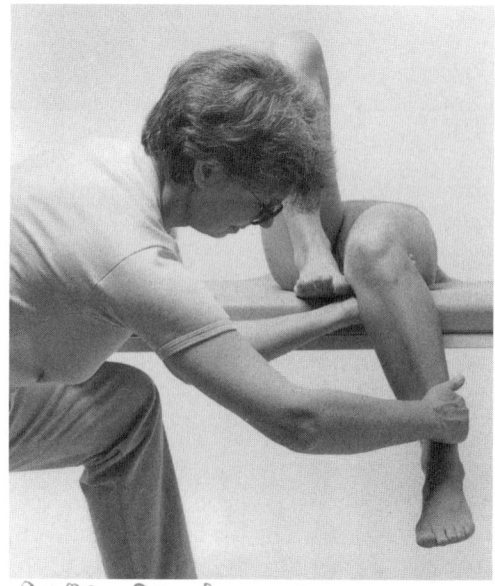

Abb. 1.141a: *5, 4 Ausgangsstellung:*
Rückenlage, zu testendes Bein im Knie gebeugt, Unterschenkel hängt über den Bankrand. Nicht getestetes Bein steht, im Hüft- und Kniegelenk gebeugt, mit Fußsohle auf der Untersuchungsbank.
Fixation: unteres Oberschenkeldrittel von der Dorsalseite.
Bewegung: Innenrotation im Hüftgelenk in vollem Ausmaß (etwa 30°). Fuß bewegt sich nach außen.
Widerstand: oberhalb des äußeren Fußknöchels gegen Richtung der Bewegung.

192   1 Muskelfunktionstest

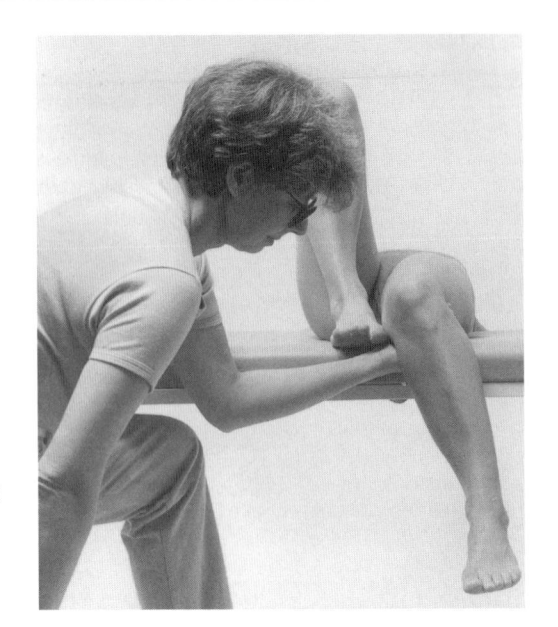

Abb. 1.141b: *3* Ausgangsstellung: Rückenlage, Unterschenkel des zu testenden Beines hängt frei über den Bankrand. Das nicht getestete Bein steht gebeugt auf der Untersuchungsbank.
Fixation: unteres Oberschenkeldrittel von dorsal.
Bewegung: volle Innenrotation im Hüftgelenk.

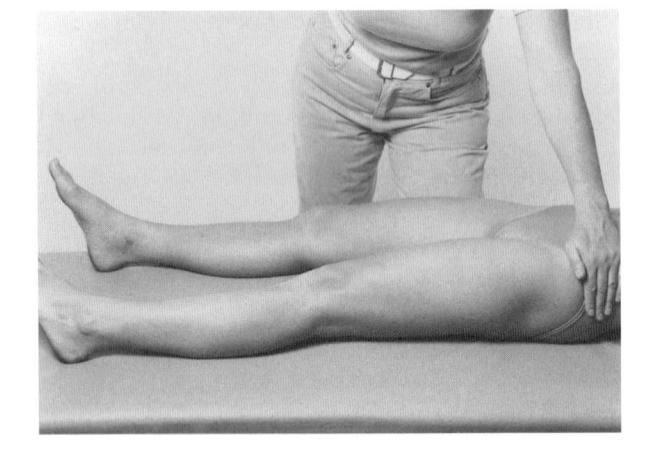

Abb. 1.141c: *2* Ausgangsstellung: Rückenlage, beide Beine gestreckt, zu testendes Bein außenrotiert.
Fixation: Am Darmbeinkamm des zu testenden Beines wird mit der Hand leicht fixiert.
Bewegung: volle Innenrotation im Hüftgelenk.

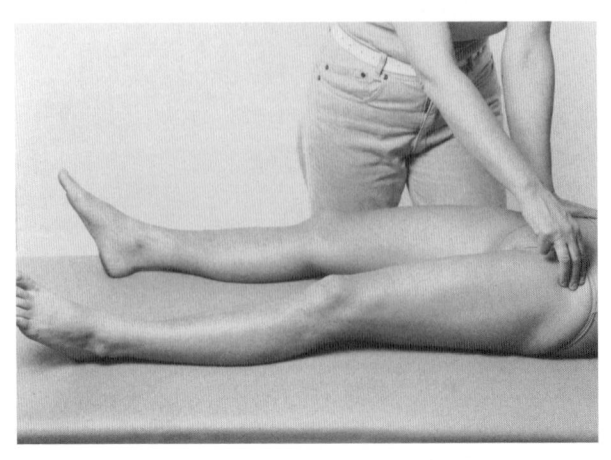

Abb. 1.141d: *1, 0* Ausgangsstellung: Rückenlage.
Beim Bewegungsversuch des Patienten palpiert man die Muskelanspannung im Verlauf der Muskelfasern oberhalb des Trochanter major.

> **Fehler und Hinweise**
>
> - Die Notwendigkeit einer Beckenfixation und einer richtigen Stellung des Oberschenkels beim Test nach den Stufen 5, 4 und 3 muss betont werden.
> - Bei den Stufen 2, 1 und 0 versucht der Patient teilweise, die Bewegung durch eine Adduktion, manchmal verbunden mit einer Supination des Fußes, zu imitieren.
> - Bei Überwiegen des M. tensor fasciae latae führt der Patient bei der Innenrotation zuerst eine leichte Flexion im Hüftgelenk aus.

Kontraktur

Innenrotation des Oberschenkels und Tendenz zum Genu valgum (X-Bein), bei Verkürzung des M. tensor fasciae latae außerdem noch eine Flexions-Abduktions-Stellung im Hüftgelenk.

1.5.4 Kniegelenk

Flexion des Kniegelenkes

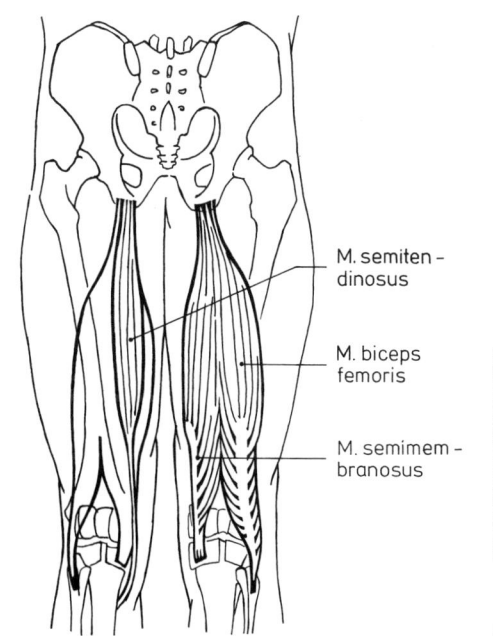

	L_5	S_1	S_2	S_3	M. biceps femoris – Caput longum
L_4	L_5	S_1	S_2		M. biceps femoris – Caput breve
L_4	L_5	S_1	S_2		M. semitendinosus
L_4	L_5	S_1	S_2		M. semimembranosus

Abb. 1.142

Tab. 1.50

Hauptmuskeln	Ursprung	Ansatz	Innervation
M. biceps femoris	*Caput longum:* Tuber ischiadicum	Caput fibulae, Rand des Condylus lateralis tibiae	N. tibialis: L_5, S_1, S_2, (S_3)
	Caput breve: distaler Teil des Labium laterale lineae asperae		N. peroneus: (L_4), L_5, S_1, S_2
M. semitendinosus	Tuber ischiadicum	geht gemeinsam mit M. sartorius und M. gracilis in den Pes anserinus über und setzt unter dem medialen Condylus tibiae an	N. tibialis: (L_4), L_5, S_1, S_2
M. semimembranosus	Tuber ischiadicum	Margo medialis tibiae und hinterer Teil der Kapsel des Kniegelenkes	N. tibialis: L_4, L_5, S_1, (S_2)
Hilfsmuskeln: M. gracilis, M. sartorius, M. popliteus, M. gastrocnemius	*Neutralisationsmuskeln:* M. biceps femoris auf einer Seite und die Flexoren auf der anderen heben gegenseitig die Rotationskomponente der Bewegung auf.	*Stabilisationsmuskeln:* Die Flexoren der Hüfte halten den Femur gegen die Extensionskomponente der Flexoren des Knies.	

Übersicht

Grundbewegung: Flexion im Kniegelenk in einem Ausmaß von 120–140°.
Die Stufen *5, 4, 3, 1* und *0* werden in Bauchlage getestet, die Stufe *2* in Seitenlage. Das Bein bleibt für die Routineuntersuchung immer genau in Mittelstellung zwischen Innen- und Außenrotation im Hüftgelenk. Es wird aber empfohlen, Ausgangsstellungen zu wählen, die eine Unterscheidung der medialen und lateralen Ischiokruralmuskeln ermöglichen. Ist das Hüftgelenk außenrotiert (Unterschenkel zeigt nach innen, Abb.

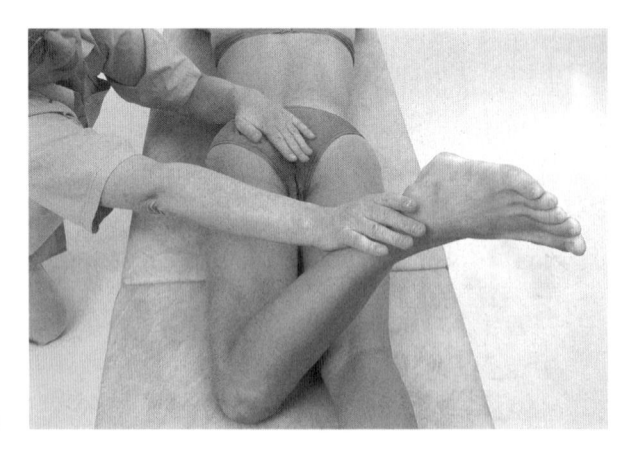

Abb. 1.143

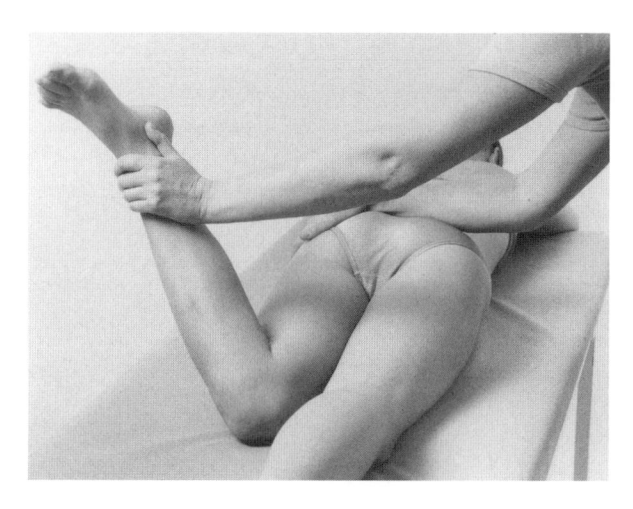

Abb. 1.144

1.143), so überwiegen die lateralen Beuger (M. biceps femoris), ist es innenrotiert (Abb. 1.144), so überwiegen die medialen (Mm. semitendinosus und semimembranosus).
Bei der Bewegung darf es nicht zum Vorkippen des Beckens kommen. Das Bewegungsausmaß wird durch die Dehnung des Lig. patellae (Ansatzsehne des M. quadriceps femoris) begrenzt bzw. durch die Dehnung des M. rectus femoris und den vorderen Teil der Gelenkkapsel. Unter normalen Verhältnissen wird jedoch die Bewegung nur durch die Berührung der Weichteile des Ober- und Unterschenkels begrenzt. Der M. popliteus ist klinisch nicht differenzierbar.

Teststufen

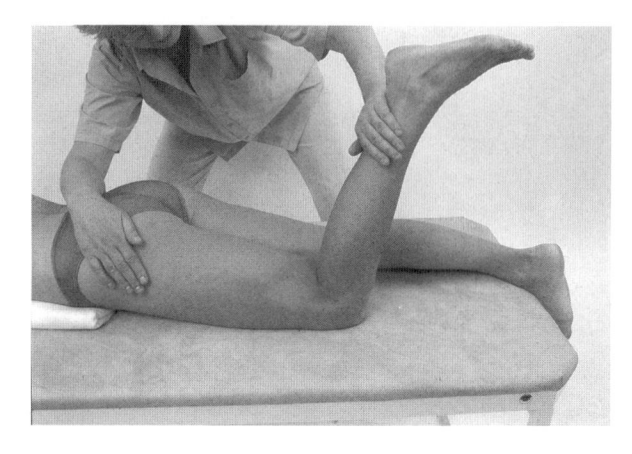

Abb. 1.145a: *5, 4* Ausgangsstellung: Bauchlage, ein Kissen unter dem Bauch, Beine gestreckt, Füße hängen über den Bankrand.
Fixation: Becken wird mit der ganzen Handfläche und dem Unterarm fixiert.
Bewegung: Flexion im Kniegelenk in vollem Ausmaß.
Widerstand: mit Hand gegen unteres Drittel des Unterschenkels oberhalb der Achillessehne gegen Bewegungsrichtung.

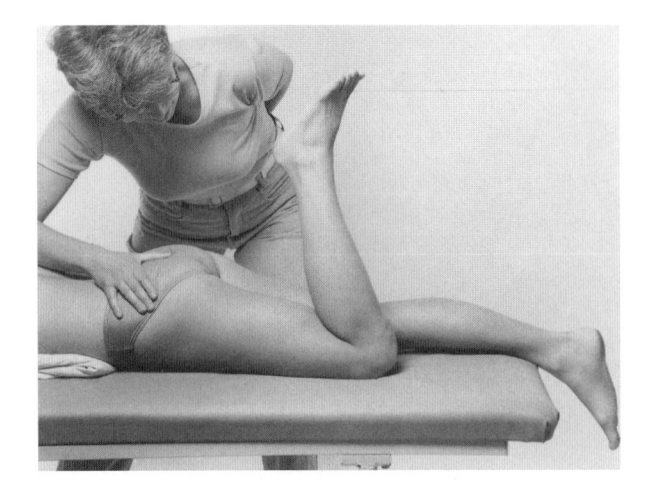

Abb. 1.145b: *3* Ausgangsstellung: Bauchlage, ein Polster unter dem Bauch, Beine gestreckt, Füße hängen über den Bankrand.
Fixation: Gesäß.
Bewegung: Flexion in vollem Ausmaß.

Abb. 1.145c: *2* Ausgangsstellung: Seitenlage auf der Seite des zu testenden Beines. Das nicht getestete Bein wird gestreckt und im Hüftgelenk leicht abduziert unterstützt. Das getestete Bein liegt gestreckt auf der Unterlage.
Fixation: leichter Druck der Handfläche an der Innenfläche des unteren Oberschenkeldrittels.
Bewegung: Flexion des Knies in vollem Ausmaß.

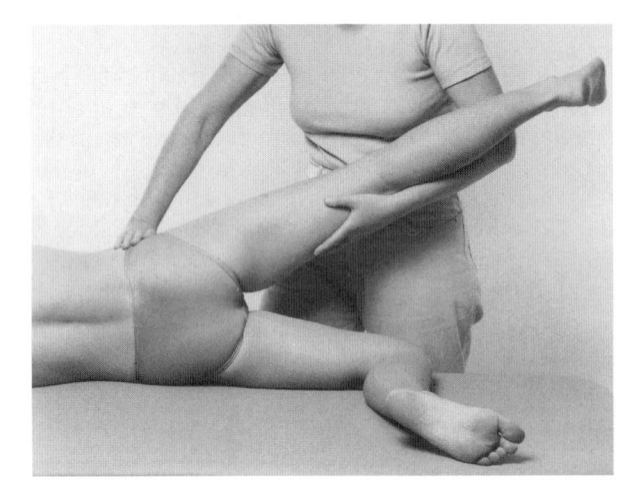

Abb. 1.145d: *1, 0* Ausgangsstellung: Bauchlage, nicht getestetes Bein gestreckt, zu testendes Bein im Kniegelenk leicht flektiert, im unteren Drittel des Unterschenkels unterstützt. Beim Bewegungsversuch des Patienten spürt man eine Anspannung der Muskeln im Verlauf ihrer Fasern oder Sehnen.

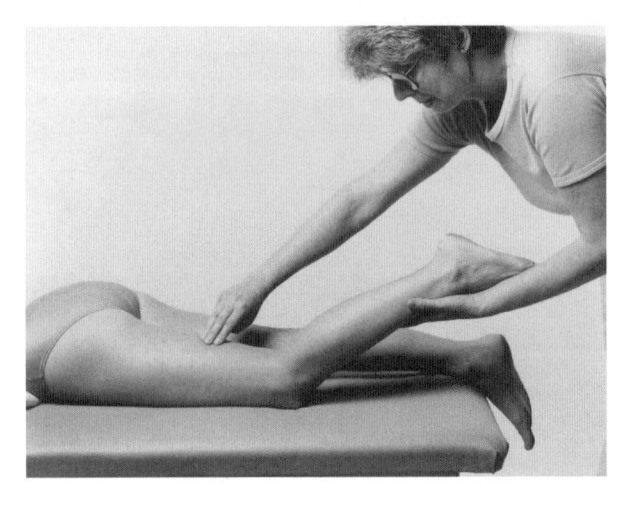

Fehler und Hinweise

- In fraglichen Fällen ist es oft notwendig, äußere und innere Kniebeuger zu unterscheiden (s. Anmerkung in der Übersicht, Abb. 1.143, 1.144).
- Am Bewegungsbeginn hebt der Patient auf der zu testenden Seite das Becken an, wodurch er passiv eine leichte Anfangsflexion im Knie erreicht und die Bedingungen für den Einsatz der Flexoren verbessert. Das ist durch Beckenfixation zu vermeiden.
- Eine Substitution durch den M. sartorius äußert sich in einer gleichzeitigen Flexion und Außenrotation im Hüftgelenk. Aus dieser Lage ist die Bewegung auch weniger schwierig, denn sie erfolgt nicht senkrecht zur Schwerkraft des Beines.

Kontraktur

Eine Kontraktur kommt oft vor. Bei weniger ausgeprägten Formen ist eine Flexion im Hüftgelenk bei gleichzeitig gestrecktem Kniegelenk über 80° hinaus unmöglich (Pseudolasègue). In schweren Fällen ist die Extension im Kniegelenk nicht möglich, es kommt zur Aufrichtung des Beckens in der Sagittalebene und zum Ausgleich der Lendenlordose. In den allerschwersten Fällen bleibt das Kniegelenk in mehr oder weniger starker Flexionsstellung. Bei überwiegender Kontraktur des M. biceps femoris kommt es außerdem noch zum Genu valgum (X-Bein), bei überwiegender Kontraktur der Semimuskeln zur Varosität.

Extension des Kniegelenkes

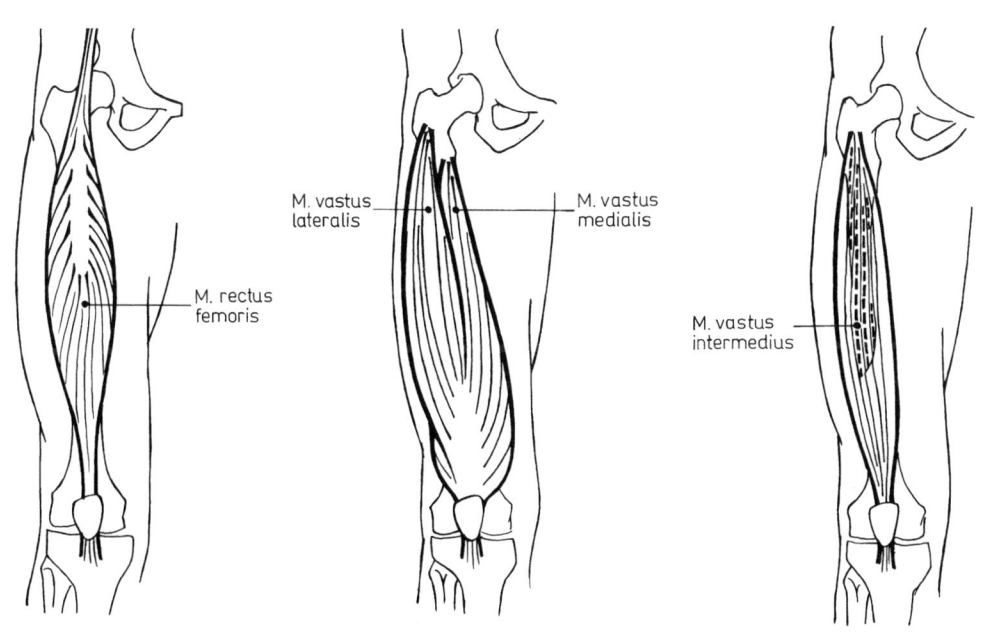

Abb. 1.146

L_2 L_3 L_4 L_5 M. quadriceps femoris

Tab. 1.51

Hauptmuskeln	Ursprung	Ansatz	Innervation
M. quadriceps femoris			
– M. rectus femoris	Spina iliaca anterior inferior (SIAI) oberhalb des Acetabulums	Basis und Ränder der Patella, Lig. patellae an der Tuberositas tibiae	N. femoralis: (L_2), L_3, L_4, (L_5)
– M. vastus intermedius	längs des ganzen Femurs mit Ausnahme der Linea aspera	Lig. patellae an der Tuberositas tibiae	
– M. vastus medialis (tibialis)	Labium mediale lineae asperae	Lig. patellae an der Tuberositas tibiae	
– M. vastus lateralis (fibularis)	Labium laterale lineae asperae	Lig. patellae an der Tuberositas tibiae	

Neutralisations- und Stabilisationsmuskeln:
Die Mm. vastus lateralis und medialis gleichen die lateralen und medialen Komponenten aus und stabilisieren das Knie. Die Hüftextensoren heben die Flexionskomponente des M. rectus femoris auf.

Übersicht

Grundbewegung: Extension im Kniegelenk im Ausmaß von 120–140°. Beim Test werden jedoch nur die letzten 90° der Bewegung geprüft.
Die Stufen *5, 4* und *3* untersuchen wir am besten in Rückenlage, wobei das zu testende Bein frei über den unteren Bankrand hängt. Weniger geeignet ist die Untersuchung im Sitzen, weil dann der M. rectus femoris ausgeschaltet ist. Die Rückenlage stellt also die Grundstellung dar. Das nicht getestete Bein steht gebeugt mit dem Fuß auf der Bank, dadurch wird das Becken stabilisiert. Stufe *2* wird in Seitenlage, Stufen *1* und *0* werden in Rückenlage getestet. Eine Fixation des Knies ist immer erforderlich, besonders bei Kindern, um eine Rotation des Oberschenkels und die Substitution durch andere Muskeln zu verhindern. Wichtig ist die Fixation des Beines. Um den M. quadriceps femoris dabei nicht zu drücken, wird der Oberschenkel von unten gehalten.
Das Ausmaß der Bewegung wird durch die Ligg. cruciata, Ligg. collateralia und den hinteren Teil der Gelenkkapsel begrenzt.

Teststufen

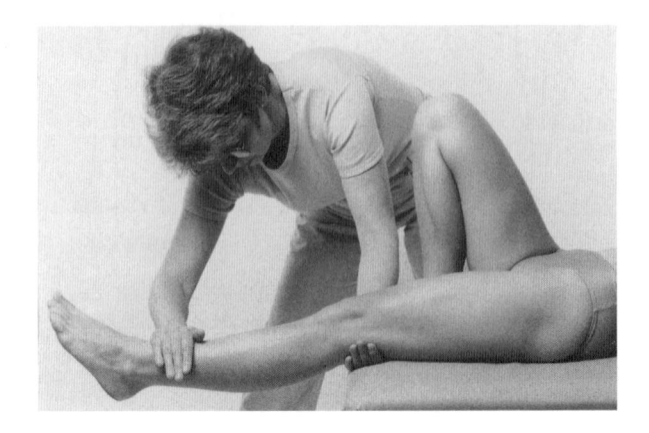

Abb. 1.147a: *5, 4* Ausgangsstellung: Rückenlage, Unterschenkel des zu testenden Beines hängt frei über den Bankrand herab, Knie ist im rechten Winkel flektiert. Das nicht getestete Bein steht gebeugt mit dem Fuß auf der Bank auf.
Fixation: Oberschenkel von unten her.
Bewegung: Streckung im Kniegelenk von 90° aus in die volle Extension.
Widerstand: dicht oberhalb des Fußknöchels bogenförmig gegen Bewegungsrichtung.

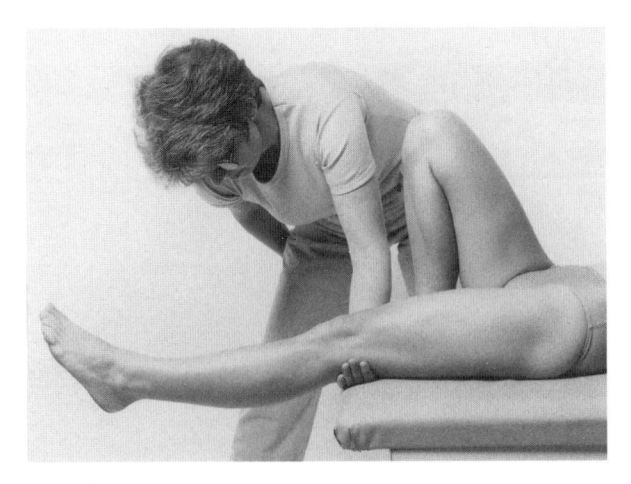

Abb. 1.147b: *3* Ausgangsstellung: Rückenlage, Unterschenkel des zu testenden Beines befindet sich außerhalb der Unterlage, Kniegelenk ist 90° flektiert; das nicht getestete Bein steht gebeugt mit dem Fuß auf der Bank.
Fixation: Oberschenkel von hinten.
Bewegung: aus der rechtwinkligen Beugung in die volle Extension.

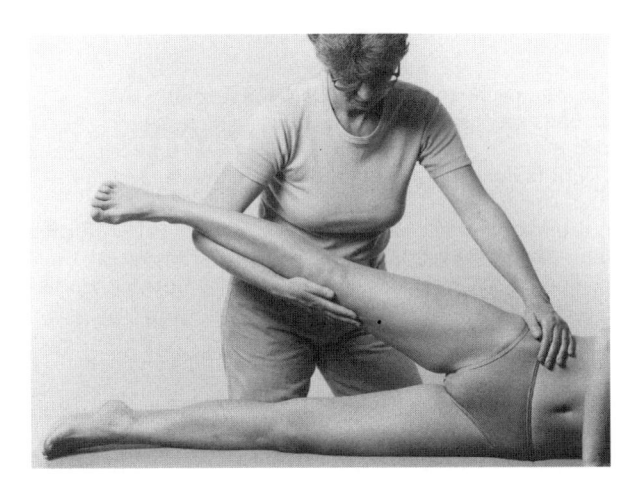

Abb. 1.147c: *2* Ausgangsstellung: Seitenlage auf Seite des zu testenden Beines; nicht getestetes Bein wird im Kniegelenk gestreckt, im Hüftgelenk leicht abduziert sowie unter dem Ober- und Unterschenkel gestützt, zu testendes Bein liegt im Kniegelenk in rechtwinkliger Beugung, im Hüftgelenk in Nullstellung.
Fixation des Beckens.
Bewegung: aus der rechtwinkligen Beugung in die volle Extension.

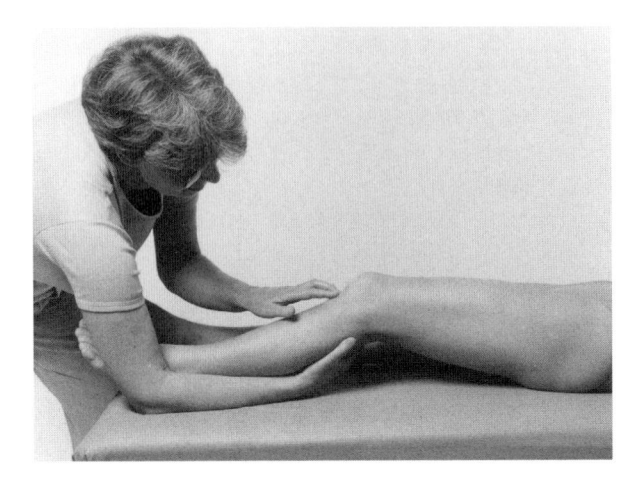

Abb. 1.147d: *1, 0* Ausgangsstellung: Rückenlage, nicht getestetes Bein gestreckt, zu testendes Bein befindet sich sowohl im Knie als auch im Hüftgelenk in Semiflexion.

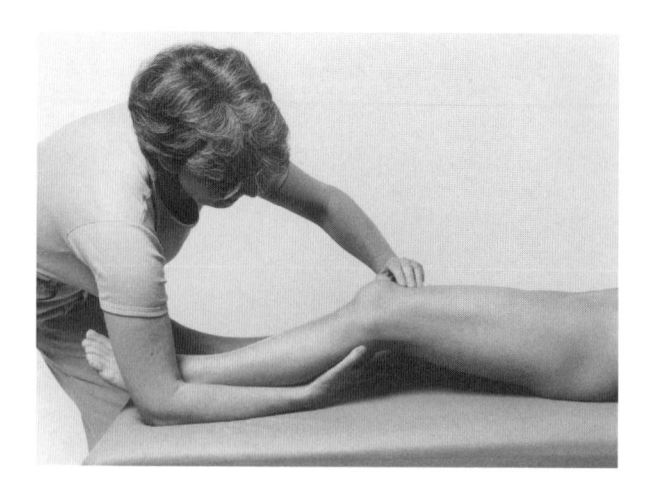

Abb. 1.147e: Das Knie wird mit einer Hand leicht unterstützt, die andere Hand palpiert beim Bewegungsversuch des Kranken eine Anspannung am Lig. patellae (Abb. 1.147d) oder im Verlauf der Fasern des M. quadriceps femoris.

Fehler und Hinweise

Die Bewegung ist einfach, sodass Fehler nur selten vorkommen. Es ist darauf zu achten, dass
- die Bewegung fließend fortlaufend und ohne Anfangsschwung ausgeführt werden muss
- jede Rotation im Hüftgelenk zu vermeiden ist
- beim Sitzen das Becken nicht zurückgekippt (aufgerichtet) werden darf. Eine Tendenz zur Rückkippung des Beckens ist ein Zeichen für ein Überwiegen des M. rectus femoris.
- die Bewegung unbedingt bis zur vollen Extension ausgeführt werden muss. Ist der Patient nicht imstande, das Knie völlig zu strecken, so ist dies ein Beweis für die Insuffizienz der Mm. vasti.
- der Oberschenkel nicht von der ventralen Seite fixiert wird, weil dabei der zu untersuchende M. quadriceps femoris gedrückt würde.

Kontraktur

Eine Kontraktur, besonders die des M. rectus femoris, kommt häufig vor. Dies äußert sich in einer Einschränkung der Flexionsmöglichkeit im Kniegelenk und ist besonders in Bauchlage bei völlig gestrecktem Hüftgelenk deutlich. Umgekehrt ist eine vollständige Extension im Hüftgelenk bei gebeugtem Knie unmöglich.

1.5.5 Sprunggelenk

Plantarflexion des Fußes

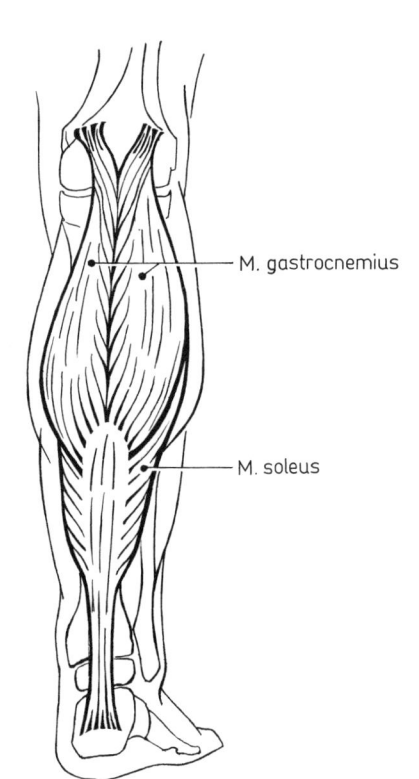

— M. gastrocnemius

— M. soleus

| | S₁ | S₂ | M. gastrocnemius |
| L₅ | S₁ | S₂ | M. soleus |

Abb. 1.148

Übersicht

Grundbewegung: Plantarflexion im Sprunggelenk von 40–45° bei extendiertem Kniegelenk.
Die Stufen 5, 4 und 3 werden in Bauchlage getestet, wobei die einzelnen Stufen nach der Größe des geleisteten Widerstandes unterschieden werden. Eine genaue Differenzierung ist jedoch schwierig. Die Stufen 2, 1 und 0 untersucht man in Seitenlage auf der Seite des zu testenden Beines. Die Stufen 5, 4 und 3 können auch im Stehen getestet werden. Der Patient geht dabei in den Zehenstand. Für die Stufe 5 soll er imstande sein, die Bewegung vier- bis fünfmal zu wiederholen, nach Stufe 4 wenigstens einmal, und bei Stufe 3 muss wenigstens ein Abheben der Ferse über dem Fußboden erkennbar sein. Da jedoch bei dieser Untersuchung eine ganze Reihe von Muskeln aktiviert werden muss,

Tab. 1.52

Hauptmuskeln	Ursprung	Ansatz	Innervation
M. triceps surae			
• M. gastrocnemius	*Caput mediale (tibiale):* Dorsalseite des medialen Epikondylus des Femurs	bilden gemeinsam die Achillessehne (Tendo m. tricipitis surae), die am Tuber calcanei ansetzt	N. tibialis (aus dem N. ischiadicus): S_1, S_2
	Caput laterale (fibulare): lateraler Epikondylus des Femurs		
• M. soleus	hintere Seite des Caput fibulae, proximales Drittel der Fibularückseite, mittleres Drittel des Medialrandes der Tibia, Linea poplitea	s. M. gastrocnemius	N. tibialis (aus dem N. ischiadicus): (L_5), S_1, S_2
Hilfsmuskeln: Mm. tibialis posterior, plantaris, peroneus brevis, flexor hallucis longus, peroneus longus, flexor digitorum longus	*Neutralisationsmuskeln:* Die Mm. peronei und tibialis posterior neutralisieren sich gegenseitig in der lateralen Duktion des Fußes.	*Stabilisationsmuskeln:* kommen im Liegen nicht zur Geltung	

bietet sie viele Nachteile und ist daher nicht zu empfehlen. Allerdings ist auch der in Bauchlage vorgenommene Test nicht ganz einwandfrei, besonders deshalb, weil für die Stufe 5 der allein mit der Hand geleistete Widerstand zu gering ist.

Der M. triceps surae setzt sich zusammen aus 2 Muskeln, nämlich dem zweiköpfigen M. gastrocnemius und dem M. soleus. An der Plantarflexion beteiligen sich zusätzlich noch die Flexoren, die Mm. peroneus brevis, peroneus longus, tibialis posterior und plantaris. Ihre Tätigkeit kann im Verlauf der Bewegung nicht völlig ausgeschaltet werden, aber durch sorgfältige Beobachtung lässt sich ein Überwiegen dieser oder jener Muskelgruppe feststellen. Die Tätigkeit des M. gastrocnemius wird weitgehend ausgeschaltet, wenn die Plantarflexion bei gebeugtem Knie getestet wird. Diese Stellung gilt als Ausgangsstellung für die Prüfung des M. soleus, wie im folgenden Text beschrieben wird.

Die Bewegung für die Mm. soleus und gastrocnemius muss sich hauptsächlich im Talokruralgelenk abspielen, d. h., die Bewegung muss vor allem durch Hochziehen der Ferse erfolgen und nicht durch Senken der Fußspitze. Wenn bei der Bewegung die Fußspitze und die Zehen kräftig flektiert werden oder gar die Fußsohle „eingerollt" wird, weist das auf ein Übergewicht der Hilfsmuskeln hin (Abb. 1.149). Bei kräftig gebeugten Zehen betätigen sich vorwiegend die Zehenbeuger. Eine gleichzeitige Supination deutet auf ein Überwiegen der ventralen Muskelgruppe hin, eine gleichzeitige Pronation spricht für das Überwiegen der Mm. peronei.

Die Testung der Plantarflexion bei gestrecktem Kniegelenk bewertet den M. triceps surae als Ganzes.

Das Ausmaß der Bewegung begrenzen die Bänder an der Vorderfläche des Sprunggelenkes, besonders aber die dorsale Berührung von Talus und Tibia.

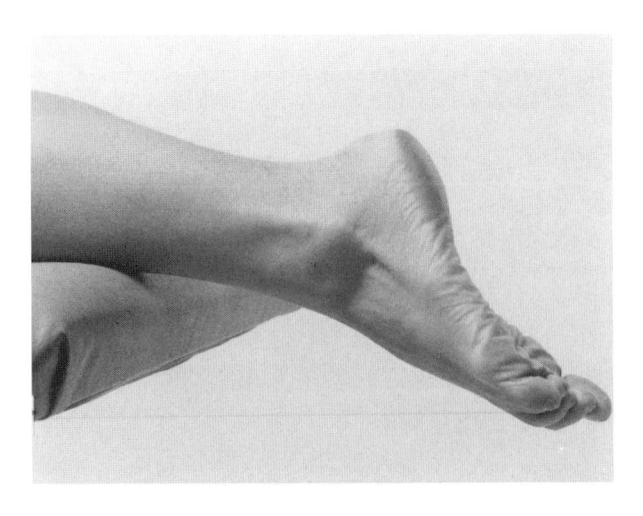

Abb. 1.149

Teststufen

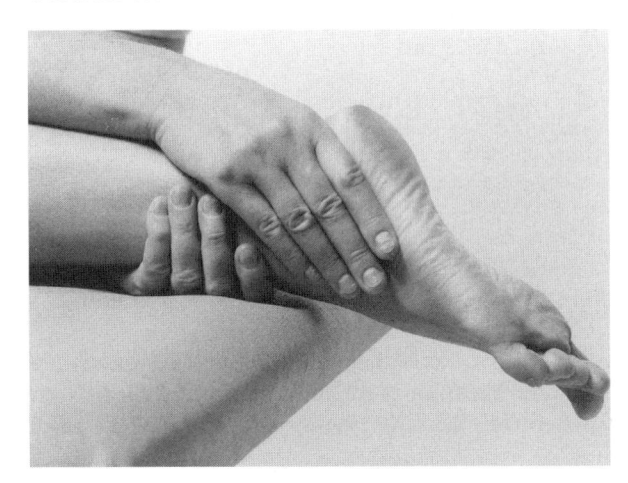

Abb. 1.150a: *5, 4, 3* Ausgangsstellung: Bauchlage, Beine gestreckt, distale Hälfte der Unterschenkel ragt über die Unterlage hinaus, Fuß ist völlig entspannt.
Fixation: unteres Drittel des Unterschenkels.
Bewegung: volle Flexion im Sprunggelenk.
Widerstand: Ferse wird mit der Hand umfasst, distalwärts gedrückt.
Einzelne Stufen werden je nach dem Grad des Widerstandes unterschieden, Zehen sind nicht flektiert.

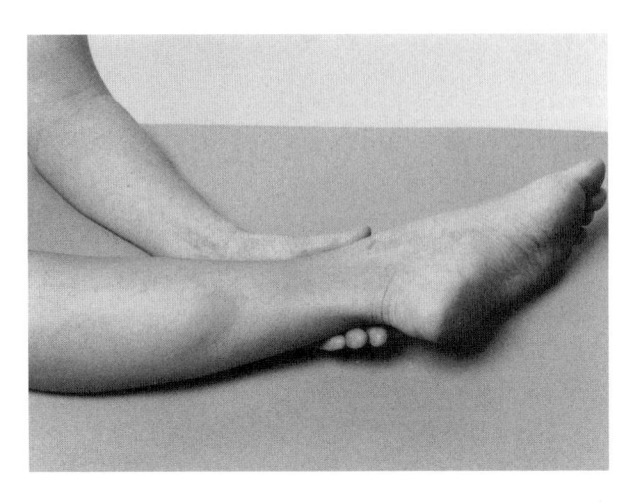

Abb. 1.150b: *2* Ausgangsstellung: Seitenlage auf der Seite des zu testenden Beines, das im Hüft- und Kniegelenk gestreckt ist und dessen Fuß in rechtwinkliger Stellung auf dem Außenrand ruht. Nicht getestetes Bein ist gebeugt.
Fixation: distales Unterschenkeldrittel.
Bewegung: volle Plantarflexion, die Außenkante der Fußsohle verschiebt sich auf der Unterlage.

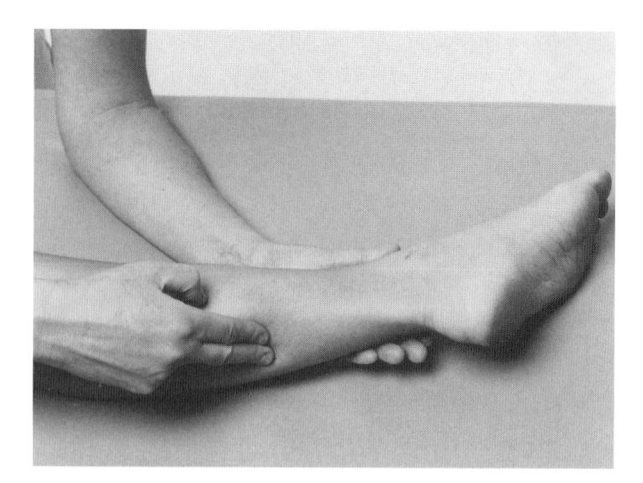

Abb. 1.150c: *1, 0* Ausgangsstellung: auf der Seite des zu testenden Beines liegend.
Beim Bewegungsversuch des Patienten wird eine Anspannung an der Achillessehne und im Verlauf der Fasern des M. gastrocnemius getastet.

Fehler und Hinweise

- Oft wird nicht beachtet, dass die Bewegung ganz genau ausgeführt werden muss, d. h., die Ferse muss kranialwärts gezogen werden, und die Fußspitze darf nicht zusätzlich plantarflektiert sein.
- Bei der Untersuchung im Stehen ist eine Flexion im Kniegelenk nicht zulässig, denn dann genügt für das Abheben der Ferse von der Unterlage nur die Fixation der Fußsohle in stabiler Haltung und eine Verschiebung des Knies nach vorne. Dabei ist überhaupt keine Bewegung im Sprunggelenk erforderlich, sie wird durch die Kniebeugung imitiert.

Kontraktur

Sogar passiv ist die Dorsalflexion des Fußes über die Nullstellung hinaus unmöglich. In schweren Fällen ist der Patient in aufrechter Haltung nicht imstande, mit dem ganzen Fuß aufzutreten. Es kommt zur Spitzfußstellung (Pes equinus).

Plantarflexion des Fußes bei gebeugtem Knie

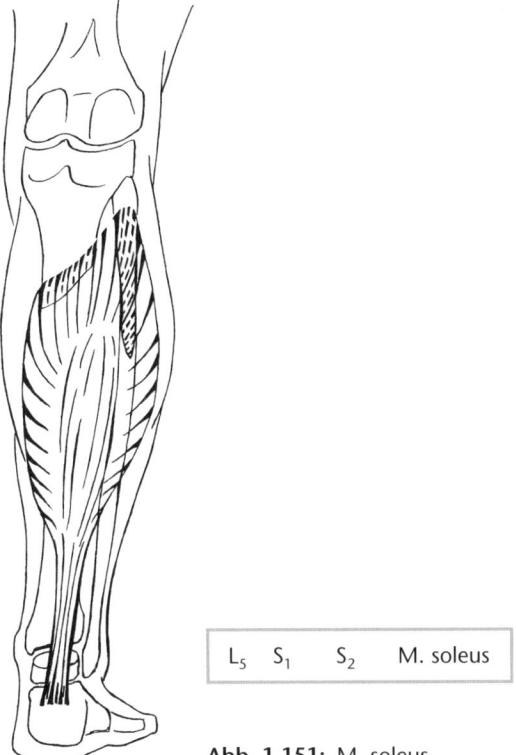

| L₅ S₁ S₂ | M. soleus |

Abb. 1.151: M. soleus

Übersicht

Grundbewegung: Plantarflexion des Fußes bei flektiertem Kniegelenk im Ausmaß von 40–45°.
Bei der Untersuchung des M. soleus, der nur ein Teil des M. triceps surae ist, gilt das über die Untersuchung des ganzen M. triceps Gesagte in vollem Umfang.
Die Stufen 5, 4 und 3 werden entweder in Bauchlage bei gebeugtem Knie oder im Sitzen getestet. Die Stufen 2, 1 und 0 untersuchen wir im Liegen auf der Seite des zu testenden Beines. Eine Prüfung im Stehen ist ungeeignet. Bei der Untersuchung im Sitzen soll der Patient imstande sein, die Bewegung gegen einen mit der Hand geleisteten maximalen Widerstand für Stufe 5 wenigstens dreimal auszuführen, für die Stufe 4 dagegen nur einmal und für die Stufe 3 nur gegen einen leichten Widerstand.
Substitutionen kommen häufig vor; der Patient bemüht sich dann, gleichzeitig das Knie zu strecken, um den M. gastrocnemius einschalten zu können. Das ist ein Grund dafür, warum wir die Untersuchung im Stehen nicht empfehlen.

Tab. 1.53

Hauptmuskeln	Ursprung	Ansatz	Innervation
M. soleus	Rückseite des Caput fibulae, proximales Drittel der Fibularückseite, mittleres Drittel des Medialrandes der Tibia, Linea poplitea	Tuber calcanei	N. tibialis: (L_5), S_1, S_2
Hilfsmuskeln: Mm. gastrocnemius, tibialis posterior, peroneus longus, peroneus brevis, flexor digitorum longus, flexor hallucis longus	*Neutralisationsmuskeln:* Die Mm. peronei und M. tibialis posterior heben gegenseitig ihre Pronations- bzw. Supinationskomponente auf.		*Stabilisationsmuskeln:* kommen im Liegen nicht zur Geltung

Früher wurde der M. soleus auch im Stehen bei gebeugtem Knie getestet. Diese Untersuchungsform wird nicht mehr angewendet. Das Ausmaß der Bewegung wird hauptsächlich begrenzt durch die Berührung von Talus und Tibia, den Zug der Bänder an der vorderen Seite des Sprunggelenkes und Dehnung der Fußdorsalflexion.

Teststufen

Abb. 1.152a: *5, 4, 3* Ausgangsstellung: Bauchlage, zu testendes Bein im Kniegelenk gebeugt.
Fixation: mit der Hand leicht an der unteren Hälfte des Unterschenkels.
Bewegung: volle Plantarflexion. Zehen werden dabei nicht flektiert.
Widerstand: Achillessehne wird mit Fingern umfasst und Fersenbein distalwärts verschoben.
Stufen werden durch Grad des geleisteten Widerstandes unterschieden.

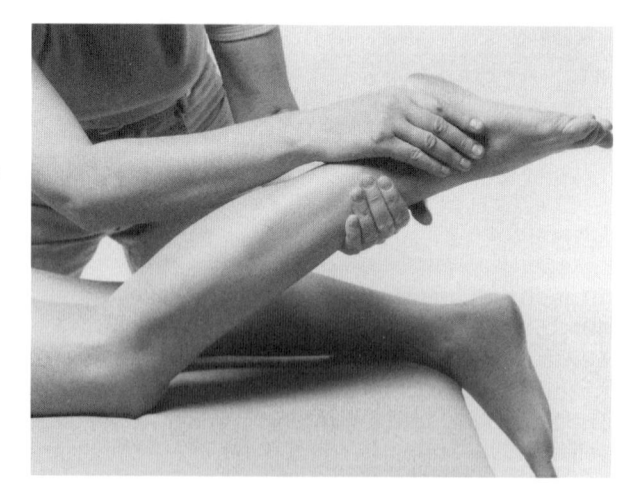

1.5 Untere Extremität **207**

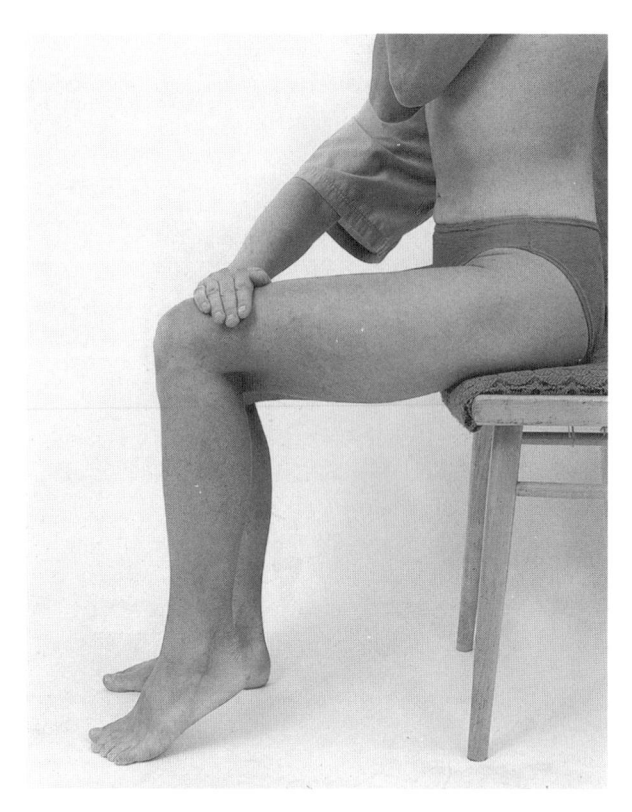

Abb. 1.152b: *5, 4, 3* Ausgangsstellung: auf Stuhl sitzend, ganze Fußsohle ist auf dem Boden aufgestellt.
Fixation: nicht erforderlich.
Bewegung: volle Plantarflexion durch Abheben der Ferse. Zehen bleiben auf dem Boden.
Widerstand: mit Hand dicht oberhalb des Knies gegen Richtung der Bewegung.
Stufen werden durch Kraft des Widerstandes und Zahl der aufeinander folgenden Bewegungen unterschieden (dreimal für Stufe *5*, einmal für Stufe *4* und schwacher Widerstand für Stufe *3*).

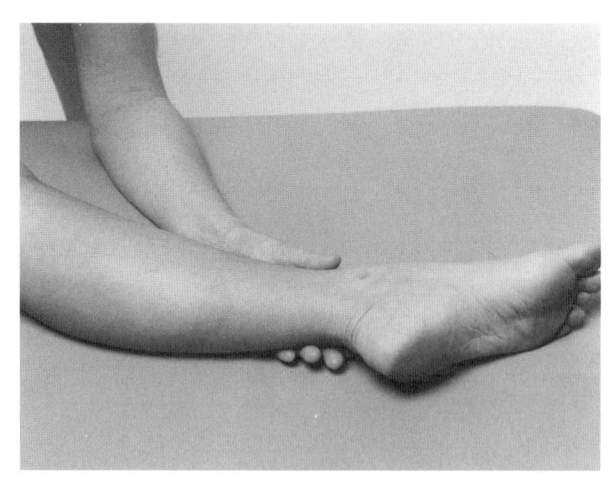

Abb. 1.152c: *2* Ausgangsstellung: Seitenlage auf der Seite des zu testenden Beines, das im Kniegelenk gebeugt ist und dessen Fuß in rechtwinkliger Stellung auf seiner Außenkante liegt. Das nicht getestete Bein ruht bequem vor dem Körper auf der Bank und stützt so den Rumpf.
Fixation: Unterschenkel von vorn außen her.
Bewegung: volle Plantarflexion.

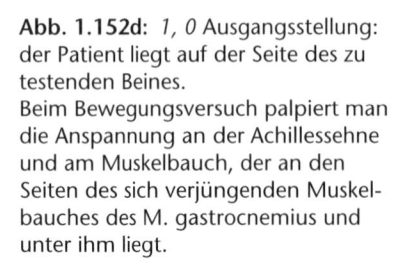

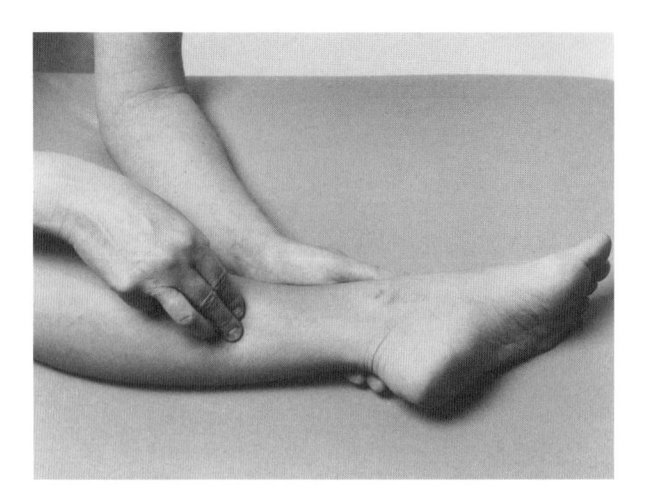

Abb. 1.152d: *1, 0* Ausgangsstellung: der Patient liegt auf der Seite des zu testenden Beines.
Beim Bewegungsversuch palpiert man die Anspannung an der Achillessehne und am Muskelbauch, der an den Seiten des sich verjüngenden Muskelbauches des M. gastrocnemius und unter ihm liegt.

Fehler und Hinweise

- Zeigt der Patient während der Bewegung die Tendenz, das Knie zu strecken, so beweist dies ein relatives Überwiegen des M. gastrocnemius.
- Zur Substitution durch andere Muskeln: siehe Übersicht des vorhergehenden Testes.

Kontraktur

Pes equinus – diese Stellung bleibt bei der Kniebeuge unverändert. Sonst entspricht sie den Kontrakturen des ganzen M. triceps surae. Im Hocken ist es nicht möglich, die Fersen auf den Boden zu setzen (Störungen im Sprunggelenk sind vorher auszuschließen).

Supination mit Dorsalflexion des Fußes

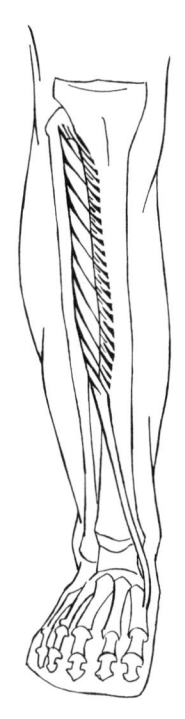

L₄ L₅ S₁   M. tibialis anterior

Abb. 1.153: M. tibialis anterior

Übersicht

Grundbewegung: gleichzeitige Supination (Inversion) und Dorsalflexion.
Stufen 5, 4 und 3 werden im Sitzen getestet, die Stufe 2 im Liegen auf der Seite des zu testenden Beines und die Stufen 1 und 0 in Rückenlage. Das Kniegelenk muss unbedingt flektiert sein, denn nur so wird der M. gastrocnemius entspannt und eine volle Bewegung ermöglicht.
Der Unterschenkel muss fixiert werden.

Tab. 1.54

Hauptmuskeln	Ursprung	Ansatz	Innervation
M. tibialis anterior	Condylus lateralis tibiae, proximale zwei Drittel der lateralen Tibiaseite, anliegender Teil der Membrana interossea	Os cuneiforme mediale (I), Basis des Metatarsus I an der Plantarseite	N. peroneus profundus: L_4, L_5, (S_1)
Hilfsmuskeln: M. extensor hallucis longus, M. extensor digitorum longus in der letzten Phase der Bewegung		*Neutralisations- und Stabilisationsmuskeln:* sind praktisch nicht vorhanden	

Widerstand wird am besten so gegeben, dass der Fuß von unten umfasst wird und die Finger an den inneren Fußrand gelegt werden. So sind die besten Bedingungen dafür gegeben, dass der Widerstand tatsächlich gegen die Bewegungsrichtung gegeben wird. Der Widerstand richtet sich vor allem gegen die Basis des Metatarsus I, dorsal.

Das Ausmaß der Bewegung wird begrenzt durch die Dehnungsspannung der Mm. peronei, den Kontakt der Tarsalknochen und die Anspannung der kollateralen Bänder des äußeren Malleolus.

Teststufen

Abb. 1.154a: *5, 4* Ausgangsstellung: sitzend, Unterschenkel hängt herab, Kniegelenk rechtwinklig gebeugt, Fuß steht in Mittelstellung, berührt nicht den Boden.
Fixation: Unteres Drittel des Unterschenkels wird von hinten oberhalb des Sprunggelenkes umfasst, ohne auf den M. tibialis anterior zu drücken.
Bewegung: gleichzeitige Supination und Dorsalflexion des Fußes. Muskeln der Zehen bleiben entspannt.
Widerstand: Druck der Finger auf den inneren Fußrand; bogenförmig in Abduktions- und Plantarflexionsrichtung.

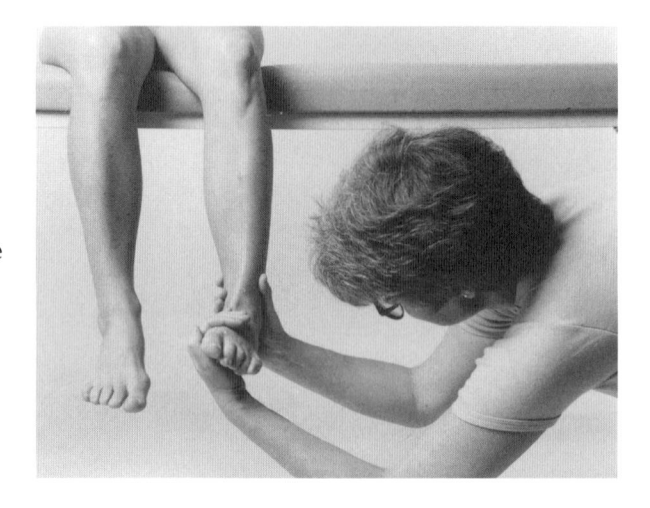

Abb. 1.154b: *3* Ausgangsstellung: sitzend, Unterschenkel hängt frei über den Bankrand herab, Fuß in Mittelstellung.
Fixation: oberhalb des Sprunggelenkes von der Dorsalseite her.
Bewegung: Supination mit Dorsalflexion des Fußes. Muskeln der Zehen sind entspannt.

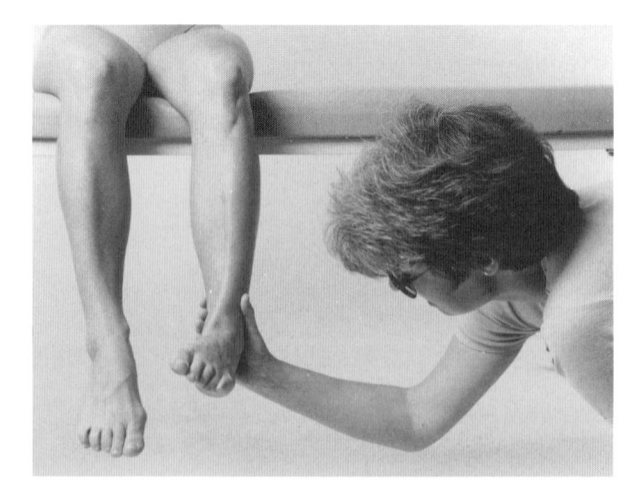

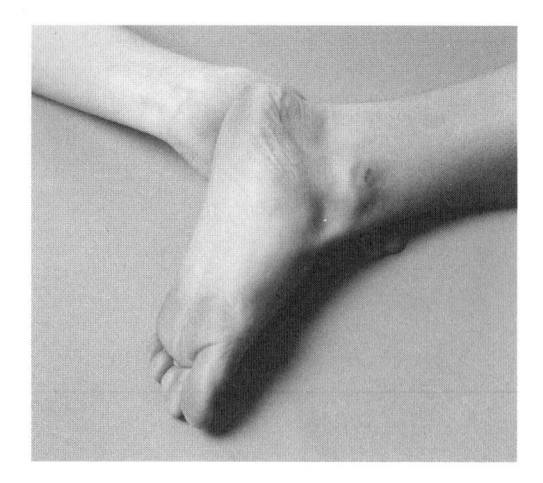

Abb. 1.154c: *2* Ausgangsstellung: auf der Seite des zu testenden Beines liegend (ist im Hüft- und Kniegelenk semiflektiert, ruht mit Außenrand des Fußes auf der Unterlage). Ferse wird angehoben (s. Fixation).
Fixation: unteres Drittel des Unterschenkels von der Dorsalseite her.
Ferse leicht passiv angehoben, dass der Fußrand erst mit der Basis der Metatarsi auf der Unterlage liegt.
Bewegung: Patient streift mit den Zehen über die Unterlage, führt gleichzeitig eine Supination und Dorsalflexion des Fußes aus.

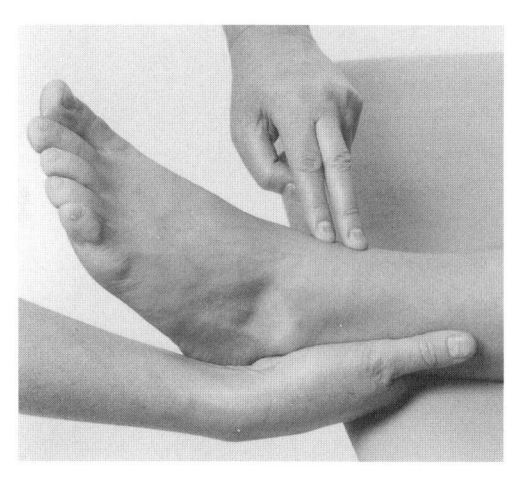

Abb. 1.154d: *1, 0* Ausgangsstellung: Rückenlage, Fuß steht in Mittelstellung und ragt mit Ferse über den Bankrand.
Fixation: am distalen Drittel der Wade. Äußerer Fußrand liegt auf Unterarm des Untersuchers. Spuren einer Anspannung tastet man an der Sehne des Muskels am inneren Fußrand, über dem Muskelansatz an der Basis des Metatarsus I oder am Verlauf der Sehne über dem Sprunggelenk.

Fehler und Hinweise

- Man vergisst die Fixation des Unterschenkels oberhalb des Sprunggelenkes.
- Bei den Stufen *1* und *0* wird oft übersehen, dass die Ferse frei und am besten außerhalb der Untersuchungsbank bleiben muss.
- Beim Widerstandgeben muss der Druck quer, also direkt gegen die Richtung der Bewegung, und nicht einfach senkrecht auf den Fuß einwirken.
- Die Muskeln der Zehen müssen entspannt sein, insbesondere der M. extensor hallucis longus, denn dieser Muskel kann die Bewegung nicht nur erheblich unterstützen, sondern auch bis zu einem gewissen Grad ersetzen.
- Es wird nicht die notwendige Flexion im Kniegelenk beachtet, um den M. gastrocnemius zu entspannen.

Kontraktur

Es besteht die Tendenz zum Pes calcaneovarus.

Supination mit Plantarflexion des Fußes

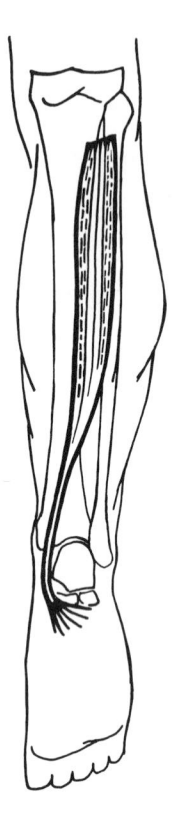

| L_4 L_5 S_1 S_2 M. tibialis posterior |

Abb. 1.155: M. tibialis posterior

Übersicht

Grundbewegung: Supination in Plantarflexion als bleibende Ausgangsstellung.
Stufen 5, 4 und 3 werden in Seitlage auf der Seite des zu testenden Beines geprüft, Stufen 2, 1 und 0 in Rückenlage, wobei die Ferse über den Bankrand ragt.
Wichtig ist das Widerstandgeben. Am besten hängt man sich mit den Fingern von der Fußsohle her an der medialen Fußkante dicht oberhalb des Großzehengrundgelenkes ein und gibt den Widerstand bogenförmig, sodass man den Fuß in die Pronationsstellung zieht und gleichzeitig die Plantarflexion aufrecht erhält.
Die Zehen sind während der Bewegung völlig entspannt. Wenn sie stark flektiert werden, so beweist das eine Substitution durch den M. flexor hallucis longus und M. flexor digitorum longus.
Das Ausmaß der Bewegung wird durch die Mm. peronei, die Anspannung der kollateralen Bänder des äußeren Fußknöchels sowie durch die Berührung der Tarsalknochen begrenzt.

1.5 Untere Extremität

Tab. 1.55

Hauptmuskeln	Ursprung	Ansatz	Innervation
M. tibialis posterior	mittleres Drittel der Membrana interossea und anliegende Ränder der Tibia und Fibula	Tuberositas ossis navicularis, strahlt aber auch an die Plantarseite der meisten Tarsal- und Metatarsalknochen	N. tibialis: (L_4), L_5, S_1, (S_2)
Hilfsmuskeln: Mm. triceps surae, flexor hallucis longus, flexor digitorum longus		*Neutralisations- und Stabilisationsmuskeln:* sind praktisch nicht vorhanden	

Teststufen

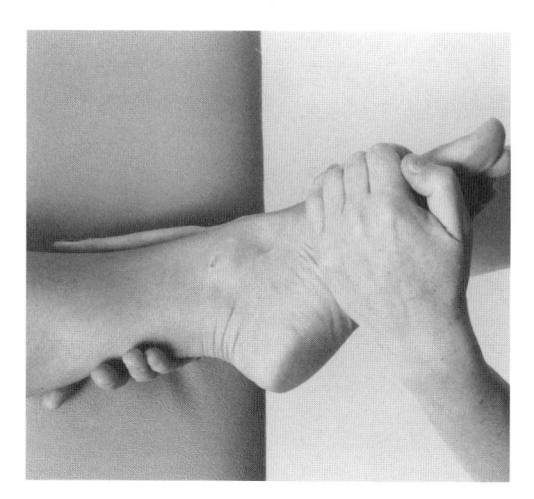

Abb. 1.156a: *5, 4* Ausgangsstellung: liegend auf der Seite des zu testenden, gebeugten Beines.
Fixation: unteres Drittel des Unterschenkels liegt auf der Hand, wird oberhalb des Sprunggelenkes festgehalten.
Bewegung: Supination des Fußes aus der Plantarflexionsstellung in vollem Ausmaß. Zehen sind während der Bewegung entspannt.
Widerstand: im Bogen durch Anhängen an den medialen Fußrand gegen Bewegungsrichtung des Fußes.

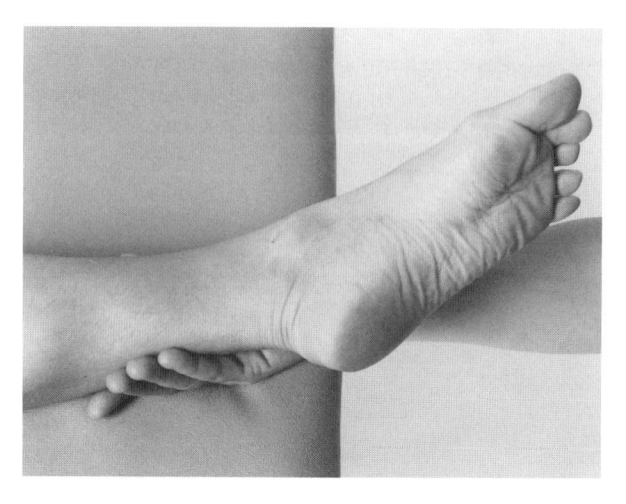

Abb. 1.156b: *3* Ausgangsstellung: Seitenlage auf dem zu testenden Bein, das gebeugt ist. Fuß ruht in Plantarflexion mit dem Außenrand auf der Unterlage.
Fixation: unteres Drittel des Unterschenkels liegt mit der Außenseite oberhalb des Sprunggelenkes auf der fixierenden Hand.
Bewegung: Supination des plantarflektierten Fußes.

Abb. 1.156c: *2* Ausgangsstellung: Rückenlage. Fuß ist plantarflektiert und überragt mit der Ferse den Bankrand. Das Knie leicht gebeugt.
Fixation: unteres Drittel der Wade von dorsal her.
Bewegung: Supination des plantarflektierten Fußes.

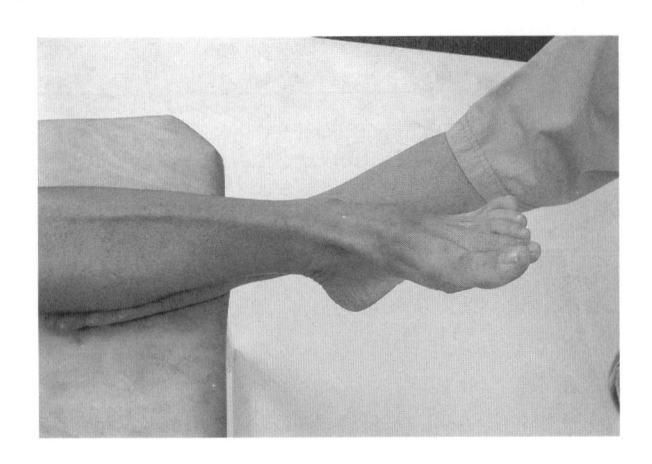

Abb. 1.156d: *1, 0* Ausgangsstellung: Rückenlage, Fuß plantarflektiert, ragt über den Bankrand. Das Knie leicht gebeugt.
Fixation: unteres Drittel der Wade. Eine Muskelanspannung wird sowohl am inneren Knöchel und dem Os naviculare als auch über und hinter dem inneren Fußknöchel palpiert.

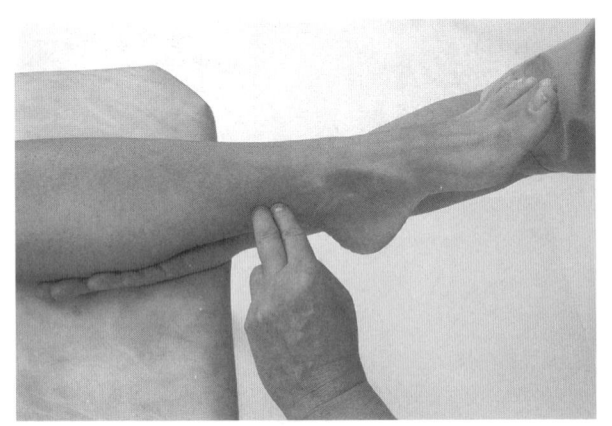

Fehler und Hinweise

- Es wird vergessen, dass bei den Stufen 2, 1 und 0 die Ferse frei, d. h. außerhalb der Unterlage, hängen muss.
- Bei der Bewegung wird die Plantarflexion des Fußes nicht hinreichend betont.
- Es wird die notwendige Fixation außer Acht gelassen.
- Der Widerstand muss in Richtung der Dorsalflexion und Abduktion gleichzeitig ausgeübt werden, ohne ihn in seine Komponenten zu zerlegen.
- Bei den Stufen 5, 4 und 3 wird die Kniebeugung vergessen.

Kontraktur

Es besteht die Tendenz zur Equinovarusstellung des Fußes.

Plantare Pronation des Fußes

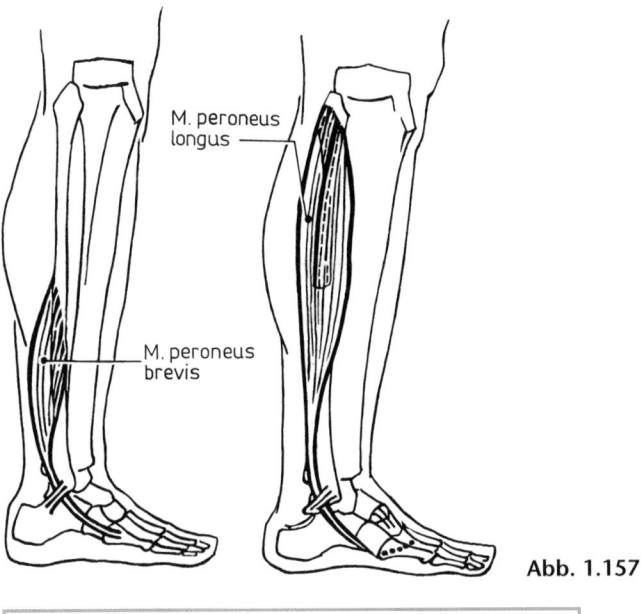

Abb. 1.157

| L$_4$ | L$_5$ | S$_1$ | S$_2$ | M. peroneus (fibularis) brevis |
| L$_4$ | L$_5$ | S$_1$ | S$_2$ | M. peroneus (fibularis) longus |

Übersicht

Grundbewegung: plantare Pronation (Pronation des plantarflektierten Fußes).
Ausgangsstellung: Plantarflexion des Fußes.

Tab. 1.56

Hauptmuskeln	Ursprung	Ansatz	Innervation
M. peroneus (fibularis) brevis	distale Hälfte der Fibulaaußenseite	Tuberositas ossis metatarsi V	N. peroneus superficialis: (L$_4$), L$_5$, S$_1$, (S$_2$)
M. peroneus (fibularis) longus	Fibulaköpfchen, anliegender Teil des lateralen Condylus tibiae, proximale Hälfte der Fibulaaußenseite, Fascia cruris	Os cuneiforme mediale, Basis des 1. Metatarsalen, manchmal auch Basis des 2. Metatarsalen von der Plantarseite her	N. peroneus superficialis: (L$_4$), L$_5$, S$_1$, (S$_2$)
Hilfsmuskeln: Mm. extensor digitorum longus, peroneus tertius (= 5. Sehne des M. extensor digitorum longus, die an der Tuberositas metatarsi V ansetzt)		*Neutralisations- und Stabilisationsmuskeln:* kommen praktisch nicht zur Geltung	

Die Stufen 5, 4 und 3 werden im Liegen auf der Seite des nicht zu testenden Beines oder in Rückenlage mit im Hüftgelenk innenrotiertem Bein untersucht. Die Stufen 2, 1 und 0 werden in Rückenlage getestet, dabei ragt die Ferse über den Bankrand. Die Zehenmuskeln nehmen an der Bewegung nicht teil, sondern bleiben während der ganzen Bewegung entspannt.

Wichtig ist die Widerstandsleistung. Der Untersuchende fasst dabei mit den Fingern den lateralen Fußrand des zu testenden Beines und zieht bogenförmig gegen die Richtung der Bewegung.

Früher hat man versucht, die Untersuchung für den M. peroneus longus und M. peroneus brevis getrennt vorzunehmen. Ihre Funktion ist jedoch praktisch gleich, auch der Verlauf ihrer Muskelfasern, die Innervation usw., sodass es unmöglich ist, sie voneinander zu unterscheiden.

Das Ausmaß der Bewegung wird durch den Kontakt der Tarsalknochen begrenzt, die Anspannung der kollateralen Bänder des inneren Fußknochens und die Dehnungsspannung der Mm. tibialis anterior und posterior.

Teststufen

Abb. 1.158a: 5, 4 Ausgangsstellung: auf der Seite des nicht getesteten, gebeugten Beines, zu testendes Bein liegt mit dem Innenrand des plantarflektierten Fußes auf der Unterlage. Zehen sind entspannt.
Fixation: unteres Drittel des Unterschenkels von der tibialen Seite.
Bewegung: volle Pronation in Plantarflexion.
Widerstand: am äußeren Fußrand über den Metatarsus im Bogen gegen die Richtung der Bewegung (als Zug in Richtung der plantaren Supination).

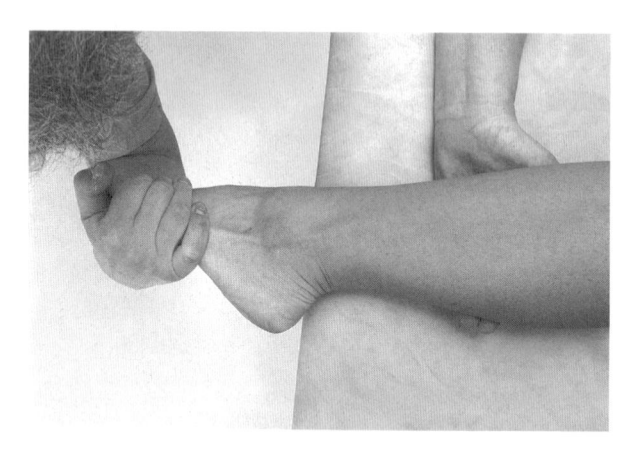

Abb. 1.158b: 3 Ausgangsstellung: Seitenlage auf der Seite des nicht zu testenden Beines, zu testendes Bein ist auf den inneren Fußrand gestützt, Fuß in Plantarflexion.
Fixation: unteres Drittel des Unterschenkels von der Innenseite.
Bewegung: Pronation des Fußes bei Plantarflexion.

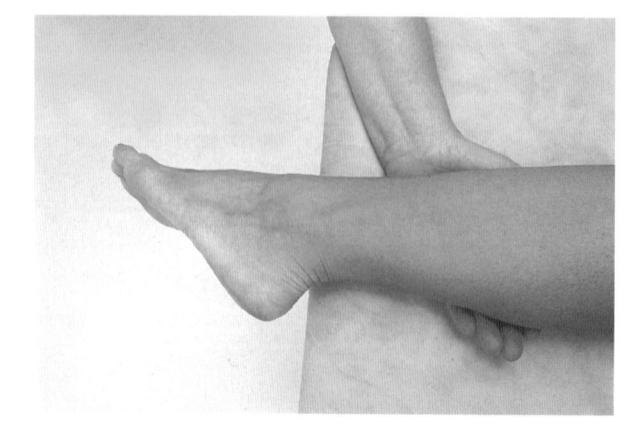

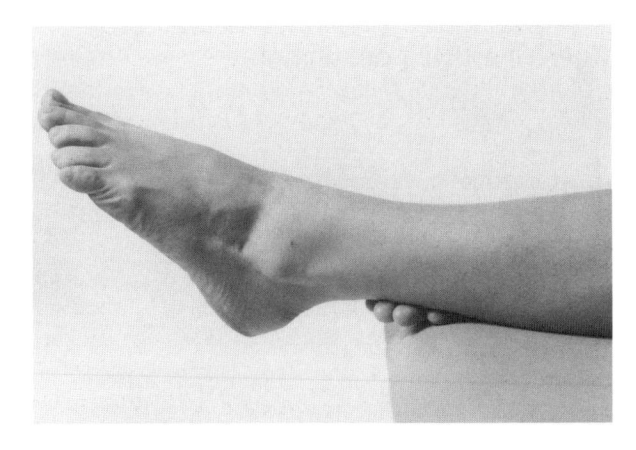

Abb. 1.158c: *2* Ausgangsstellung: Rückenlage, Fuß plantarflektiert. Ferse ragt über den Bankrand; das Knie leicht flektiert.
Fixation: im unteren Drittel des Unterschenkels.
Bewegung: volle Pronation des plantarflektierten Fußes.

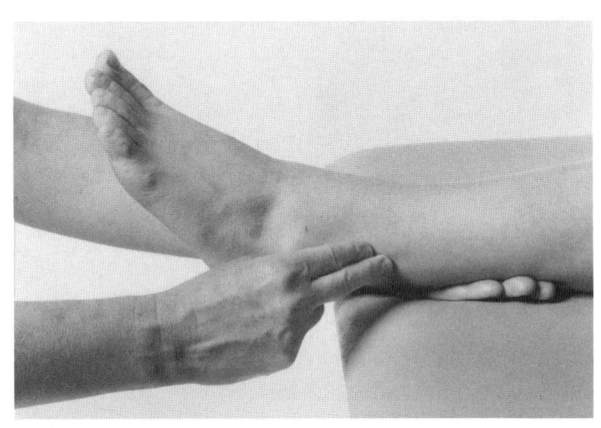

Abb. 1.158d: *1, 0* Ausgangsstellung: Rückenlage, Fuß plantarflektiert. Die Ferse ragt über den Bankrand.
Fixation: distales Drittel des Unterschenkels.
Die Spur einer Muskelanspannung palpiert man an den Sehnen proximal von der Basis des Metatarsus V am äußeren Fußrand und hinter dem Außenknöchel.

Fehler und Hinweise

- Man vergisst manchmal, besonders bei Kindern, die Fixation des Unterschenkels.
- Die Plantarflexion des Fußes als Ausgangsstellung für die Bewegung wird nicht genügend betont.
- Die Notwendigkeit völliger Entspannung der Zehenmuskeln wird nicht beachtet, obwohl bekannt ist, dass der M. extensor digitorum longus bei der Bewegung mitwirken kann, besonders bei geschädigtem M. peroneus longus.

Kontraktur

Es besteht die Tendenz zur Valgusstellung des Fußes.

1.5.6 Metatarsophalangealgelenke (MP) der Zehen (Zehengrundgelenke)

Flexion der Zehengrundgelenke 2–5

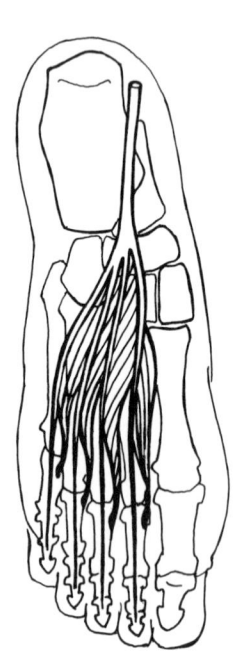

L₅ S₁ S₂		M. lumbricalis I
L₅ S₁ S₂ S₃		Mm. lumbricales II, III, IV

Abb. 1.159: Mm. lumbricales

Übersicht

Grundbewegung: Flexion der Zehen in den Grundgelenken im Ausmaß von 20–25°.
Der Fuß muss immer genau Mittelstellung einhalten. Eine Fixation ist stets notwendig, um sicher zu sein, dass die Bewegung tatsächlich in den Grundgelenken abläuft.
Die Stufen 3 und 2 werden nicht unterschieden.
Das Ausmaß der Bewegung wird hauptsächlich durch die Dehnungsspannung der Extensoren der Zehen sowie durch das Zusammendrücken der Zehenbeugeseiten und der Weichteile der Fußsohle begrenzt.

Tab. 1.57

Hauptmuskeln	Ursprung	Ansatz	Innervation
Mm. lumbricales (4)	angeschlossen an die Sehnen des M. flexor digitorum longus	Basis des Grundgliedes der 2.–5. Zehe von der medialen Seite, Dorsalaponeurose der 2.–5. Zehe	I.: N. plantaris medialis: L_5, S_1, (S_2) II., III., IV.: N. plantaris lateralis: (L_5), S_1, S_2, (S_3)

1.5 Untere Extremität

Teststufen

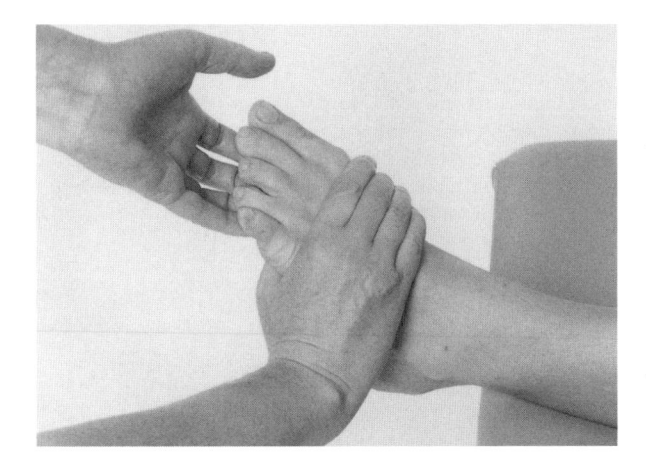

Abb. 1.160a: *5, 4* Ausgangsstellung: Rückenlage oder sitzend, zu testendes Bein leicht gebeugt, Fuß in Mittelstellung.
Fixation: Fuß wird so umfasst, dass der Daumen unter die Köpfchen der Metatarsalia kommt.
Bewegung: Flexion in den Grundgelenken der 2. bis 5. Zehe.
Widerstand: mit den Fingern gegen Plantarseite der proximalen Zehenglieder.

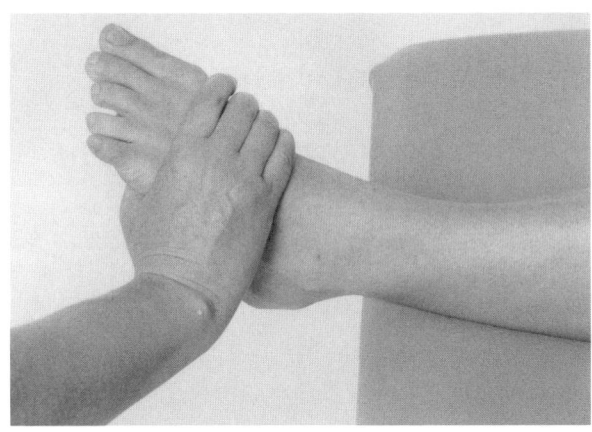

Abb. 1.160b: *3, 2* Ausgangsstellung: liegend oder sitzend, zu testendes Bein leicht gebeugt, Fuß in Mittelstellung.
Fixation: mit dem Daumen unter den Köpfchen der Metatarsalia.
Bewegung: Flexion in den Grundgelenken der Zehen, wenn möglich mit Ausnahme der großen Zehe.

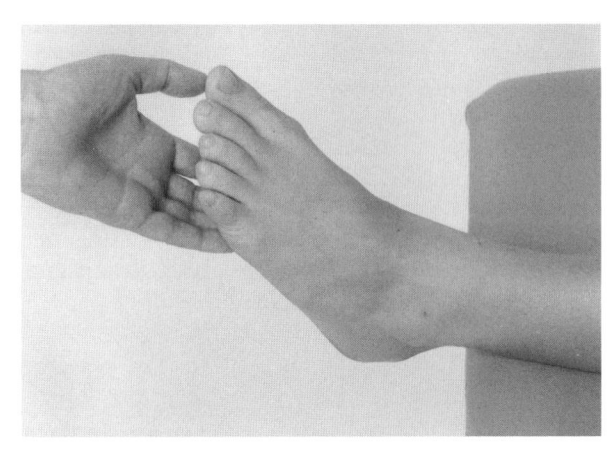

Abb. 1.160c: *1, 0* Eine Palpation gelingt beim Bewegungsversuch gewöhnlich nicht. Es ist besser, nur auf das Zucken der Zehen zu achten.

> **Fehler und Hinweise**
>
> - Es wird vergessen, dass die Fixation der Metatarsalia notwendig ist.
> - Es wird nicht genügend darauf geachtet, dass die Bewegung nur in den Grundgelenken erfolgen soll und die übrigen Zehenglieder unbewegt bleiben müssen.
> - Im Verlauf der Bewegung wird nicht auf die richtige Stellung des Fußes geachtet.
> - Bei schwachen Mm. lumbricales besteht die Tendenz zur Substitution durch die langen Flexoren der Zehen. Das ist an der Hyperextension in den Grundgelenken und der Flexion in den Interphalangealgelenken erkennbar.

Kontraktur

Flexion der proximalen Zehenglieder und Einschränkung der Extension.

Flexion im Grundgelenk (MP-Gelenk) der Großzehe

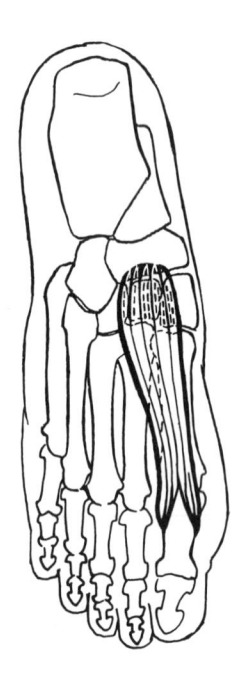

| L_5 | S_1 | S_2 | M. flexor hallucis brevis |

Abb. 1.161: M. flexor hallucis brevis

Tab. 1.58

Hauptmuskeln	Ursprung	Ansatz	Innervation
M. flexor hallucis brevis	plantare Flächen der Ossa cuneiforme mediale, intermedium, laterale und des Os naviculare	*medialer Kopf:* vereinigt sich mit der Sehne des M. abductor hallucis und setzt am medialen Sesambein der Großzehe an	N. plantaris medialis: L_5, S_1
		lateraler Kopf: vereinigt sich mit der Sehne des M. adductor hallucis und setzt am lateralen Sesambein der Großzehe an	N. plantaris lateralis: S_1, S_2

Übersicht

Grundbewegung: Flexion im Grundgelenk der Großzehe im Ausmaß von 20–30°.
Der Fuß muss stets genau Mittelstellung einnehmen. Eine Fixation ist nicht immer erforderlich.
Wegen des geringen Eigengewichtes der Zehen werden die Stufen 2 und 3 nicht voneinander unterschieden.
Das Ausmaß der Bewegung wird hauptsächlich von der Dorsalseite der Gelenkkapsel und der Dehnungsspannung des Extensors der großen Zehe begrenzt.

Teststufen

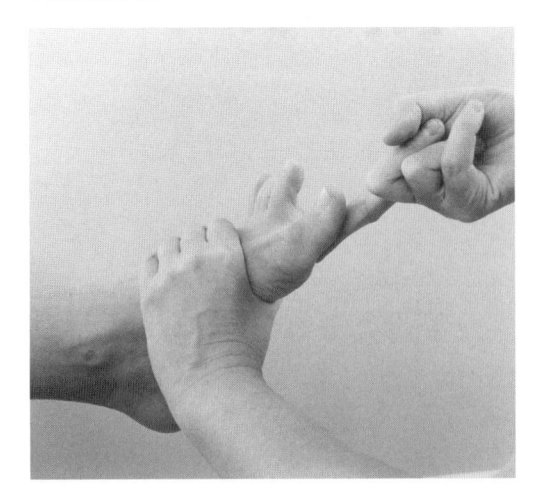

Abb. 1.162a: *5, 4* Ausgangsstellung: Rückenlage oder sitzend, zu testendes Bein im Knie- und Hüftgelenk leicht gebeugt, Fuß in Mittelstellung.
Fixation: Metatarsus I durch Umgreifen des Köpfchens.
Bewegung: volle Flexion der großen Zehe im Grundgelenk. Mitbewegung der übrigen Zehen ist nicht ganz auszuschließen.
Widerstand: mit dem Finger gegen Plantarfläche des Großzehengrundgliedes.

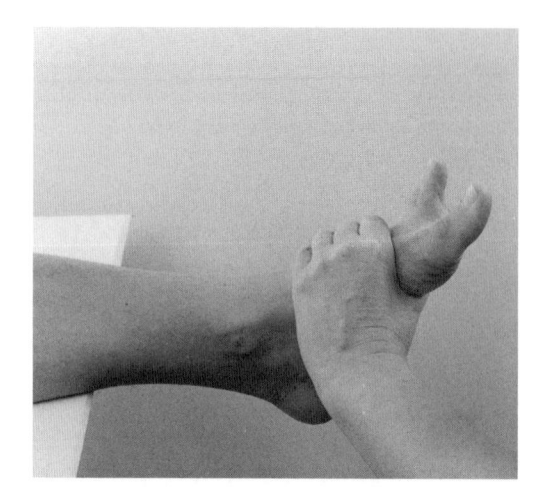

Abb. 1.162b: *3, 2* Lage, Fixation und Bewegung wie bei den Stufen *5* und *4*.
Widerstand: wird nicht gegeben.

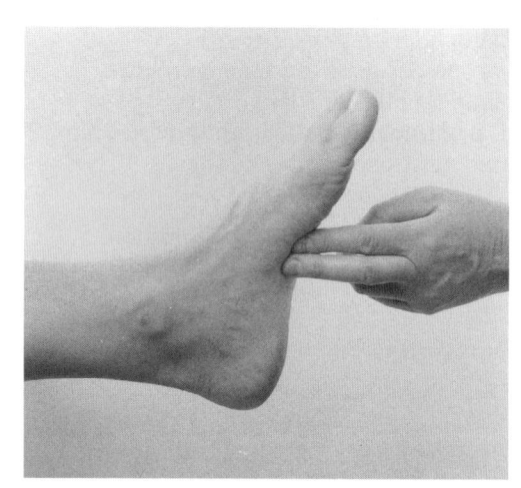

Abb. 1.162c: *1, 0* Beim Bewegungsversuch beobachtet man das Zucken der großen Zehe in Flexionsrichtung und tastet den M. flexor hallucis brevis am inneren (medialen) Rand der Fußsohle.

Fehler und Hinweise

- Es wird außer Acht gelassen, dass die Bewegung nur im Grundgelenk ablaufen darf.
- Im Verlauf der Bewegung wird nicht genügend auf die richtige Stellung des Fußes geachtet.

Kontraktur

Es besteht eine Flexion des proximalen Gliedes der großen Zehe und eine Einschränkung der Extension.

Extension der Zehengrundgelenke

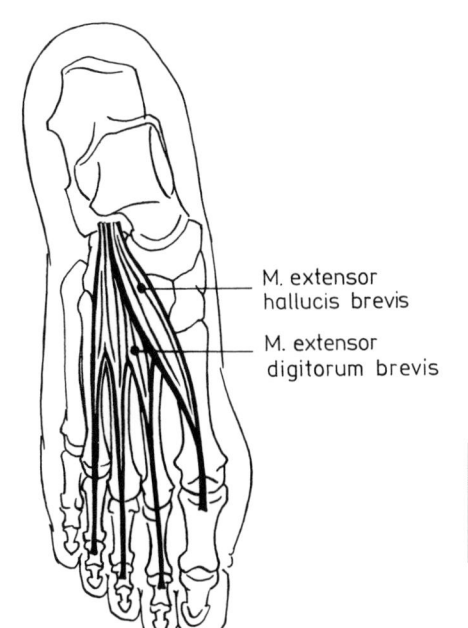

M. extensor hallucis brevis
M. extensor digitorum brevis

L$_4$	L$_5$	S$_1$	S$_2$	M. extensor digitorum longus
L$_4$	L$_5$	S$_1$	S$_2$	M. extensor digitorum brevis
L$_4$	L$_5$	S$_1$		M. extensor hallucis brevis

Abb. 1.163

Übersicht

Grundbewegung: Extension in den Grundgelenken der Zehen im Ausmaß von 80°.
Alle Prüfungen werden in Rückenlage durchgeführt.
Da die Stellung des Fußes für die Funktion des langen Extensors maßgebend ist, muss der Fuß immer genau in Mittelstellung bleiben. Bei der Plantarflexion des Fußes werden die Muskeln gedehnt, bei der Dorsalflexion dagegen entspannt. Er kann dann nicht seine volle Kraft entwickeln.
Die Stufen 3 und 2 werden wegen des geringen Eigengewichtes der Zehen nicht voneinander unterschieden.
An der Extension der Zehen sind 4 Extensoren beteiligt, 2 für die große Zehe und 2 für die übrigen Zehen. Der M. extensor digitorum longus streckt die 2. bis 5. Zehe, dagegen hat der M. extensor digitorum brevis keine Sehne für die kleine Zehe. Daran können sie also unterschieden werden. Wenn der Patient nur die 2. bis 4. Zehe bewegen kann, aber die 5. nicht, so bedeutet das, dass der lange Zehenstrecker nicht funktioniert oder sehr schwach ist.
Eine weitere differenzialdiagnostische Möglichkeit bietet die Palpation der Muskelspannung.

Tab. 1.59

Hauptmuskeln	Ursprung	Ansatz	Innervation
M. extensor digitorum longus	Condylus lateralis tibiae, proximale Hälfte der Facies medialis fibulae, angrenzende Teile der Membrana interossea	spaltet sich in 4 Sehnen für die 2.–5. Zehe, die Sehnen gehen in die Dorsalaponeurose der Zehen über und lassen sich bis zu den Endgliedern verfolgen	N. peroneus profundus: L_4, L_5, S_1, (S_2)
M. extensor digitorum brevis	wie der M. extensor hallucis brevis an der Dorsalseite des Fersenbeines	spaltet sich in 3 dünne Sehnen für die 2.–4. Zehe, Ansatz in der Dorsalaponeurose der Zehen gemeinsam mit dem M. extensor digitorum longus	N. peroneus profundus: (L_4), L_5, S_1, (S_2)
M. extensor hallucis brevis	Dorsalseite des Fersenbeines medial vom M. extensor digitorum brevis	Grundglied der Großzehe, Dorsalaponeurose	N. peroneus profundus: L_4, L_5, S_1

Eine Fixation des Fußes ist notwendig, damit seine Mittelstellung genau eingehalten wird.

Es ist für den Test unerlässlich, die große und die übrigen Zehen getrennt zu untersuchen. In der Praxis ist dies nicht immer durchführbar, da nicht jeder Mensch imstande ist, nur die lateralen 4 Zehen zu extendieren und dabei die große Zehe unbewegt zu lassen. Daher werden gewöhnlich alle Zehen gleichzeitig geprüft, aber der Widerstand wird getrennt für die große Zehe und die übrigen Zehen gegeben.

Das Ausmaß der Bewegung wird hauptsächlich durch die Spannung der Bänder und Flexoren begrenzt.

Teststufen

Abb. 1.164a: *5, 4* Ausgangsstellung: Rückenlage oder sitzend, Fuß in Mittelstellung.
Fixation: alle Metatarsalia durch Umfassen des Fußes von Plantarseite her.
Bewegung: Extension der Zehen in den Grundgelenken.
Widerstand: gegen Dorsalseite der proximalen Zehenglieder.

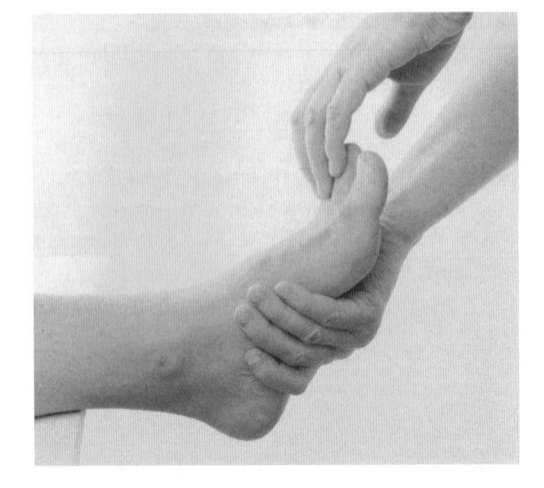

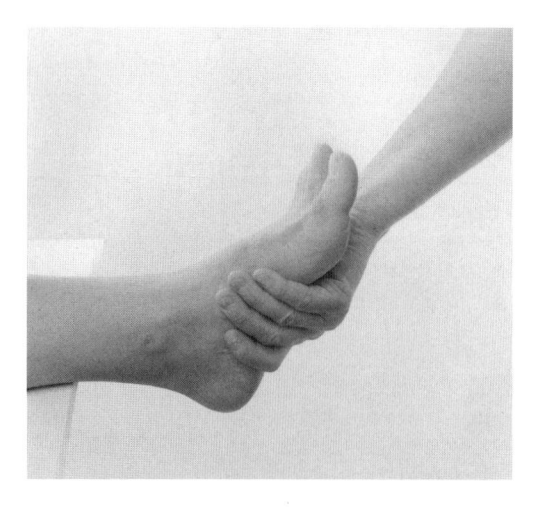

Abb. 1.164b: *3, 2* Ausgangsstellung: Rückenlage, Fuß in Mittelstellung.
Fixation: Fuß von der Plantarseite her.
Bewegung: Extension der Zehen in den Grundgelenken.

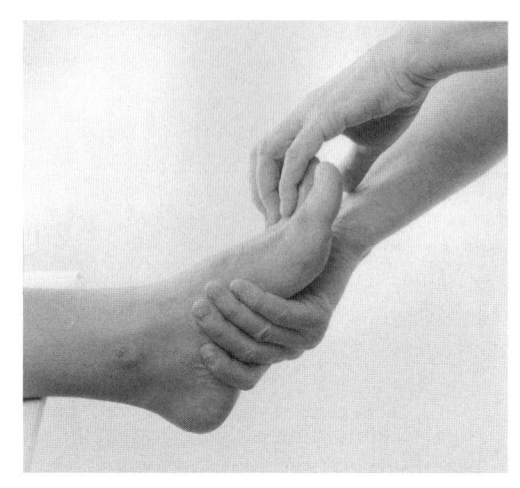

Abb. 1.164c: *1, 0* Ausgangsstellung: Fuß in Mittelstellung.
Fixation: nicht erforderlich.
Beim aktiven Bewegungsversuch lassen sich die Sehnen des langen Extensors auf der Dorsalfläche der Metatarsalia und der Muskelbauch des kurzen Extensors lateral von den Sehnen des langen Extensors vor dem äußeren Fußknöchel palpieren.

Fehler und Hinweise

- Die unbedingt erforderliche Mittelstellung des Fußes während der Bewegung wird nicht berücksichtigt.
- Bei der Differenzierung der Kraftwirkung wird kein Unterschied zwischen kurzem und langem Extensor gemacht.

Kontraktur

Es besteht eine Hyperextension in den Grundgelenken der Zehen bis zur Krallenzehenstellung.

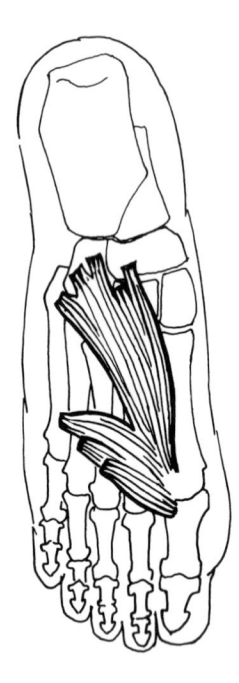

Adduktion der Zehen

S_1	S_2	S_3	Mm. interossei plantares
S_1	S_2	S_3	M. adductor hallucis

Abb. 1.165: M. adductor hallucis

Grundbewegung: Adduktion der Zehen aus maximaler Abduktion als Ausgangsstellung. Das Ausmaß der Bewegung hängt von der Ausgangsabduktion ab, es schwankt zwischen 10 und 20°.
Die Untersuchung erfolgt in Rückenlage oder im Sitzen, dabei befindet sich der Fuß in Mittelstellung. Die Kraft schwankt auch bei Gesunden in weiten Grenzen, daher ist es für den Vergleich besser, gleichzeitig auch die Gegenseite zu prüfen. Diese Bewegung entwickelt sich beim Menschen allmählich regressiv und ist funktionell nahezu bedeutungslos.
Das Ausmaß der Bewegung wird durch die gegenseitige Berührung der Zehen begrenzt.

Tab. 1.60

Hauptmuskeln	Ursprung	Ansatz	Innervation
Mm. interossei plantares	medialer Rand des 3.,4. und 5. Metatarsalen	mediale Seite der Basis des Grundgliedes der 3.–5. Zehe, Dorsalaponeurose dieser Zehen	N. plantaris lateralis: S_1, S_2, (S_3)
M. adductor hallucis	*Caput obliquum:* Os cuboideum, Os cuneiforme laterale, Lig. plantare longum, oft auch von der Basis des 2.–4. Metatarsalen *Caput transversum:* variabel, fehlt manchmal, plantare Seite der Kapsel der Grundgelenke der 3., 4., oft auch der 5. Zehe	Medialrand des Zehengrundgliedes gemeinsam mit der Sehne aus dem lateralen Muskelbauch des M. flexor hallucis brevis	N. plantaris lateralis: S_1, S_2, (S_3)

Teststufen

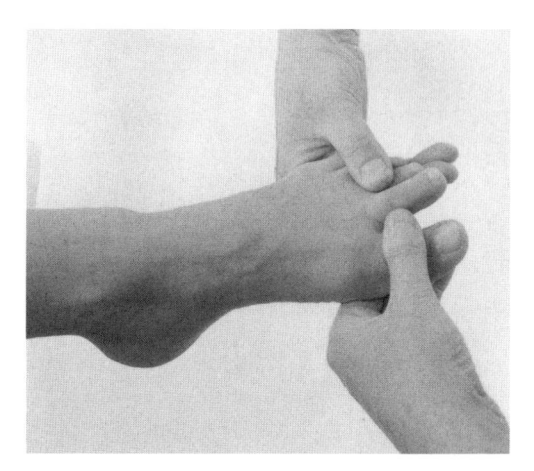

Abb. 1.166a: *5, 4* Ausgangsstellung: Rückenlage oder sitzend, Bein im Knie gestreckt, Fuß in Mittelstellung.
Fixation: Der Untersucher hält die Zehen des Patienten abduziert.
Bewegung: Adduktion der Zehen.
Widerstand: gegen die Zehengrundglieder von der 2. Zehe weg nach beiden Seiten.

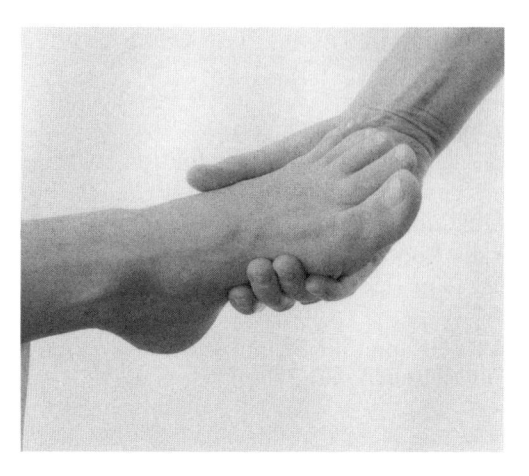

Abb. 1.166b: *3 bis 0* Für die übrigen Stufen begnügt man sich mit der bloßen Feststellung, ob der Patient überhaupt fähig ist, eine Adduktion durchzuführen. Man darf jedoch nicht vergessen, dass die Zehen aus der Abduktion passiv in ihre Ausgangsstellung zurückkehren.

228 1 Muskelfunktionstest

Es kommen praktisch keine **Fehler** vor.

Kontraktur

Eine Kontraktur äußert sich auch in einer passiv erschwerten Abduktion und in der Adduktionsstellung der großen Zehe.

Abduktion der Zehen

M. abductor digiti minimi

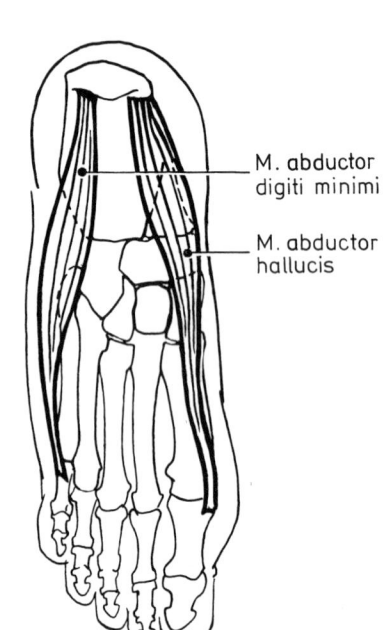

M. abductor hallucis

	S_1	S_2	S_3	Mm. interossei dorsales
L_5	S_1			M. abductor hallucis
L_5	S_1	S_2	S_3	M. abductor digiti minimi

Abb. 1.167

Übersicht

Grundbewegung: Abduktion der Zehen im Ausmaß von 10–20°.
Bei der Untersuchung befindet sich der Fuß in Mittelstellung. Die Abduktion ist beim Menschen eine rudimentäre Bewegung von geringer funktioneller Bedeutung, auch ihre Stärke ist bei gesunden Menschen stark schwankend. Um eine richtige Bewertung vornehmen zu können, muss daher immer auch die kontralaterale Seite getestet werden, falls sie nicht geschädigt ist. Allgemein begnügt man sich mit einer nur orientierenden Bewertung.
Das Ausmaß der Bewegung wird durch die Anspannung der Seitenbänder der Zehengrundgelenke und durch die Spannung der Haut zwischen den Zehen begrenzt.

Tab. 1.61

Hauptmuskeln	Ursprung	Ansatz	Innervation
Mm. interossei dorsales	doppelt, an den einander zugekehrten Seiten des 1.–5. Metatarsalen	laterale Seite der Basis des proximalen Gliedes der 2. Zehe, die übrigen 3 an der medialen Seite der proximalen Glieder der 2.–4. Zehe (die 2. Zehe hat also 2 Mm. interossei dorsales)	N. plantaris lateralis: S_1, S_2, (S_3)
M. abductor hallucis	Processus medialis tuberis calcanei	mediale Seite der Basis des Grundgliedes der Großzehe	N. plantaris medialis: L_5, S_1
M. abductor digiti minimi	Processus lateralis tuberis calcanei	laterale Seite der Basis des Grundgliedes der Kleinzehe	N. plantaris lateralis: (L_5), $S1$, S_2, (S_3)

Teststufen

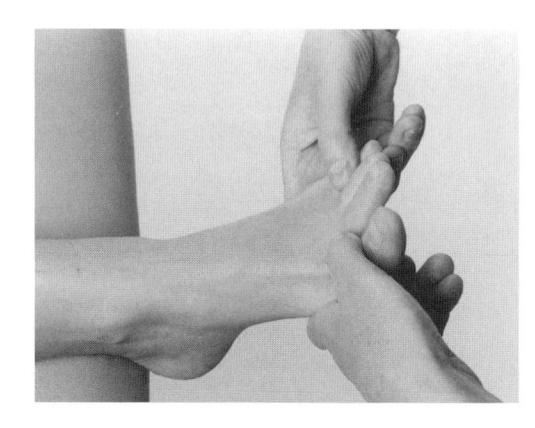

Abb. 1.168a: *5, 4* Ausgangsstellung: Rückenlage oder sitzend, Bein im Knie gestreckt, Fuß in Mittelstellung.
Fixation: nicht notwendig.
Bewegung: Abduktion der Zehen in vollem Ausmaß.
Widerstand: hauptsächlich gegen die tibiale Seite der großen Zehe, gegen die fibulare Seite der 3. bis 5. Zehe und die fibulare und tibiale Seite der 2. Zehe.

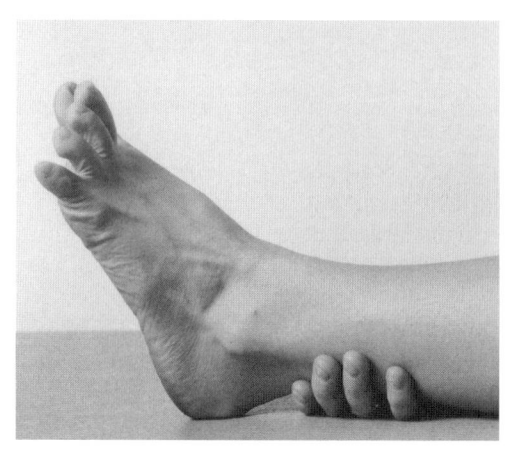

Abb. 1.168b: *3, 2* Ausgangsstellung und Bewegung: wie bei den Stufen 5 und 4.
Widerstand: nicht notwendig.

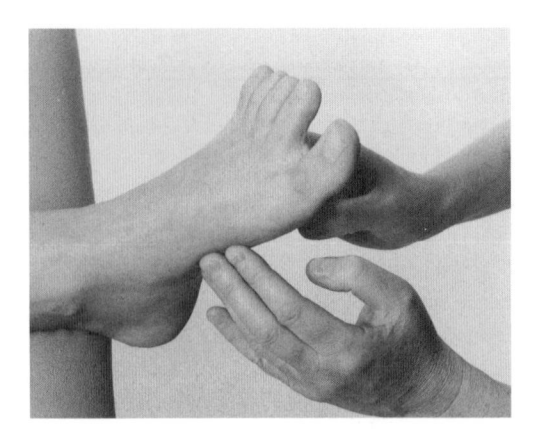

Abb. 1.168c: *1, 0* Beim Bewegungsversuch beobachtet und tastet man am Innen- und Außenrand der Fußsohle eine Anspannung der Mm. abductor hallucis und abductor digiti minimi. Gewöhnlich begnügen wir uns mit einer nur orientierenden Bewertung.

Es kommen praktisch keine **Fehler** vor.

Kontraktur

Eine Kontraktur ist vor allem an der großen Zehe deutlich; sie befindet sich dann in Abduktionsstellung.

1.5.7 Proximale Interphalangealgelenke (PIP) der Zehen (Mittelgelenke), Flexion

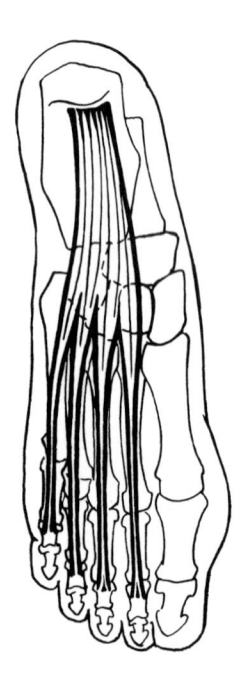

L_5 S_1 M. flexor digitorum brevis

Abb. 1.169: M. flexor digitorum brevis

Tab. 1.62

Hauptmuskeln	Ursprung	Ansatz	Innervation
M. flexor digitorum brevis	Processus medialis tuberis calcanei, Plantaraponeurose	mit der gespaltenen Sehne an beiden Seiten der Basis der Mittelphalangen 2–5	N. plantaris medialis: L_5, S_1
Hilfsmuskeln: M. flexor digitorum longus, M. quadratus plantae			

Übersicht

Grundbewegung: Flexion in den proximalen Interphalangealgelenken im Ausmaß von 70°.
Der Fuß befindet sich genau in Mittelstellung: eine Plantarflexion des Fußes vergrößert die Spannung der langen Extensoren und verschlechtert dadurch die Bewegungsbedingungen. Bei stark gelähmtem M. triceps surae muss außerdem das Fersenbein fixiert werden, da an ihm der M. flexor digitorum brevis entspringt. Sonst würde beim Bewegungsversuch das Fersenbein fußspitzenwärts gezogen, das Fußlängsgewölbe würde sich erhöhen, und eine Bewegung wäre fast unmöglich.
Die Stufen 2 und 3 werden praktisch nicht voneinander unterschieden.

Teststufen

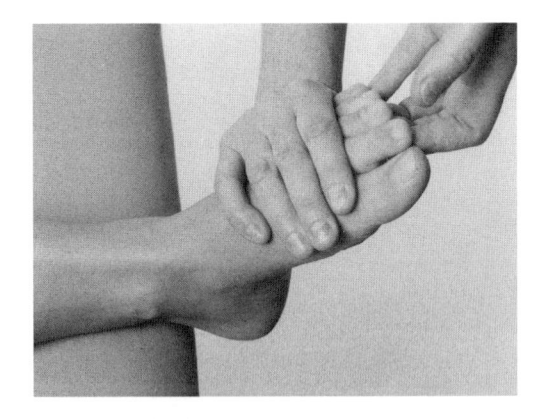

Abb. 1.170a: *5, 4* Ausgangsstellung: sitzend oder in Rückenlage, Fuß genau in Mittelstellung. Fixation: proximale Zehenglieder mit der quer herübergelegten Hand, mit dem Daumen von plantar und den übrigen Fingern von dorsal her. Bewegung: Flexion der 2. bis 5. Zehe in den Mittelgelenken.
Widerstand: gegen die Plantarseite der Mittelglieder der 2. bis 5. Zehe (bei der 4. und 5. Zehe ist das wegen der sehr kurzen Zehenglieder fast unmöglich).

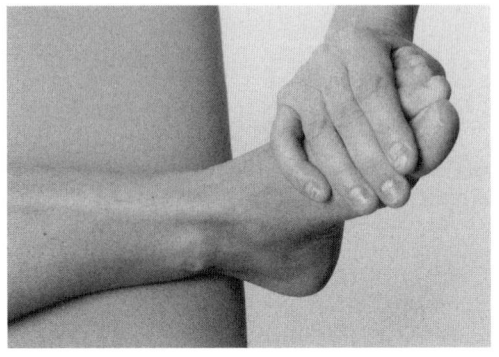

Abb. 1.170b: *3, 2* Ausgangsstellung, Bewegung, Fixation: wie bei den Stufen 5 und 4.
Widerstand: wird nicht geleistet.
1, 0 Beim Bewegungsversuch wird die Zuckung der Zehen beobachtet. Die Sehnen lassen sich kaum palpieren.

> **Fehler und Hinweise**
>
> - Bei verkürztem M. triceps surae muss bei gebeugtem Knie getestet werden.
> - Bei ausgeprägt gelähmtem, schlaffem M. triceps surae darf die Fixation der Ferse nicht vergessen werden.
> - Die grundsätzlich erforderliche Mittelstellung des Fußes bleibt oft unbeachtet.

Kontraktur

Flexionsstellung in den Mittelgelenken. Einschränkung der Dorsalflexion in diesen Gelenken.

1.5.8 Distale Interphalangealgelenke (DIP) der Zehen (Endgelenke), Flexion

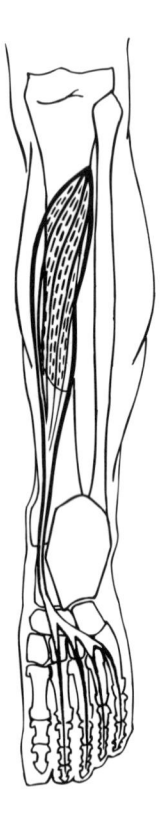

| L_5 S_1 S_2 | M. flexor digitorum longus |

Abb. 1.171: M. flexor digitorum longus (Ansicht des rechten Unterschenkels von dorsal und plantar)

Tab. 1.63

Hauptmuskeln	Ursprung	Ansatz	Innervation
M. flexor digitorum longus	mittleres Drittel der Dorsalseite der Tibia	Endglieder der 2.–5. Zehe	N. tibialis: L_5, S_1, (S_2)
Hilfsmuskel: M. quadratus plantae			

Übersicht

Grundbewegung: Flexion in den distalen Interphalangealgelenken im Ausmaß von etwa 50°.
Ist der M. triceps surae verkürzt, muss das Bein wenigstens etwas im Kniegelenk gebeugt werden, denn es muss grundsätzlich die Mittelstellung des Fußes als Ausgangslage eingehalten werden. Der M. flexor digitorum longus ist ein langer Muskel, der über das Sprunggelenk hinwegzieht. Durch starke Flexion des Fußes würde er zu sehr entspannt und könnte seine Kraft nicht entfalten. Gleichzeitig steigt die Spannung der Extensoren, die den Widerstand vergrößert.

Teststufen

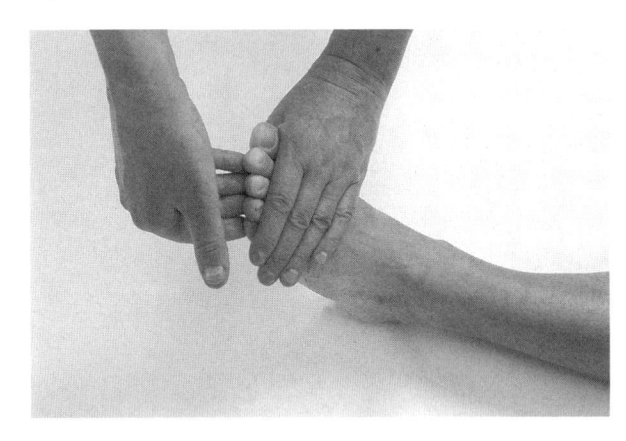

Abb. 1.172a: *5, 4* Ausgangsstellung: sitzend oder Rückenlage, Fuß in Mittelstellung.
Fixation: Mittelglieder der Zehen werden von Plantarseite mit Daumen fixiert, übrige Finger umfassen den Fuß und die Zehenglieder von der dorsalen Seite her.
Bewegung: Flexion der 2. bis 5. Zehe in den Endgelenken. Wegen der Kürze der einzelnen Glieder ist bei der 4. und 5. Zehe eine Unterscheidung praktisch nicht möglich.
Widerstand: gegen die Endglieder der 2. bis 5. Zehe.

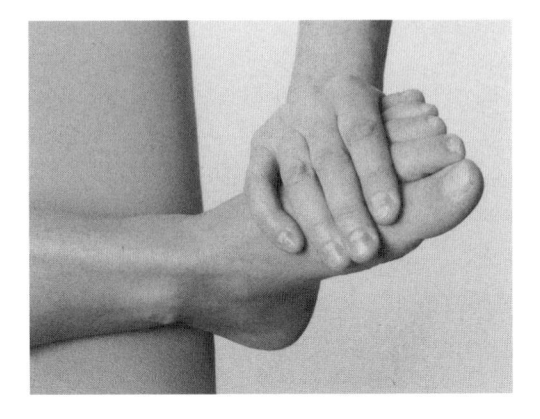

Abb. 1.172b: *3, 2* Ausgangsstellung, Fixation und Bewegung: wie bei den Stufen 5 und 4.
Widerstand: wird nicht geleistet.
1, 0 Bei einem Bewegungsversuch beobachten wir ein Zucken der Zehen.

234 1 Muskelfunktionstest

> **Fehler und Hinweise**
>
> Es sei betont, dass grundsätzlich die Mittelstellung des Fußes eingehalten werden muss und dass deshalb bei einer Kontraktur des M. triceps eine Flexion des Kniegelenkes notwendig ist.

Kontraktur

Flexionsstellung der 2. bis 5. Zehe in den Interphalangeal- und Grundgelenken. Einschränkung der Extension und leichte Pronationsstellung des Fußes.

1.5.9 Interphalangealgelenk (IP) der großen Zehe (Endgelenk)

Flexion des Großzehenendgelenkes

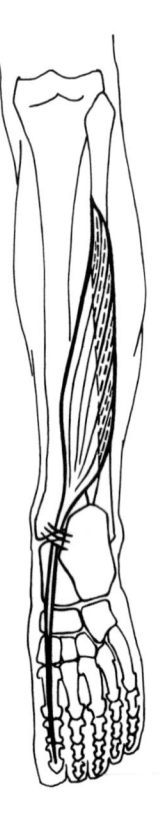

L₅ S₁ S₂   M. flexor hallucis longus

Abb. 1.173: M. flexor hallucis longus (Ansicht des rechten Unterschenkels von dorsal und plantar)

Tab. 1.64

Hauptmuskeln	Ursprung	Ansatz	Innervation
M. flexor hallucis longus	distale zwei Drittel der dorsalen Fibulaseite, angrenzender Teil der Membrana interossea	Basis des Endgliedes der Großzehe	N. tibialis: L_5, S_1, S_2

Übersicht

Grundbewegung: Flexion im Interphalangealgelenk der großen Zehe im Ausmaß von 70°.
Der Fuß muss unbedingt genau in Mittelstellung sein. Bei Plantarflexion wäre der Muskel zu sehr entspannt und die Spannung der Extensoren erhöht. Das Grundgelenk wird immer fixiert, denn bei zu kräftigem M. flexor hallucis brevis wäre eine genaue Bewertung des langen Flexors unmöglich.
Die Stufen 2 und 3 werden nicht unterschieden.

Teststufen

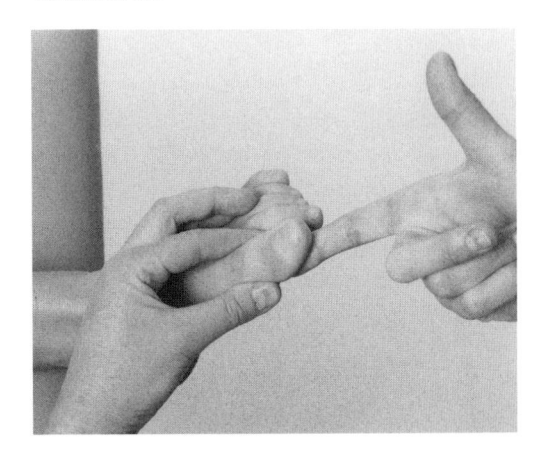

Abb. 1.174a: *5, 4* Ausgangsstellung: sitzend oder Rückenlage, Fuß genau in Mittelstellung.
Fixation: proximales Glied der großen Zehe von beiden Seiten, sodass das Grundgelenk leicht extendiert ist.
Bewegung: Flexion des Endgliedes der großen Zehe.
Widerstand: gegen plantares Polster des Zehenendgliedes.

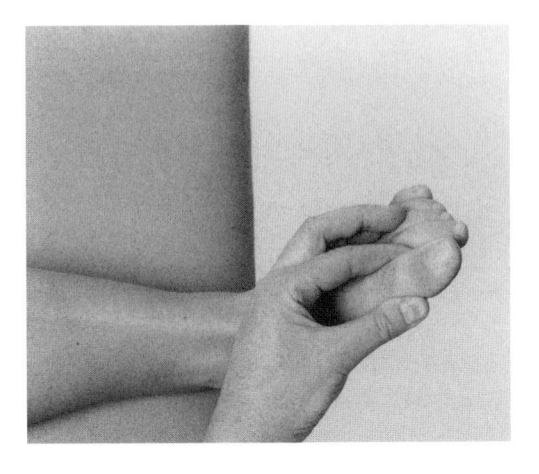

Abb. 1.174b: *3, 2* Ausgangsstellung: sitzend oder Rückenlage, Fuß in Mittelstellung.
Fixation: Zehengrundglied von beiden Seiten.
Bewegung: Flexion des Endgliedes.

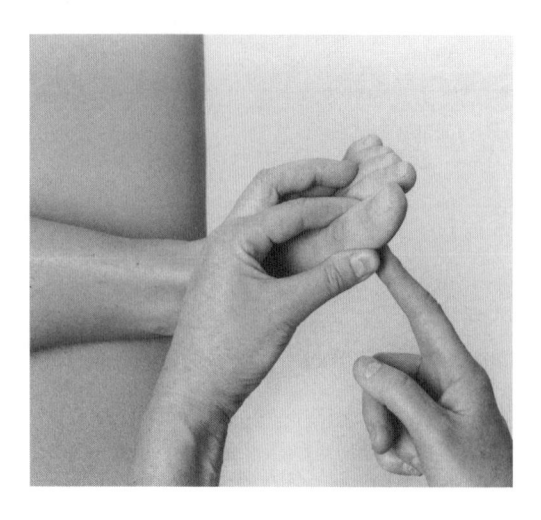

Abb. 1.174c: *1, 0* Eine Anspannung der Sehne lässt sich an der Plantarseite des Grundgliedes der großen Zehe tasten. Am besten ist das Zucken des Zehengliedes zu beobachten.

Fehler und Hinweise

Es wird die notwendige Fixation des proximalen Zehengliedes vergessen.

Kontraktur

Flexionsstellung der großen Zehe.

Extension im Endgelenk der Großzehe

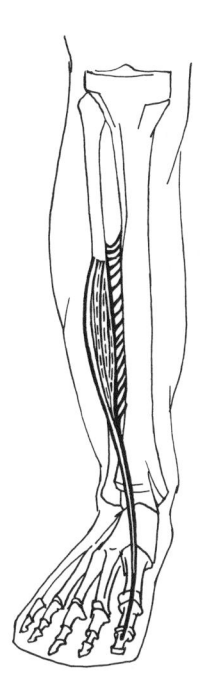

L₄ L₅ S₁ S₂ M. extensor hallucis longus

Abb. 1.175: M. extensor hallucis longus

Übersicht

Grundbewegung: Extension im Interphalangealgelenk der großen Zehe im Ausmaß von 80° (aus maximaler Flexion).
Alle Teste werden in Rückenlage vorgenommen. Der Fuß muss genau Mittelstellung einhalten, damit der Muskel die besten Bewegungsbedingungen hat.
Die Stufen 3 und 2 werden wegen des geringen Eigengewichtes der großen Zehe nicht voneinander unterschieden.
Eine Fixation des Fußes ist notwendig, um seine richtige Stellung zu gewährleisten.
Das Bewegungsausmaß wird hauptsächlich durch Anspannung des plantaren Anteils der Gelenkkapsel und die Dehnungsspannung des langen Flexors der großen Zehe bestimmt.

Tab. 1.65

Hauptmuskeln	Ursprung	Ansatz	Innervation
M. extensor hallucis longus	mittlerer Anteil der Vorderfläche der Fibula, Membrana interossea	Dorsalfläche der Basis des Endgliedes der Großzehe	N. peroneus profundus: (L_4), L_5, S_1, (S_2)

Teststufen

Abb. 1.176a: *5, 4* Ausgangsstellung: Rückenlage oder sitzend, Fuß steht genau in Mittelstellung.
Fixation: Grundglied der großen Zehe von beiden Seiten.
Bewegung: volle Extension im Interphalangealgelenk.
Widerstand: gegen Dorsalfläche des Endgliedes (Zehennagel) der großen Zehe.

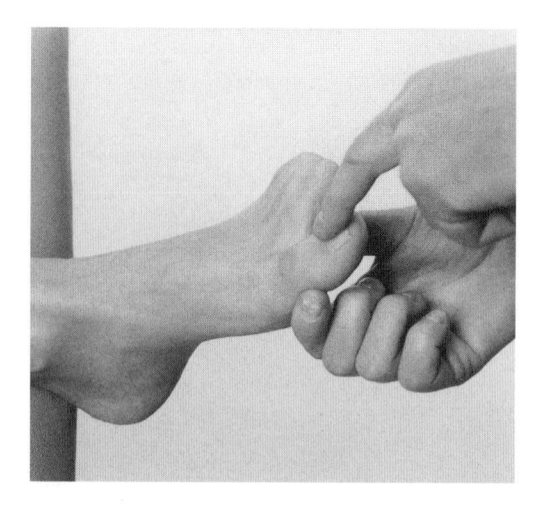

Abb. 1.176b: *3, 2* Ausgangsstellung: liegend oder sitzend, Fuß in Mittelstellung.
Fixation: Grundglied der Großzehe von beiden Seiten.
Bewegung: Extension im Interphalangealgelenk der großen Zehe.

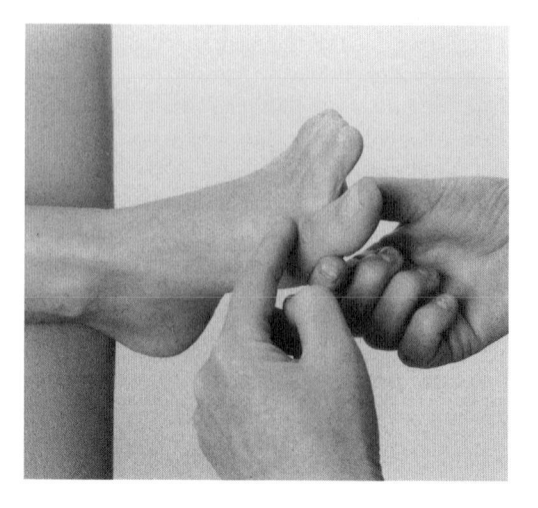

Abb. 1.176c: *1, 0* Spuren einer Anspannung oder Zuckung lassen sich an der Sehne in Höhe des Grundgelenkes palpieren.

> **Fehler und Hinweise**
>
> Es wird vergessen, dass der Fuß genau in Mittelstellung gebracht werden muss.

Kontraktur

Hyperextension der großen Zehe.

2 Die visuelle Analyse des Stehens

Die visuelle Analyse der Muskulatur im Stehen ist eine der wichtigsten Inspektionsuntersuchungen. Bei den durch Funktionspathologie bedingten Erkrankungen des Bewegungssystems steht sie sogar im Vordergrund, da wir mit dieser Analyse den Untersuchungskomplex beginnen. Allerdings fordert diese Analyse gute Beobachtungsfähigkeit und viel klinische Erfahrung und Einübungszeit. Dann erhalten wir aber schnell Informationen, die bei den folgenden Untersuchungen Zeit sparen, da wir in der täglichen Praxis (nicht für wissenschaftliche Zwecke) nach dem Befund im Stehen die Untersuchungstests gezielt auswählen können. Die visuelle Analyse des Stehens kann in zwei Abschnitte unterteilt werden:
- die klassische orthopädische Analyse mit Beschreibung aller statischen Abweichungen und orthopädischen Deformitäten
- die Beschreibung des muskulären Reliefs.

In diesem Buch befassen wir uns nur mit der Beschreibung der Muskulatur, da die klassische orthopädische Diagnostik allgemein bekannt ist.
Die visuelle Analyse kann für den Patienten eine psychisch unangenehme Situation sein, nicht nur, weil es sich um eine ungewöhnliche Untersuchung handelt, sondern auch weil man vom Anfang an den Patienten von hinten beobachtet und der Patient den Untersucher nicht sieht. Darum ist es notwendig, dem Patienten im Voraus zu erklären, worum es sich handelt und dass diese Beobachtung ein wesentlicher Bestandteil der Untersuchung (wenn nicht der wichtigste überhaupt) ist.

2.1 Inspektion des stehenden Patienten von hinten

Der Patient macht einige lockere Schritte auf der Stelle und steht dann bequem ohne Korrekturanweisungen (Abb. 2.1).
Es ist ratsam, mit der Analyse des Beckenbereiches zu beginnen, da sich die wichtigsten Abweichungen des Bewegungsystems am Becken spiegeln. Allgemein könnte man sagen, wenn die Beckenstellung normal ist, werden sich auch im übrigen Bewegungssystem normale Verhältnisse oder nur geringe Abweichungen finden. Die *Stellung der Beine* ist wichtig als Hinweis auf das Becken: Eine Außenrotationsstellung spricht für eine Verspannung des M. piriformis, eine Beckenverwringung oder Beckenrotation.
Im Beckenbereich beurteilen wir zuerst die Stellung des Beckens in der sagittalen Ebene (Vorkippung bzw. Aufrichtung) zusammen mit der Ausprägung der lumbalen Lordose, der Lage ihres Scheitels in der unteren LWS und einer möglichen Hüftbeugestellung. Wir beachten eine Seitenverschiebung, einen Beckenschiefstand, eine Beckenrotation um die longitudinale Achse und eine Beckentorsion (Beckenverwringung).

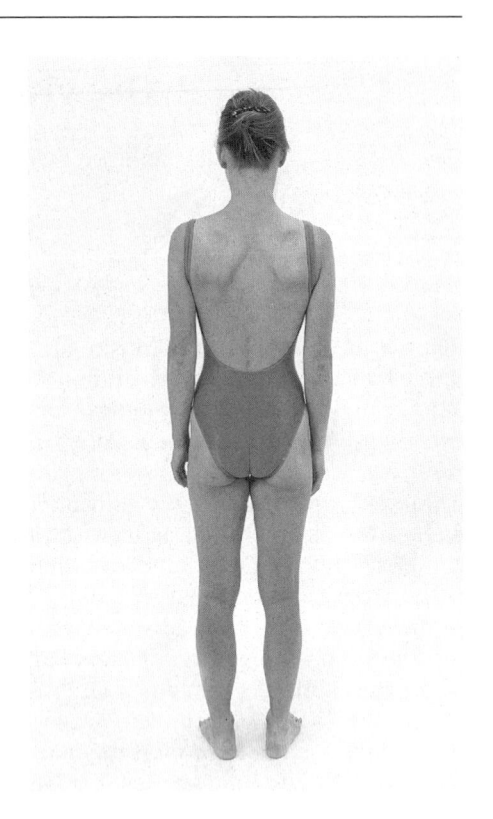

Abb. 2.1: Betrachtung der stehenden Patientin von hinten

Die *Vorkippung des Beckens* (Beckenanteversion) ist vom muskulären Standpunkt gesehen mit dem unteren gekreuzten Syndrom verbunden. In Vordergrund steht die Überaktivität oder eine Verkürzung der Hüftbeuger (Mm. iliopsoas, rectus femoris, tensor fasciae latae) und Aktivitätsminderung bis hin zu einer Abschwächung des M. gluteus maximus. Die *Aufrichtung des Beckens* ist oft mit einer schlaffen Haltung assoziiert, sogar mit schlaffem M. iliopsoas. Die Aufrichtung erscheint oft gemeinsam mit einer flachen Lendenwirbelsäule.

Von der Funktion her sind *Seitenverschiebung und Beckenschiefstand* meistens miteinander kombiniert. Die häufigste Ursache hierfür ist die Beinlängendifferenz und zwar nicht nur die anatomisch bedingte, sondern auch die scheinbare durch Änderung der Muskelkräfte. Muskulär bedingte Beinlängendifferenz wird meist durch die Aktivitätsverstärkung der Hüftadduktoren verursacht, die das Bein scheinbar verkürzen, und der kontralateralen Hüftabduktoren, die das Bein verlängern.

Bei der *Beckenrotation*, d. h. der Drehung des Beckens gegen die Füße um die longitudinale Achse, ist noch nicht völlig geklärt, welche Muskeln sich beteiligen. Man spricht von Rotation im Uhrzeigersinn oder in der Gegenrichtung. Der bedeutendste Muskel, der sich an der Beckenrotation im Stehen auf beiden Beinen beteiligt, ist der überaktive bzw. verkürzte M. piriformis. Er rotiert das Becken zur Gegenseite, d. h. die Seite, auf welcher er verkürzt ist, geht nach vorn. Die übrigen kleinen Außenrotatoren treten ihm gegenüber zurück. Theoretisch sollte der M. tensor fasciae latae entgegengesetzt wirken. Sein Einfluss ist aber schwach. Ob sich Hüftadduktoren und der lange Kopf des M. biceps femoris, die man sonst als Hilfsmuskeln für die Hüftaußenrotation ansieht, im

Stehen an der Beckenrotation beteiligen können, wurde bisher noch nicht analysiert. Auch die Abschwächung des M. gluteus minimus bleibt in dieser Hinsicht offen.

Bei *Betrachtung der Gesäßmuskulatur* beurteilt man die Größe und Form des Gesäßes. Die gehemmte Seite ist kleiner und hypoton (das Gesäß hängt schlaff), die Glutealfalte liegt auf der gehemmten Seite etwas niedriger. Der obere äußere Quadrant des M. gluteus maximus ist abgeflacht. Bei einer Aktivitätsminderung eines M. gluteus maximus entwickelt sich kompensatorisch eine Hypertrophie der kontralateralen lumbalen Rückenstrecker und der ipsilateralen ischiokruralen Muskeln. Diese Kompensation wertet man als „normale", physiologische Ersatzfunktion.

Bei der Inspektion der unteren Extremitäten von dorsal betrachtet man zuerst die *ischiokrurale Muskulatur*. Man beurteilt ihre Symmetrie und Ausprägung (Vorwölbung, Hypertrophie), die man zu Form, Tonus und Kraft des M. gluteus maximus in Beziehung setzt. Die deutlichsten Abweichungen sind am Übergang zwischen dem mittleren und distalen Drittel zu sehen. Dann schaut man zur inneren Kontur des Oberschenkels. Normalerweise hat diese Linie eine flache S-Form. Im Fall der verstärkten Aktivität oder Verspannung der kurzen Hüftadduktoren sieht man eine stärkere Vorwölbung im Bereich des proximalen Drittels.

Von dorsal betrachtet man weiterhin die *Wade*, und zwar nicht nur die Größe (Trophik), sondern auch die Form der Wade. Unter idealen Bedingungen hat die Wade eine spindelförmige Gestalt. Im Fall der Aktivitätsverstärkung, bzw. Hypertrophie und Verkürzung des M. soleus wird sie mehr oder weniger zylindrisch. Dabei wölbt sich der Bauch des hypertrophen M. soleus deutlicher an der medialen Seite im unteren Drittel des M. gastrocnemius und längs der Achillessehne vor. Gleichzeitig beurteilt man die *Form der Ferse*. Ihre Form gibt uns grobe Information über die Verlagerung des Schwerpunktes. Unter normalen Bedingungen ist die Ferse rund geformt. Liegt der Schwerpunkt mehr vorn, dann ist der Vorfuß stärker belastet und die Form der Ferse wird spitzer. Wird der Schwerpunkt mehr nach hinten verlagert, dann bekommt die Ferse eine eher quadratische Form.

Von großer Bedeutung ist die Betrachtung und Analyse des Muskelreliefs am Körperstamm. Zuerst vergleicht man Form und Trophik der *lumbalen und thorakolumbalen Rückenstrecker* rechts und links. Normalweise sind die lumbalen Anteile etwas flacher aber breiter, während sich die Muskeln im thorakolumbalen Übergang etwas stärker vorwölben. Obwohl es mehr eine Frage der persönlichen Erfahrung und schwierig zu messen ist, sollte man sich fragen, wie stark die Rückenstrecker im thorakolumbalen Abschnitt prominieren. Für die Praxis gilt: je stärker die Hypertrophie thorakolumbal, desto schmächtiger sind die lumbalen Segmente. Aus dieser Hypotrophie oder sogar Atrophie der lumbalen Rückenstrecker resultiert ein instabiler lumbosakraler Übergang, was dann die Grundlage für die Entstehung von Kreuzschmerzen darstellt. Wahrscheinlich ist der M. multifidus der Muskel, der sich an dieser Atrophie am deutlichsten beteiligt [Richardson et al.]. Die Hypotrophie erkennt man an einer horizontalen Mulde im Kreuzbereich, meist in der Höhe von L4 bis S1. Die Dysbalance zwischen den thorakolumbalen und lumbalen Anteilen des M. erector spinae ist eines der deutlichsten Zeichen des Schichtensyndromes (Etagensyndromes).

Nach der Beurteilung der paravertebralen Muskulatur betrachtet man die Muskeln zwischen den Schulterblättern. Zuerst beurteilt man die Stellung der Schulterblätter und der Schultern. Die *Protraktion der Schulter* spricht für die Aktivitätsminderung der Interskapularmuskeln, hauptsächlich der Mm. rhomboidei und des mittleren Trapezius, aber gleichzeitig auch für die Hyperaktivität bzw. Verkürzung des M. pectoralis major und sehr wahrscheinlich auch des M. pectoralis minor. Im Fall einer Spannungsminderung der Interskapularmuskeln findet man gleichzeitig eine mehr oder weniger ausgeprägte Abflachung zwischen den Schulterblättern. Ein sehr wichtiges Zeichen ist die *Schulterblattrotation* und die Abhebung des unteren Schulterblattwinkels von der Thoraxwand, die *Scapula alata*. Sie ist ein Zeichen verminderter Aktivität des M. serratus anterior. Die Aktivitätsminderung der so genannten unteren Fixatoren des Schulterblattes gehört am häufigsten zum Bild des oberen gekreuzten Syndroms.

Weiter betrachtet man die *Kontur des oberen Trapezius*, also die Nacken-Schulter-Linie. Sie ist üblicherweise nach oben konkav. Ist sie begradigt, ist das ein Zeichen der Hyperaktivität (Hypertrophie) des oberen Anteils des Trapezius, der die zusätzliche Innervation vom N. accessorius hat. Man spricht von gotischen Schultern, da ihre Form an die Bögen einer gotischen Kirche erinnert. Die Nacken-Schulter-Linie kann gerade sein, dann handelt es sich um die isolierte Verkürzung des M. trapezius. Falls sich medial in der Linie eine Vorwölbung findet, spricht das für eine zusätzliche Verkürzung des M. levator scapulae. Man beschreibt diesen Befund als eine Doppelwellenlinie. Die gleichzeitige Hyperaktivität beider Muskeln ist sehr häufig.

Von besonderer Bedeutung ist die Beurteilung der Verspannung (kaum Verkürzung) der kurzen tiefen Subokzipitalmuskeln. Zuverlässiger als die Betrachtung ist hier die schichtweise Palpation dieser Muskeln.

2.2 Inspektion des stehenden Patienten von vorn

Von der Ventralseite (Abb. 2.2) beurteilen wir wieder zuerst die Stellung des Beckens. Diese soll dem Befund von der Dorsalseite entsprechen. Im Hüftbereich beginnen wir mit der Beurteilung des M. tensor fasciae latae. Dieser Muskel ist dünn und unter normalen Bedingungen kaum sichtbar. Wenn der Muskelbauch deutlich prominiert, dann ist dieser Muskel hypertroph oder sogar verkürzt. In diesem Fall ist regelmäßig eine Mulde an der Lateralseite des Oberschenkels zu finden, als Ausdruck der Anspannung des iliotibialen Traktes. Bei dieser Verkürzung findet man oft, aber nicht ganz regelmäßig, eine leichte Verschiebung der Patella nach lateral und proximal.

Am M. quadriceps ist der M. rectus femoris hervorzuheben, dessen Verspannung und Verkürzung sich als Verschiebung der Patella proximalwärts äußert. Eine Hypertrophie des M. vastus medialis erkennt man an seinem vergrößerten Muskelbauch oberhalb und medial von der Patella. Der abgeschwächte M. tibialis anterior äußert sich als eine Abflachung im proximalen Viertel des Muskelbauches entlang der Tibiakante. Welche Bedeutung die Stellung des *Fußes* und der Zehen hat, braucht man nicht zu betonen. Am meisten interessiert uns das Vorhandensein und der Grad einer möglichen Fußpronation und die Stellung der Zehen, z. B. die Hammerzehe.

Sehr wichtig ist die Feststellung möglicher *Patellabewegungen*. Unter normalen Umständen ist die Patella bei entspanntem Stehen auf beiden Beinen ruhig, sie bewegt sich nicht. Bei pathologischen Zuständen des Kniegelenkes kommt es zu einer veränderten propriozeptiven Information, die die muskuläre Stabilität im Stehen beeinflusst, was sich in wiederholten unregelmäßigen Zuckungen äußert. Man nennt dieses Phänomen

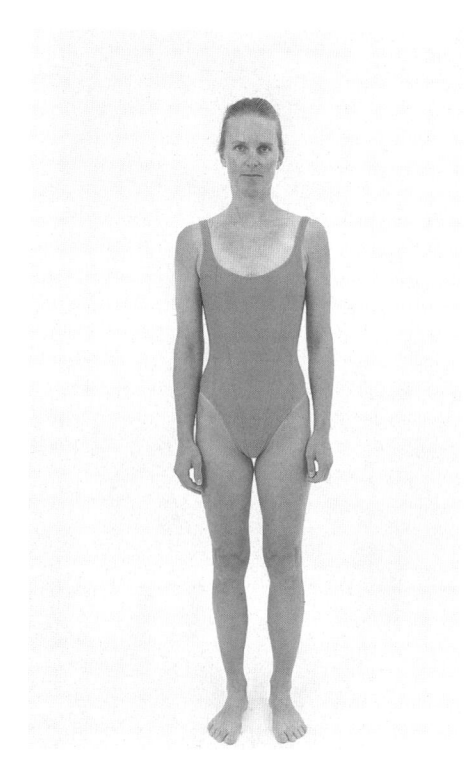

Abb. 2.2: Betrachtung der stehenden Patientin von vorn

246 2 Die visuelle Analyse des Stehens

„unruhige Patella". Diese Unruhe ist das Resultat einer Aktivierung des M. quadriceps, bzw. des M. rectus femoris. Bei Verletzungen des Knies oder nach Knieoperationen sieht man solche Unruhe ganz regelmäßig und sie ist als Zeichen der bisher ungenügenden Rehabilitation und noch erforderlichen Rehabilitation anzusehen.

Eine ähnliche Situation kennen wir vom Fuß. Unter normalen Umständen braucht man zum stabilen Stehen bei guter Balance kaum eine Aktivität der *Unterschenkelmuskulatur*. Bei gestörter Propriozeption müssen die Unterschenkelmuskeln immer wieder aktiviert werden, um das Gleichgewicht im Stehen zu korrigieren. Das äußert sich unter anderem als sichtbares Sehnenspiel am Fuß. Man spricht in diesem Fall vom „unruhigen Fuß". Die Bedeutung ist dieselbe wie bei der unruhigen Patella.

Am Körperstamm betrachtet man zuerst die *Bauchwand* und beurteilt die Qualität der Bauchmuskulatur, und zwar zuerst der schrägen Bauchmuskeln. Im Fall ihrer relativ stärkeren Spannung, mindestens ihrem Überwiegen gegenüber dem M. rectus abdominis entwickelt sich eine Mulde am lateralen Rand der Mm. recti. Häufig werden die Mm. recti schwächer, was sich als leichte Vorwölbung der Bauchwand medial äußert. Man kann davon ausgehen, dass bei dieser Dysbalance die Stabilität des Rumpfes in der antero-posterioren Richtung vermindert ist, was letzten Endes als Risikofaktor für die Entstehung von Kreuzschmerzen angesehen werden kann.

An der vorderen *Brustwand* beurteilen wir die Eigenschaften des M. pectoralis major. Es sind zwei Hauptbefunde, auf die man achten soll: Erstens achtet man bei Männern auf die Lage der Mamillen. Auf der Seite einer Überaktivität oder Verkürzung ist die Mamille schräg proximalwärts verschoben. Im klinischen Slang wird es „schielende Mamille" genannt. Das zweite Zeichen der Überaktivität ist eine leichte Vorwölbung des

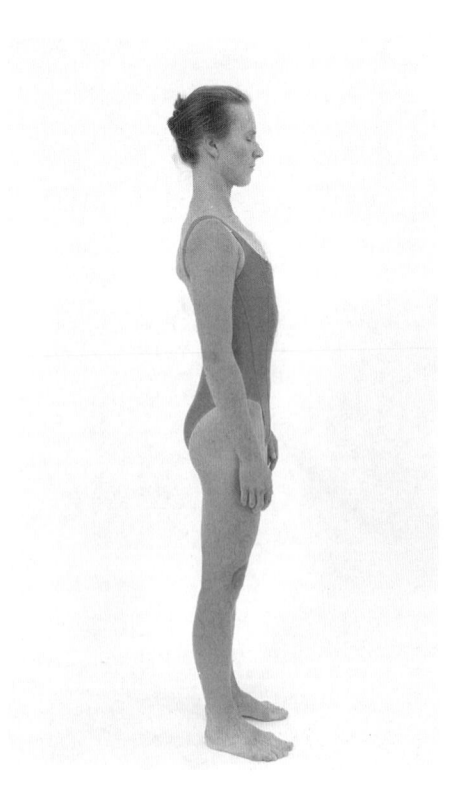

Abb. 2.3: Betrachtung der stehenden Patientin von der Seite

M. pectoralis oberhalb der Mamma. Gleichzeitig ist die vordere Achselfalte etwas dicker, was man durch Palpation erkennen kann.

Am *Hals* betrachtet man den M. sternocleidomastoideus und sein Verhältnis zu den Mm. scaleni. Normalerweise ist der M. sternocleidomastoideus kaum sichtbar. Tritt der Muskel deutlicher hervor, ist das ein sicheres Zeichen seiner vermehrten Spannung. Wenn aber längs des Muskels (meistens entlang seiner medialen Kante) eine Vertiefung zu sehen ist, weist sie auf atrophische Mm. scaleni hin. Dies ist regelmäßig bei alten Menschen zu finden.

Die *Kinn-Zungenbein-Linie* informiert über die Qualität der hyoidalen Muskeln. Normalerweise ist sie leicht konkav. Ist der Zungenboden begradigt, palpatorisch straff und oft auch druckdolent, spricht das für die Verspannung der suprahyoidalen Muskeln.

Abschließend betrachtet man im Stehen, wie die Arme hängen, ob sie eher innenrotiert sind, was auf die Muskulatur bezogen für die Verspannung des M. latissimus dorsi spricht, besonders wenn dieser Befund einseitig besteht.

Einige der von ventral oder dorsal erhobenen Befunde sind bei einer Betrachtung von der Seite (Abb. 2.3) deutlicher zu sehen.

Die Abbildungen 2.4 bis 2.6 zeigen eine mögliche Vorlage für die Dokumentation der Befunde.

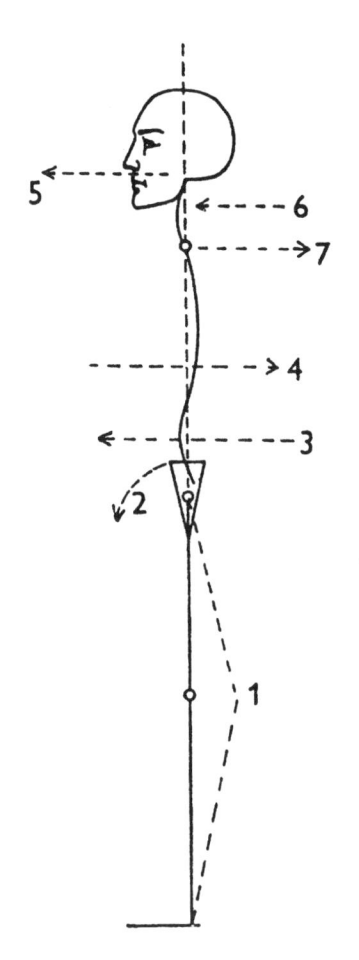

Bedeutung der Zeichen in den Abbildungen 2.4, 2.5 und 2.6

(Formveränderung

↗   Verschiebung

<   Reliefabflachung oder Eindellung

↕   Muskelrelief verstärkt hervortretend

Abb. 2.4: Inspektion von der Lateralseite
1 Genu recurvatum
2 vergrößerte Beckenanteversion
3 vergrößerte Lendenlordose
4 vergrößerte Thorakalkyphose
5 Kopfvorverschiebung
6 vergrößerte Halslordose
7 Schulterverschiebung hinter die Körperachse

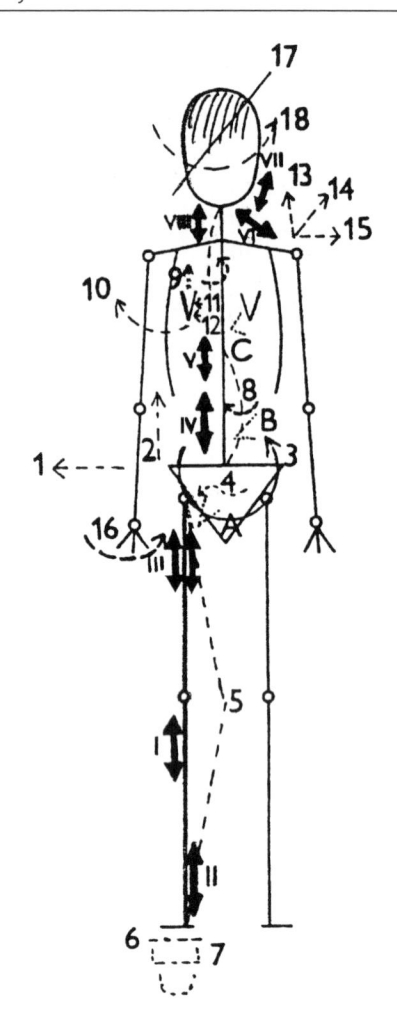

Abb. 2.5: Inspektion von der Dorsalseite
1 laterale Beckenverschiebung, 2 Schiefstellung des Beckens, 3 Beckenrotation, Pfeil bezeichnet die Rotationsrichtung (hier gegen den Uhrzeigersinn), 4 Beckentorsion, Pfeil bezeichnet die Seite, wo Spina iliaca post. sup. tiefer steht, 5 Genu valgum, 6 Pes planus, Valgosität der Ferse, 7 quadratische Ferse bei größerer Fersenbelastung und Körperschwerpunktverschiebung nach hinten oder Spitzenform bei stärkerer Belastung des Vorfußes, 8 Skoliose und mögliche Rotation, 9 Scapulaelevation (im Vergleich mit Schulterelevation), 10 Scapularotation, 11 Scapulaabduktion, 12 Scapula alata, 13 Schultergürtelelevation, 14 Schulterprotraktion, 15 laterale Schulterverschiebung im Zusammenhang mit schiefer Rumpfhaltung, 16 Innenrotation des Armes, als Zeichen einer minimalen Hirnentwicklungsstörung oder Verkürzung des M. latissimus dorsi, 17 Kopfhaltung in der Lateralflexion, 18 Kopfhaltung in der Rotation, Pfeil beurteilt Rotationsrichtung.

Verkürzte Muskeln, Inspektion von der Dorsalseite
I M. gastrocnemius, II M. soleus, III ischiokrurale Muskulatur, IV Lumbalsegmente der paravertebralen Muskulatur, V paravertebrale Muskulatur im TH-L-Übergang, VI M. trapezius, VII M. levator scapulae, VIII kurze Nackenextensoren.

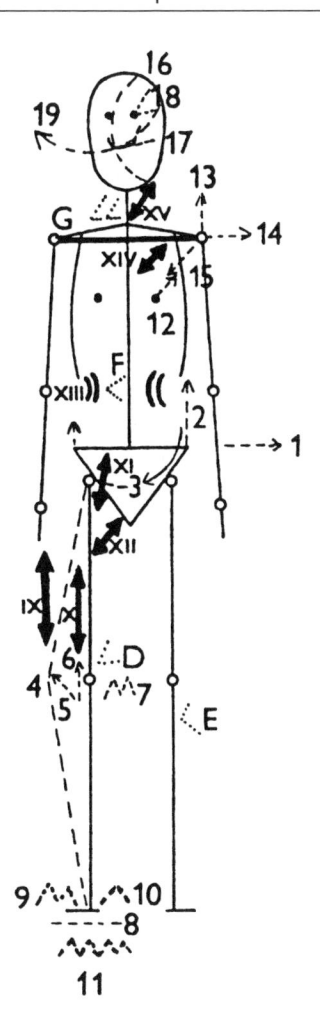

Abb. 2.6: Inspektion von der Ventralseite
1 laterale Beckenverschiebung (muss mit der Betrachtung von hinten korrespondieren), 2 Schiefstellung des Beckens, 3 Beckenrotation, Pfeil bezeichnet Rotationsrichtung (hier im Uhrzeigersinn), 4 Genu varum, 5 laterale Patelladeviation, 6 proximale Patellaverschiebung, 7 „unruhige" Patella, als Zeichen einer Propriozeptionsstörung, 8 Pes planus, 9 Digiti hamati, 10 Hallux valgus, 11 „unruhige" Zehen als Zeichen einer veränderten Propriozeption, 12 asymmetrische Stellung der Mamillen (nur bei Männern), 13 Schultergürtelelevation, 14 Verschiebung des Schultergürtels, 15 Schulterprotraktion, 16 Gesichtsasymmetrie, Gesichtsskoliose, 17 Mundwinkelasymmetrie, 18 Lidspaltenasymmetrie, 19 Rotationsstellung des Kopfes.

Verkürzte Muskeln, Inspektion von der Ventralseite
IX M. tensor fasciae latae, X M. rectus femoris, XI M. iliopsoas, XII Hüftadduktoren, XIII Eindellung der verkürzten Mm. obliqui abdominis, XIV M. pectoralis major, XV M. sternocleidomastoideus.

Abgeschwächte, bzw. gehemmte Muskeln (zu Abb. 2.5 und 2.6)
A M. gluteus maximus, B paradox atrophische Lumbalsegmente der Extensoren, Ausrufezeichen bedeutet Bestätigung, dass es sich um keinen Irrtum handelt, C Interskapularmuskulatur, D M. vastus medialis, E M. tibialis anterior, F gerade Bauchmuskulatur, G Mm. scaleni, beurteilt nach der Vertiefung entlang des M. sternocleidomastoideus.

2.3 Analyse des Einbeinstandes

Die Untersuchung des Einbeinstandes dient der Funktionsbeurteilung der Beckenstabilisatoren, die für den Gang so wichtig sind. Zum Einbeinstand hebt der Patient ein Bein an, auf der Standbeinseite wird die Beckenstabilisation geprüft. Dabei ist am Anfang darauf zu achten, dass das nicht getestete Bein in Hüfte und Knie etwas weniger als rechtwinklig gebeugt ist, dass die nicht getestete Beckenseite nicht hochgezogen wird, keine Rumpfseitneigung (zur getesteten Seite) auftritt und die Schulter (meist auf der nicht getesteten Seite) nicht hochgezogen wird. Wenn der Patient den Einbeinstand einnimmt, werden diese Erscheinungen korrigiert. Später wird das Becken allmählich mehr und mehr nach lateral verschoben, was als Ermüdungszeichen betrachtet wird.

Es sei darauf verwiesen, dass man bei etwa 85 % der Schrittphase auf einem Bein steht, allerdings abhängig von der Geschwindigkeit des Ganges. Darum ist die Beurteilung des M. gluteus medius und minimus so wichtig. Beim Einbeinstand achtet man darauf, ob das *Zeichen nach Duchenne oder Trendelenburg* auftritt. Als positives Trendelenburg-Zeichen wird gewertet, wenn es während des Einbeinstandes zur seitlichen Beckenverschiebung und zum Schiefstand kommt, das positive Duchenne-Zeichen ist nur eine deutliche Seitenverschiebung ohne Schiefstand. Beide Tests sind für die Analyse von Dysfunktionen des Bewegungssystems nicht empfindlich genug. Darum ist der Ausdauertest besser geeignet.

Beim Ausdauertest sollte der Patient fähig sein, das Stehen auf einem Bein für etwa 15 Sekunden mit einer seitlichen Beckenverschiebung von weniger als 3 cm auszuhalten. Zwischen 15 bis 20 Sekunden beginnen die Ermüdungszeichen und das Becken wird allmählich mehr und mehr zur Seite geschoben.

> **Abschlussbemerkung**
> Die visuelle Analyse des Stehens stellt eine sehr wichtige Untersuchung dar. In der Praxis beginnt man die Untersuchung der funktionellen Pathologie des Bewegungssystems mit dieser Inspektion. Man erhält damit einen guten Überblick über das Bewegungssystem, vor allem über seine Muskulatur. Obwohl die Analyse des Stehens eine gewisse klinische Erfahrung erfordert und Zeit kostet, spart sie auf der anderen Seite die Zeit wieder ein, da man im weiteren Untersuchungsgang nicht alle Tests durchführen muss, sondern ganz gezielt vorgehen kann.

3 Untersuchung der am häufigsten verkürzten Muskelgruppen

3.1 Einführung

Unter dem Begriff *Muskelverkürzung* oder besser *„verminderte Dehnbarkeit"* verstehen wir einen Zustand, bei dem es aus den verschiedensten Ursachen zu einer Verkürzung des in Ruhe befindlichen Muskels gekommen ist. Der Muskel ist also in vivo im Ruhezustand kürzer als normal, und er lässt sich passiv nicht so weit dehnen, wie es dem vollen Bewegungsausmaß des zugeordneten Gelenkes entsprechen würde.
Dieser Zustand wird nicht von elektrischer Aktivität begleitet, er ist daher weder durch eine aktive Muskelkontraktion noch eine erhöhte Aktivität des Nervensystems bedingt. Eine Form der Verkürzung ist die Muskelkontraktur, wie sie durch Änderung des Kräfteverhältnisses von antagonistischen Muskelgruppen entsteht, beispielsweise bei der Poliomyelitis, nach Verletzungen des Bewegungs- und Stützapparates und Ähnlichem. Eine bei der Untersuchung festgestellte Muskelverkürzung darf nicht mit reflektorischen Kontrakturen oder Spasmen (Hartspann) verwechselt werden, die in Begleitung von akuter Lumbago, schmerzhaften Verletzungen des Gelenksystems, Frakturen oder einigen Neuroinfektionen vorkommen.
Es wurde von uns gezeigt, dass *gewisse Muskelgruppen auf verschiedene pathologische Situationen verhältnismäßig stereotyp reagieren*, einige vorzugsweise mit einer *Verkürzung* bis zur Kontraktur, andere mit einer *Hemmung*. Im Gegensatz zur Muskelabschwächung wurde der Untersuchung von Muskelverkürzungen bisher nicht die gebührende Aufmerksamkeit geschenkt, obwohl auch verkürzte Muskeln in der Pathogenese einer ganzen Reihe von Bewegungsstörungen eine bedeutende Rolle spielen können.
Die Kenntnis der verkürzten Muskeln und ihrer Bedeutung ist besonders wichtig für das Verständnis und die Therapie der *nicht paretischen Muskelstörungen*. Die Tendenz zur Muskelverkürzung zeigt sich nämlich nicht nur unter pathologischen Umständen, sondern ist offenbar eine charakteristische Reaktionsweise bestimmter Muskelgruppen, die auch unter normalen Verhältnissen als allgemeine Entwicklungstendenz während des Lebens auftritt.

> Eine ausgeprägte Neigung zur Verkürzung haben jene Muskeln, die eine bedeutende posturale (Haltungs-)Funktion haben.

Beim Menschen sind das die Muskeln, die die aufrechte Körperhaltung ermöglichen, vor allem das *Stehen auf einem Bein*. Dies ist nämlich die häufigste posturale Situation, in der sich der Mensch befindet; denn beim *Gehen, das ebenso wie das Greifen das phylogenetisch älteste und entscheidende motorische Reflexverhalten* des Menschen ist, stehen wir zu 85 % der Schrittphase auf einem Bein. Muskeln mit posturaler Funktion sind außerdem phylogenetisch älter, reagieren weniger auf die verschiedensten

3 Untersuchung der am häufigsten verkürzten Muskelgruppen

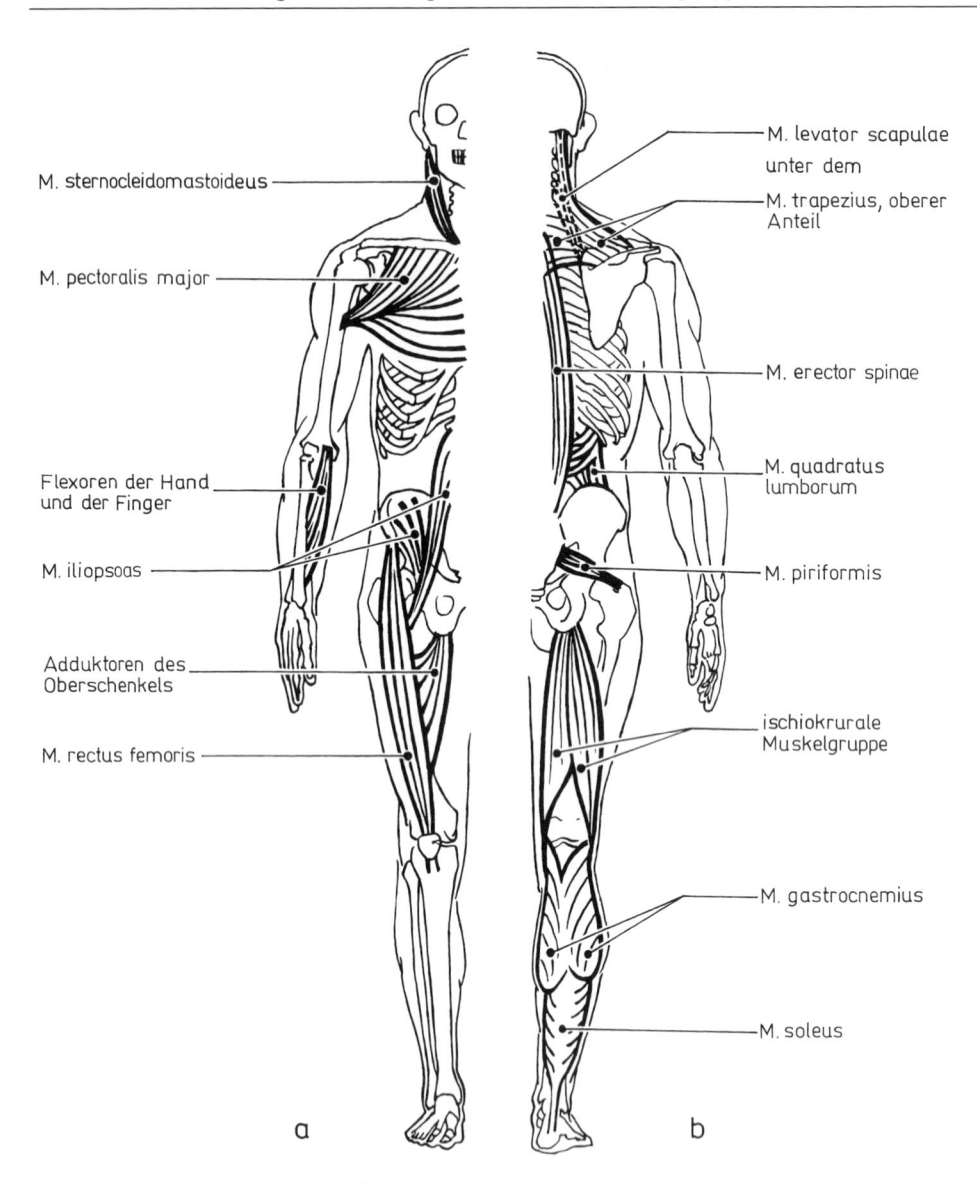

Abb. 3.1: Verkürzte Muskulatur, Übersicht: a) Ansicht von vorn, b) Ansicht von hinten

Schädigungen als diejenigen Muskeln, die eine vorwiegend phasische (Bewegungs-) Funktion haben und die im Laufe des Lebens oder auf eine Reihe pathologischer Situationen in der Regel mit Abschwächung und Hemmung reagieren. In den Sherringtonschen Beugereflexmechanismen spielen die zur Verkürzung neigenden Muskeln eine größere Rolle als andere.

> Die Untersuchung verkürzter Muskelgruppen muss ebenso präzise vorgenommen werden, und es muss derselbe standardisierte Untersuchungsgang eingehalten werden wie beim Muskelfunktionstest für die abgeschwächten Muskeln.

Leider ist es bei einem Großteil der verkürzten Muskeln sehr schwierig, den Grad der Verkürzung quantitativ genau zu bestimmen, und daher begnügt man sich meistens nur mit einer allgemeinen Bewertung. Wo allerdings eine genaue Messung des erreichten Winkels zwischen 2 Körperabschnitten möglich ist, wird auch die Untersuchung der verkürzten Muskelgruppen sehr genau.

Im Prinzip handelt es sich bei der Untersuchung der verkürzten Muskelgruppen um die Messung des passiven Bewegungsausmaßes im Gelenk, und zwar in der *Lage und Richtung,* die eine isolierte, genau bestimmte Muskelgruppe erfassen kann. Um eine zuverlässige Prüfung zu erreichen, müssen die vorgeschriebene Ausgangslage, Fixation und Bewegungsrichtung peinlich genau eingehalten werden. Ähnlich wie beim Muskelfunktionstest gilt der Grundsatz, dass der Muskel nicht gedrückt werden darf. Die führende Kraft in der Richtung der zu testenden Bewegung darf, so weit möglich, nicht über 2 Gelenke wirken. Der Untersucher führt eine *langsame* und stets mit *gleich bleibender Geschwindigkeit* ablaufende Bewegung aus, die *am Ende weich gebremst* sein soll und vor allem nicht nachfedern darf. Dadurch bleibt der Dehnungsreiz und die Erregbarkeit der Muskeln etwa gleich. Der Druck oder Zug muss immer in der Richtung der erforderlichen Bewegung wirken.

Es ist begreiflich, dass Muskelverkürzungen nur dann richtig bewertet werden können, wenn die *Gelenkbeweglichkeit nicht aus anderen Ursachen eingeschränkt* ist.

3.2 M. triceps surae

3.2.1 M. gastrocnemius und M. soleus gemeinsam

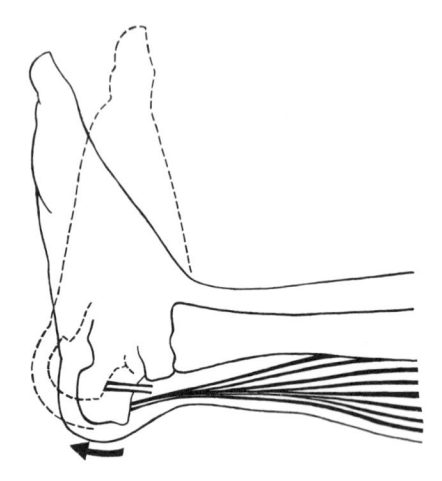

Abb. 3.2

Ausgangsstellung: Rückenlage, nicht getestetes Bein steht gebeugt mit dem Fuß auf der Unterlage, zu testendes Bein gestreckt, distale Hälfte des Unterschenkels ragt über die Bank.

Abb. 3.3: Haltung: Zwischen Hohlhand und Kleinfinger macht der Untersucher einen Winkel von 90°, legt dann die Hand an die dorsale Seite des distalen Drittels des Unterschenkels. Hand distalwärts verschieben, bis sich die Hand mit Ulnarkante oberhalb der Ferse einhängt. Unterarm ist in Verlängerung des Unterschenkels, Schultern entspannt, zweite Hand (Hilfshand) stützt sich mit Daumen genau parallel unter Fußsohle an Lateralkante, die übrigen Finger auf den Fußrücken legen.
Zug (Dehnung): Der Hauptzug greift an der Ferse an und zieht distalwärts. Der Daumen der anderen Hand lenkt den Vorfuß mit leichtem achsengerechten Druck und verhindert eine seitliche Abweichung.

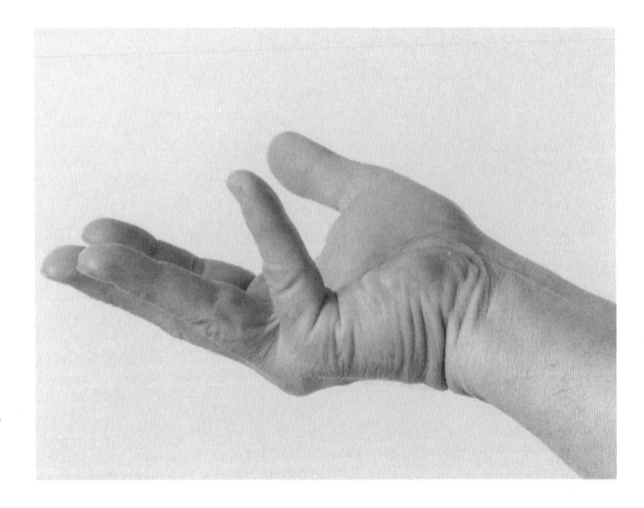

3.2.2 M. soleus

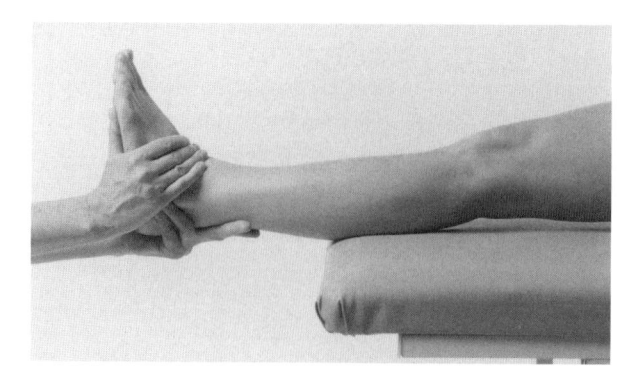

Abb. 3.4a: Ausgangsstellung und Fixation sind die gleichen.

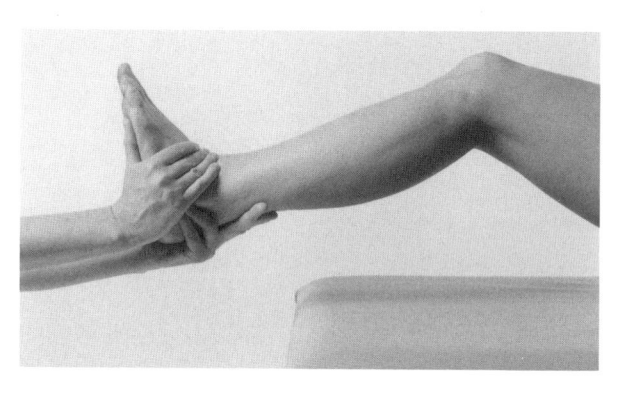

Abb. 3.4b: Nach Erreichen der maximalen Dorsalflexion beugt der Untersuchende passiv das Kniegelenk und versucht mit beiden Händen, das Bewegungsausmaß zu vergrößern. Falls das Bewegungsausmaß bei Prüfung mit gestrecktem Bein eingeschränkt war und bei Prüfung nach Kniebeugung gleich oder fast gleich bleibt, handelt es sich um die Verkürzung des M. soleus. Falls sich das Bewegungsausmaß danach vergrößert, handelt es sich um die Verkürzung des M. gastrocnemius.

Auswertung
Das Ausmaß der passiven Dorsalflexion wird bewertet, differenziert für den M. gastrocnemius und M. soleus.
- *Stufe 0:* keine Verkürzung. Die Dorsalflexion des Fußes ist möglich mindestens bis zur 0-Stellung (90° zwischen Fuß und Unterschenkel).
- *Stufe 1:* leichte Verkürzung. Die 0-Stellung wird nicht erreicht. Die Dorsalflexion ist möglich.
- *Stufe 2:* deutliche Verkürzung. Die Dorsalflexion ist nur bis 10° unterhalb der 0-Stellung möglich.

Fehler

Die am häufigsten vorkommenden Fehler sind:
- Der Untersucher hält den Daumen nicht direkt an den äußeren Fußrand und parallel dazu, sondern mehr zur Mitte der Fußsohle. Dadurch kommt es reflektorisch zur Reizung des M. triceps surae, obwohl dessen völlige Entspannung nötig ist.
- Der Daumen drückt nicht mit seiner ganzen Länge, sondern nur mit seiner Spitze. Dadurch ändert sich einerseits die Bewegungsrichtung, andererseits werden die Strukturen des Fußes (vorzugsweise die Plantaraponeurose und der M. quadratus plantae) fazilitiert und gedehnt.
- Man drückt fälschlicherweise vor allem die Fußspitze dorsalwärts und unterlässt den nötigen kräftigen Zug an die Ferse. Das führt zur Dehnung der Weichteile der Fußsohle, aber weniger zur Dehnbarkeitsprüfung des M. triceps.

- Der Unterarm befindet sich nicht in der Verlängerung des Unterschenkels, wodurch sich die Richtung des Zuges ändert.
- Das Bein bleibt nicht auf der Bank liegen, sondern wird im Ganzen angehoben, wodurch das Knie durchhängt.
- Eine aktive Dorsalflexion des Fußes wird erlaubt.
- Bei Untersuchung des M. soleus wird die ursprünglich erreichte Dorsalflexion nicht gehalten.
- Eine aktive Kniebeugung wird erlaubt.

3.3 Beuger des Hüftgelenkes

Der Test erlaubt die Beurteilung
- des M. iliopsoas
- des M. rectus femoris
- des M. tensor fasciae latae
- der kurzen Adduktoren des Oberschenkels (orientierender Test)

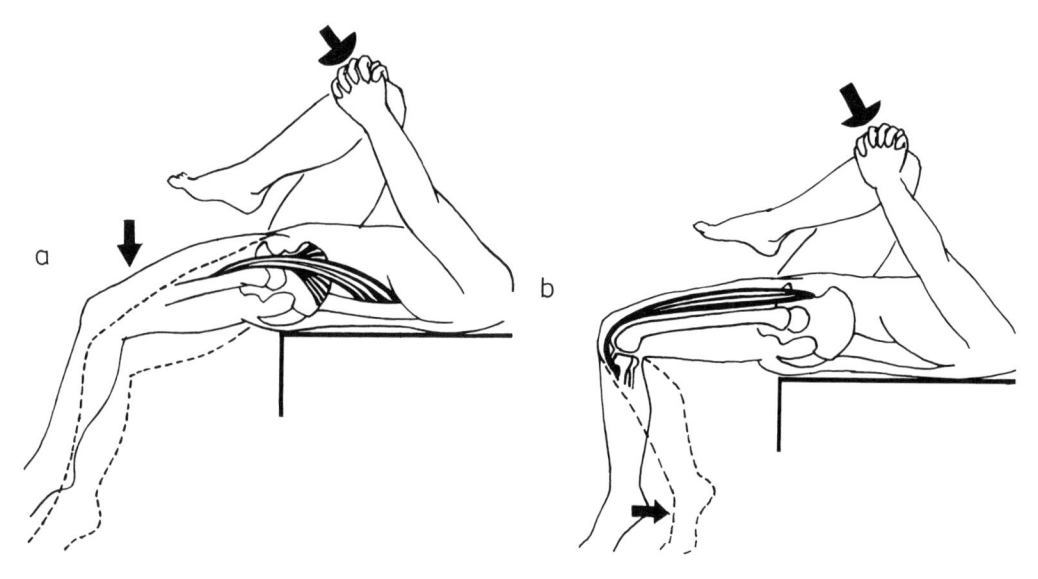

Abb. 3.5a, b

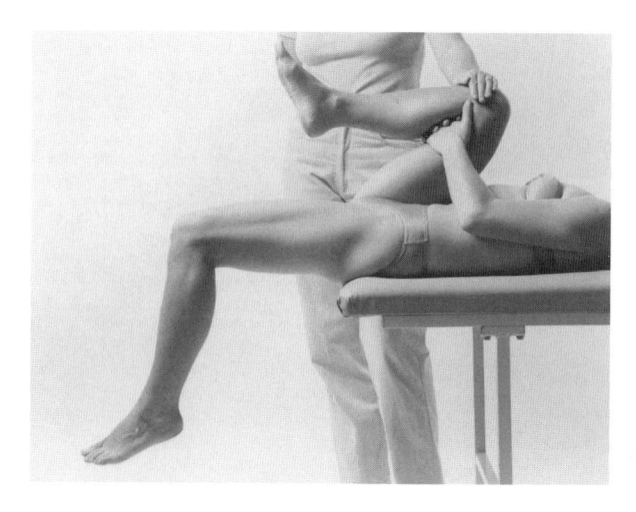

Abb. 3.6a

Abb. 3.6a–e: Zum Erreichen der Ausgangsstellung: Steißsitz an der Bankkante, nicht getestetes Bein vom Patienten mit den Händen in voller Beugung gehalten. Der zu Untersuchende wird passiv auf den Rücken gelegt.
Ausgangsstellung: Rückenlage, Becken auf der Bank. Nicht getestetes Bein wird vom Patienten fest in voller Beugung gegen Bauchwand gehalten, um Lumballordose auszugleichen. Haltung ist besser um das Knie, um längeren Hebel zu bekommen. Wenn diese Beugung Schmerzen auslöst, ist es günstiger, in der Kniekehle am Oberschenkel zu fixieren.
Getestetes Bein wird passiv in solche Lage geführt, dass es entspannt hängt.
Fixation: Durch Heranziehen des nicht getesteten Beines an den Rumpf. Zusätzlich drückt der Untersucher das Bein des Patienten an dessen Rumpf heran, damit es in keiner Phase der Untersuchung zur Lordosierung der Lendenwirbelsäule kommt.
Die einzelnen Bilder zeigen:
a) Ausgangsstellung
b) vertikaler Druck gegen den Oberschenkel (M. iliopsoas)
c) Druck gegen den Unterschenkel nach dorsal (M. rectus femoris)
d) Fixation des Beckens und Druck gegen den Oberschenkel nach medial (M. tensor fasciae latae)
e) Fixation des Beckens und Druck gegen den Oberschenkel nach lateral (kurze Adduktoren).

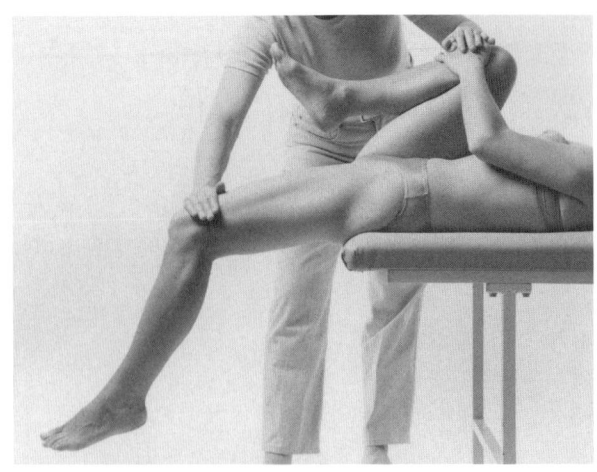

Abb. 3.6b

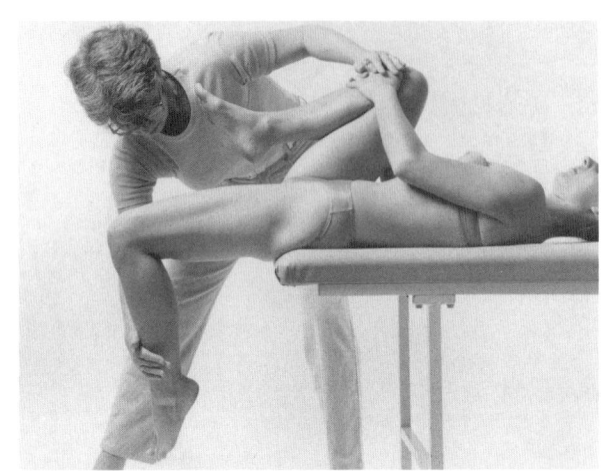

Abb. 3.6c

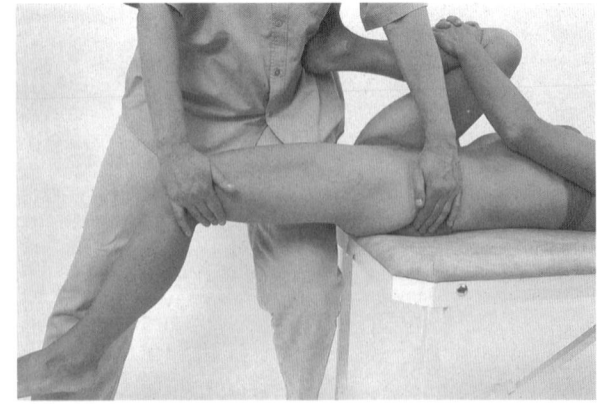

Abb. 3.6d

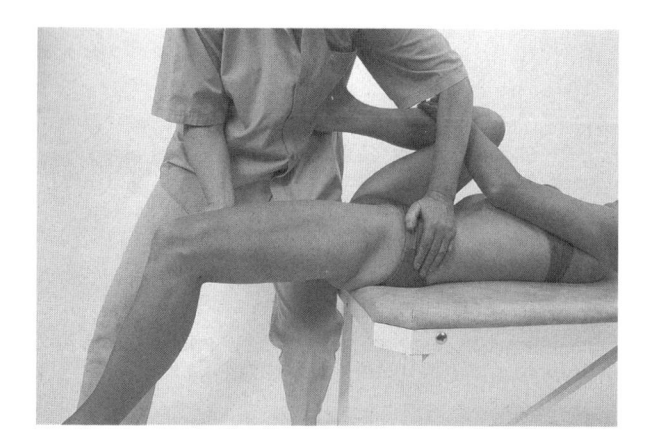

Abb. 3.6e

Auswertung
Die Stellung des Oberschenkels, des Unterschenkels, der Patella sowie das mögliche Bewegungsausmaß in Richtung der Hyperextension und Hyperadduktion in der Hüfte und Beugung im Kniegelenk werden bewertet.
- *Stufe 0:* keine Verkürzung. Oberschenkel horizontal ohne jegliche Deviation. Der Unterschenkel bei entspannter Muskulatur hängt senkrecht, die Patella befindet sich in nur leichter Lateralstellung. An der Lateralseite des Oberschenkels besteht eine nur ganz leichte Abflachung bzw. Vertiefung. Durch den Druck gegen das distale Drittel des Oberschenkels (Abb. 3.6b) ist es möglich, den Oberschenkel leicht unter die Horizontale zu bringen und Hyperextension im Hüftgelenk zu erreichen. Durch den Druck gegen das distale Drittel des Unterschenkels ist es leicht möglich, die Kniebeugung zu vergrößern (Abb. 3.6c).
- *Stufe 1:* leichte Verkürzung
  - Leichte Beugestellung im Hüftgelenk = M. iliopsoas verkürzt
  - Unterschenkel schräg nach vorn gestreckt = M. rectus femoris verkürzt
  - Oberschenkel in leichter Abduktion und Vertiefung an der Lateralseite verdeutlichen = M. tensor faciae latae verkürzt

Beim Druck gegen den Oberschenkel ist die Hyperextension leicht möglich, eine senkrechte Stellung des Unterschenkels durch einen leichten Druck gegen den Unterschenkel ohne Kompensationsbeugung in der Hüfte ist ebenfalls leicht möglich.
- *Stufe 2:* deutliche Verkürzung
  - Deutliche Beugestellung in der Hüfte, beim Druck auf das distale Drittel des Oberschenkels in Richtung der Hyperextension ist es unmöglich, die Horizontalstellung zu erreichen = Verkürzung des M. iliopsoas.
  - Unterschenkel schräg nach vorn gestreckt, die obere Patellakante tritt stärker hervor, sodass ihr oberer Rand deutlich tastbar ist. Bei passiver Beugung im Kniegelenk kommt es zur Kompensationsbeugung in der Hüfte = verkürzter M. rectus femoris.
  - Oberschenkel ist in Abduktionsstellung, die Patella ist deutlich lateralwärts verschoben und ihr äußerer Rand deutlich palpierbar. Beim Druck in Adduktionsrichtung verdeutlicht sich die Mulde an der Lateralseite des Oberschenkels, und das Ausmaß der Adduktion ist stark beschränkt = verkürzter M. tensor fasciae latae.

Bemerkung: Falls es schon in der Ausgangsstellung zu einer Hyperextension kommt, handelt es sich sehr wahrscheinlich um Hypermobilität.

Fehler

- Die richtige Stellung des Beckens wird nicht beachtet.
- Unzureichende Fixation des Beckens. Dadurch ändert sich dessen Stellung, es entsteht eine Lordose. Die Stellung des Beckens und des gesamten Beines ändert sich.
- Der Patient entspannt im Liegen nicht genügend und hält dadurch den Unterschenkel schräg.
- Die Richtung des Druckes wird nicht eingehalten. Namentlich bei der Untersuchung des verkürzten M. rectus femoris wird die Kompensationsflexion in der Hüfte dadurch unterstützt.
- Die Bewegung wird zu schnell ausgeführt.
- Es wird nicht zwischen den einzelnen Muskelgruppen unterschieden.
- Man verlässt sich bei der Fixation des nicht getesteten Beines zu sehr auf den Patienten, und es wird daher keine weitere Fixation vorgenommen.

Orientierender Test für den M. iliopsoas und M. rectus femoris

Ausgangsstellung: Bauchlage, Beine in der 0-Stellung, die Füße über das Bankende hängend. Fixation des Beckens von dorsal.
Auswertung: Beim verkürzten M. iliopsoas besteht eine Beugestellung in der Hüfte. Unter passiver Flexion des Kniegelenkes kommt es bei verkürztem M. rectus femoris zur kompensatorischen Flexion in der Hüfte und Vertiefung der Lumballordose.
Der Test ist jedoch nicht sehr genau.

3.4 Ischiokruralmuskulatur

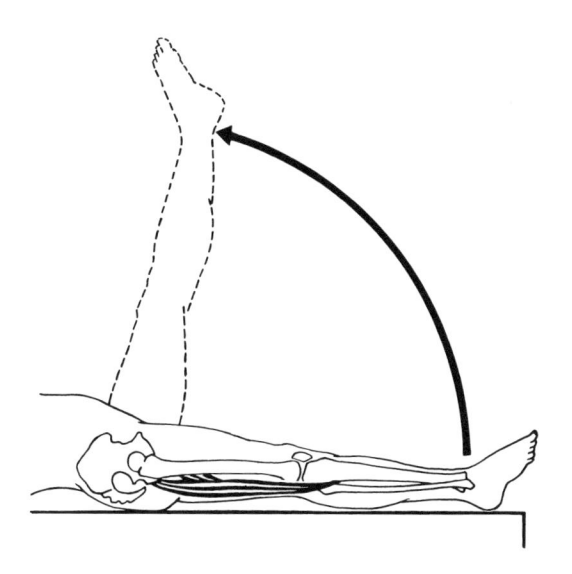

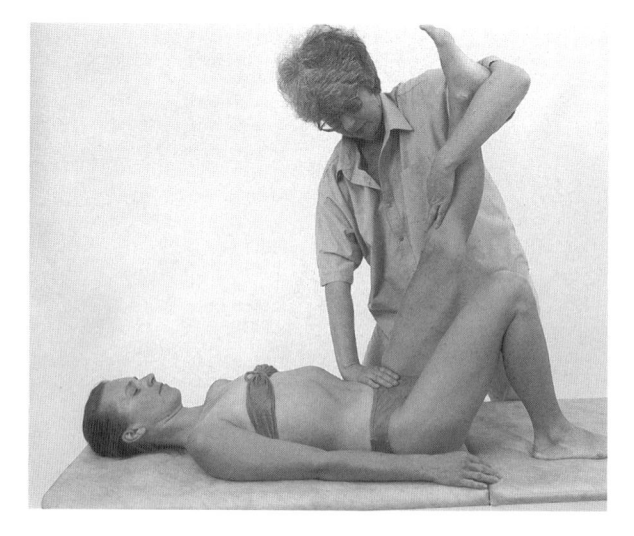

Abb. 3.7

Abb. 3.8: Ausgangsstellung: Rückenlage, Arme längs des Körpers, nicht getestetes Bein im Knie und Hüftgelenk gebeugt. Fuß auf der Unterlage, getestetes Bein gestreckt in 0-Stellung.
Fixation: Tastkontrolle am Becken auf der untersuchten Seite.
Bewegung: Der Untersucher hält das im Kniegelenk gestreckte Bein, dass die Ferse in Ellenbeuge liegt (um Rotation zu verhindern), die Handfläche an der ventralen Seite drückt gegen die Tibia, um volle Extension im Kniegelenk zu kontrollieren. Patella bleibt frei. Mit gehaltenem Bein wird Beugung im Hüftgelenk durchgeführt.
Auswertung: Flexion im Hüftgelenk wird beurteilt. Test wird beendet, wenn man die Tendenz zur Kniebeugung spürt, wenn es zur Rückkippung des Beckens kommt oder wenn Schmerz in der ischiokruralen Muskulatur auftritt.

Zur Ischiokruralmuskulatur gehören M. biceps femoris, M. semitendinosus und M. semimembranosus.

Auswertung
- *Stufe 0:* keine Verkürzung. Die Flexion ist möglich im Ausmaß von 90°.
- *Stufe 1:* leichte Verkürzung. Die Flexion ist nur bis zwischen 80–90° möglich.
- *Stufe 2:* deutliche Verkürzung. Die Beugung ist möglich nur unter 80°.

Fehler

Die häufigsten Fehler sind:
- Das Kniegelenk wird direkt fixiert, obwohl die Patella frei bleiben soll.
- Es werden eine allmähliche Flexion im Kniegelenk und eine Abduktion und Außenrotation im Hüftgelenk zugelassen. Dem hilft der Untersucher noch nach, wenn er die Bewegung nicht ausreichend aus seinem Schultergelenk heraus beginnt und dann als Weiterführung keine reine Seitbeuge des Rumpfes ausführt, sondern sich dreht und das Bein noch in Abduktion zieht.
- Das nicht betestete Bein ist nicht in Flexion. Das ändert die Ausgangsstellung des Beckens. Das Bewegungsausmaß ist dann um etwa 10° kleiner.
- Die Mitbewegung des Beckens wird nicht beachtet.

Orientierungstest

Der Untersuchte sitzt mit gestreckten Beinen. Er soll fähig sein, die senkrechte Haltung des Beckens, also 90° Hüftbeugung, ohne Kniebeugung zu erreichen (Abb. 3.9).

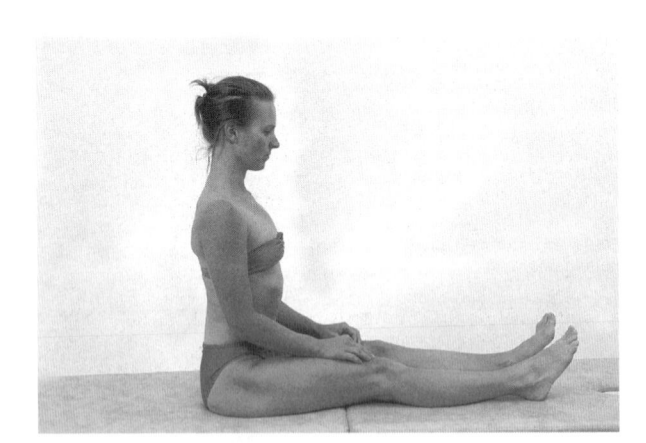

Abb. 3.9: Orientierender Test für die Ischiokruralmuskeln, Sitzen mit gestreckten Beinen

3.5 Adduktoren des Oberschenkels

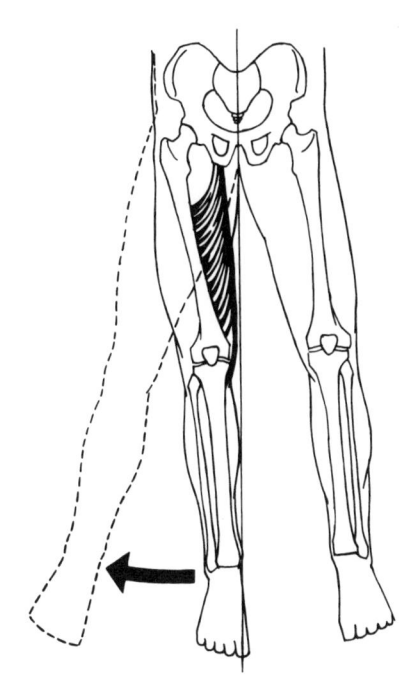

Abb. 3.10

Zu den Adduktoren des Oberschenkels gehören: M. pectineus, M. adductor brevis, magnus, longus, M. gracilis, M. semitendinosus, M. semimembranosus und teilweise sogar der M. biceps femoris.

Auswertung
- *Stufe 0:* keine Verkürzung. Abduktion im Ausmaß von 40° möglich
- *Stufe 1:* leichte Verkürzung. Abduktion beschränkt auf 30–40°
- *Stufe 2:* deutliche Verkürzung. Abduktion ist weniger als 30° möglich

Abb. 3.11a, b: Ausgangsstellung: Rückenlage, am Bankrand der zu untersuchenden Seite. Nicht getestetes Bein ist im Hüftgelenk um 15–20° abduziert.
Fixation ist durch leichte Abduktion des nicht getesteten Beines gesichert. Das Becken wird an der untersuchten Seite tastend kontrolliert. Bewegung des Trochanter major und ihre Beendigung werden palpiert.
Bewegung: Untersucher legt das zu testende Bein mit Ferse in die Ellenbeuge, um eventuelle Außenrotation zu vermeiden. Handfläche ist auf die Tibia gelegt. Durch einen ständigen Druck wird Extension im Kniegelenk gehalten. Abduktion wird im vollen Ausmaß durchgeführt. Nach Erreichen des vollen Ausmaßes, wird Kniegelenk leicht (10–15°) gebeugt, d. h. vor Beginn der Beckenmitbewegung bei einem Winkel unter 40°, und die Abduktion, falls möglich, fortgesetzt.
Bewertung: Ausmaß der Abduktion im Hüftgelenk wird mit gestrecktem und gebeugtem Knie bewertet. Wenn Einschränkung bei beiden gleich ist, handelt es sich um die Verkürzung der eingelenkigen Adduktoren. Falls sich das Bewegungsausmaß bei gebeugtem Knie vergrößert, handelt es sich um Verkürzung der zweigelenkigen Adduktoren.

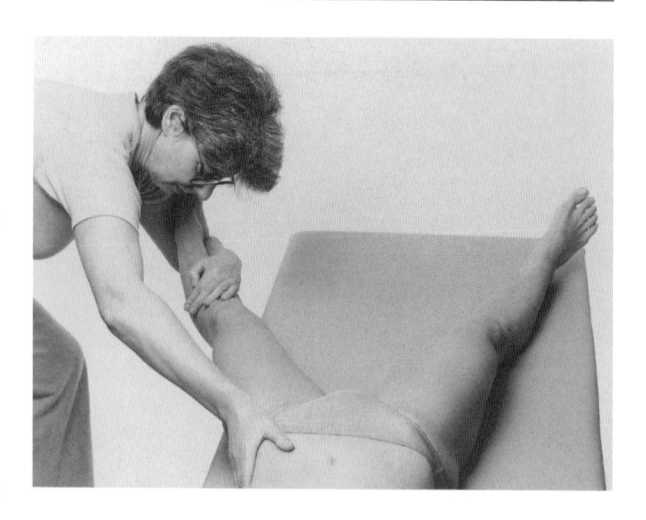

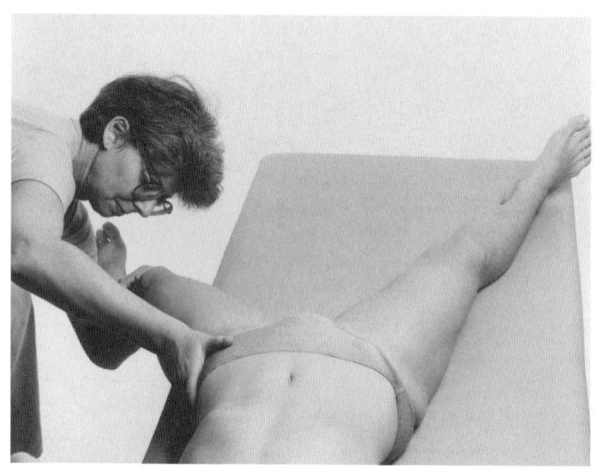

Fehler

Die häufigsten Fehler sind:
- Im Verlauf der Bewegung wird gleichzeitig mit der Abduktion eine leichte Beugung oder Außenrotation im Hüftgelenk durchgeführt.
- Es wird nicht in zwei Phasen, also bei gestrecktem und gebeugtem Knie, untersucht.
- Es wird die erforderliche leichte Abduktion des nicht getesteten Beines nicht eingehalten. Dadurch verschlechtert sich die Fixation des Beckens, und seine Mitbewegung wird ermöglicht.
- Die Mitbewegung des Beckens wird nicht beachtet.
- In der zweiten Phase wird zu große Kniebeugung erlaubt, was bei verkürztem M. rectus femoris zur Fazilitation der Adduktoren führt.
- Es wird vergessen, dass der Unterschenkel immer unterstützt sein muss.

3.6 M. piriformis

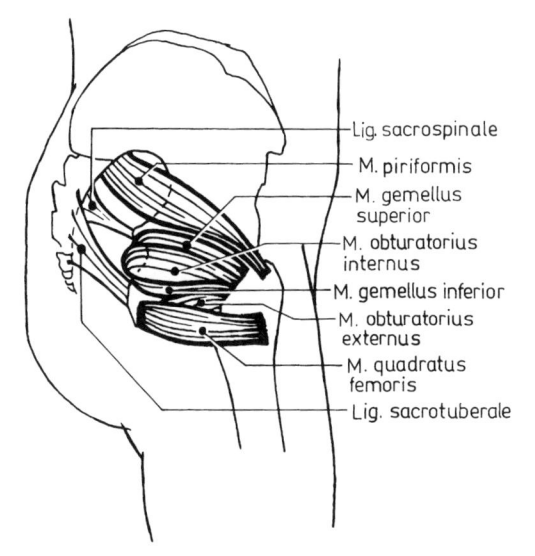

Abb. 3.12

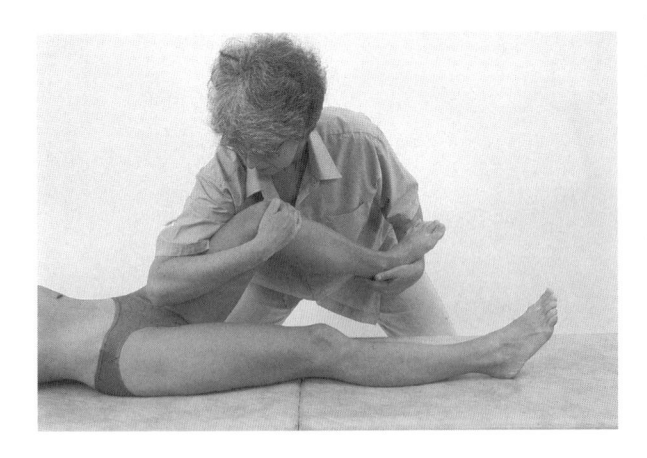

Lig. sacrospinale
M. piriformis
M. gemellus superior
M. obturatorius internus
M. gemellus inferior
M. obturatorius externus
M. quadratus femoris
Lig. sacrotuberale

Abb. 3.13: Ausgangsstellung: Rückenlage, Arme längs des Körpers, nicht getestetes Bein in 0-Stellung.
Fixation des Beckens durch Druck gegen Knie der untersuchten Seite in Richtung zur Hüfte.
Bewegung: Untersucher beugt Bein in der Hüfte höchstens bis zu 60°, drückt das Knie in der Oberschenkellängsachse, um nötige Fixation des Beckens zu erreichen. Die zweite Hand hält Unterschenkel. Dann wird passiv maximale Adduktion, zusätzlich Innenrotation im Hüftgelenk durchgeführt.
Bewertung: Nach Möglichkeit wird die Innenrotation der Hüfte in Adduktion bewertet und die Spannung am Bewegungsende.

Auswertung
- *Stufe 0:* keine Verkürzung. Adduktion und Innenrotation im vollen Ausmaß möglich bei weicher Endespannung.
- *Stufe 1:* leichte Verkürzung. Adduktion und Innenrotation sind beschränkt.
- *Stufe 2:* deutliche Verkürzung. Adduktion beschränkt, Innenrotation fast unmöglich und schmerzhaft.

Fehler

- Der Druck auf das Knie wird nicht konstant während der ganzen Untersuchung gehalten, und dadurch wird das Becken nicht genügend fixiert.
- Adduktion und Innenrotation werden nicht bis in die Endstellung durchgeführt.

Palpationstest

Abb. 3.14: Ausgangsstellung: Bauchlage, Arme längs des Körpers, Beine in 0-Stellung, Fußspitzen ragen über den Bankrand, um Hüftrotation zu vermeiden.
Untersucher palpiert von kranial her tief im Bereich zwischen Spina iliaca posterior superior und Tuber ischiadicum. Palpation verläuft in schräger Richtung kaudalwärts und medialwärts. Unter normalen Umständen ist der Muskel nicht tastbar. Bei Verkürzung und/oder Verspannung spürt man empfindlichen Muskelbauch, wenn er unter den Fingern des Untersuchers wegrutscht.

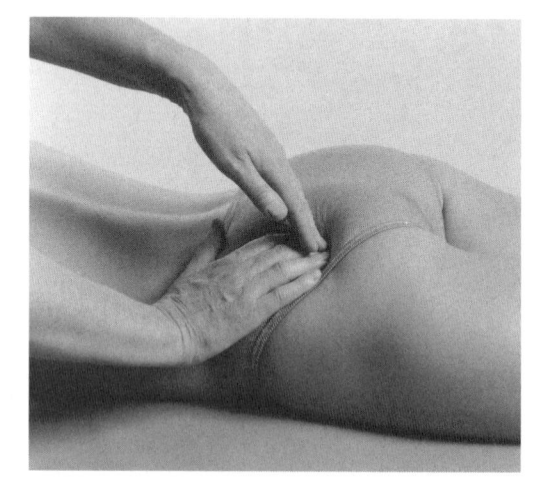

3.7 M. quadratus lumborum

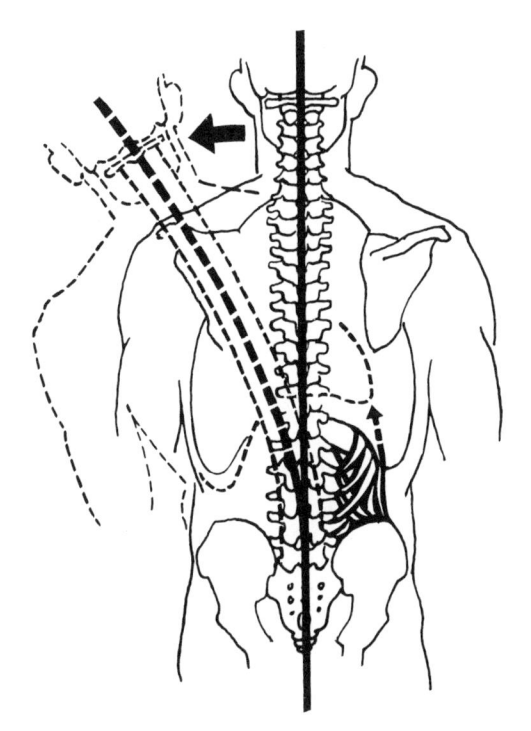

Abb. 3.15

Untersuchungsmethode 1

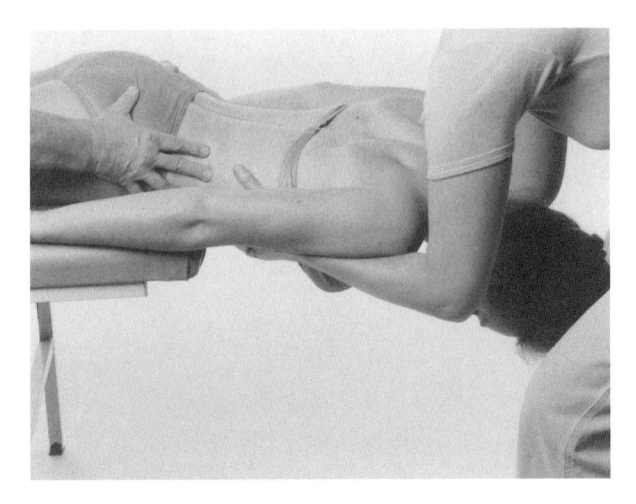

Abb. 3.16: Ausgangsstellung: Bauchlage, Oberkörper ragt über den Bankrand hinaus.
Haltung: Untersucher fixiert Becken und Beine, während der Bewegung palpiert er gleichzeitig tief die Spannung des M. quadratus lumborum. Ein zweiter Untersucher trägt Oberkörper des Patienten auf seinen Unterarmen. Es ist leichter und zuverlässiger, den Oberkörper des Patienten auf einen Rolltisch zu legen, der die Höhe der Untersuchungsbank hat.
Bewegung: Seitenneigung des Rumpfes in der Horizontale.
Bewertung: Seitenneigung soll symmetrisch sein; bei Verkürzung ist Seitbeugung unvollständig, Wirbelsäule entfaltet sich nicht in einem gleichmäßigen Bogen. Lumbalabschnitt bleibt steif, es kommt zur kompensatorisch hypermobilen Abknickung im thorakolumbalen Übergang.

Untersuchungsmethode 2

Vor der eigentlichen Untersuchung machen wir eine Markierung an der untersuchten Lateralseite des Brustkorbes in der Höhe des unteren Schulterblattwinkels.

Abb. 3.17: Ausgangsstellung: Patient liegt auf der untersuchten Seite, unteres Bein leicht gebeugt, oben liegendes Bein gestreckt, oberer Arm ist vor dem Körper aufgestützt und hilft ihn zu stabilisieren. Unterer Arm ist unter dem Kopf in der 90°-Beugung im Ellenbogen. Unterarm liegt auf Unterlage und ragt vorwärts.
Fixation nicht erforderlich.
Bewegung: Patient streckt den unteren Arm und schiebt damit den Oberkörper langsam hoch. Sobald Mitbewegung des Beckens erkennbar, ist die Bewegung zu beenden.
Bewertung: senkrechte Distanz zwischen der Markierung an lateraler Thoraxseite und Unterlage wird gemessen, die Taille wird an der untersuchten Seite bewertet, die im Fall der Verkürzung konkav bleibt. Seitkrümmung der Brust- und Lendenwirbelsäule wird beurteilt. Immer werden die beiden Seiten verglichen.

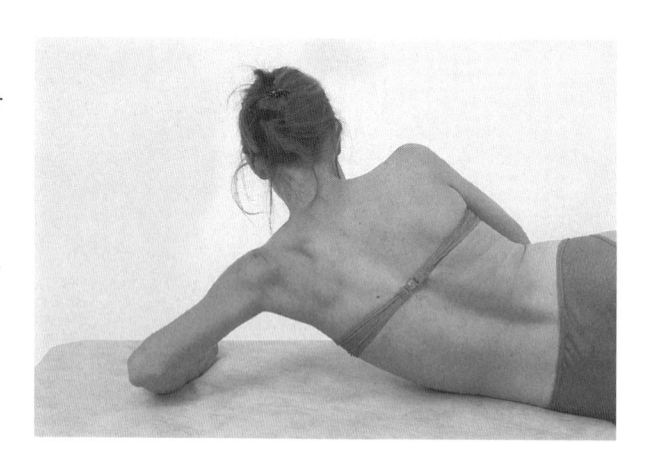

Auswertung
- *Stufe 0:* keine Verkürzung. Die senkrechte Entfernung der Markierung von der Unterlage ist 5 cm oder mehr.
- *Stufe 1:* leichte Verkürzung. Die Entfernung beträgt zwischen 3–5 cm.
- *Stufe 2:* deutliche Verkürzung. Die Entfernung beträgt weniger als 3 cm.

Fehler

- Während der Bewegung wird der Rumpf gleichzeitig gedreht, vorwärts oder rückwärts gebeugt.
- Becken und Beine werden nicht genügend fixiert.
- Die Palpation des untersuchten Muskels geht nicht tief genug, sodass der Muskel gar nicht erreicht wird.
- Die Mitbewegung des Beckens wird nicht beachtet.

3.8 Paravertebrale Rückenmuskulatur

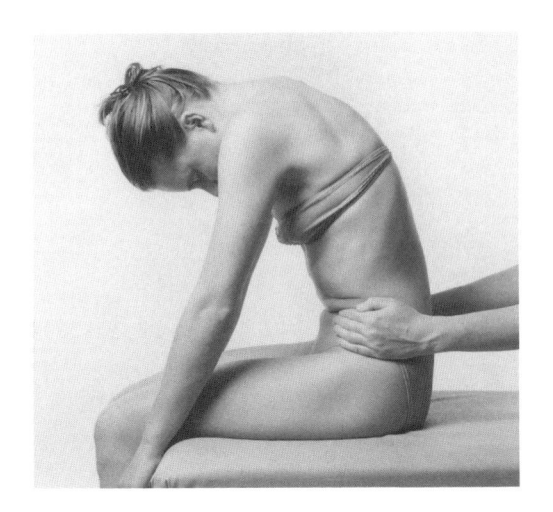

Abb. 3.18: Ausgangsstellung: aufrechter Sitz, Arme entspannt längs des Körpers, Beine in Knie- und Hüftgelenk 90° gebeugt, Oberschenkel auf Untersuchungsbank. Fußsohlen unterstützen, um rechten Winkel in Fußgelenken zu behalten.
Fixation: Tastende Kontrolle des Beckens, um Vorkippen zu verhindern.
Bewegung: maximale Rumpfvorbeuge mit einem gleichmäßigen Bogen. Becken darf nicht gekippt werden.
Bewertung: Entfernung zwischen der Stirn und den Oberschenkeln. Die normale Entfernung beträgt ungefähr 20 cm.

Auswertung
- *Stufe 0:* keine Verkürzung. Die erreichte Entfernung zwischen Stirn und Oberschenkel ist nicht größer als 20 cm.
- *Stufe 1:* leichte Verkürzung. Die gemessene Entfernung liegt zwischen 20 und 25 cm.
- *Stufe 2:* deutliche Verkürzung. Die Entfernung ist größer als 25–30 cm.

Fehler

- Das Vorkippen des Beckens wird erlaubt, und die gleichmäßige Beugung der Wirbelsäule wird nicht beachtet.
- Die richtige Ausgangsstellung des Beckens wird nicht beachtet.

Bemerkung

Leider ist der Test nicht spezifisch genug, da die untersuchte Gegend vielen Störeinflüssen unterliegt und sich sehr verschiedene Strukturen an der Bewegung beteiligen.

3.9 M. pectoralis major

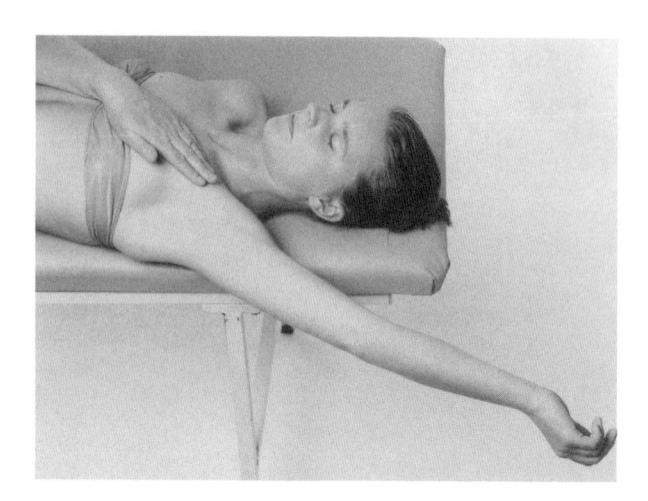

Abb. 3.19a–d: Ausgangsstellung: Rückenlage am Bankrand auf der zu untersuchenden Seite. Beine gebeugt, Fußsohlen auf der Bank abgestützt. Arme entspannt neben dem Körper, Kopf in Mittelstellung.
Fixation: vor Beginn der Bewegung durch Zug (kein Druck!) mit Unterarm auf Thoraxwand in diagonaler Richtung schräg nach kaudal und zur nicht getesteten Seite.
Bewegung:
a,b) distaler sternaler Anteil – a) Fixation und passives Lagern des gestreckten Armes nach schräg außen oben, b) Druck nach dorsal (fußbodenwärts).
c) mittlerer und oberer sternaler Anteil – Lagerung in Abduktion und Außenrotation im Schultergelenk, 90°-Flexion im Ellenbogengelenk. Druck gegen den Humeruskopf nach dorsal (Handlage wie in d),
d) klavikularer Anteil und M. pectoralis minor – Thoraxfixation, Arm hängt im Ellenbogen gestreckt, im Schultergelenk außenrotiert, entspannt neben Bank herab. Untersucher drückt Schultergürtel gegen Bank nach dorsal (Retraktion), gleichzeitig palpiert er die verlängerten Fasern. Für den M. pectoralis minor ist es vorteilhaft, den Druck gegen die Schulter nach dorsokranial zu richten.

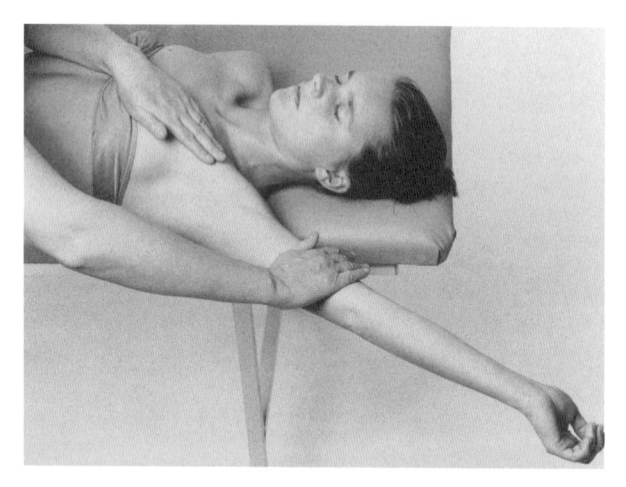

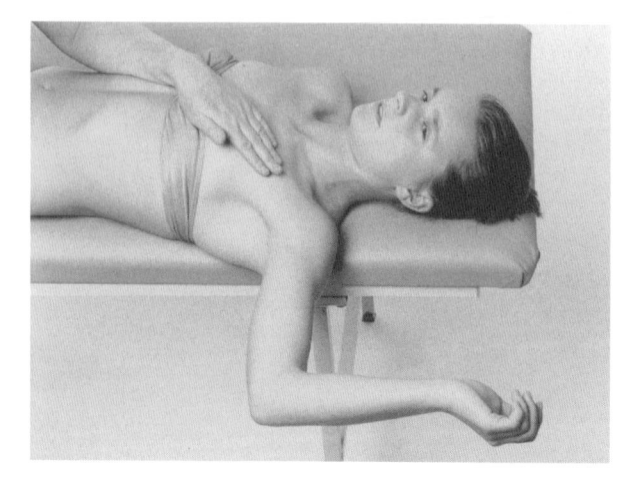

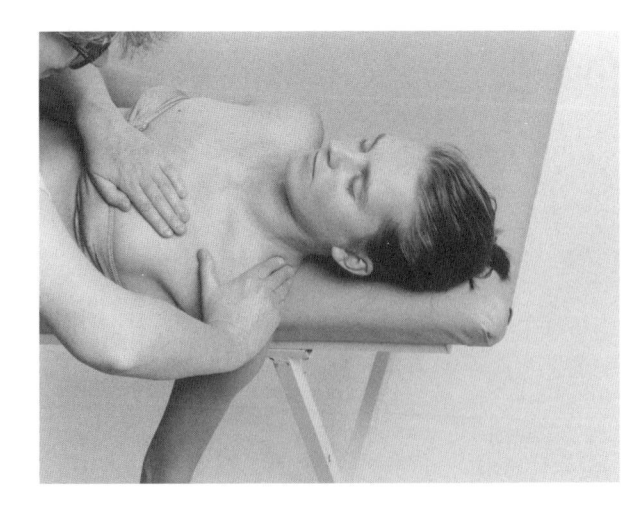

Abb. 3.19d

Auswertung
Distaler (Abb. 3.19a, b), mittlerer und oberer sternaler Anteil (Abb. 3.19c):
- *Stufe 0:* keine Verkürzung. Arm sinkt bis zur Horizontalen, bei vertikalem Abwärtsdruck gegen das distale Drittel des Oberarmes ist es möglich, das Bewegungsausmaß zu vergrößern. Der Arm kommt unter die Horizontalebene.
- *Stufe 1:* leichte Verkürzung. Der Arm erreicht die Horizontale nicht. Mit einem vertikalen Druck ist es aber möglich, die Horizontale leicht zu erreichen.
- *Stufe 2:* deutliche Verkürzung. Der Arm bleibt oberhalb der Horizontalen, und es ist sogar passiv nicht möglich, diese zu erreichen.

Auswertung für den klavikularen Anteil und den M. pectoralis minor (Abb. 3.19d), nach Möglichkeit wird die Retraktion des Schultergürtels bewertet:
- *Stufe 0:* keine Verkürzung. Die Retraktion des Schultergürtels kann leicht durchgeführt werden. Bei der Palpation findet man keine besondere Dehnung oder Spannung des klavikulären Anteils.
- *Stufe 1:* leichte Verkürzung. Die Retraktion kann nur gegen Widerstand schwierig und deshalb mit größerem Druck durchgeführt werden. Bei Palpation tastet man deutliche Verspannung der Muskelfasern.
- *Stufe 2:* deutliche Verkürzung. Die Schulterretraktion ist unmöglich, palpatorisch findet man deutliche Verspannung, die sogar schmerzhaft sein kann.

Fehler

- Der Brustkorb wird vor (!) Beginn der Bewegung nicht genügend fixiert, wodurch eine Drehung des Rumpfes oder eine Vergrößerung der lumbalen Lordose zugelassen wird.
- Statt durch schräg gerichteten tangentialen Zug auf den Thorax zu fixieren, wird ein vertikaler Druck ausgeübt.
- Der Führungsdruck wird nicht am Oberarm, sondern am Unterarm ausgeübt.
- Die erforderliche Beugung der Beine erfolgt nicht.

3.10 M. trapezius – oberer Anteil

M. trapezius

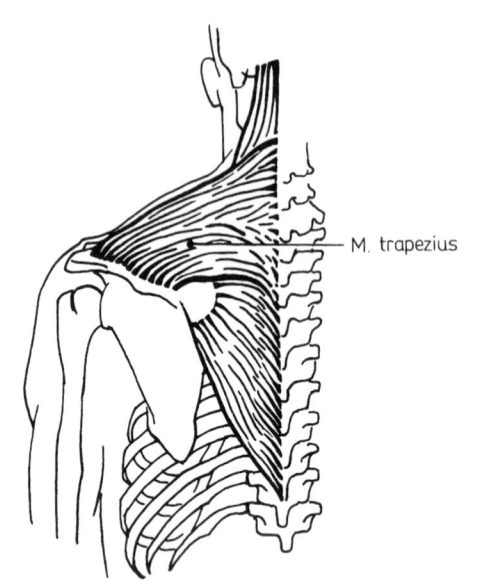

Abb. 3.20

Abb. 3.21: Ausgangsstellung: Rückenlage, Arme neben Körper, Beine leicht unterlagert unter den Knien und gebeugt. Kopf außerhalb der Unterlage in Mittelstellung ohne Rotation.
Fixation: Untersucher fixiert Schultergürtel, dass er ihn bis zu der Endespannung kaudalwärts drückt.
Bewegung: Mithilfe der anderen Hand, die den Kopf unterstützt, wird passiv maximale laterale Flexion des Halses zur nicht getesteten Seite durchgeführt. Dann setzt erste Hand mit Kaudalschub gegen die Schulter fort.
Auswertung: Orientierung nach dem Grad der möglichen Schultergürteldepression und Härte der Endespannung. Wenn Kopfseitenneigung beschränkt, dann Verdacht auf Knochen- oder Gelenkpathologie.

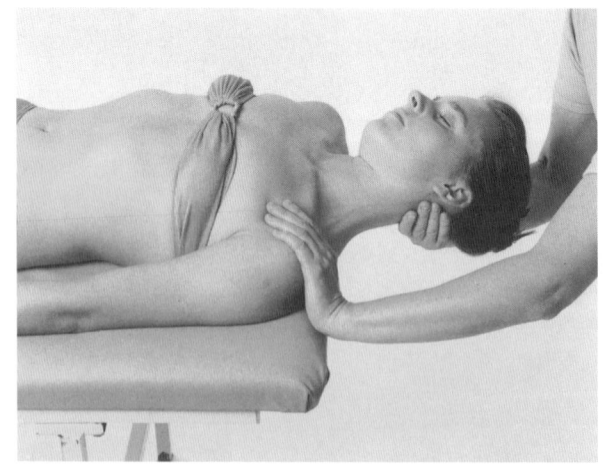

Auswertung

- *Stufe 0:* keine Verkürzung. Schultergürteldepression ist leicht durchführbar.
- *Stufe 1:* leichte Verkürzung. Die Depression kann schwieriger nur mit größerem Druck durchgeführt werden, sie ist aber möglich.
- *Stufe 2:* deutliche Verkürzung. Die Depression kann nicht durchgeführt werden, die Endespannung ist hart, und oft ist auch die Seitenneigung des Kopfes beschränkt.

Fehler

- Die Ausgangsstellung des Kopfes wird nicht sorgfältig beachtet.
- Die Knie sind nicht in Beugung unterlagert.
- Der Schultergürtel der untersuchten Seite wird nicht genügend fixiert.
- Die Bewegung wird mit einer Beuge- oder Rotationskomponente erlaubt.

Bemerkungen

- Die Untersuchung soll nur in der Rückenlage durchgeführt werden, um besser an den Schultern wirken zu können und um die Halswirbelsäule zu schonen. Darum sollte nie im Sitzen untersucht werden, da in aufrechter Stellung die HWS stets mehr belastet ist und der Untersucher dabei dazu neigt, die HWS zu überlasten und in unerwünscht große Neigung zu bringen. Außerdem ist es wegen der Steigerung der Gamma-Aktivität im Sitzen schwieriger, die nötige Entspannung zu erreichen.
- Bei Patienten mit fixierter Brustkyphose muss der Kopf so gelagert werden, bis die Glabella-Filtrum-Ebene horizontal liegt (als Ausgangslage).

3.11 M. levator scapulae

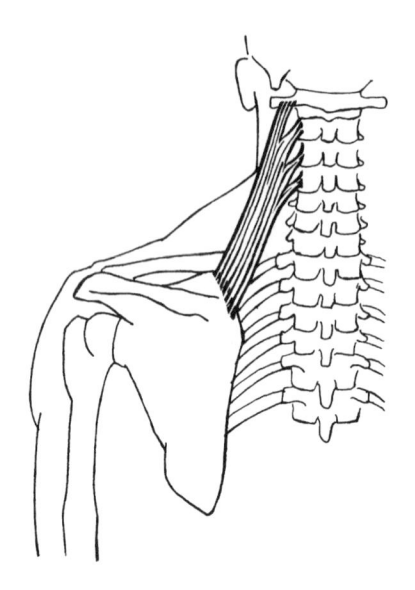

Abb. 3.22

Abb. 3.23: Ausgangsstellung: Rückenlage, Arme neben Körper, Beine in leichter Beugung unter den Knien unterlagert, Kopf auf Unterlage in Mittelstellung.
Fixation: Untersucher fixiert Schultergürtel, dass er ihn in Depressionsstellung bis zum Endgefühl hält. Gleichzeitig wird Ansatz des Muskels mit Daumenspitze palpiert.
Bewegung: Die den Kopf unterstützende Hand führt maximale Vorbeugung, maximale Seitneigung und Rotation des Kopfes zur nicht getesteten Seite durch. Dann folgt Depression des Schultergürtels.
Auswertung: Endgefühl der Schulterdepression.

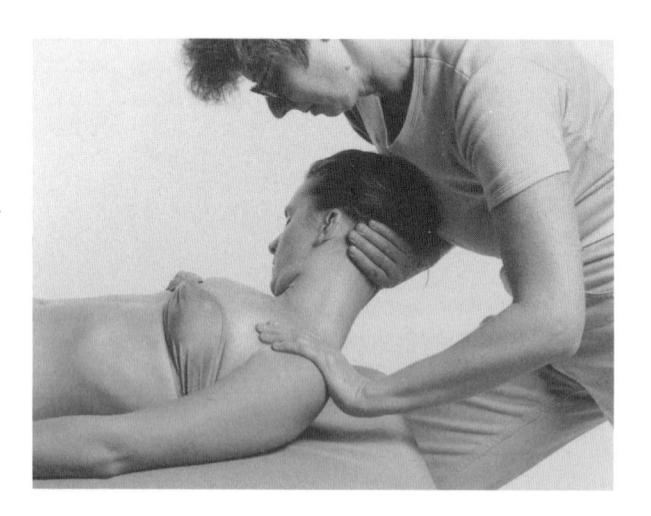

Auswertung
- *Stufe 0:* keine Verkürzung. Die Depression kann leicht durchgeführt werden.
- *Stufe 1:* leichte Verkürzung. Um die Depression des Schultergürtels zu erreichen, braucht man einen leichten Druck.
- *Stufe 2:* deutliche Verkürzung. Die Schultergürteldepression ist nicht möglich, das Endgefühl ist hart wie eine Sperre.

Fehler und Bemerkungen siehe Kapitel 3.10 (M. trapezius).

3.12 M. sternocleidomastoideus

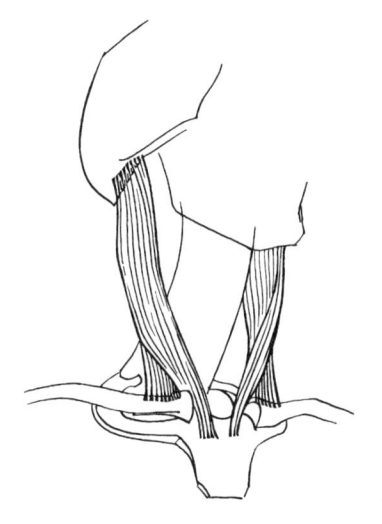

Abb. 3.24

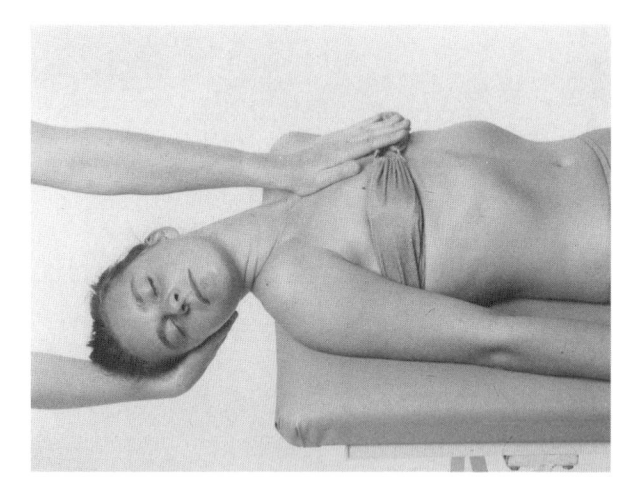

Abb. 3.25: Ausgangsstellung: Rückenlage, Arme neben dem Körper, Beine leicht gebeugt unter den Knien unterstützt. Kopf außerhalb der Unterlage, Untersucher hinter dem Kopf des Patienten.
Fixation des Sternums, nach Möglichkeit auch des Schlüsselbeines.
Bewegung: Untersucher unterstützt Hinterkopf, bewegt Kopf in Richtung der Extension, Lateralflexion und Rotation zur nicht getesteten Seite.
Auswertung: Grad der Verkürzung beurteilt man nach Ausmaß der Extension bei Palpation des gedehnten M. sternocleidomastoideus.

Fehler

Die Extension der Halswirbelsäule kann auf ungünstige Weise die Durchblutung durch die A. vertebralis beeinflussen. Der Test darf darum nur sehr langsam und vorsichtig durchgeführt werden, besonders bei älteren Patienten.

Bemerkung

Diese Untersuchung ist nicht empfindlich genug.

4 Untersuchungen der wichtigsten Bewegungsstereotype

4.1 Einführung

Unter einem Bewegungsstereotyp (dynamisch-motorischer Stereotyp, Bewegungsmuster) versteht man einen einfachen oder komplizierten Bewegungsablauf, der automatisch abläuft und während der Bewegung ohne bewusste Kontrolle ein immer gleiches Muster zeigt. Alltagsbewegungen sind aus solchen Stereotypen zusammengesetzt. Sie werden in der Reihenfolge und Stärke der Muskelaktivierung durch Lernen und Wiederholung im Zentralnervensystem als Schablone („Software") abgelegt. Die Fähigkeit des Zentralnervensystems, durch innere und äußere Einflüsse diese Abläufe zu verändern, bezeichnet man als Plastizität.

Die unvorstellbar große Fähigkeit des Nervensystems, immer wieder neue Bewegungsabläufe auszuarbeiten, macht logischerweise die Untersuchung der Muskulatur, besonders die ihrer Koordination ausgesprochen schwierig. Zur rationalen Gestaltung des Untersuchungsprogramms waren solche Bewegungsmuster auszuwählen, die uns die für die Praxis wichtigsten Informationen geben können. Aus den zahllosen Möglichkeiten wurden nur sechs Testbewegungen, die uns einen verhältnismäßig guten Überblick über die Qualität des ganzen Systems geben können, ausgewählt und vorgestellt.

Die ersten drei Tests geben Informationen über die untere Körperhälfte, besonders in Beziehung zum Gang bzw. Schritt. Der Schritt gehört zu den wichtigsten Einzelbewegungen, wozu anatomische Strukturen und die primitiven Bewegungsreflexe die Grundlagen liefern. Die übrigen drei Tests richten sich auf die obere Körperhälfte. Ihre Untersuchung gewährt eine Übersicht über die Qualität der Bewegungssteuerung im Schulter-Nacken-Bereich und damit über die Belastung der Schulterpartie und der Halswirbelsäule.

Bei der Untersuchung der Bewegungsstereotype sind einige wichtige Punkte zu beachten:
- Die Bewegung soll auf die dem Patienten eigene Weise durchgeführt werden, ohne Korrektur.
- Die Bewegung soll langsam ausgeführt werden.
- Die Haut des Untersuchten soll nicht berührt werden, da jedes Tasten den Ablauf in der Aktivierungsfolge der einzelnen Muskeln innerhalb der Muskelkette wesentlich beeinflussen kann.
- Erst nach der Analyse der in gewohnter Weise durchgeführten Bewegung kann man versuchen, durch Fazilitation den Verlauf der Bewegung zu beeinflussen.

Die Reihenfolge der Aktivierung der einzelnen Muskeln kann man in den meisten Fällen durch Beobachtung, also visuell, beurteilen. Für die tägliche Praxis reicht das meist aus. Nur in speziellen Einzelfällen, vor allem für Forschungszwecke oder objektive Dokumentation, ist eine polyelektromyographische Untersuchung nötig.

Bei der Bewertung des Bewegungsablaufes im Test kann man einen idealen Verlauf beschreiben und man kennt eindeutig pathologische Abläufe, die mit sehr großer Wahrscheinlichkeit zu klinischen Beschwerden führen. Dazwischen liegt ein Übergangsbereich, in dem zunehmende Abweichungen vom Ideal zu unökonomischer Form der Bewegung mit zunehmend verminderter Belastbarkeit des Patienten einhergehen. Man kann darin einen zur Pathologie disponierenden Faktor sehen, aber diese Entwicklung nicht zuverlässig voraussagen.

4.2 Die Extension der Hüfte

Die Extension bzw. Hyperextension der Hüfte, d. h. die letzten 10° bis 15° des Bewegungsausmaßes, stellt die Voraussetzung für den physiologischen Ablauf des Schrittes – der Standbeinphase – dar. Bei ideal durchgeführtem Stereotyp läuft die Bewegung hauptsächlich im Hüftgelenk ab, die Vorkippung des Beckens bleibt ganz gering. Man kann für diesen Fall voraussetzen, dass der Bereich der Lendenwirbelsäule nur minimal belastet wird. Je stärker der Bewegungsablauf von diesem Ideal abweicht, desto mehr wird die Hüftextension mit verstärkter Beckenvorkippung durchgeführt, was letzten Endes zur Überlastung lumbosakral führen muss.

Technische Durchführung (Abb. 4.1): Die Hüftextension aus der 0-Stellung wird in Bauchlage durchgeführt. Die Fußspitzen hängen über den Bankrand, um die Mittelstellung des Beines zu ermöglichen und passive Rotationen zu vermeiden. Die Außenrotation der Hüfte fazilitiert nämlich den M. gluteus maximus, während die Innenrotation den Muskel hemmt. Der Kopf kann bequem rotiert liegen. Eine Kopfrotation beeinflusst den Bewegungsablauf nicht oder nur unwesentlich. Der Untersuchte hebt das gestreckte Bein langsam hoch. Die Bewegung wird beendet, sobald die Vorkippung des Beckens beginnt. Je nach Alter des Untersuchten, in Abhängigkeit von der Verkürzung der Hüftbeuger oder degenerativen Veränderungen im Hüftgelenk, schwankt das Ausmaß um 10° Hyperextension.

Während der Bewegung wird eine ganze Reihe von Muskeln aktiviert. Bei der Untersuchung der Hüftextension interessieren uns aber hauptsächlich die ischiokruralen Muskeln, der M. gluteus maximus, die kontralateralen und ipsilateralen lumbalen Rückenstrecker und die kontralateralen und ipsilateralen thorakolumbalen Rückenstrecker. Wir bestimmen die Reihenfolge, in der sie aktiviert werden.

Bewertung: Als *ideal* sehen wir folgende Reihenfolge an:
1. ischiokrurale Muskeln,
2. M. gluteus maximus,
3. kontralaterale lumbale Rückenstrecker,
4. ipsilaterale lumbale Rückenstrecker,
5. kontralaterale thorakolumbale und zuletzt
6. ipsilaterale thorakolumbale Rückenstrecker.

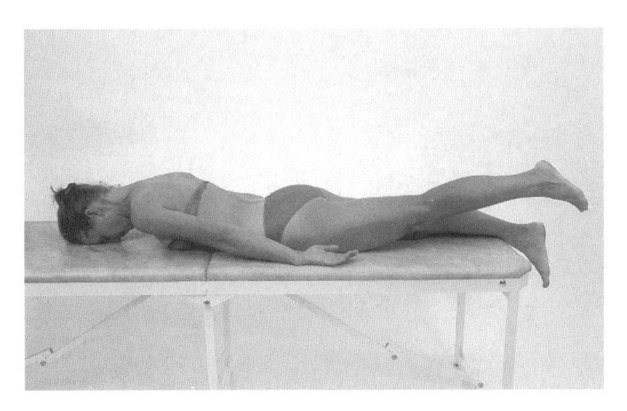

Abb. 4.1: Hüftextension aus 0-Stellung

Diese Reihenfolge sichert nicht nur die nötige Stabilisation des Beckens, sondern auch den gewünschten Schutz der Lumbosakralregion. Je zuverlässiger die Stabilisation des Beckens ist, desto weniger werden die Schulter-Nacken-Muskeln aktiviert und die Halswirbelsäule weniger oder gar nicht belastet. Je geringer die Stabilisation des Beckens, desto stärker werden die Schulter-Nacken-Muskeln aktiviert. Bei Aktivierung der Nackenmuskulatur kommt es nachweislich während der Hüftextension zu unerwünschten Rotationen und Vorkippungen der Einzelwirbel in der unteren HWS.

Die ideale Reihenfolge der Muskelaktivierung kann sich im Laufe des Lebens und als Reaktion auf verschiedene pathologischen Vorgänge ändern. Diese Änderungen lassen sich in unterschiedliche Schweregrade einstufen.

Bei der *leichtesten Abweichung* werden die ipsilateralen Rückenstrecker vor den kontralateralen aktiviert. Das vermindert die Stabilisation des Beckens und erlaubt eine deutlichere Vorkippung des Beckens, was oft mit einer Rotationsbewegung des Beckens um die longitudinale Achse verbunden ist. Diesen Mechanismus kann man als Grundlage für die Überlastung lumbosakral ansehen.

Größere Gefährdung entsteht für den Betroffenen, wenn die thorakolumbalen Rückenstrecker eher aktiviert werden als die lumbalen, wobei oft der M. gluteus maximus sehr spät oder überhaupt nicht aktiviert wird. Diese Abweichung führt zu ungenügender lumbosakraler Stabilisation. Gleichzeitig erhöht sich die Aktivität der Schulter-Nacken-Muskulatur und ganz besonders die des M. latissimus dorsi. Diese Tatsache beeinflusst die Kinetik der Halswirbelsäule während der Hüftextension und kann zur Überlastung der HWS führen.

4.3 Die Hüftabduktion

Die Beurteilung der Hüftabduktion ist wichtig zur Beurteilung der Stabilisation des Beckens während der Standbeinphase und damit in der Untersuchungssituation des Einbeinstandes. Die Standbeinphase ist die längste Phase des Schrittes. Ungenügende Stabilisation des Beckens ruft dabei ein vergrößertes Beckenspiel hervor, d. h. eine deutlichere Seitenverschiebung, was als Folge zu einer zur lumbosakralen Überlastung in der Frontalebene führt.

Die Glutealmuskulatur (Mm. gluteus medius, minimus und maximus) neigt klinisch zur Hemmung und Abschwächung, obwohl die Muskeln auf den ersten Blick als Beckenstabilisatoren, also als posturale Muskeln, wirken. Das erscheint wie ein Widerspruch. Als Hauptstabilisator ist aber der M. tensor fasciae latae zu betrachten, der – obwohl klein und schwach – zusammen mit dem iliotibialen Trakt die Hüfte stabilisiert.

Technische Durchführung (Abb. 4.2): Der Stereotyp der Hüftabduktion wird in Seitenlage getestet. Das unten liegende Bein ist leicht gebeugt, um eine stabile Basis zu erreichen. Der Rumpf liegt genau seitlich oder gering nach vorn rotiert. Jede weitere Rotation des Rumpfes, besonders nach hinten, muss vermieden werden. Die Bewegung wird beendet, sobald sich das Becken mitbewegt.

Bewertung: Die *ideale* Aktivierungsfolge der drei wichtigsten an diesem Stereotyp beteiligten Muskeln:
1. die Glutealmuskulatur (medius und minimus),
2. der M. tensor fasciae latae,
3. der M. quadratus lumborum, aber nur um das Becken zu stabilisieren, d. h. statisch, nicht dynamisch.

Die *geringste Abweichung* von der idealen Reihenfolge ist der so genannte Tensormechanismus der Hüftabduktion, d. h. der Tensor wird als Erster aktiviert, während die Glutealmuskulatur erst später und mit weniger Anspannung folgt. In dieser Situation entsteht keine reine Abduktion, sondern eine Kombination der Abduktion mit Außenrotation und Flexion im Hüftgelenk gleichzeitig mit einer Rotation und seitlichen Neigung des Beckens, d. h. einem Hochziehen der getesteten Beckenseite.

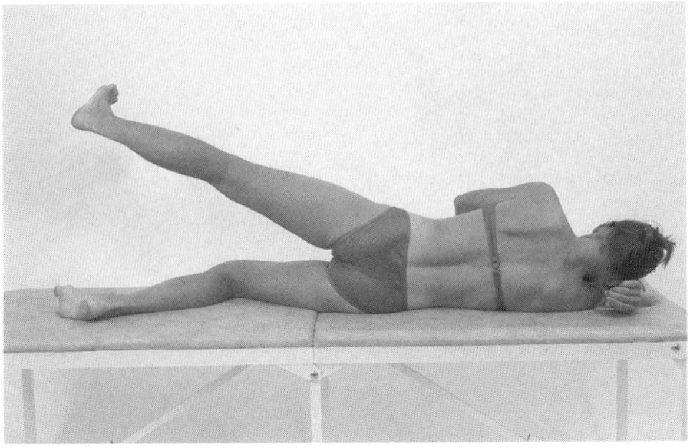

Abb. 4.2: Hüftabduktion in Seitlage

Bei der *schwerwiegendsten Abweichung* vom Ideal wird die Bewegung mit einem Hochziehen der Beckenseite begonnen. Als erster Muskel in der Bewegungskette wird der M. quadratus lumborum aktiviert und zwar in dynamischer Funktion. Das bedeutet, dass die Hüftabduktion eigentlich mit einer Beckenneigung beginnt und die Abduktion der Hüfte mehr oder weniger durch die Beckenbewegung ersetzt wird. Diese Veränderung der Aktivierungsreihenfolge führt zur Überlastung der ganzen Lendenwirbelsäule, insbesondere aber auf Höhe L5/S1.

4.4 Das Aufsetzen aus der Rückenlage

Die Testbewegung „Aufsetzen" beurteilt das Zusammenspiel zwischen der Bauchmuskulatur und den Hüftbeugern (M. iliopsoas). Hier liegt das allgemeine Problem, dass der M. iliopsoas meist zur Hyperaktivität neigt, die Bauchmuskeln (hauptsächlich der M. rectus) dagegen zur Aktivitätsminderung. Bei vielen Bewegungen arbeiten die beiden Muskelgruppen synergistisch, in der klinischen Praxis ist jedoch der M. iliopsoas meistens relativ zu stark und überwiegt. Diese Tatsache hat Teil an der Entstehung des unteren gekreuzten Syndroms. Deswegen ist es ausgesprochen wichtig, die Beziehungen zwischen diesen zwei Muskelgruppen zu erkennen. Das Hauptproblem für den Test liegt darin, wie man die Wirksamkeit der zwei Muskelgruppen trennen kann. Eine der besten Möglichkeiten wird im Test ausgenutzt.

Technische Durchführung (Abb. 4.3): Vor der Untersuchung zeichnet man im Stehen in Höhe der unteren Schulterblattwinkel eine Markierung auf die Rumpfwand über den Processus spinosus. Ausgangsposition ist die Rückenlage, die Arme liegen zunächst entspannt neben dem Körper, die Knie sind leicht flektiert unterlagert, die Füße werden kräftig aktiv plantarflektiert, wenn möglich gegen Widerstand, die Fersen werden gegen die Unterlage gedrückt, das Gesäß wird zusammengepresst. Auf diese Weise erreicht man so weit wie möglich eine Hemmung des M. iliopsoas und der Test wird vorwiegend mithilfe der Bauchmuskulatur durchgeführt.

Während der Testbewegung Aufsetzen hebt der Untersuchte zuerst den Kopf, dann die Schulter und zuletzt die BWS durch ihre Kyphosierung. Die Arme werden seitlich horizontal gehalten. Die Bewegung ist beendet, wenn die vorher angezeichnete Markierung in Höhe der unteren Schulterblattwinkel ungefähr 5 cm von der Unterlage angehoben wurde. Die Bewegung wird also nicht zum vollen Sitz durchgeführt. Diese zweite Phase des Aufsetzens wird nämlich als Vorkippen des Beckens durchgeführt, d. h. als Hüftbewegung durch beiderseitige Aktivierung der Hüftbeuger.

Bewertung:
- Das Ergebnis ist gut, wenn 5 cm Abstand der Markierung von der Unterlage erreicht werden.
- Leichte Störung: Steifhalte des Rumpfes vor Erreichen des Abstandes von 5 cm der Markierung von der Unterlage.

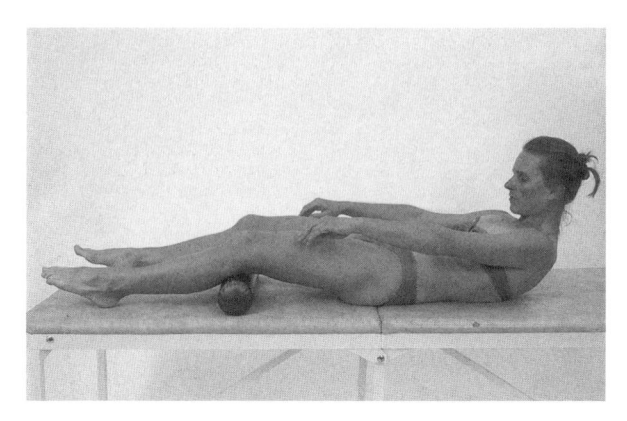

Abb. 4.3: Aufsetzen aus der Rückenlage

- Besonders nachteilig ist es, wenn von Anfang an der Rumpf steif gehalten wird, die Hüftbeuger sichtbar aktiviert werden und das Becken kippt.

> Es ist zu betonen, dass die allgemeine Regel, vor dem Test normale Dehnbarkeit der Antagonisten (hier der Rückenstrecker) zu gewährleisten, für das Aufsetzen aus Rückenlage besondere Bedeutung hat.

4.5 Der Liegestütz

Dieser Bewegungstest vermittelt Informationen über die Stabilisationsfähigkeit der Schulterblattmuskulatur. Eine zuverlässige Stabilisation ist Voraussetzung für ideal durchgeführte, d. h. ökonomische Bewegungen der oberen Gliedmaßen. Ohne vollkommene Stabilisation des Schulterblattes lassen sich Armbewegungen nicht mit voller Kraft und dabei ökonomisch durchführen.

Technische Durchführung (Abb. 4.4, 4.5): Die Untersuchung beginnt in Bauchlage. Sie ist unterschiedlich für Männer und Frauen und Kinder. Bei Männern wird der Liegestütz mit gestreckten Knien durchgeführt (Abb. 4.4). Auf diese Weise wird mehr Kraft, besonders der Arme, verlangt. Da Frauen und Kinder im Durchschnitt schwächer sind, wird der Liegestütz auf den Knien durchgeführt, also mit einem kürzeren Hebel, der weniger Belastung der Arme ergibt (Abb. 4.5).

Bewertung: Während der Durchführung des Liegestützes wertet man hauptsächlich die Stellung und Bewegung der Schulterblätter. Die Schulterblätter sollen im Idealfall fest an der Brustwand fixiert sein, ohne sich zu bewegen. Erst am Ende des Bewegungsablaufes schieben sich die Schulterblätter symmetrisch in Richtung der Abduktion nach außen vorn zur seitlichen Thoraxwand.

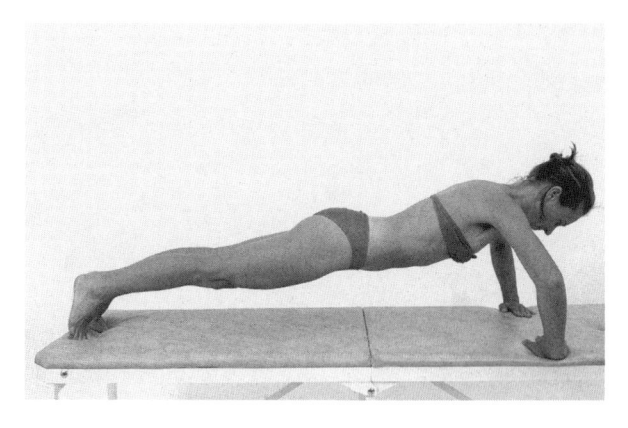

Abb. 4.4: Liegestütz mit gestreckten Knien

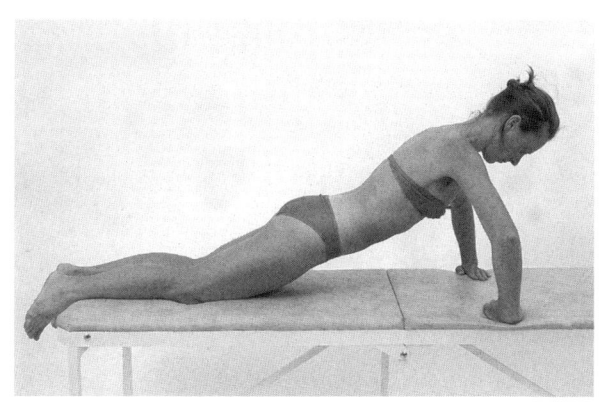

Abb. 4.5: Liegestütz mit gebeugten Knien

In der Reihenfolge zunehmender Pathologie des Liegestützes erscheinen:
- zuerst eine Schulterblattadduktion,
- dann das Verschieben der Schulterblätter nach kranial (unilateral oder bilateral, symmetrisch oder asymmetrisch).
- Die Kombination von Adduktion und Kranialverschiebung ist bereits deutliche Pathologie.
- Die nachteiligste Pathologie ist schließlich das zusätzliche Abheben des unteren Schulterblattwinkels.

Das Auftreten einer Scapula alata wird als schwerste Abweichung betrachtet. Sie spricht für eine ungenügende Stabilisation des Schulterblattes, was bei fast jeder Armbewegung zum Hochziehen der Schulter durch Ersatzspannung der oberen Schulterblattfixatoren und deswegen zusätzlich zur Überlastung der Halswirbelsäule führt. Oft findet man gleichzeitig überaktive Mm. pectorales.

Während des Liegestützes wird darauf geachtet, dass der Schultergürtel, der Rumpf sowie das Becken während des ganzen Bewegungsablaufes in einer Linie bleibt, also ohne lumbale Lordosierung oder thorakale Kyphosierung.

4.6 Die Vorbeuge des Kopfes

Diese Untersuchung testet die Koordination, das Zusammenspiel zwischen oberflächlichen Halsbeugern (M. sternocleidomastoideus) und tiefen Halsbeugern (vorwiegend Mm. longus colli et capitis und Mm. scaleni). Die oberflächlichen Beuger (siehe Kapitel 1.3.3 Flexion des Halses) schieben den Kopf vorwärts (Abb. 4.6), während die tiefen eine runde Vorbeugung bewirken (Abb. 4.7). Diese Differenzialdiagnose ist unter anderem wichtig, da während der Vorverschiebung des Kopfes drei wichtige Segmente der HWS überlastet werden: der zervikokraniale Übergang, der zervikozervikale Übergang (das Segment C_4/C_5) und der zervikothorakale Übergang, vorzugsweise das Segment Th_4.

Technische Durchführung und Bewertung: Der Patient liegt auf dem Rücken, die Arme neben dem Körper, die Beine sind in leichter Beugung unterlagert. Dann hebt der Patient langsam den Kopf an, *wie er dies gewöhnt ist*. Man beobachtet hauptsächlich die ersten 10° der Bewegung und beachtet besonders, ob er die Bewegung vielleicht mit einer Rückbeuge der HWS einleitet, statt sofort den Kopf abzuheben. Bei unsicherer Differenzialdiagnose ist es ratsam, einen ganz leichten Widerstand vom Gewicht eines Fingers gegen die Stirn (nicht gegen das Kinn) zu geben. Bei Aktivitätsminderung des M. longus capitis mit den Mm. scaleni verdeutlicht sich die Rückkippung des Kopfes.

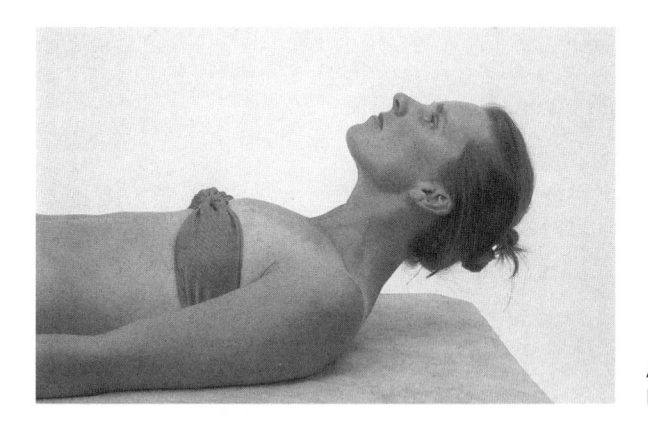

Abb. 4.6: Vorbeuge des Kopfes mit Hilfe der oberflächlichen Halsbeuger

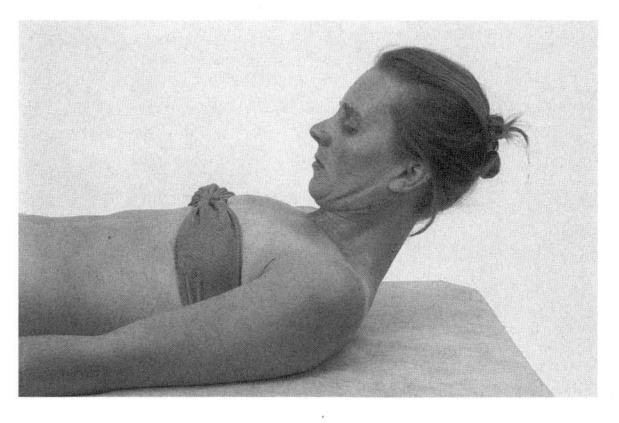

Abb. 4.7: Vorbeuge des Kopfes überwiegend mit den tiefen Halsbeugern

4.7 Die Abduktion des Armes

Die Beobachtung dieses Stereotyps gibt nicht nur über die Qualität der Abduktionsbewegung im Schultergelenk, sondern auch über die Fixation des ganzen Schultergürtels und daher auch über die Belastung der HWS während der Armbewegung Informationen.

Technische Durchführung (Abb. 4.8): Der Stereotyp wird im Sitzen beobachtet, der Patient sitzt entspannt auf dem Hocker, der getestete Arm wird im Ellenbogen 90° gebeugt. Diese Beugung ist nötig, um die unerwünschte Rotation im Schultergelenk besser vermeiden zu können.

Bewertung: An dieser Bewegung beteiligt sich eine lange Muskelschlinge. In *idealer* Reihenfolge sind das:
1. M. deltoideus und M. supraspinatus
2. der kontralaterale obere Anteil des M. trapezius (statisch)
3. der ipsilaterale obere Anteil des M. trapezius (anfangs statisch)
4. die kontralateralen Seitneiger des Rumpfes (M. quadratus lumborum) statisch
5. sogar die kontralaterale Peroneusgruppe.

Während der Armabduktion beobachtet man die Bewegung des Schultergürtels und konzentriert sich hauptsächlich auf drei Komponenten der Bewegung:
- auf die eigentliche Schulterabduktion
- die Rotation des Schulterblattes
- die Elevation des ganzen Schultergürtels.

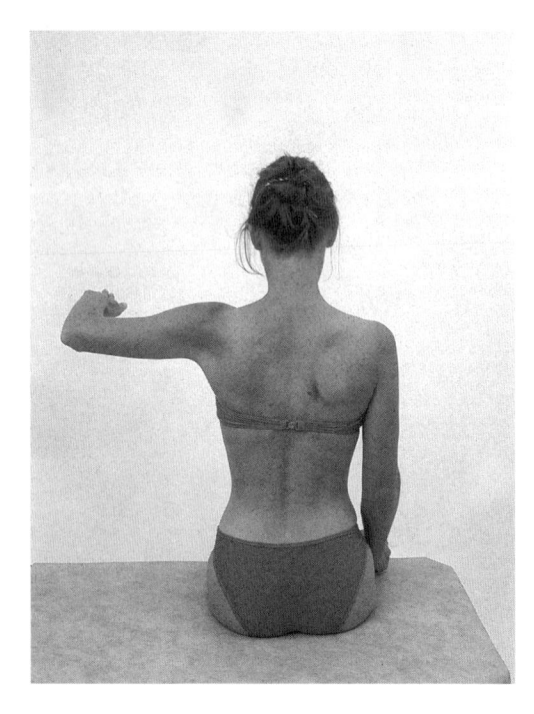

Abb. 4.8: Abduktion des Armes im Sitzen

Die *Schulterblattrotation* beginnt vom Anfang der Abduktion an. Sie ist sehr individuell. Ungefähr auf 10° Abduktion kommen 1–3° Schulterblattrotation, also bis 90° Abduktion entstehen mindestens 10° Schulterblattrotation. Oberhalb von 90° Abduktion an wird das Hochheben des Armes ausschließlich über die Schulterblattrotation durchgeführt.

Unterhalb von 60° Schulterabduktion entsteht im Idealfall *keine* Elevation der Schulter. Von 60° Abduktion an wird die Bewegung immer mit Anheben des Schultergürtels kombiniert.

Falls das Hochheben unterhalb von 60° Abduktion beginnt, ist das ein sicheres Zeichen für die pathologische Durchführung der Bewegung. Das bedeutet eine unerwünschte Aktivierung der Schulterheber (oberer M. trapezius, M. levator scapulae) und Nackenstrecker und zwar auch kontralateral, was zwangsläufig zur größeren Belastung der HWS führen muss.

Die stärkere und noch *gefährlichere Abweichung* vom Ideal des Stereotypes zeigt sich in einer zusätzlichen Rumpfseitneigung zur kontralateralen Seite. Das ruft zusätzlich noch eine Belastung der Lendenwirbelsäule hervor, was dann zu Schmerzen im Bereich der Lendenwirbelsäule führen kann.

5 Hypermobilität – Hypomobilität? Untersuchung der konstitutionellen Beweglichkeit

5.1 Einführung

Hypermobilität wie Hypomobilität sind keine Krankheitsdiagnosen und sie entstehen nicht ausschließlich als Folge einer Muskelstörung. Sie werden aber zusammen mit der Muskelverkürzung und der Muskelabschwächung untersucht. Vor allem die Feststellung einer Hypermobilität ist für die pathogenetische Analyse einiger Bewegungsstörungen wichtig, weshalb ihre Prüfung hier eingefügt wird.

Beweglichkeit ist ein Begriff, der das Ausmaß der *Bewegungsausschläge eines Gelenkes bzw. eines Bewegungssegmentes* beschreibt oder mit dem man versucht, das *Durchschnittsverhalten der Bewegungsausmaße* eines Abschnittes oder des ganzen Bewegungssystems zu beschreiben. Wir unterscheiden 3 Formen der hypermobilen Beweglichkeit: die lokale pathologische Hypermobilität, die ausgedehnte (evtl. generalisierte) pathologische Hypermobilität und die konstitutionelle Hypermobilität. Die lokale pathologische Hypermobilität findet sich beispielsweise als Kompensation in der Nachbarschaft eines Bewegungsdefizits (Blockwirbel, Blockierung). Ausgedehnt pathologische Hypermobilität kann Folge zentraler Tonusregulationsstörungen (z. B. Kleinhirnatonie) oder von angeborenen Syndromen (Marfan-Syndrom, Ehlers-Danlos-Syndrom) sein. Beweglichkeit ist von der Konstitution abhängig. Extremformen sind konstitutionelle Steifigkeit oder Hypermobilität. Weil Beweglichkeit trainierbar ist, gibt es auch eine leistungsabhängige Hypermobilität.

Die gezielte Untersuchung der *Beweglichkeit eines Gelenkes oder Bewegungssegmentes an der Wirbelsäule* mit der Fragestellung einer Funktionseinschränkung (Blockierung, movement restriction) oder einer lokalisierten Hypermobilität ist die Aufgabe gezielter manualmedizinischer Diagnostik. Sie versteht sich als Untersuchung der Gelenkfunktion und wird hier nicht beschrieben.

Im Unterschied zur Gelenkbeweglichkeit wird *die Untersuchung konstitutioneller Beweglichkeit* in allen Körperabschnitten durchgeführt, um Anhaltspunkte über die Belastbarkeit für statische Alltagsleistungen bei Patienten mit „vertebragenen" oder besser myoskeletalen Schmerzen zu erhalten. Je geringer die konstitutionelle Beweglichkeit ist, umso besser werden die statischen Belastungen Sitzen und Stehen vertragen. Je größer die konstitutionelle Beweglichkeit ist, umso notwendiger ist eine gut koordinierte Muskelsteuerung, d. h. umso größer ist die pathogene Bedeutung gestörter Bewegungsmuster (motorischer Stereotype) und damit der therapeutische Nutzen ihrer krankengymnastischen Behandlung. Mobilitätsfördernde Behandlungsverfahren haben dagegen immer weniger Nutzen, je größer die konstitutionelle Mobilität ist, und oft sind sie sogar nachteilig.

Die diagnostische Erfassung verminderter oder vergrößerter konstitutioneller Beweglichkeit setzt voraus, dass der Bereich durchschnittlicher („normaler") Beweglichkeit für alle Gelenke und Wirbelsäulenabschnitte bekannt ist. Das gilt aber nur näherungsweise.

Die Normwertangaben der Literatur haben eine enorme Streubreite. Dazu kommt erschwerend, dass sich einerseits die durchschnittliche Beweglichkeit mit dem Lebensalter verringert, andererseits ist sie bei beschwerdefreien männlichen Probanden immer signifikant kleiner als bei gleichaltrigen weiblichen Probanden. Normwertuntersuchungen müssten demnach jeweils für 10-Jahres-Altersgruppen durchgeführt werden, um die Streubreite zu ermitteln. Sie erfolgten bisher nur vereinzelt, z. B. bei Kindern und etwa 20-jährigen Erwachsenen.

Hypermobilitätstests benutzten bisher eine Grenzsituation für die Einstufung als „Hypermobilität" (z. B. Beighton et al., Janda). Damit wurden nur extreme Formen erfasst. Der Vorteil eines abstufbaren und auf die Körperregionen Arm, Bein, Rumpf verteilten Mobilitätstestes liegt in der offenen Zuordnung des 3-stufigen Testergebnisses zu Alter und Geschlecht des Untersuchten. Erst daraus ergibt sich dann die Wertung als geringe, durchschnittliche oder große Beweglichkeit.

Für die einzelnen Tests werden im folgenden *Ausgangsstellung, Durchführung der Testbewegung* und *Bewertung* des Ergebnisses beschrieben. In manchen Fällen werden *Fehlermöglichkeiten* erwähnt, wenn sie das Ergebnis beeinflussen und erfahrungsgemäß häufig vorkommen.

Die beschriebenen Ausgangsstellungen und Bewegungsabläufe sollten möglichst genau eingehalten werden, um vergleichbare Ergebnisse zu erhalten und die Verständigung zwischen verschiedenen Untersuchern zu ermöglichen.

> **Stufen der Beweglichkeit**
> Für jede Testsituation werden 3 Stufen der Beweglichkeit genannt und als A, B und C bezeichnet. Zu jeder Stufe wird ein Winkelbereich genannt. Das Ergebnis am untersuchten Patienten wird in eine der 3 Stufen, notfalls auf der Grenze zwischen 2 Stufen eingeordnet und in einem Protokollvordruck (Tab. 5.1) eingetragen. Die Winkelschätzung ist mit etwas Übung auf 5° genau möglich.
> - *Stufe A* liegt unterhalb eines Winkelgrenzwertes. Sie umfasst steife Beweglichkeit und an der Grenze zu B gehört sie zum unteren Bereich der Durchschnittsbeweglichkeit. Bei Männern im mittleren und höheren Alter liegt das Durchschnittsverhalten der Beweglichkeit im Bereich der Stufe A.
> - *Stufe B* gilt für junge Männer und für Frauen aller Altersgruppen als Durchschnittsverhalten.
> - *Stufe C* bedeutet in jedem Lebensalter überdurchschnittliches, d. h. hypermobiles Bewegungsverhalten.

Tab. 5.1: Dokumentationsbogen zum Mobilitätstest Hypomobilität-Hypermobilität

Mobilitätsgrad:		Stufe A	Stufe B	Stufe C
Hand: PIP, Überstreckung		< 0°	0° bis 10°	> 10°
	R			
	L			
Hand: MP, Überstreckung		< 45°	45° bis 60°	> 60°
	R			
	L			
dorsales Zusammendrücken der Mittelhand (MC-Köpfchen)		kaum	mäßig	erheblich
	R			
	L			
Ellbogen, Hyperextension		< 0°	0° bis 15°	> 20°
	R			
	L			
Schultergelenk, Abduktion		< 90°	90° bis 110°	> 110°
	R			
	L			
Schultergürtel, (horizontale) Adduktion		Ellbogen bis zur Medianebene	von Mitte bis halbwegs zur Schulter	zwischen Stufe B und Gegenschulter
	R			
	L			
Schultergürtel, Diagonalgriff (aktiv)		bis Fingerspitzenberührung	Fingerdeckung	Finger-Handflächenberührung
	R unten			
	L unten			
Knie, Extension		< 0°	0° bis 10°	> 10°
	R			
	L			
Hüfte, Rotation bei 90° Beugung (Summe aus IR und AR)		< 90°	90° bis 120°	> 120°
	R			
	L			
Rumpftiefbeuge (Bodenberührung) oder Vorbeuge im Langsitz (Zehenberührung)		bis Fingerspitzenberührung	bis Handknöchelberührung	Handflächenberührung und weiter
Lumbale Retroflexion aus Bauchlage (Ellbogeneinschlusswinkel)		< 60°	60° bis 90°	> 90°
Lumbale Lateroflexion, im Stehen (gegenseitige Achselfalte oberhalb von ...)		gleichseitigem Gesäß bis Analfalte	gegenseitiger Gesäßhälfte bis zur Mitte	gegenseitiger Gesäßhälfte äußere Hälfte
	R			
	L			
Thorakale Rotation (Ellbogen vorn geschlossen)		< 60°	60° bis 80°	> 80°
	R			
	L			
Zervikale Rotation bei aufrechtem Sitz		< 70°	70° bis 90°	> 90°
	R			
	L			

5.2 Proximale Interphalangealgelenke (PIP) 2. bis 5. Finger, Extension

Ausgangsstellung: Die Patientenhand liegt proniert, gestreckt und mit gestreckten Fingern auf der Unterlage oder einer Untersucherhand. Der Untersucher legt den Zeigefinger unter die Mittelglieder, und den Daumen quer über die 4 PIP-Gelenke (Abb. 5.1).

Testbewegung: Während der Daumen gegen die PIP-Gelenke hält, hebt der Zeigefinger mit zartem Druck die Mittelglieder an, bis ein Endegefühl entsteht. Die Bewegung kann auf diese Weise mit allen 4 Fingern gleichzeitig oder zur Kontrolle mit einzelnen Fingern (Abb. 5.2) durchgeführt werden. Der 4. Finger ist durchschnittlich am wenigsten im PIP-Gelenk extendierbar.

Bewertung
- *Stufe A:* Streckung unterhalb oder bis zur 0°-Stellung
- *Stufe B:* Zwischen 0°- und 10°-Streckung
- *Stufe C:* Extension von mehr als 10° über die 0°-Stellung hinaus

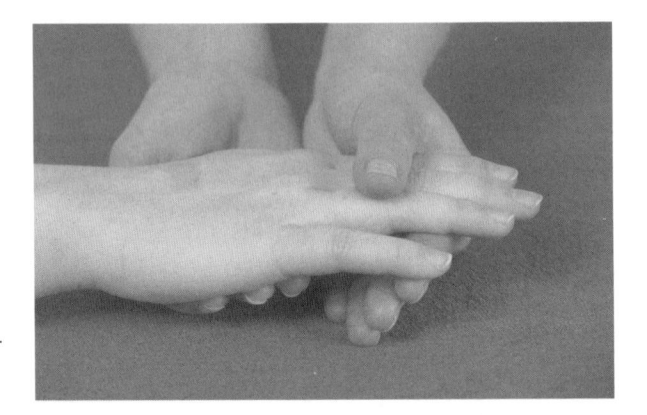

Abb. 5.1: Extensionsprüfung der proximalen Interphalangealgelenke 2–5, Ausgangsstellung

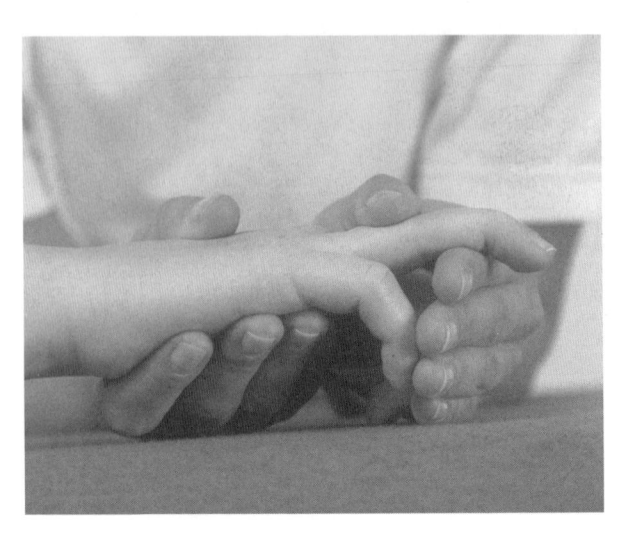

Abb. 5.2: Extensionsprüfung des PIP-Gelenkes am Einzelfinger (Stufe B)

5.3 Metakarpophalangealgelenke (MP) 2. bis 5. Finger, Extension

Die Fingergrundgelenke werden in Streckung, von der 0°-Stellung ausgehend untersucht.

Ausgangsstellung: Die Patientenhand liegt proniert, im Handgelenk gestreckt und mit gestreckten Fingern auf der Unterlage oder einer Untersucherhand. Der Untersucher legt den Zeigefinger seiner anderen, am besten der gegensinnigen, supinierten Hand von radial kommend unter die PIP-Gelenke und Fingergrundglieder. Der Daumen wird quer über die MP-Gelenke 2–5 gelegt.

Testbewegung: Während der Daumen die Köpfchen der Metakarpalen 2–5 unbewegt hält, hebt der Zeigefinger mit zartem Druck die Grundglieder nach dorsal, bis ein Endegefühl entsteht. Die IP-Gelenke dürfen sich unter der Bewegung beugen. Die Bewegung kann auf diese Weise mit allen 4 Fingern gleichzeitig durchgeführt werden (Abb. 5.3). Zur Kontrolle kann die Bewegung mit einzelnen Fingern wiederholt werden.

Bewertung
- *Stufe A:* weniger als 45° Extension
- *Stufe B:* 45° bis 60° Extension
- *Stufe C:* mehr als 60° Extension

Bemerkung: Auf einzelne Finger begrenzte Extensionseinschränkungen beruhen wahrscheinlich auf örtlichen Strukturkrankheiten und lassen sich dann nicht im Sinne der konstitutionellen Beweglichkeit werten. Wird die Extension der Grundgelenke bei gestreckten Fingern untersucht, ist das Ergebnis von der Dehnbarkeit der Fingerbeugemuskeln abhängig.
Das *Grundgelenk des Daumens* verhält sich sehr individuell zwischen extremer Steifheit und extremer Mobilität ohne zuverlässige Korrelation mit dem konstitutionellen Bewegungstyp. Das Gelenk ist deshalb für diese Fragestellung nicht geeignet.

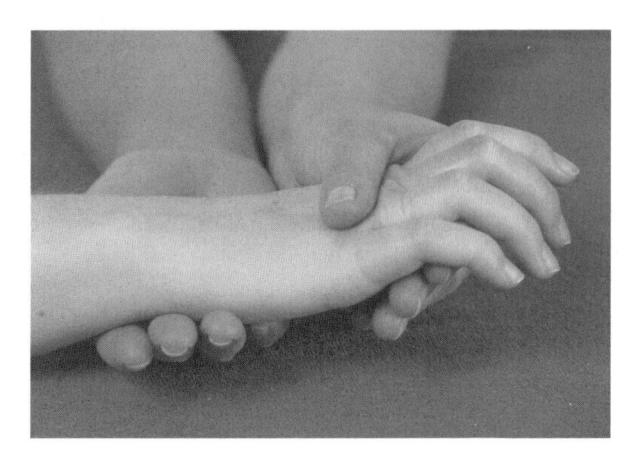

Abb. 5.3: Extensionsprüfung der Karpometakarpalgelenke 2–5 (Stufe A)

5.4 Dorsales Zusammendrücken der Metakarpalenköpfchen

Die Beweglichkeit der Mittelhand bestimmt den Eindruck der Weichheit oder Härte beim Händedruck. Dabei werden die Metakarpalenköpfchen nach innen, d. h. in einem dorsal konvexen Bogen zusammengedrückt. Überbeweglichkeit in dieser Richtung ist nur bei sehr deutlicher Ausprägung und nicht abstufbar zu testen (Abb. 5.4). Das Gleiche gilt für die manualmedizinische Untersuchung der Verschieblichkeit zwischen benachbarten MC-Köpfchen in der a.p.-Richtung (Abb. 5.5). Dagegen lässt sich das *dorsalkonkave Zusammendrücken* als Gesamtanblick gestuft bewerten.

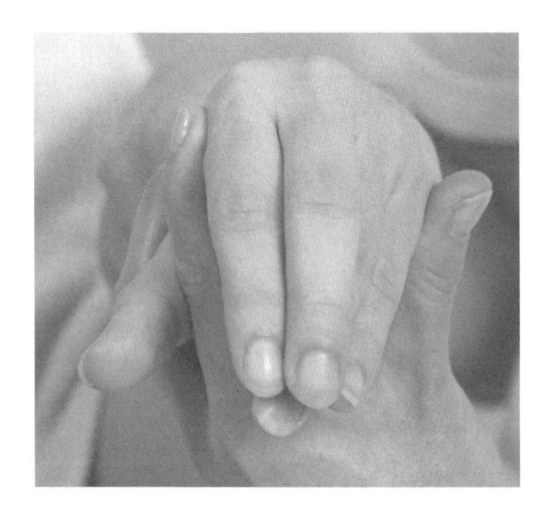

Abb. 5.4: Hypermobiles Zusammendrücken der Mittelhand nach dorsal konvex

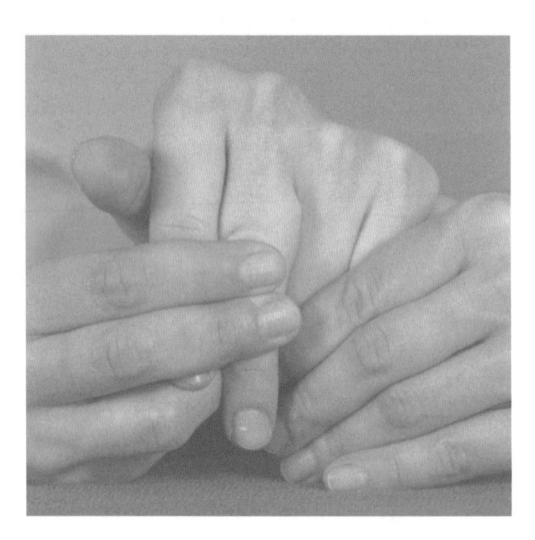

Abb. 5.5: Hypermobile Verschiebestufe zwischen den Metakarpalenköpfchen 3 und 4, hier indirekt von den Fingern her ausgelöst

5.4 Dorsales Zusammendrücken der Metakarpalenköpfchen

Ausgangsstellung: Die geprüfte Hand wird mit gestrecktem Handgelenk von einer Untersucherhand von palmar unter dem 2. und 5. Metakarpalenköpfchen abgestützt (Daumen und Zeigefinger). Ein Finger der anderen Untersucherhand liegt von dorsal auf dem 3. Mittelhandstrahl.

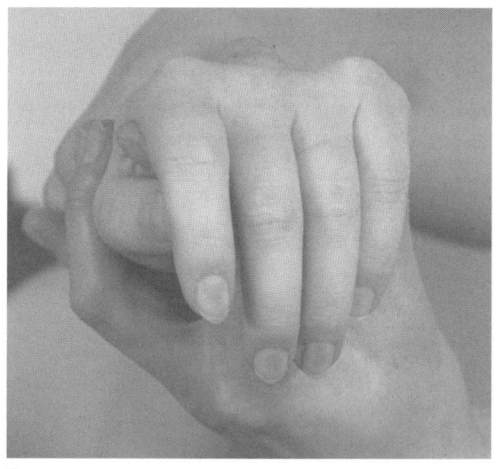

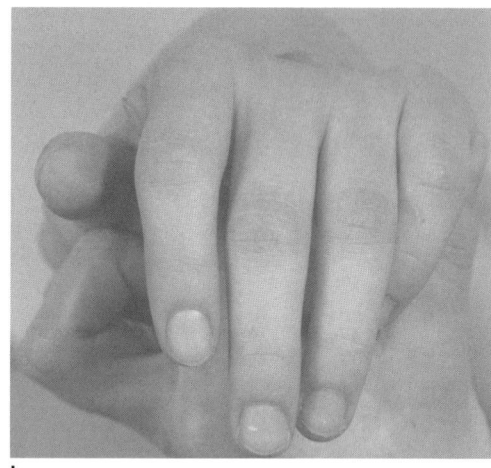

Abb. 5.6: Zusammendrücken der Mittelhand in dorsal konkavem Bogen.
a) Stufe A: nur Auslenkung des 5. Strahles nach dorsal,
b) Stufe C: auch zwischen 2. und 3. Strahl ist eine Krümmung entstanden.

Bewegungsdurchführung: Der Zeigefinger auf dem Handrücken drückt den 3. Metakarpalen sehr zart nach palmar und erzeugt ein mehr oder weniger großes Durchhängen der Köpfchen (Abb. 5.6a, b).

> **Bewertung**
> - *Stufe A:* Der Krümmungsbogen der Köpfchen ist gering, er ist nur als leichte Stufe zwischen 4. und 5. Strahl zu sehen (Abb. 5.6a).
> - *Stufe B:* Der Krümmungsbogen der MC-Köpfchen ist mäßig ausgebildet, er betrifft die Verbindungen zwischen 5., 4. und 3. Strahl.
> - *Stufe C:* Es ist ein deutlicher Bogen vom 2 bis zum 5. Strahl entstanden, auch zwischen 2. und 3. Strahl besteht eine erkennbare Stufe (Abb. 5.6b).

Bemerkung: Zartes Anfassen beim Zusammendrücken ist wesentlich, das Ergebnis hängt sehr vom adäquaten Kraftaufwand ab.

5.5 Ellbogen, Extension

Die Extension des Ellbogens reicht durchschnittlich nicht über die Nullstellung hinaus. Schmerzhaft verspannte Beugemuskeln schränken die Beweglichkeit ein, schlaffe oder paretische Beuger vergrößern sie.

Ausgangsstellung: Die Patientin sitzt, der Untersucher steht seitlich neben ihr und hebt den Arm in Kondylennähe gestützt nach vorn, bis der Oberarm horizontal gehalten wird. Die freie Untersucherhand hält den supinierten Unterarm zwischen Zeigefinger und Daumen. Die Patientin entspannt den Arm, erkennbar am getragenen Gewicht.

Bewegungsdurchführung: Die Hand am Unterarm führt diesen unter Beibehaltung der horizontalen Oberarmhaltung an die Extensionsendstellung (Abb. 5.7).

> **Bewertung**
> - *Stufe A:* Die Extension endet in Nullstellung oder vorher.
> - *Stufe B:* Die Extension überschreitet die Nullstellung und kann bis 15° darüber hinausgehen.
> - *Stufe C:* Die Nullstellung wird um 20° und mehr überschritten.

Bemerkung: Der Unterarm darf beim Test nicht frei hängen, weil die Schwerkraft die Spannung der Ellbogenbeuger erhöht und das Ergebnis verfälscht.

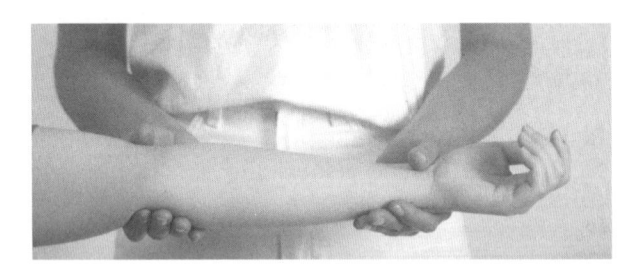

Abb. 5.7: Extensionsprüfung des Ellbogengelenkes

5.6 Schultergelenk, Abduktion

Die Beweglichkeit des Schultergelenkes ist besonders stark von seiner muskulären Führung abhängig. Alle Faktoren, die die Muskelspannung im Schulterbereich beeinflussen, führen deshalb zu messbaren Veränderungen der Bewegungsausschläge. Messungen der Beweglichkeit werden überwiegend im Sitzen vorgenommen. Bereits das Hinlegen des Untersuchten ergibt durch die wegfallende posturale Muskelspannung auch im Normalfall messbar größere Bewegungsausschläge.

Ausgangsstellung: Die Untersuchte sitzt, der Untersucher steht hinter ihr und stützt sie mit dem eigenen Körper ab. Zur Untersuchung des rechten Schultergelenkes wird die linke Daumen-Zeigefinger-Gabel zur Fixation in Akromionnähe auf die Klavikula und Spina scapulae gelegt. Der rechte Untersucherarm wird von hinten unter dem Oberarm der Patientin durchgeschoben und die Finger oder der Daumen der rechten Hand auf die Deltoidregion knapp distal vom Akromion gelegt. Der Patientenoberarm liegt in der Ellbeuge des Untersuchers. Der Unterarm hängt im Ellbogen gebeugt herab (Abb. 5.8a).

Bewegungsdurchführung: Zuerst führt die fixierende linke Hand das Schulterblatt so weit abwärts, dass geringer Widerstand fühlbar wird, jedoch keine Kopf- oder Rumpfbewegungen der Patientin auftreten. Der Untersucher stützt nach Möglichkeit ihre Schulter in dieser Stellung an seinem Körper ab. Mit dem rechten Ellbogen hebt er den Arm seitlich an, wobei die rechte Hand den Oberarmkopf etwas nach kaudal hält. Dadurch wird die Drehachse im Schultergelenk unbeweglich gehalten. Der Patientenunterarm darf nach vorn herunterhängen (in Innenrotation). Zwischen 90° und 120° Abduktion entsteht normalerweise langsam zunehmend eine Muskelspannung, die

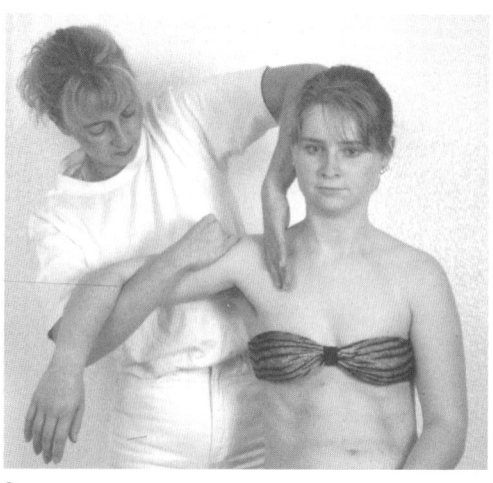

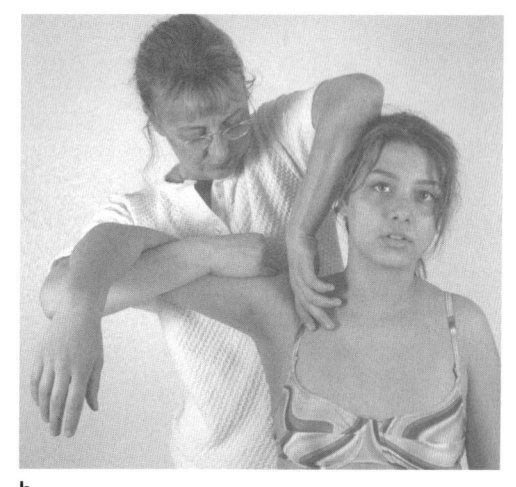

Abb. 5.8: Abduktionsprüfung des Schultergelenkes unter Fixation des Schultergürtels.
a) Endstellung der Stufe A
b) Endstellung der Stufe B

dann in ein weiches Endegefühl übergeht. Der erreichte Bewegungsausschlag wird jetzt geschätzt oder am Lotwinkelmesser abgelesen.

Bewertung
- *Stufe A:* bis 90° Abduktion (Oberarm horizontal)
- *Stufe B:* Mehr als 90° bis 110° Abduktion (Abb. 5.8b)
- *Stufe C:* Mehr als 110° Abduktion

Bemerkung: Die Beweglichkeit des Schultergelenkes hat einen sehr großen normalen Winkelbereich, der bei 20-Jährigen zwischen 85° und 125° lag. Deshalb muss immer die Gegenschulter zum Seitenvergleich untersucht werden. Seitendifferenzen kommen ohne Pathologie vor. Bei konstitutionell großer Beweglichkeit sind belastungsabhängige, schmerzhafte Erhöhungen der Muskelspannung am Bewegungsende nicht selten und rufen asymmetrische Bewegungsausschläge hervor.

Fehlermöglichkeiten

- Der Arm wird während der Abduktion nach hinten gezogen und bleibt nicht in der Frontalebene der Patientin. Dann wird das Bewegungsende vorzeitig erreicht.
- Unnötig harte Fixation der Schulter und angestrengtes Heben des Armes aus dem Körper des Untersuchers erzeugen Abwehr und verringern den Ausschlag.

5.7 Schultergürtel, gebeugte Adduktion

Die Beweglichkeit und die Stabilität des Schultergürtels werden vor allem durch Muskulatur gewährleistet, die beiden Klavikulagelenke haben darauf weniger Einfluss. Beweglichkeitstests untersuchen die Nachgiebigkeit, die Dehnbarkeit der vom Rumpf zur Klavikula und Skapula und zum Oberarm ziehenden Muskeln.

Ausgangsstellung: Die Patientin sitzt, der Untersucher steht hinter ihr, stützt sie mit dem Körper und richtet sie auf. Der untersuchte Arm wird in der Schulter gebeugt bis der Oberarm horizontal nach vorn weist. Der Untersucher trägt den Ellbogen, die Untersuchte legt den Arm entspannt ab. Die freie Untersucherhand stützt den Rumpf am Schulterblatt der Gegenseite.

Bewegungsdurchführung: Der Untersucher führt den Ellbogen in der horizontalen Ebene in die Adduktion zur Gegenseite (Abb. 5.9a).

> **Bewertung**
> Die Endstellung des Ellbogens auf dem Bewegungsbogen zur Gegenschulter wird gewertet.
> - *Stufe A:* Der Ellbogen erreicht die Mitte vor dem Körper (Medianebene) nicht oder gerade eben (Abb. 5.9a).
> - *Stufe B:* Der Ellbogen kann über die Mitte hinaus, bis zur Hälfte auf dem Bewegungsbogen bis zur Gegenschulter geführt werden.
> - *Stufe C:* Der Ellbogen erreicht die äußere Hälfte des Bewegungsbogens von der Körpermitte zur Gegenschulter (Abb. 5.9b), in Extremfällen wird die Gegenschulter erreicht.

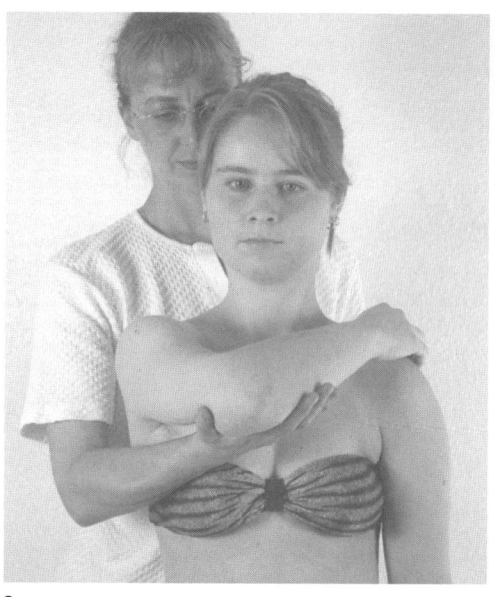

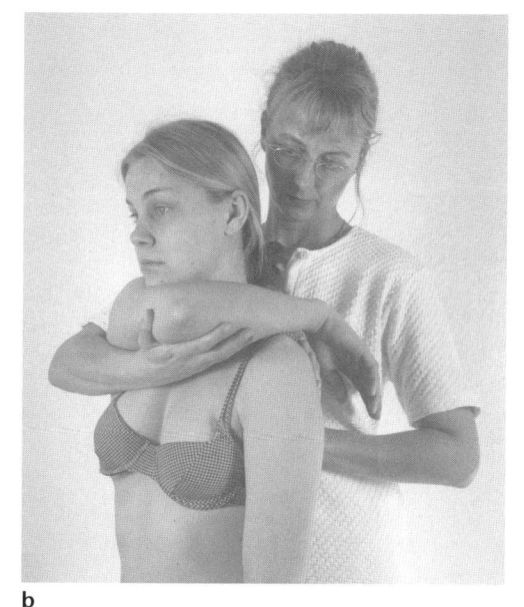

Abb. 5.9: Gebeugte Adduktion des Schultergürtels
a) Ellbogen bis zur Körpermedianebene (Stufe A)
b) Endstellung Stufe C

Bemerkung: Bei aktiver Durchführung der Bewegung und patienteneigenem Nachdruck wird oft ein fehlerhaft größerer Ausschlag erreicht durch antagonistische Hemmung der dorsalen Schulterblattmuskulatur.

5.8 Schultergürtel, Diagonalgriff, aktiv

Wie beim vorigen Griff hängt das Ergebnis von den Schulter- und Schultergürtelmuskeln ab, zusätzlich aber von der Innenrotation und Extension, bzw. der Elevation des Oberarmes. Die Bewegung wird rein aktiv ausgeführt.

Ausgangsstellung: Die Patientin sitzt frei. Sie legt die rechte Hand mit der Handfläche nach hinten weisend von unten her auf den Rücken, die linke proniert mit angehobenem Arm hinter den Nacken.

Bewegungsdurchführung: Die Hände werden flach mit gestreckten Fingern zwischen den Schulterblättern aufeinander zu und, so weit möglich, übereinander geschoben. Die Bewegung wird von den Schultern geführt, die Finger bleiben entspannt und gestreckt (Abb. 5.10a).

> **Bewertung**
> Das Erreichen und Überdecken von Fingern und Handfläche wird in der Endstellung bewertet. Der von unten kommende Arm hat die größere Bewegungsvariabilität, das Ergebnis hängt vor allem von ihm ab und wird nach der *Seite des unteren Armes* bezeichnet. Seitenunterschiede sind häufig, mit dem linken Arm unten ist der Bewegungsausschlag durchschnittlich größer.
> - *Stufe A:* Die Fingerspitzen erreichen sich nicht oder gerade (Abb. 5.10a).
> - *Stufe B:* Die Finger können übereinander geschoben werden, die Fingerspitzen erreichen aber die Handfläche nicht.
> - *Stufe C:* die Fingerspitzen können in die Handfläche geschoben werden (Abb. 5.10b), im Extremfall gelangen sie bis zum Handgelenk.

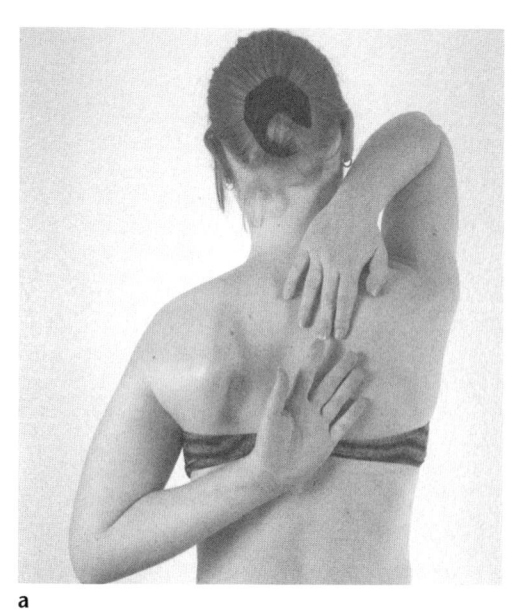

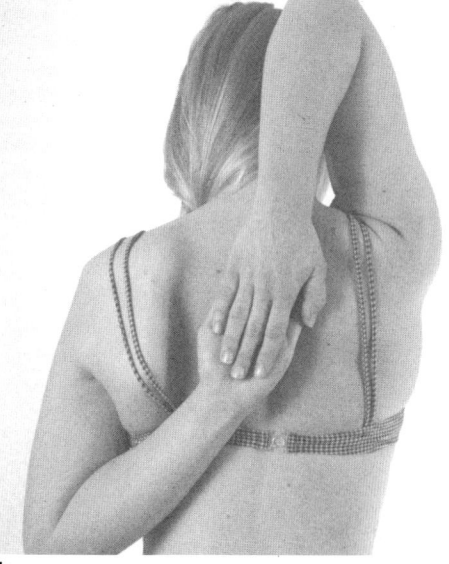

Abb. 5.10: Aktiver Diagonalgriff des Schultergürtels.
a) Endstellung, trotz des völlig abgeflügelten Schulterblattes nur Fingerspitzen in Berührung (Stufe A)
b) Endstellung der Stufe C

Fehlermöglichkeiten

Wenn die Untersuchte die Bewegung mit ihren Fingern weiterzieht, wird der Schultergürtel passiv gedehnt und das Ergebnis ist nicht sicher reproduzierbar.

5.9 Knie, Extension

Die Extensionsbeweglichkeit des Kniegelenkes kann zwar durch gewohnheitsmäßiges Belasten in Rekurvationsstellung vergrößert werden, das geschieht aber vorwiegend bei Untersuchten mit schon vorher konstitutionell großer Extension. Deshalb ist diese Bewegungsrichtung für den Beweglichkeitstest brauchbar.

Ausgangsstellung: Der Untersuchte liegt entspannt auf dem Rücken, die Fersen ragen über den unteren Bankrand. Der Untersucher steht neben den Füßen. Seitlich rechts stehend legt er die linke Hand auf den rechten Oberschenkel knapp oberhalb der Patella. Die rechte Hand liegt distal unter dem Unterschenkel proximal der Ferse (Abb. 5.11).

Bewegungsdurchführung: Die linke Hand fixiert den Oberschenkel auf der Unterlage. Die rechte Hand hebt wegen des kleinen Bewegungsausschlages langsam den Unterschenkel an bis zum Entstehen des Endewiderstandes (Abb. 5.11).

Bewertung
- *Stufe A:* Die Streckung erreicht nicht oder gerade die 0°-Stellung. Das heißt, das Knie bleibt in Endstellung gebeugt oder es sinkt gerade auf die Unterlage. Die Ferse überschreitet nicht die Ebene der Untersuchungsbank.
- *Stufe B:* Streckung bis 10° über die 0°-Stellung hinaus. Die Ferse kann über die Bankebene gehoben werden. Ihr Abstand ist von der Unterschenkellänge abhängig und beträgt (grob geschätzt) weniger als 10 cm.
- *Stufe C:* Streckung von mehr als 10° über die 0°-Stellung hinaus. Grobe Blickschätzung: Die Ferse kann weit über die Bankebene gehoben werden.

Bemerkung: Benutzung eines Lotwinkelmessers ist möglich.

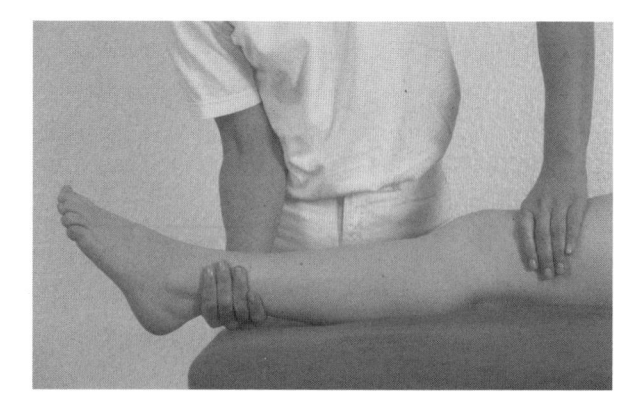

Abb. 5.11: Kniegelenk Extension, Ausgangsstellung bzw. Endstellung der Stufe A

5.10 Hüftgelenk, Summe von Außen- und Innenrotation (AR plus IR)

Die Rotationsbewegungen im Hüftgelenk sind als Einzelbewegung öfter asymmetrisch. Dann ist die Gegenrichtung bei gesunden Personen meistens gegenläufig asymmetrisch. Eine einseitig kleinere Innenrotation (IR) wird durch größere Außenrotation (AR) ausgeglichen. Die Summe von AR und IR bleibt normalerweise symmetrisch. Aus diesem Grund empfehlen wir, zur Mobilitätsbewertung die *Summe beider Rotationsrichtungen* zu benutzen.

Ausgangsstellung: Die Patientin liegt auf dem Rücken am Rand der zu untersuchenden Seite. Der Untersucher steht auf der Seite des untersuchten Beines in Hüfthöhe und hebt das Bein in rechtwinklige Hüft- und Kniebeugung. Der Oberschenkel wird senkrecht gehalten. Bei Untersuchung des rechten Beines legt der Untersucher von oben her Daumen und Zeigefinger der linken Hand um die Patella herum auf die Oberschenkelkondylen, ohne gegen die Patella zu drücken. Die rechte Hand trägt den Unterschenkel distal unter der Wade (Abb. 5.12).

Bewegungsdurchführung: Die linke Untersucherhand drückt zuerst das Knie zur Unterlage und erschwert dadurch die Beckenmitbewegung. Die rechte Hand führt den Unterschenkel um die senkrechte Achse des Oberschenkels nach medial (AR, Abb. 5.13a) und anschließend nach lateral (IR, Abb. 5.13b). Das Bewegungsende ist erreicht, wenn nach Entstehen eines tastbaren Widerstandes das Becken der Bewegung folgen will. Die senkrechte Haltung des Oberschenkels und die Unbeweglichkeit des Beckens werden kontrolliert. In der Endstellung wird der Winkel zwischen Unterschenkel und Körperlängsachse (seitlicher Bankkante) geschätzt.

Bewertung
- *Stufe A:* Die Winkelsumme aus AR und IR beträgt bis zu 90° (Abb. 5.13 a, b).
- *Stufe B:* Die Winkelsumme aus AR und IR beträgt mehr als 90° bis zu 120°.
- *Stufe C:* Die Winkelsumme aus AR und IR ist größer als 120°.

Bemerkung: Das Schätzen der Winkel wird ungenau, wenn der Untersucher nicht senkrecht von oben auf das Knie schauen kann. Zahlreiche Patientenuntersuchungen im

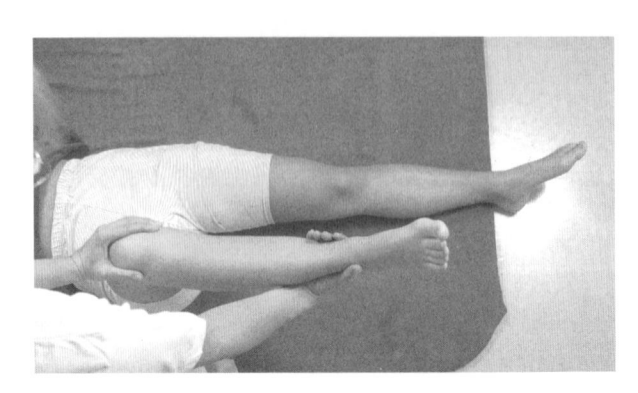

Abb. 5.12: Hüftgelenk Rotationsprüfung, Ausgangsstellung von oben her gesehen

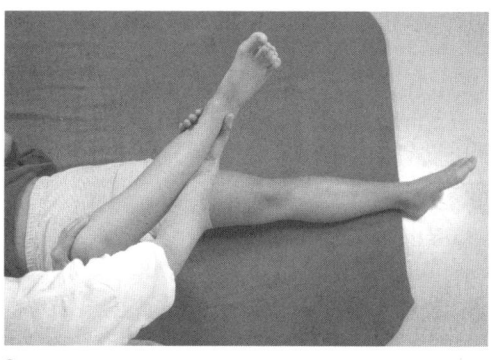

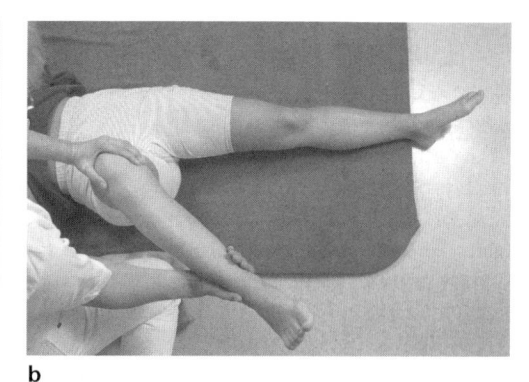

Abb. 5.13: Rotationsprüfung des Hüftgelenkes, Die Summe von AR (a) und IR (b) liegt unter 90° (Stufe A).

Verlauf der vergangenen 30 Jahre vermittelten uns den Eindruck, dass sich die durchschnittliche Hüftrotation langsam verkleinert.

Fehlermöglichkeiten

Wenn der Druck zur Unterlage zu gering ist, folgt das Becken schon bei geringer Muskelspannung der Bewegung, weil es nicht fest genug auf der Unterlage liegt. Die mächtigen Muskeln um das Hüftgelenk nehmen das Becken mit und die gemessenen Winkel sind dann kleiner, als es der eigentlichen Hüftbeweglichkeit entspricht.

5.11 Hüftbeugung bei gestrecktem Bein im Liegen, Stehen, Sitzen

Die Bewegung entspricht dem Lasegue'schen Manöver (Beugen des gestreckten Beines im Hüftgelenk), das im *Liegen einseitig oder beidseitig* durchgeführt werden kann. Der Test prüft die Dehnbarkeit (bzw. Spannung, Schutzspannung) der ischiokruralen Muskeln. Gemessen wird der im Hüftgelenk durchlaufene Winkel. Wenn der Untersuchte im *Langsitz* den Körper gegen die gestreckten Beine beugt, wird statt des Winkels ein Längenmaß in der Relation von Hand und Fuß bewertet. Damit können anthropomorphe Varianten das Ergebnis beeinflussen. Das Gleiche gilt für den Test der *Rumpftiefbeuge* im Stehen, der zusätzlich durch die posturale Spannung der getesteten ischiokruralen Muskeln beeinflusst wird.

5.11.1 Variante in Rückenlage

Ausgangsstellung: Die Patientin liegt auf dem Rücken, das nicht getestete Bein angebeugt unterlagert oder aufgestellt. Der Untersucher steht in Hüfthöhe neben der Patientin auf der getesteten Seite. Er legt wie bei der Verkürzungsuntersuchung seine Ellbeuge unter die Ferse und die Hand und den Unterarm spiralig um den Unterschenkel.

Bewegungsdurchführung: Durch Abduktion des Armes in der Schulter wird das Patientenbein in die Beugung gehoben und auf beginnenden Widerstand und Kniebeugung als Ausweichbewegung oder Beckenmitbewegung geachtet. Dies zeigt das Ende der Bewegung an, der durchlaufene Winkel wird geschätzt (Abb. 5.14).

> **Bewertung**
> - *Stufe A:* Bis 80° Hüftflexion. Kleinere Winkel bedeuten einseitig stets Muskelverkürzung (s. Kapitel 3.4), Doppelseitigkeit auch konstitutionelle Steifheit.
> - *Stufe B und C:* 90° und mehr.

Bemerkung: Der Test ist aufwändig und eignet sich für die Fragestellung konstitutioneller Beweglichkeit nicht gut, weil bei hoher Mobilität die Bewegung leicht in die LWS hineinläuft und die beginnende Beckenmitbewegung vorzeitig das Ende anzeigt.

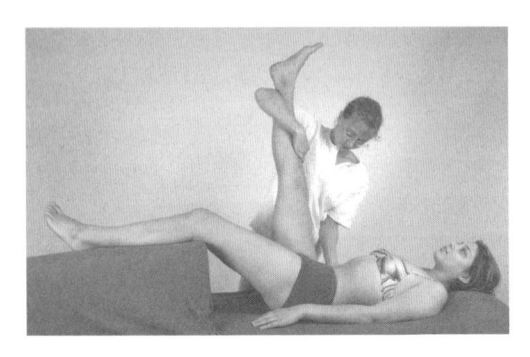

Abb. 5.14: Dehnbarkeitstest der Ischiokruralmuskulatur im Liegen (Stufe A)

5.11.2 Variante im Stehen (Rumpftiefbeuge)

Diese Testanordnung wird von Patienten leicht verstanden und ist übersichtlich abzulesen. Nachteil ist die posturale Spannung der Ischiokruralmuskulatur, die das Becken dabei nachgebend fixieren muss. Ein weiterer Nachteil ist die Abhängigkeit von anthropomorphen Merkmalen.

Ausgangsstellung: Die Patientin steht mit gestreckten Beinen.

Bewegungsdurchführung: Sie beugt sich mit gestreckten Knien nach vorn tief hinunter, mit der Hand zum Boden.

Bewertung
- *Stufe A:* Die Fingerspitzen erreichen den Fußboden nicht oder berühren ihn gerade (Abb. 5.15a).
- *Stufe B:* Die berührenden Finger lassen sich am Boden in die Beugung umlegen bis hin zur Berührung der Handknöchel (Fingergrundgelenke) bei noch gestrecktem Handgelenk.
- *Stufe C:* Das Handgelenk lässt sich bei aufliegender Fingerrückseite zusätzlich beugen bis hin zur vollen Auflage des Handtellers bei extendiertem Handgelenk (Abb. 5.15b). Bei extrem starker Dehnbarkeit der ischiokruralen Muskeln (selten konstitutionell, eher antrainiert) können zusätzlich die Ellbogen gebeugt und der Oberkörper an die Beine gelegt werden.

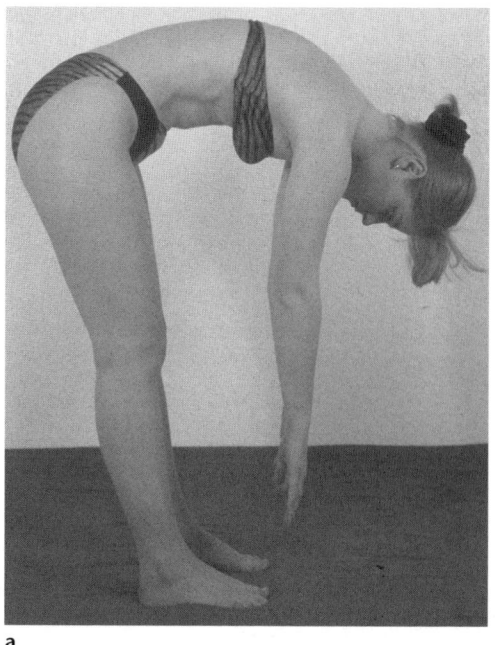

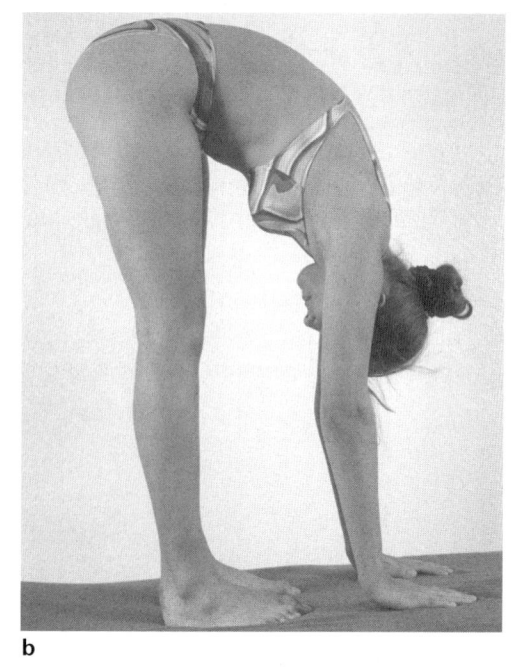

a b

Abb. 5.15: Dehnbarkeitstest der Ischiokruralmuskulatur in Rumpftiefbeuge.
a) Endstellung der Stufe A
b) Endstellung der Stufe C

Bemerkung: Die Beugung der LWS hat wenig Einfluss. Der Körper klappt im Hüftgelenk wie ein Taschenmesser zusammen. Kurze Extremitäten im Vergleich zum Rumpf täuschen größere Beweglichkeit vor und umgekehrt.

Fehlermöglichkeiten

Ausweichendes Anbeugen der Knie.

5.11.3 Variante im Langsitz

Es handelt sich um die gleiche Bewegung wie im Stehen, durch die sitzende Ausgangsposition ist aber die posturale Spannung der ischiokruralen Muskeln vermindert.

Ausgangsstellung: Die Patientin sitzt mit gestreckten Beinen (Langsitz), die Füße in 0-Stellung (Fußsohlen senkrecht) gehalten.

Bewegungsdurchführung: Die Patientin beugt sich aktiv in den Hüftgelenken und schiebt die Finger über die Zehen hinweg vor. Die Knie bleiben gestreckt fest auf der Unterlage liegen. Der Untersucher betrachtet in Endstellung die Relation von Hand und Zehen von der Seite.

Bewertung
- *Stufe A:* Die Fingerspitzen erreichen die Zehen nicht oder liegen gerade darüber (Abb. 5.16a).
- *Stufe B:* Die Finger liegen über den Zehen bis maximal zum Fingergrundgelenk.
- *Stufe C:* Die Handfläche (Abb. 5.16b) oder der distale Unterarm liegen über den Zehen.

Bemerkung: Die Beugung der LWS hat kaum Einfluss. Kurze Extremitäten im Vergleich zum Rumpf täuschen größere Beweglichkeit vor und umgekehrt.

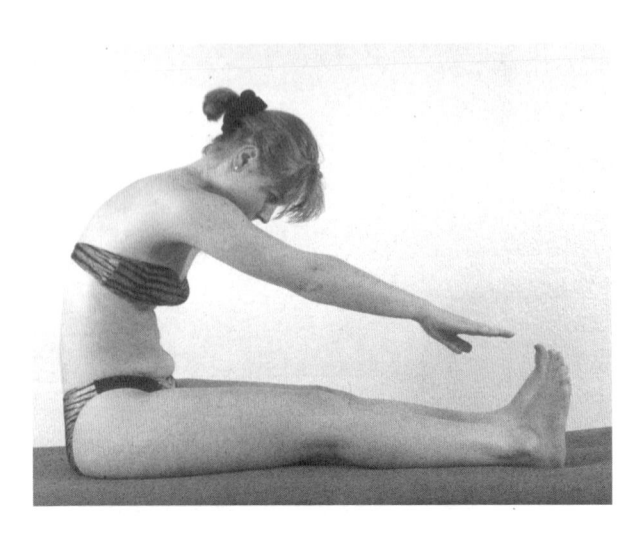

Abb. 5.16a: Dehnbarkeitstest der Ischiokruralmuskulatur im Sitzen.
a) Endstellung Stufe A
b) Endstellung Stufe C

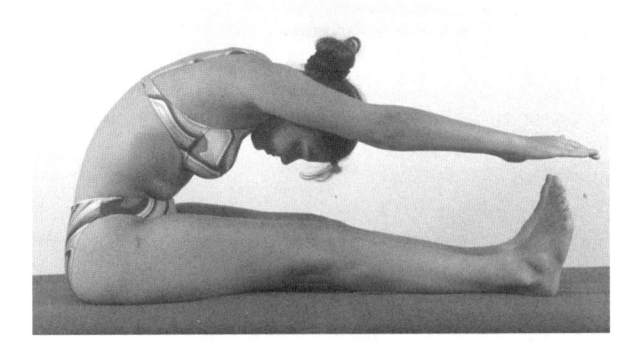

5.11 Hüftbeugung bei gestrecktem Bein im Liegen, Stehen, Sitzen

Abb. 5.16b

Fehlermöglichkeiten

Geringe Kniebeugung wird leicht übersehen. Die Unterlage sollte fest sein, damit die Kniebeugung nicht begünstigt wird.

5.12 LWS, Retroflexion aus Bauchlage

Die Retroflexion des Rumpfes läuft vor allem in der LWS und unteren BWS ab. Da beide Enden dieses Bewegungsbereiches schwierig zu fixieren sind, ist die Winkelmessung nur umständlich möglich. Für den Test wird ein indirekter Messwert verwendet, der von anthropomorphen Merkmalen abhängt.

Ausgangsstellung: Die Patientin liegt auf dem Bauch. Sie winkelt die Arme im Ellbogen an und schiebt die Finger unter die Schultern, sodass die Fingerspitzen mit dem Akromion abschließen. Der Untersucher steht neben ihr in Höhe des Beckens und legt eine Handwurzel auf das Sakrum (Abb. 5.17) und übt Fixationsdruck zur Unterlage hin aus, der das Becken in der Ausgangsstellung fixiert, aber nicht kippt (die LWS nicht lordosiert).

Bewegungsdurchführung: Die Patientin führt die Bewegung rein aktiv von den Augen geführt aus: Die Aufforderung lautet: „Schauen sie zur Decke und richten Sie den Oberkörper so weit auf, wie es geht" (Abb. 5.18a). Bewertet wird die Streckung der Arme am Winkel zwischen Oberarm und Unterarm (Ellbogeneinschlusswinkel).

Bewertung
- *Stufe A:* Ellbogeneinschlusswinkel bleibt kleiner als 60° (Abb. 5.18a)
- *Stufe B:* Ellbogeneinschlusswinkel zwischen 60° und 90° (Abb. 5.18b)
- *Stufe C:* Ellbogeneinschlusswinkel größer als 90° (stumpfer Winkel)

Bemerkung: Der Untersucher muss die Patientin dazu bringen, dass sie eine kraftlose langsame Bewegung durchführt und sie beendet, wenn sie vor der Lösung des Beckens von der Unterlage dazu aufgefordert wird. Die fixierende Hand muss das Abheben des Beckens bei mäßigem Druck wahrnehmen und verhindern.
Die Relation der Armlänge zur Rumpflänge beeinflusst das Ergebnis. Relativ kurze Arme täuschen größere, relativ lange Arme geringere Beweglichkeit vor. Direkte Winkelmessung an der unteren BWS ergab bei gleicher Ausgangsstellung und Ausführung Normalwerte von 20°–70°.

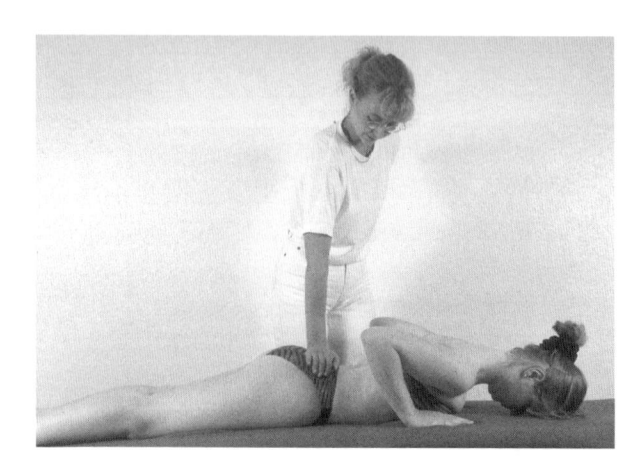

Abb. 5.17: Retroflexionsprüfung des Rumpfes in Bauchlage, Ausgangsstellung

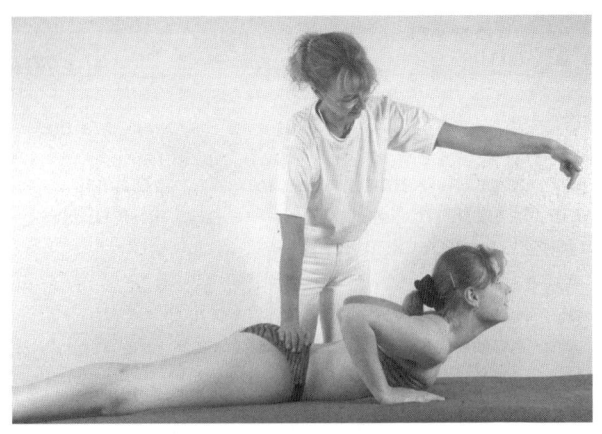

Abb. 5.18: Retroflexionsprüfung des Rumpfes, Endstellung
a) Ellbogeneinschlusswinkel unter 60° (Stufe A)
b) Ellbogeneinschlusswinkel etwa 90° (Grenze zwischen Stufe B und C)

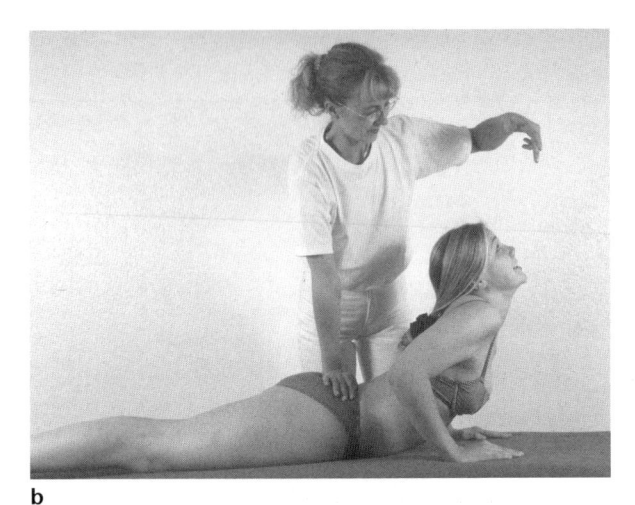

5.13 LWS, Lateroflexion im Stand

Ausgangsstellung: Die Untersuchte steht frei.

Bewegungsdurchführung: Sie beugt sich langsam genau zur Seite, ohne Drehung oder Abweichung des Rumpfes nach vorn oder hinten. In der Endstellung wird vom obersten Ende der konvexseitigen Achselfalte das Lot zum Becken gefällt (Abb. 5.19a).

> **Bewertung**
> - *Stufe A:* Das Lot läuft auf der konvexseitigen Gesäßhälfte über das Becken und kann die Analfalte erreichen (Abb. 5.19a).
> - *Stufe B:* Das Lot liegt jenseits der Analfalte über der medialen Hälfte der konkavseitigen Gesäßhälfte (Abb. 5.19b).
> - *Stufe C:* Das Lot erreicht die äußere Hälfte der konkavseitigen Gesäßhälfte.

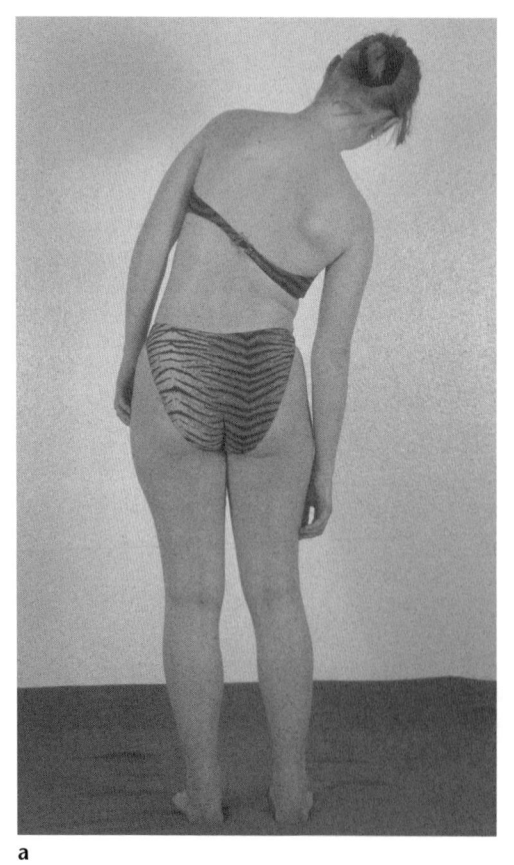

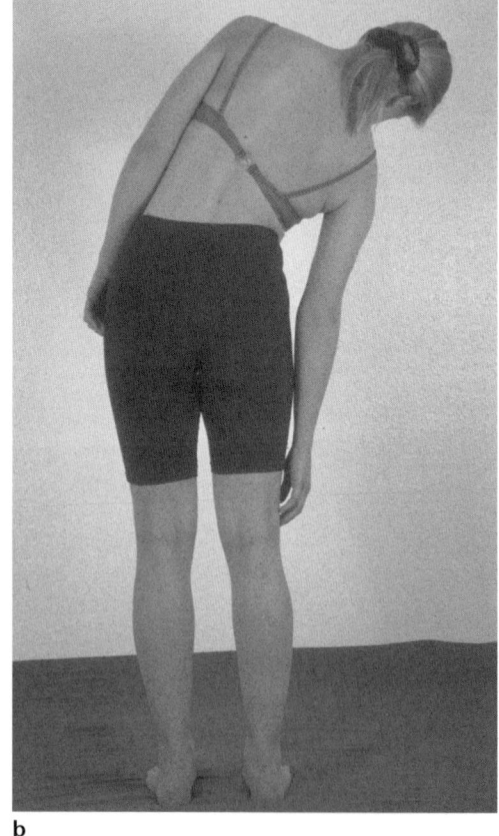

a b

Abb. 5.19: Lateroflexionstest des Rumpfes im Stehen.
a) Stufe A
b) Stufe B

Bemerkung: Das Ergebnis hängt neben der Wirbelsäulenbeweglichkeit vor allem von der Nachgiebigkeit (Dehnbarkeit) des konvexseitigen M. quadratus lumborum ab. Zur Verkürzungsuntersuchung ist dieser Test nicht geeignet, weil der Muskel dieser Seite den Rumpf in exzentrischer Kontraktion zu halten hat.

5.14 BWS, Rotation im Sitz

Die Untersuchungsbewegung betrifft vorwiegend die BWS unterhalb von Th_6, die LWS beteiligt sich daran nur gering, es sei denn, Flexionseinstellung mit Seitneige wird erlaubt, die dann mit Rotation einhergeht.

Ausgangsstellung: Die Patientin sitzt aufrecht, am besten im Reitsitz am Bankende. Hände im Nacken gefasst, die Ellbogen unter dem Kinn geschlossen (Abb. 5.20). Dadurch wird der Schultergürtel am Rumpf fixiert. Durch aktives Zusammendrücken der Beine wird das Becken fixiert. Lordose oder Kyphose der LWS und unteren BWS werden aufgerichtet. Der Untersucher steht hinter der Patientin und greift von rechts und dann von links unter die Spitzen der Ellbogen.

Bewegungsdurchführung: Der Untersucher trägt und führt die Ellbogen zur rechten Seite, die Patientin folgt entspannt bis zur Endstellung der Rotation, bei der das Becken noch unbewegt gehalten wird (Abb. 5.21a). Nach Umgreifen folgt die Gegenseite.

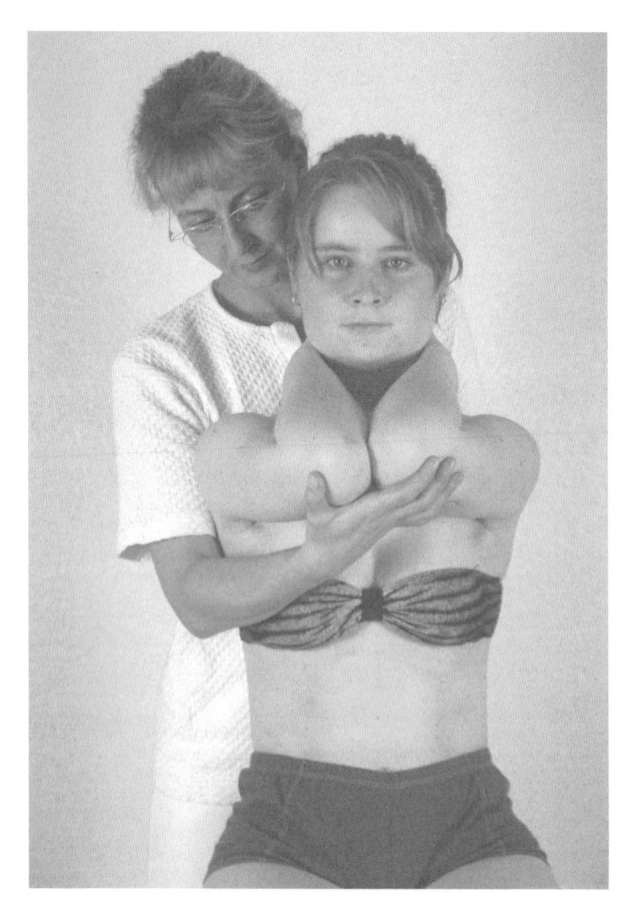

Abb. 5.20: Rotationsprüfung der Brustwirbelsäule im Sitzen, Ausgangsstellung

5.14 BWS, Rotation im Sitz   317

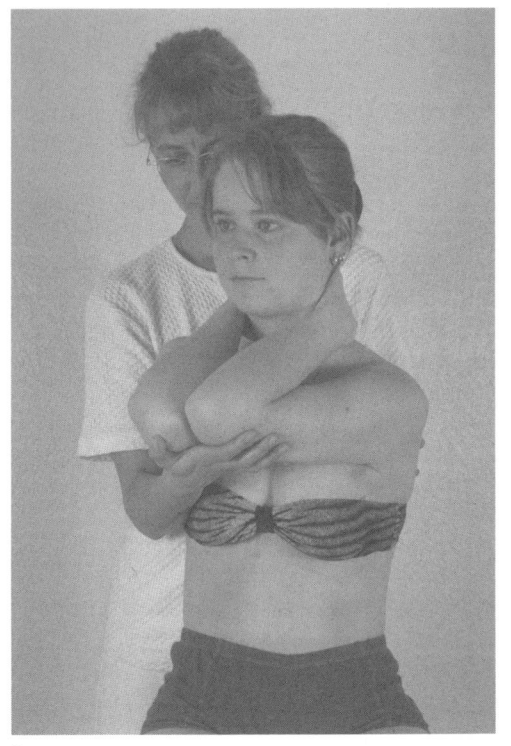

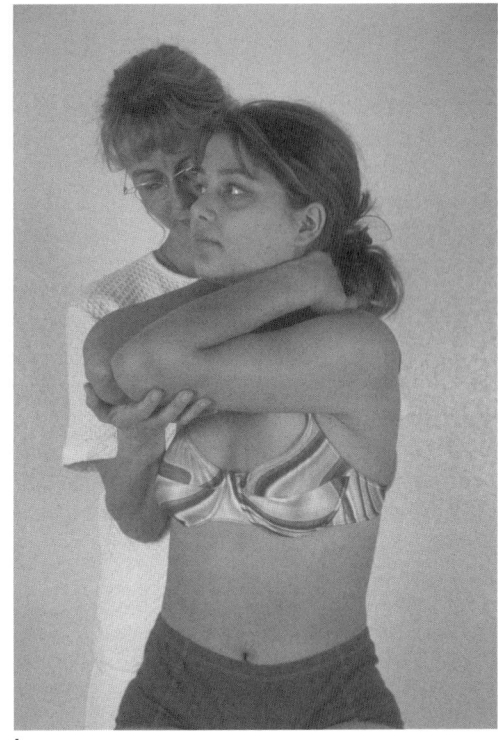

Abb. 5.21: Rotationsprüfung der Brustwirbelsäule, Endstellung.
a) Stufe A
b) Stufe B

> **Bewertung**
> Der durchlaufene Winkel kann zwischen Oberkörpermedianebene (Mitte zwischen den Unterarmen) und der seitlichen Bankkante oder zwischen der Oberkörperfrontalebene (von Schulter zu Schulter) und der hinteren Bankkante abgelesen werden.
> - *Stufe A:* Bewegungsausmaß kleiner als 60° (Abb. 5.21a)
> - *Stufe B:* Bewegungsausmaß 60° bis 80° (Abb. 5.21b)
> - *Stufe C:* Bewegungsausmaß größer als 80°

Bemerkung: Die Bewegung wird vom Untersucher ausgeführt, von der Patientin entspannt geduldet oder besser mitgedacht.

Fehlermöglichkeiten

Wenn die Patientin in Lendenlordose sitzt, ist das Bewegungsausmaß durch Muskelspannung vermindert. Schlaffes Durchhängen in Totalkyphose ermöglicht einen zusätzlichen Bewegungsausschlag aus einer Seitneige-Rotations-Synkinese der LWS.

5.15 HWS, Rotation des Kopfes im Sitz

Die Bewegung bezieht alle Segmente ein, die funktionell zur HWS gehören, sie läuft etwa bis Th_3.

Ausgangsstellung: Die Patientin sitzt ohne Lehne, wie bei der vorausgehenden Untersuchung. Der Untersucher steht hinter ihr, stützt ihren Rücken mit dem eigenen Körper ab und richtet dabei die Wirbelsäule auf. Er stützt seinen linken Ellbogen (Oberarm) auf ihre linke Schulter und legt die linken Fingerspitzen locker auf ihren Scheitel. Die rechte Hand liegt unter dem Kinn. Die Patientin stützt ihr Kinn entspannt leicht in die Hand des Untersuchers, ohne den Kopf fallen zu lassen (Abb. 5.22).

Bewegungsdurchführung: Mit der rechten Hand führt der Untersucher das Kinn im Bogen nach rechts, während die linke Hand auf dem Scheitel die aufrechte Kopfhaltung (auf den Haaren rutschend) steuert, vor allem verhindert der Daumen die Rückbeuge. Anschließend greifen die Hände um und es folgt die Bewegung nach links.

Bewertung
Der durchlaufene Winkel wird zwischen sagittaler Scheitellinie und seitlicher Bankkante geschätzt.
- *Stufe A:* Bewegungsausschlag kleiner als 70° (Abb. 5.23a)
- *Stufe B:* Bewegungsausschlag zwischen 70° und 90° (Abb. 5.23b)
- *Stufe C:* Bewegungsausschlag größer als 90°

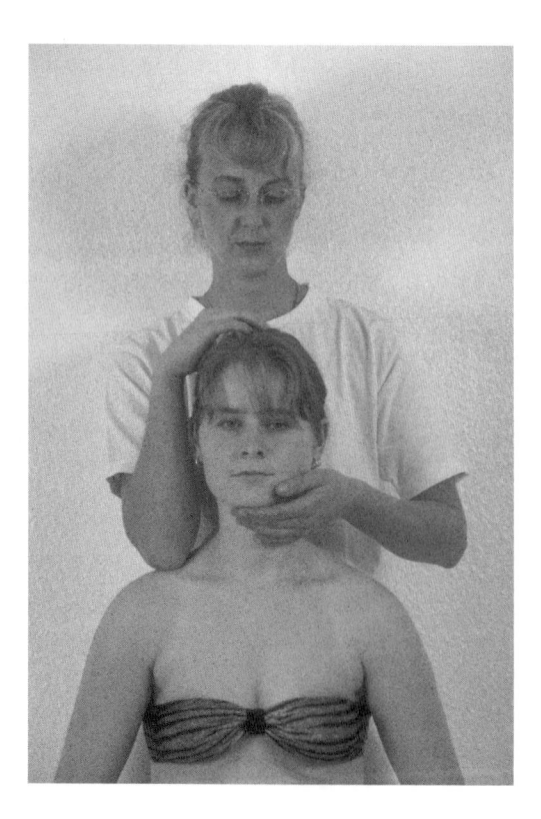

Abb. 5.22: Rotationsprüfung der Halswirbelsäule im Sitzen, Ausgangsstellung

Abb. 5.23: Rotationsprüfung der Halswirbelsäule, Endstellung.
a) Stufe A
b) Stufe B

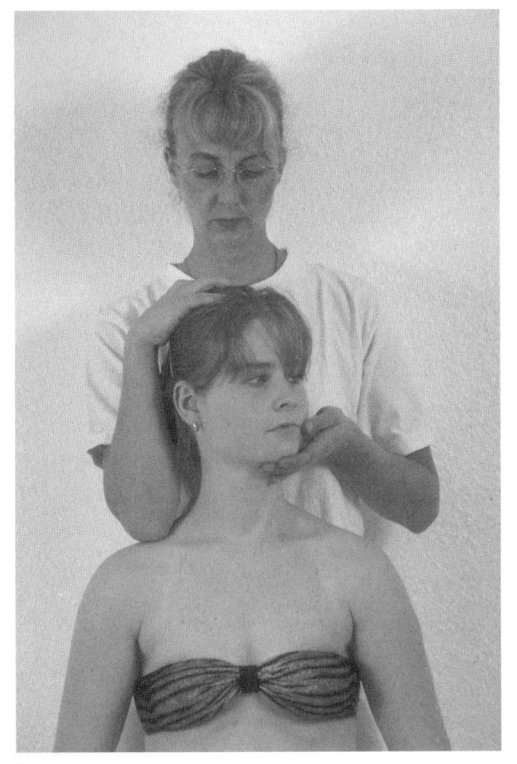

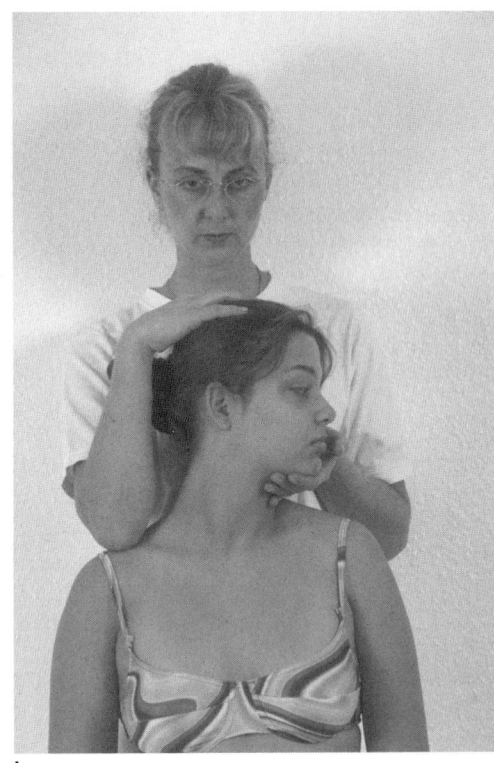

Fehlermöglichkeiten

Die Halswirbelsäule muss während der Bewegung aufrecht bleiben. Eine thorakale Kyphose muss soweit möglich durch Abstützen begradigt werden, damit sich auch die HWS aufrichtet.

6 Literaturverzeichnis

- Basmajian, J.V. / DeLuca, C. (1990): *Muscles Alive.* Williams and Wilkins, Baltimore.
- Beighton, P. / Grahame, R. / Bird, H. (1983): *Hypermobility of Joints.* Springer, Berlin; Heidelberg; New York.
- Benninghof, A. / Goertler, K. (1968): *Lehrbuch der Anatomie des Menschen.* Urban und Schwarzenberg, München.
- Chapchal, G. (1971): *Orthopädische Krankenuntersuchung.* F. Enke, Stuttgart.
- Clarkson, H.M. / Gilewich, G.B. (1989): *Musculoskeletal Assessment.* Williams and Wilkins, Baltimore.
- Cole, J.H. / Furness, A.L. / Twomey, L.T. (1988): *Muscles in Action.* Churchill Livingstone, Melbourne.
- Cutter, N.C. / Kevorkian, C.G. (1999): *Manual Muscle Testing.* Mc Graw Hill, New York.
- Daniels, L. / Worthingham, C. (1992): *Muscle Testing.* WB Saunders, Philadelphia.
- Godebout, J. / de Ster, J.: *Bilans Musculaire, Encyclopedie Medicochirurgicale – Kinesithérapie. Rééducation Functionelle.* Maloine, Paris.
- Hines, T.J. (1969): Manual Muscle Examination. In: Licht, S. (Ed.): *Therapeutic Exercise.* E Licht Publ., New Haven.
- Janda, V. (1951): *Úvod do svalového testu. Lék. nakladatelství.* 1. Auflage. Prag.
- Janda, V. (1972): *Vyšetřování hybnosti. Svalový test, vyšetření zkrácených svalů, vyšetření hypermobility.* Avicenum, Prag.
- Kendall, F.P. / Kendall-McCreary, E./ Provence, P.G. (1991): *Muscles, Testing and Function.* Williams und Wilkins, Baltimore.
- Lacote, M. / Chevalier, A.M. / Miranda, A. / Blenton, J.P. / Stevenin, P. (1982): *Evaluation clinique de la Fonction musculaire.* Maloine, Paris.
- Mumenthaler, M. / Schliak, H. (1998): *Läsionen peripherer Nerven.* 7. Auflage. Thieme, Stuttgart.
- Richardson, C. / Jull, G. / Hodges, P. / Hides, J. (1999): *Therapeutic Exercise for Spinal Segmental Stabilization in Low Back Pain.* Churchill Livingstone, Edinburgh, London.
- Sachse, J. (1993): *Manuelle Untersuchung und Mobilisationsbehandlung der Extremitätengelenke.* Ullstein Mosby, Berlin.
- Sachse, J. / Wiechmann, I. / Gomolka, U. (1976): Vorschlag für einen gestuften Test zur Beurteilung des Bewegungstypes (Steifheit – Hypermobilität). *Zeitschrift Physiotherapie,* 28, S. 95–112. Leipzig.

Notizen

Notizen

Notizen

Notizen